执业医师资格考试通关系列

U0674638

中医执业助理医师资格
考试考点速记掌中宝

主　编　王诗源　孟庆岩

副主编　崔明明　汤继芹　鲍　霞
　　　　刘志梅　王　瑾

编　委　赵若含　王　新　吕　鹏
　　　　许　杨　王亚卓　刘沛宇
　　　　王振洲　续冠胜

全国百佳图书出版单位
中国中医药出版社
·北 京·

图书在版编目（CIP）数据

中医执业助理医师资格考试考点速记掌中宝 / 王诗源，孟庆岩主编 . —北京：中国中医药出版社，2023.12
（执业医师资格考试通关系列）
ISBN 978-7-5132-8414-1

Ⅰ.①中… Ⅱ.①王… ②孟… Ⅲ.①中医师—资格考试—自学参考资料 Ⅳ.① R2

中国国家版本馆 CIP 数据核字（2023）第 177680 号

中国中医药出版社出版
北京经济技术开发区科创十三街 31 号院二区 8 号楼
邮编：100176
传真 010-64405721
北京联兴盛业印刷股份有限公司印刷
各地新华书店经销

开本 880×1230 1/64 印张 6.25 字数 524 千字
2023 年 12 月第 1 版 2023 年 12 月第 1 次印刷
书号 ISBN 978-7-5132-8414-1

定价 45.00 元
网址 www.cptcm.com

服 务 热 线 010-64405510
购 书 热 线 010-89535836
维 权 打 假 010-64405753

微信服务号 zgzyycbs
微商城网址 https://kdt.im/LIdUGr
官 方 微 博 http://e.weibo.com/cptcm
天猫旗舰店网址 https://zgzyycbs.tmall.com

前　言

　　执业医师资格考试是我们医学生涯中的必经桥梁与核心环节，中医学基础、中医经典、中医临床、西医综合、医学人文、实践技能等模块摞在一块儿，就是数千万字的容量与 N 种不同的"玩法"，你可以用它来垫屁股乘凉，也可以用它来成就自己的梦想。当你已经准备好面对这茫茫书海死背到底了，很难想象这得有多痛苦……好吧，这部小书也就应运而生了。

　　这部满满"24K 纯考点"的小书是我们数位多年从事相关专业教学与临床的老师用心整理总结出来的。它实用，便携，省时间，不论是在医院规培的零碎时间里，还是实验室的清冷寒灯旁，在人挤人的自习室里，亦或是在图书馆的幽幽长廊下，都是你复习的最佳伴侣。

　　记得石学敏院士曾经说过——不管从事哪个

职业，基本功是它的灵魂。中医内科与伤寒泰斗姚梅龄先生也曾说过——比来比去比的是什么？是基础！这就是成功的秘诀，毕竟太阳底下无新鲜事，没有长期的基础积累与储备，在最终的考验面前也只是空中楼阁罢了……话不多说，尽早"赶路"。送予诸君一宝，愿现在手持此书的诸君在道阻且长的漫漫医师备考路上终得否极泰来，站在自己的峥嵘学畔，紧握住乾坤日月之旋转，成为自己想成为的样子。

目 录

中医基础理论

第一单元　中医学理论体系

一、中医学概念与学科属性

1. 中医学，是以中医药理论和实践经验为主体，研究人类生命活动中健康与疾病转化规律及其预防、诊断、治疗、康复和保健的综合性学科。

2. 中医学的学科属性是以自然科学知识为主体，与人文社会科学等多学科知识相交融的综合性医学科学知识体系。

二、中医学理论体系的主要特点

中医学的主要特点是整体观念和辨证论治。

（一）整体观念

整体观念是中医学关于人体自身的完整性，以及人与自然、社会环境的统一性的认识。它认为人体是一个有机整体，构成人体的各部分之间，各脏器、形体、官窍之间，在结构上不可分割，功能上相互协调，病理上相互影响。人与自然、社会环境之间有着密切联系，即人体各脏腑组织之间，人与自然、社会环境之间存在着统一性。

1. 人体是一个有机整体

（1）生理上的整体性：①五脏一体观。构成人体的各个组成部分在结构与功能上是完整统一的。人体由五脏、六腑、形体、官窍构成，其中以五脏为中心，通过经络系统的联络作用，构成了肝、心、脾、肺、肾五个生理系统。②形神一体观：人的形体与精神是相互依附、

不可分割的，即形体与精神的结合与统一。

形体，指构成人体的脏腑、经络、组织、官窍及贮藏其中的精、气、血、津液。它们以五脏为中心，通过经络系统的联络作用，形成一个有机整体。

神，有广义和狭义之分。广义之神是指人体生命活动的主宰和总体现。狭义之神是指人的思维、意识、情感、性格等精神活动。

（2）病理上的整体性：①内脏有病，表现于外。②脏腑之间在病机上相互影响。③形与神在病变上相互影响。

着眼整体，重视局部病变引起的整体反应和影响。

（3）诊治上的整体性：诊断上根据外在病理表现推断内在脏腑病变；治疗上注重整体调节，三因制宜。

2. 人与自然环境的统一性

自然环境（季节气候、昼夜时辰、地域环境）对人体的生理、病理及诊治有着密切影响，如旦慧、昼安、夕加、夜甚（气的中介作用，使万物得以相互感应）。

3. 人与社会环境的统一性

社会环境对人体的生理、病理及诊治有着密切关系。

（二）辨证论治

辨证论治是运用中医学理论辨析有关疾病的资料以确立证候（辨证，包括辨病因、病位、病性、病势），论证其治则、治法、方药并付诸实施的思维和实践过程（论治）。辨证是论治的前提和依据，论治是辨证的延续，二者是理论和实践相

结合的体现，是指导中医临床的基本原则。

1. 病 即疾病，是致病邪气作用于人体，人体正气与之抗衡而引起的机体阴阳失调、脏腑组织损伤、生理机能失常或心理活动障碍的一个完整的异常生命过程。

2. 证 即证候，是疾病过程中某一阶段或某一类型的病理概括，一般由一组相对固定的、有内在联系的、能揭示疾病某一阶段或某一类型病变本质的症状和体征构成。证是病机的外在反映；病机是证的内在本质。

3. 症 即症状（病人自觉）和体征（医生检查）的总称，是疾病过程中表现出的个别的、孤立的现象。

一种病可能分为多种证，一种证也可能出现于多种病当中。

4. 同病异治和异病同治

（1）同病异治：指同一种病，分为多种证候，因为其病因病机不同，治则治法不同。

（2）异病同治：一种证可能出现于多种病当中，几种不同的疾病，其病因病机大致相同，故用大致相同的治则和治法进行治疗。

第二单元　精气学说

一、精气学说的概念

精气学说滥觞于先秦，两汉时被"元气说"同化，即后世所谓"元气一元论"，是研究精气的内涵及运动变化规律，阐述宇宙本源及其发展变化的一种古代哲学。

1. 精的概念 广义是指充塞宇宙中的无形而运动不息的极细微物质，是构成宇宙万物的本原。狭义是指气中的精粹部分，是构成人体的本原。

2. 气的概念 指存在于宇宙之中的无形而不断运动的极细微物质，是构成宇宙万物的本原。

3. 精气的概念 精气的概念源于"水地说"，气的概念源自"云气说"。精与气都是充塞于宇宙之中无形而运动不息的极细微物质，是宇宙的共同本原。因而精与气的内涵是同一的，汇流于气学，后世发展为"气一元论"，认为宇宙万物均由气构成，两汉时期被同化为"元气一元论"。

二、精气学说的基本内容

1. 精气是宇宙万物的本原，人类亦由精气构成。

2. 精气自身的运动变化推动着宇宙万物的发生、发展与变化。

（一）精气的运动与变化

1. 气的运动 气的运动称为气机，其主要运动形式是升、降、聚、散（人体之气的基本运动形式是升、降、出、入，应予以区别）。气的运动具有普遍性，正所谓"出入废，无器不有也。"气机不仅推动新事物产生，而且促进旧事物灭亡，维持自然界新陈代谢的平衡。

2. 气化 气化是指气的运动所产生的变化。宇宙中一切现象与变化都是气化的结果。气化的形式表现如下：

（1）气与形之间的转化：气生形，形化气。

（2）形与形之间的转化：水与冰的转化。

（3）气与气之间的转化：天气、地气的转化。

（4）有形之体自身的不断更新与变化：植物的生、长、化、收、藏，动物的生、长、壮、老、已。

气化分为两种不同类型：①化：指气的缓和运动促成的某些改变，是量变。②变：指气的剧烈运动促成的显著变化，是质变。二者皆取决于气的运动。

气机是气化的前提和条件，气化过程中又寓有各种形式的气机。

（二）精气是天地万物相互联系的中介

1. 精气维系天地万物之间的联系，使之成为一个整体。

2. 精气使万物得以相互感应。感应的机理是"同气相求"。例如磁石相吸、潮汐升降、乐器共鸣、日夜季节变化对人体生理病理的影响（旦慧、昼安、夕加、夜甚）。

（三）天地精气化生为人

古代哲学认为，人由天地精气结合而成。此处精气是指气中的精粹部分，故曰："烦气为虫，精气为人。"

第三单元　阴阳学说

阴阳学说是研究阴阳的内涵及其运动变化规律，阐述宇宙本原及其发展变化的一种古代哲学。

一、阴阳的概念与特征

（一）阴阳的基本概念

阴阳是宇宙中相互关联的事物或现象对立双方属性的概括。阴阳的概念形成于西周，春秋战国时期应用于医学理论之中。

（二）事物的阴阳属性

阴阳既可以表示相互对立的事物或现象，又可以表示同一事物或现象内部对立着的两个方面。自然界中最能反映阴阳属性的物质是水与火。

阴——代表消极、后退、柔弱等特征。凡是静止的、内向的、下降的、寒凉的、有形的、晦暗的、抑制的都属阴。

阳——代表积极、进取、刚强等特征。凡是运动的、外向的、上升的、温热的、无形的、明亮的、兴奋的都属阳。

（三）阴阳的绝对性和相对性

阴阳既有绝对性的一面，又有相对性的一面。

1. 阴阳的绝对性　若事物总体属性或者比较对象没有发生变化，即对比是固定的，那么事物的阴阳属性是不可变的。例如，上与下、天与地，其阴阳属性是不可变的，一定意义上是绝对的。

2. 阴阳的相对性　若事物的总体属性发生变化，或者比较层次、比较对象发生了改变，则它的阴阳属性也随之改变。相对性主要表现在以下两方面：

（1）阴阳属性相互转化：事物的阴阳属性可以相互转化，即属阴的事物可以转化为阳，属阳的事物也可以转化为阴。

（2）阴阳中复有阴阳：事物可以归纳为阴阳两种属性，但任何事物内部又可以分为对立着的两个方面，即阴中有阳、阳中有阴。例如，白昼为阳，黑夜为阴，其中上午为阳中之阳，下午为阳中之阴，前半夜为阴中之阴，后半夜为阴中之阳。

二、阴阳学说的基本内容

（一）阴阳对立制约

阴阳对立制约是指属性相反的阴阳双方在一个统一体中相互斗争、相互制约、相互排斥。如阴可以制约阳，阳也可以制约阴；热可以制约寒，寒也可以制约热。阴阳双方既是对立的，又是统一的，统一是对立的结果。阴阳对立制约维持阴阳的动态平衡，促进事物的发生、发展和变化。

（二）阴阳互根互用

1. 阴阳互根　一切事物或现象中相互对立着的阴阳两方面，具有相互依存、互为根本的关系。阴阳任何一方都不能脱离另一方而单独存在，每一方都以另一方的存在作为自己存在的前提和条件。如上为阳，下为阴，若没有上就无所谓下，没有下也就无所谓上；上存在的前提和条件是有下的存在，同样，下存在的前提和条件是有上的存在。

若阴阳互根的关系被破坏，则造成亡阴亡阳的"阴阳离决"，有阴无阳谓之"孤阴"，有阳无阴谓之"独阳"，"孤阴不生，独阳不长"，事物发展变化便会停止而死亡。

2.阴阳互用　阴阳双方具有相互资生、相互促进的关系。阴能促进阳的化生，阳能促进阴的生成，即"无阴则阳无以生，无阳则阴无以化"。若阴阳互用的关系失调，则会造成阴损及阳，阳损及阴。

阳在外，为阴之使也；阴在内，为阳之守也。这是阴阳互根互用的反映。

（三）阴阳交感互藏

1.阴阳交感　指阴阳二气在运动中相互感应而交合的过程，即发生相互作用。阴阳交感是宇宙万物赖以生成和变化的根源。阴阳二气的运动是阴阳交感得以实现的基础。

2.阴阳互藏　指相互对立的阴阳双方中的任意一方都包含着另一方，即阴中有阳，阳中有阴。阴阳互藏有以下三方面作用（与阴阳交感、互根互用、消长、转化有着密切关系）：

（1）阴阳互藏是阴阳双方交感和合的动力根源。天气下降，气流于地，地气上升，气腾于天。之所以天气得以下降，地气得以上升，是因为天气虽然在上，但其中含有阴气，所谓的阳中含阴，故而天气有"亲下"的趋势，因而天气在其所含有的地之阴气的作用下下降于地；同理地气上升。如此动静相召，上下相临，阴阳二气才能交感相错。天地氤氲，之间有云雨阴阳之变化，而天地阴阳相互交感，便是阴阳互藏之道也。

（2）阴阳互藏又是构建阴阳互根互用的基础和纽带。正因为阴阳互藏，阴中有阳，阳依阴而存在。即以阳为源而生；同理阴中有阳。即无阴则阳无以生，无阴则阳无以化。若阳中无阴或阴中无阳，便是"独阳"和"孤阴"，事物发展变化便会停止而死亡。

（3）阴阳互藏是阴阳消长与转化的内在根据。因为阴中有阳，阴才有向阳转化的可能，也正因为阴中寓阳，其阴性成分才能转变为阳性成分，即阴消阳长。若阴性事物在其内部的阴阳消长或转化的过程中，阴消阳长，其阴性成分仍占主导，那么此事物仍属阴；若阴性事物在其内部的阴阳消长或转化的过程中，阴消阳长，其阳性成分占据主导，那么该事物的属性则由阴转阳，如寒证转化为热证。同理阳中有阴。

（四）阴阳消长平衡

阴阳不是一成不变的，而是处于中增消长和消减变化之中。阴阳在此消长运动中维持着平衡。导致阴阳消长的根本原因在于阴阳的对立制约和互根互用。阴阳消长的形式如下：

1.阴阳互为消长　即阳消阴长，阴消阳长，这是阴阳双方彼此对立制约造成的。例如，从秋冬到春夏，气温逐渐升高，这便是阴消阳长；从春夏到秋冬，气温逐渐降低，这便是阳消阴长。由此看来，阴阳之间的平衡是相对的，是动态平衡的。

2.阴阳皆消皆长　即阳随阴长，阴随阳长，以及阳随阴消，阴随阳消，这是阴阳双方彼此互根互用造成的。例如，从秋冬到春夏，阳气为主，虽然温度逐渐增高，但雨水也相应增多，这便是阴阳皆长；从春夏到秋冬，阳气渐渐收敛，气温降低，但与此同时雨水也逐渐减少，这是阴随阳消，阴阳皆消。注意，此时阴阳皆消皆长的部分是阴阳互藏的阴中之阳和阳中之阴。阴阳互藏是阴阳消长的内在根据。

（五）阴阳相互转化

阴阳双方在一定条件下，可以向各自相反的方向转化。即阴阳的事物可以转化为属阴的事物，属阴的事物可以转化为属阳的事物。阴阳转化是阴阳消长的结果，阴阳消长是量变过程，阴阳转化则是发生在量变积累上的质变。即阴阳消长到一定阶段，其内部阴阳属性发生了颠倒，事物的属性也就随之改变。例如，阴性事物在其内部的阴阳消长过程中，阴消阳长，其阳性成分占据了主导，那么该事物的属性就由阴转阳。

阴阳转化是有条件的，这个条件就是"物极"，即"物极必反"，是阴阳消长达到了极限，量的积累到达了一定程度而发生的质变。如阳证高热的患者耗损正气，突然出现四肢厥冷、脉微欲绝，而转化为寒证。热极生寒，寒极生热，重阴必阳，重阳必阴，其中的"重""极"就是阴阳消长的极限，是发生阴阳转化的必要条件。

渐变——秋冬到春夏，温度逐渐增高。

骤变——炎炎夏日，突然气温骤降，雷雨交加。

三、阴阳学说在中医学中的应用

（一）说明人体组织结构

阳	上部	体表	六腑	背	气	络
阴	下部	体内	五脏	腹	血	经

（二）解释人体的生理活动

1. 物质与功能的矛盾运动 阳气（阳）=促进物质的新陈代谢（胃气→气血津液）。阴精（阴）=功能活动的物质基础（气血津液→

胃气）。

2. 生命活动的基本形式 升降出入。升、出为阳；降、入为阴。

3. 功能与功能的矛盾运动 兴奋（阳）和抑制（阴）。

（三）说明人体病理变化及治疗

1. 阴阳偏衰（对立制约关系失调）。

2. 阴阳互损（互根互用关系失调）。

另外，寒之而热者取之阴，用治阴虚证。热之而寒者取之阳，用治阳虚证。

（四）指导诊断、用药、治疗及养生

1. 指导诊断

属性	色泽	气息	动静	喜恶	脉象			
					部位	至态	至数	形状
阳	鲜明	语声高亢洪亮、多言躁动	躁动不安	身热恶热	寸	至	数	浮大洪清
阴	晦暗	语声低微无力、少言而沉静	蜷卧静默	身寒喜暖	尺	去	迟	沉涩细小

2. 指导用药

属性	四气	五味	升降浮沉
阳	温、热	辛、甘（淡）	升浮
阴	寒、凉	酸、苦、咸（涩）	沉降

3. 指导治疗及养生

（1）阴阳失调导致疾病的发生，因而及时调整阴阳，补其不足，损其有余，使之保持或恢复相对平衡，达到阴平阳秘防治疾病的基本原则。

（2）遵循自然界阴阳的变化规律来调整人体之阴阳，使人体的阴阳与四时阴阳的变化相适应，如以"春夏养阳，秋冬养阴"及"冬病夏治，夏病冬养"之法，调养"能夏不能冬""能冬不能夏"之人。

第四单元 五行学说

五行学说是研究五行的概念、特性、生克制化乘侮规律，阐述宇宙发生发展变化的一种古代哲学。

一、五行的概念、特性及归类

（一）五行的概念

"五"指金、水、木、火、土五种基本物质，"行"指运动变化。五行即金、木、水、火、土五种基本物质及其运动变化。"五行"一词首见于《尚书》。

（二）五行的特性

五行特性可以概括为：水曰润下，火曰炎上，木曰曲直，金曰从革，土爰稼穑。

1.木的特性 木曰曲直。曲直为能屈能伸之意。引申为凡具有生长、生发、条达、舒畅等性质或作用的事物和现象，归属于木。

2.火的特性 火曰炎上。炎上是炎热、光明、上升之意。引申为凡具有温热、升腾、光明等性质或作用的事物和现象，归属于火。

3.土的特性 土爰稼穑。稼穑泛指人类种植和收获谷物的农事活动。引申为凡具有生化、承载、受纳等性质或作用的事物和现象，归属于土。

4.金的特性 金曰从革。从革意为顺从变革，指金有刚柔相济之性。引申为凡具有沉降、肃杀、收敛等性质或作用的事物和现象，归属于金。

5.水的特性 水曰润下。润下是滋润、下行的意思，引申为凡具有寒凉、下行、闭藏、滋润等性质或作用的事物和现象，归属于水。

因此，五行学说的金、木、水、火、土不是指具体物质，而是对一种属性的概括。

（三）事物属性的五行归类

依据五行学说对自然界的各种事物属性进行归类，归类方法主要有两种：

1.取象比类法 "取象"，即从事物的形象（形态、作用、性质）中找能反映其本质的特有征象；"比类"，即以五行各自的抽象属性为基准，与某种事物所特有的征象相比较，以确定其五行归属。例如，日出东方，与木的升发特性相符，故东方属木。

2.推演络绎法 即根据已知的某些事物的五行属性，推演归纳其他相关的事物，从而确定这些事物的五行归属。例如，心属火，与小肠相表里，在体合脉，其华在面，开窍于舌，已知心的五行属性为火，因此推演络绎与其相关的小肠、脉、面、舌的五行属性也属火。

古人依据天人相应的理论，以五行为中心，提出了空间结构上的五方、时间结构上的五季、人体结构上的五脏等基本框架，形成了人与自然相统一、联系人体内外环境的五行结构系统。

二、五行学说的基本内容

（一）五行相生与相克

1.五行相生，指木、火、土、金、水之间存在着有序的递相资生、助长和促进的关系。

五行相生顺序：木生火，火生土，土生金，金生水，水生木。

在五行相生关系中，任何一行都具有"生我"和"我生"两方面关系。"生我"者为母，"我生"者为子。例如，以木为"我"，水生木，故"生我"者为水，水为木之母；木生火，"我生"者为火，故火为木之子。

2.五行相克，指木、火、土、金、水之间存在着有序的递相制约、克制的关系。

五行相克顺序：木克土，土克水，水克火，火克金，金克木。

在五行相克关系中，任何一行都具有"克我"和"我克"两方面关系。"克我"者为我"所不胜"，"我克"者为我"所胜"。例如，以木为"我"，金克木，故"克我"者为金，金为木"所不胜"；木克土，故"我克"者为土，土为木"所胜"。

（二）五行制化

五行之间既相互资生，又相互制约，维持着平衡协调，共同推动事物间稳定有序的变化与发展。五行相生相克是不可分割的两部分，二者相反相成，共同作用。

五行制化规律：五行中一行亢盛时，必然随之有制约，以防亢而为害。即在相生中有克制，在克制中求发展。例如，木生火，火生土，木又克土，如此生中有克。

（三）五行相乘与相侮

五行生克为生理状态，五行乘侮为病理状态。

1.五行相乘 指五行中一行对其所胜的过度克制或制约，又称"倍克"。五行相乘的次序与相克相同，即木乘土，土乘水，水乘火，火乘金，金乘木。相乘的出现有两种情况，即太过与不及。

（1）太过导致的相乘：五行中一行太过，对其所胜的过度克制。如木克土，木行太过就会过度制约土，这种情况称为"木旺乘土"。

（2）不及所致的相乘：五行中某一行虚弱，难以抵御其所不胜的正常克制，使其本身更显虚弱。如木克土，土虚不能耐受木的正常克制而使自己更加虚弱，即"土虚木乘"。

2.五行相侮 指五行中一行对其所不胜的反向克制或制约，又称"反вос크"。相侮的次序与相克相反，即木侮金，金侮火，火侮水，水侮

土，土侮木。造成相侮有两种情况，即太过与不及。

（1）太过所致的相侮：五行中的某一行过于强盛，使原来克制它的一行不仅不能克制它，反而受到它的反向制约。如金克木，现因木过于强盛，金不仅不能克制木，反而被木反侮，即"木亢侮金"。

（2）不及所致的相侮：五行中某一行过于虚弱，不能制约其所胜一行，反而被其反侮。如木克土，如今木虚弱，不能制约土，反而被土制约，即"木虚土侮"。

《黄帝内经》在此指出："气有余，则制己所胜而侮所不胜（乘和侮）；其不及，则己所不胜侮而乘之（乘），己所胜轻而侮之（侮）。"

（四）五行的母子相及

1.母病及子 指五行中的某一行异常，累及其子行，导致母子皆病。其一般规律是：母行虚弱，累及子行，二者一并虚弱。如木生火，木行虚弱，导致火行一并虚弱。

2.子病及母 指五行中的某一行异常，累及母行，导致母子皆病。其一般规律有三种：一是子病犯母，即子行亢盛引起母行一并亢盛；二是子母不足，即子行虚弱引起母行一并虚弱；三是子盗母气，即子行亢盛，损伤母行，以致子盛母衰。

通常情况下子病及母较母病及子严重。

三、五行学说在中医学中的应用

（一）在生理方面的应用

1.说明五脏的生理特点 心属火，肺属金，肝属木，脾属土，肾属水。

2.说明五脏之间的生理关系

（1）五脏之间相互滋生：肾精养肝，肝血济心，心火温脾，脾化谷充肺，肺清肃助肾。

（2）五脏之间相互制约：肺

降防肝气升发太过，肝疏泄治脾土壅滞，脾土运化制肾水泛滥，肾水凉润防心火亢烈，心火上炎防肺降太过。

（二）在病理方面的应用

1. 相生变异　母病及子（轻）： 疾病从母脏传至子脏。子病及母（重）：疾病从子脏传至母脏。

2. 相克传变　相乘， 如肝气亢盛，损伤脾土，木旺乘土；或脾虚不耐肝伐，土虚木乘。相侮，如肝火亢盛，反克肺金，木火刑金；或脾虚水肿，土虚水侮。

（三）在疾病诊断方面的应用

**1. 确定五脏病变部位　** 主要依据五行配属五色、情志。

五行	五色（肤色）	情志（异常）	五脏（病位）
木	青	怒	肝
火	赤	喜	心
土	黄	思	脾
金	白	悲	肺
水	黑	恐	肾

**2. 推断病情轻重　** 五行学说根据五色生克关系，结合脉诊，可确定病情顺逆。

（1）主色，即五脏之色。客色，即应时之色。主色胜客色为逆，客色胜主色为顺。例如，肝病色青（主色），时逢秋季色白（客色），主色胜客色为逆。

（2）若色脉合，如肝病色青见弦脉，为顺。若色脉不合，则有两种情况：得主则生，如肝病色青（木）见洪脉（火，生脉）；得克则死，如肝病色青（木）见浮脉（金，克脉）。

（四）在疾病治疗方面的应用

1. 确定治则治法

（1）根据相生规律确立的治则，即虚则补其母，实则泻其子。根据相生规律确立的治法，常用的有：①益火补土法：温肾阳以补脾阳。②滋水涵木法：滋肾阴以养肝阴。③培土生金法：健脾气以补肺

气。④金水相生法：滋养肺肾之阴，用于肺阴虚、肾阴虚、肺肾阴虚。

（2）根据相克规律确立的治则，即抑强、扶弱。根据相克规律确立的治法，常用的有：①抑木扶土法：疏肝健脾，平肝和胃，用治肝脾不和，肝气犯胃。②培土制水法：健脾利水以治疗水湿停聚的病证。③佐金平木法：滋肺阴，清肝火，治疗肝火犯肺证。④泻南补北法：泻心火，补肾水，治疗心肾不交证。

**2. 指导情志疾病的治疗　** 依据五行的相生相克，人的情志活动也有相互抑制作用。临床上可以运用不同情志变化的相互抑制关系来达到治疗的目的。如怒伤肝，悲胜怒；思伤脾，怒胜思；忧伤肺，喜胜忧；喜伤心，恐胜喜；恐伤肾，思胜恐。例如，过喜伤心，心神涣散以致疯癫，可通过恐吓的方法治愈。

第五单元　藏象学说

（一）藏象学说的概念

藏象学说是研究藏象的内涵，各脏腑生理病理及其与精、气、血、津液、神之间的关系，及各脏腑之间及与其自然环境之间的相互关系的学说。

（二）藏象学说的特点

**1. 以五脏为中心的人体自身的整体性　** 人体是不可分割的整体，生理病理相互影响，以五脏为中心，通过经络系统将全身脏腑、组织、官窍联系起来，形成五大系统。这五大系统共同作用，维持人体的生命活动。

系统	脏	腑	体	窍	华	精神
心系统	心	小肠	脉	舌	面	神
肝系统	肝	胆	筋	目	爪	魂
脾系统	脾	胃	肉	口	唇	意
肺系统	肺	大肠	皮	鼻	毛	魄
肾系统	肾	膀胱	骨	耳及二阴	发	志

2. 五脏与自然环境的统一性
人体不仅是一个有机整体，而且与自然环境保持统一性。自然环境可影响人的生理病理功能。

（三）五脏、六腑、奇恒之腑的生理特点
中医以生理功能特点的不同作为区分脏与腑的主要依据。

1. 五脏的共同形态及生理特点
形态为实质性，功能是化生和贮藏精气，"藏精气而不泻"。精气宜充满，但不可呆滞，故满而不能实。

2. 六腑的共同形态及生理特点
形态为空腔性，功能是受盛和传化水谷，"传化物而不藏"。六腑内应有水谷传导，但不能塞满，故实而不能满。

3. 奇恒之腑的共同形态及生理特点
形态为空腔性类似于腑，功能上贮藏精气类似于脏，似脏非脏，似腑非腑，与五脏六腑有明显区别。

第六单元　五脏

五脏即心、肝、脾、肺、肾的合称；又心包也为一脏，故也有"六脏"之说。其形态为实质性，功能是化生和贮藏精气，生理特点为藏精气而不泻，精气宜充满但不可呆滞，故满而不能实。

一、五脏的生理功能及特性

（一）心的生理功能与特性
心为君主之官，生之本，神之变也，五脏六腑之大主，主血脉，主藏神，在体合脉，其华在面，开窍于舌，在志为喜，在液为汗，与小肠相表里，五行属火，为阳中之阳。

1. 主血脉　指心气推动、调控血液在脉道中运行，发挥濡养作用。包括主血和主脉两部分。

（1）主血：①生血："奉心化赤"，水谷精微在心阳的作用下化为

血液。②行血：推动血液运行，布散全身，濡养各器官。

（2）主脉：心气推动和调控心脏搏动和脉管收缩，使脉道通利，血流通畅。"壅遏营气，令无所避，是谓脉"，故脉为心之府。

（3）心、脉、血的关系：三者构成一个血液循环系统，血液正常运行以心气充沛、血液充盈、脉道通利为基本条件，其中心脏的正常搏动起主导作用，所以说"心主身之血脉"。

（4）血液正常运行的基本条件：①心气充沛。②血液充盈。③脉道通利。④脾气统摄。⑤心阴心阳协调。⑥邪气不干。

2. 主藏神　指心有主宰全身生命活动和精神活动的作用。

（1）人体之神，有广义和狭义之分。广义之神，是整个人体生命活动的主宰和总体现象。狭义之神，指人的意识、思维、情感、性格等精神活动。

（2）心的主血脉与主藏神的关系：心主血脉，血是神志活动的物质基础之一，心主藏神，血液的生成与运行需要神的调控。

3. 生理特性　心为阳脏，主通明。心居胸中，五行属火，为阳中之阳。心以阳气为用，推动温通，使机体生生不息，故称阳脏。心主通明，指心脉以通畅为本，心神以清明为要。

4. 与形、窍、志、液、时的关系

（1）在体合脉，其华在面：在体合脉，指全身血脉统属于心，由心主司。其华在面，指心脏精气的盛衰可以从面色泽表现出来，心气充沛则面色红润。

（2）开窍于舌：指心脏精气盛衰及其机能常变可从舌的变化表现出来。理论依据有：①心与舌体通过静脉相连。②心主血脉，舌体血管丰富，且无皮肤覆盖，最能反映

心主血脉的功能。③舌具有感受味觉的功能，依赖于心血充养。④舌与语言声音有关，依赖于心神的调控。

（3）在志为喜：①生理之喜：正常程度的喜可以调畅心神，缓解紧张，使人舒畅；过度的喜可以使心神涣散，注意力不集中，亢奋而笑不休。②病理之喜：不及的喜使人精神萎靡，产生悲哀。故曰："心气虚则悲，实则笑不休。"

（4）在液为汗：汗液的生成与排泄与心血、心神关系密切。心主血脉，血液与津液同源互化。血液渗出脉外化为津液，津液为汗液生化之源，汗液排泄太过，津液大伤，必定耗伤心血、心神。此外，汗液排泄受心神主宰和调节。

（5）与夏气相通：夏季气候炎热，阳气旺盛，心为阳脏，同气相求，故心与夏气相应。

（二）肺的生理功能与特性

肺为相辅之官，气之本，魄之处也。主司呼吸，主行水，朝百脉，主治节，在体合皮，其华在毛，开窍于鼻，在志为悲，与大肠相表里，五行属金，为阳中之阴。

1. 主司呼吸　包括主呼吸之气和主一身之气两个方面。

（1）肺主呼吸之气：指肺是气体交换的场所。通过肺的呼吸作用吸入自然界清气，不断呼出体内浊气。

（2）肺主一身之气：指肺有主司一身之气的生成和运行的作用。体现在两个方面：①宗气的生成。②对全身气机的调节作用。

2. 主行水　即通调水道。肺气通过宣发肃降，推动和调节全身水液的输布与排泄。

（1）通过肺气的宣发作用向上、向外布散水液到头面、肌表，以起濡养作用，并在卫气作用下化为汗液，排出体外。

（2）通过肺气的肃降作用向下、向内布散水液到脏腑，以起濡养作用，并在膀胱气化作用下化为尿液，排出体外。

因为肺气通过宣发肃降作用参与水液代谢，故称"肺为水之上源"。

3. 朝百脉，主治节

（1）肺朝百脉：指全身血液都通过百脉流经于肺，经肺的呼吸，进行体内外清浊之气的交换，然后再通过宣降作用，将富有清气的血液通过百脉输送到全身。

（2）肺主治节：指肺气具有治理调节呼吸及全身之气、血、水的作用，主要表现在四个方面：①治理调节呼吸运动。②调理全身气机。③治理调节血液运行。④治理调节津液代谢。

4. 生理特性

（1）肺为华盖：肺位置最高，覆盖五脏六腑之上，故称华盖。

（2）肺为娇脏：肺叶娇嫩，不耐邪侵；肺又上通鼻窍，外合皮毛，易受邪气侵害，故称娇脏。

（3）肺气宣降：肺气宣发，是肺气向上向外的布散运动，主要体现在三个方面：①呼出体内浊气。②将脾所转输来的津液和部分水谷精微上输头面诸窍，外达于全身皮毛腠理。③宣发卫气，调控汗液的生成与排泄。肺气肃降，是肺气向下向内的布散运动，主要体现在三个方面：①吸入自然界之清气。②将脾转输至的津液及部分水谷精微向内向下布散于其他脏腑以濡润之。③肃清异物，将浊液运至膀胱，化生尿液，排出体外。

5. 与形、窍、志、液、时的关系

（1）在体合皮，其华在毛：指皮毛与肺关系密切，人体肌表依赖于肺卫的温养，并能反映肺卫的情况。

1）肺对皮毛的作用：①肺气宣发卫气于皮毛，起到"温分肉，充皮肤，肥腠理，司开阖"及抵御外邪的作用。②肺气宣发，散精于皮毛，发挥濡润作用。

2）皮毛对肺的作用：①皮毛宣散肺气，调节呼吸。《内经》中将汗孔为"玄府""气门"。②皮毛受邪，可内合于肺。

（2）开窍于鼻，喉为肺之门户：鼻为呼吸之气出入的通道，与肺相连，故肺开窍于鼻。喉位于肺系最上端，为呼吸门户，发声器官，若肺气亏损，可见声音嘶哑，称为"金破不鸣"；若为外邪壅肺之实证，则出现声音嘶哑，称为"金实不鸣"。

（3）在志为悲（忧）：①生理之悲：悲忧是人体正常的情绪变化和情感反应，由肺精、肺气所化。②病理之悲：过度的悲可以损伤肺精、肺气，影响肺的宣肃功能。同样，肺宣降不利，人体也会出现悲伤的情绪。

（4）在液为涕：涕即鼻涕，由肺精所化，通过宣发布散至鼻窍。涕也可以反映肺受邪的性质，如外感风寒，则鼻流清涕；肺热壅盛，则鼻流黄涕。

（5）与秋气相通：秋季肃杀，草木皆败，肺为阳中之阴，清肃下行，同气相求，故肺与秋气相应。

（三）脾的生理功能与特性

脾脏为仓廪之官，营之居也，主运化，主统血，在体合肉，其华在唇，开窍于口，在志为思，在液为涎，与胃相表里，五行属土，为阴中之至阴，被称为孤脏（孤脏为三焦）。

脾居中焦，主运化，是人体对饮食物消化吸收的主要脏器。人体一切脏器都依赖脾所运化的水谷精微充养，故又称脾为"后天之本"。

1. 主运化 指脾具有把饮食水谷转化为水谷精微和津液，并将吸收、转输到全身各脏腑的生理功能。这即转运输送；化即消化吸收。包括以下两方面内容：

（1）运化水谷（食物）：指脾具有促进食物的消化吸收并转输其精微的功能。

①消化：帮助胃腐熟水谷，并下送于小肠做进一步消化，分为清浊两部分。

②吸收：脾气激发小肠吸收清的部分（精微物质）。

③转输：脾气通过传输作用，布散于其他四脏。"脾为孤脏，中央土以灌四傍"。

（2）运化水液：指脾运化、转输水精，调节水液代谢的功能。

2. 主统血 脾气具有统摄、控制血液在脉道中正常运行，而不逸出脉外的作用。其机理是气的固摄作用。

3. 生理特性

（1）脾气主升：指脾气升腾以上输水谷精微于心肺和维持内脏位置相对稳定的生理特性。包括两方面：①脾主升清：脾将肠胃吸收的精微物质上输至心肺，通过心肺作用化生血液布散全身。②升举内脏：脾气上升可以防止内脏下垂，维持内脏位置的相对稳定。

中气是脾胃二气的合称，是升降协调的冲和之气。

（2）喜燥恶湿：脾为太阴湿土之脏，喜燥恶湿；胃为阳明燥土之腑，喜湿恶燥，二者相对而言。脾气运化精微，上输于心肺，只有脾体干燥不被湿邪困阻才能正常发挥脾气运化、脾气主升的作用。因此，脾气下陷的病机主要有：①脾气虚弱，升举无力。②脾被湿困，上升不利。

4. 与形、窍、志、液、时的关系

（1）在体合肉，主四肢：脾气

运化功能与肌肉充实及其功能的正常发挥关系密切。人体四肢（又称四末）需要脾胃运化的水谷精微充养才能发挥正常的生理功能，故说脾主四肢。若脾失健运，不能散精于四肢，常出现四肢痿废不用。

（2）开窍于口，其华在唇：人的食欲、口味与脾气的运化密切有关。通过食欲和口味可以反映脾气、脾精的盛衰状态。

（3）在志为思：思即思虑，属人体的情志活动。思虽为脾志，但与心神有关，故有"思出于心，而脾应之"之说。思虑过度或所思不遂，最易妨碍脾气运化，致使脾胃之气结滞，出现不思饮食、脘腹痞闷、头晕目眩等。

（4）在液为涎：涎即唾液中较清稀的部分，由脾精、脾气化生。涎的状态可以反映脾的正常与否。若脾气不摄可以使涎液过多而自流；若脾气失去推动激发功能则涎液分泌不足，口舌干燥。

（5）与长夏相通：长夏即夏至到处暑，此时气候炎热，雨水较多，酝酿生化，万物华实，合于土生万物之象，而人体的脾主运化、化生精气血津液，以奉生身，类于"土爰稼穑"之理，故脾与长夏同气相求而相通应。

（四）肝的生理功能与特性

肝为将军之官，魂之居也，主疏泄，主藏血，在体合筋，其华在爪，开窍于目，在志为怒，在液为泪，与胆相表里，五行属木，为阴中之阳。

1. 主疏泄 指肝具有疏通、畅达全身气机的作用。主要表现在以下几个方面：

（1）调节气机：肝气疏泄正常，全身气机畅达。若肝的调节气机功能失调，则出现疏泄太过与不及两种病理情况。

①疏泄不及：肝气郁滞，出现胸胁、乳房、少腹胀痛。

②疏泄太过：肝气上逆，出现胸胁、乳房、少腹胀痛，急躁易怒。

（2）调畅情志：人体的精神活动除受心主宰外，还与肝主疏泄相关。肝主疏泄功能失调，则表现为情志抑郁和亢奋。

①抑郁：肝气疏泄不及，气机不畅，则表现为抑郁寡欢、闷闷不乐、善太息。

②亢奋：肝气疏泄太过，气机上逆，则表现为性情急躁、烦躁易怒、面红目赤。

（3）促进脾胃运化和胆汁的分泌排泄：肝气疏泄，调畅气机，有助于脾胃之气的升发，还与促进胃之气的功能。另外，胆汁为肝之余气所化生，其分泌和排泄受肝主疏泄功能的影响。

（4）促进血液运行和津液输布：血液运行和津液输布依赖于气机的调畅。肝气疏泄，调畅气机，使全身脏腑经络之气条达。此外，气行则血行，气行则津行，故肝能促进血液、津液运行。

（5）调节生殖功能：肝气疏泄能促进男子排精、女子排卵行经。

2. 主藏血 指肝具有贮藏血液、调节血量和防止出血的作用。肝藏血的生理意义主要表现在以下几个方面：

（1）涵养肝气：肝贮藏的血液可以化生和涵养肝气，防止肝气疏泄太过。

（2）调节血量：肝贮藏大量血液，可以根据需要调节各部分的血量分配。

（3）濡养肝及筋目：肝血涵养肝脏，使肝体柔和，并能濡养肝的形体官窍，使其发挥正常生理功能。目受血而能视，筋受血则屈伸柔和自如。

（4）为经血之源：冲脉起于胞中而通于肝，肝藏血充足，冲脉血液充盛，是经血来潮的重要保证。

（5）防止出血：肝可以固摄血液，防止出血；肝主凝血，亦能发挥凝血功能而防止出血。

肝藏血失职引起出血的病机大致有三：①肝气虚弱，收摄无力。②肝阴不足，凝血不利。③肝火旺盛，灼伤脉络，迫血妄行。

肝主疏泄，其用属阳；肝主藏血，其体属阴，固有肝"体阴而用阳"。

3. 生理特性

（1）肝为刚脏：指肝气主升主动，具有刚强躁急的生理特性。肝气喜条达，而恶抑郁。肝五行属木，木气曲直，肝气具有木的冲和条达、伸展舒畅之能。此外，肝为刚脏，肺为娇脏，肝气主左升，肺气主右降，二者相反相成，刚柔相济。

（2）肝气升发：指肝气向上升动和向外发散以调畅气机的生理特性。

4. 与形、窍、志、液、时的关系

（1）在体合筋，其华在爪：肝血充足，筋得其养，才能运动灵活有力，能耐受疲劳，并能较快地解除疲劳，故称肝为"罢极之本"。爪即指甲，爪为筋之余，能反映肝的生理病理情况。

（2）开窍于目：目之所以能视物辨色，依赖于肝血之濡养和肝气之疏泄的协调。肝之经脉上连目系，肝之血气循此经脉上注于目，使其发挥视觉作用。

（3）在志为怒：怒是人在情绪激动时的一种情志变化，由肝血、肝气所化。但大怒或郁怒不解，对于机体是一种不良的刺激，可引起肝气上逆肝气郁结的病理变化。

（4）在液为泪：泪由肝精化生，可滋润、保护眼睛，反映肝的功能正常与否。若肝经湿热，则出现迎风流泪；若肝血不足，则泪液分泌不足。

（5）与春气相通：春季为一年之始，阳气始生，自然界生机勃发，万物以荣。而肝主疏泄，其七升发，喜条达而恶抑郁，为阴中之少阳，故与春气同气相求而相通应。

（五）肾的生理功能与特性

肾为作强之官，精之居也，主藏精，主水，主纳气，在体合骨，其华在发，开窍于耳及二阴，在志为恐，在液为唾，与膀胱相表里，五行属水，为阴中之阴。

肾藏先天之精，为人体生命本原，故又称肾为"先天之本"。肾精化肾气，肾气分阴阳，肾阴、肾阳为一身阴阳之根本，故又称肾为"五脏阴阳之本"。肾藏精，主蛰，故又称肾为"封藏之本"。

1. 主藏精，主生长发育生殖与脏腑气化

（1）主藏精：指肾具有贮存、封藏精的生理功能。封藏禀受于父母的先天之精，以及从饮食物中摄取的后天之精。

（2）主生长发育生殖：指肾精、肾气促进机体生长发育与生殖机能成熟的作用。人体的生、长、壮、老、已都取决于肾精和肾气的盛衰。肾精充盈到一定程度，可化生天癸，天癸可以促进生殖器官的发育和成熟，维持人体的生殖能力。

（3）推动和调控脏腑气化：肾精、肾气及其分化的肾阴、肾阳在推动和调控脏腑机能的过程中起着极其重要的作用。

2. 主水

指肾具有主司和调节全身水液代谢的作用，是通过肾的气化作用实现的。主要表现在以下两个方面：

（1）肾气对参与水液代谢脏腑的促进作用：肾气及肾阴、肾阳对水液代谢过程中各脏腑之气的功能，尤其是脾肺之气的运化和输布水液的功能，具有促进和调节作用。

（2）肾气的生尿和排尿作用：

尿的生成和排泄是水液代谢的重要环节。各脏腑形体官窍产生的浊液下输于膀胱，在肾气的蒸化作用下，分为清浊；清者重新吸收，浊者化为尿液，在肾与膀胱之气的推动作用下排出体外。

3. 主纳气 指肾具有摄纳肺所吸入的自然界清气，保持吸气的深度，防止呼吸表浅的作用，因而有"肺为气之主，肾为气之根"的说法。若肾精不足，肾气虚衰，摄纳无权，便会出现呼吸表浅，动则气喘的症状，称为"肾不纳气"。

4. 生理特性

（1）主蛰：指肾有潜藏、封藏、闭藏的生理特性，是对肾藏精机能的高度概括。肾藏精、主纳气、主生殖、主二便都是肾主蛰藏的具体体现。

（2）守位：指肾阳（相火）涵于肾中，潜藏不漏，以发挥其温煦、推动等作用。心属火，为君主之官，心阳称为君火，其他脏腑之火皆称为相火，肝之相火为"雷火"，肾之相火为"龙火"。正常情况下脏腑阳气称为"少火"，病理状况下称为"壮火"。君火与相火的关系是"君火以明，相火以位"。即君火在上，主发神明，为脏腑机体的生命活动；相火在肝肾，禀命行令，以潜藏守位为要，发挥温煦、推动作用。

5. 与形、窍、志、液、时的关系

（1）在体合骨、生髓，其华在发：肾主骨、生髓实际是指肾精、肾气促进机体生长发育的功能。头发的生长依赖血液濡养，故"发为血之余"，但发的生机根源在于肾，肾精充盈，则头发黑亮；肾精亏虚，则头发干枯苍白。

（2）开窍于耳及二阴：听力与肾精的盛衰关系密切。前阴指排尿和生殖器官，后阴指排泄粪便的器官。二阴主司二便与生殖，同肾气的

的作用密切相关。

（3）在志为恐：恐即恐惧。肾居下位，肾气需通过中、上二焦布散全身，恐使肾气不得上行，反而下走，影响肾气的功能，所以说"恐伤肾""恐则气下"。

（4）在液为唾：唾为唾液中稠厚的部分，出于舌下，由肾精化生。若咽而不咽，则可以回滋肾精；若久唾，便会损伤肾精，即"久唾伤肾"。

（5）与冬气相通应：冬季霜雪严凝，万物闭藏，肾为水脏，有闭藏之功，二者同气相求，故肾与冬气相通应。

附：命门

命门一词首见于《灵枢·根结》。命门作为内脏提出始于《难经》。

历代医家对命门的理解不同。《灵枢·根结》中指眼睛。《难经》中认为右肾为命门，即"左肾右命门"。元·滑寿首提两肾为命门。明·虞抟在《医学正传》中明确提出"两肾总号为命门"。明·赵献可提出命门位于两肾之间，他认为命门即是真火，主一身阳气。明·张介宾在《类经附翼》中指出命门为子宫、精室。《景岳全书》提出命门是元气之根、水火之宅。

二、五脏之间的关系

1. 心与肺 心主一身之血，肺主一身之气。二者关系主要表现在气血互根互用上。

（1）肺气助心行血，心血载运肺气：血的运行需要气的推动，而气又需要血液作为载体才能输布。

（2）心主血脉，肺朝百脉：心所主血脉要聚集于肺中，进行气体交换，运载清气。

2. 心与脾 心主血，脾生血；心主行血，脾主统血。二者的关系主要在血液化生与运行上体现。

（1）血液生成：血由脾胃运化的水谷精微所化，脾胃为气血生化之源，脾胃运化的精微在心气的化赤作用下化为血液，二者相互协调，血液才能正常生化。

（2）血液运行：心气推动血液在脉中运行，脾气统摄血液，防止其逸出脉外，心脾功能正常，血液才能在脉中正常运行。

3.心与肝　心主行血，肝主藏血；心主神明，肝主疏泄。二者关系表现在血液运行与情志调节上。

（1）血液贮藏与运行：心主血脉的功能正常，则肝有所藏；肝藏血的功能正常，调节血量，才能保证血液充盈，使血液正常运行；同时肝主疏泄，也可助心行血。

（2）调节情志：心藏神，主宰一切精神情志活动，但也依赖肝主疏泄、调畅气机的作用。

4.心与肾　心与肾在生理上的联系称为心肾相交，主要表现在水火既济、精神互用、君相安位上。

（1）水火既济：心在五行属火位居上位，肾在五行属水位居下位。心火下温肾水以防肾水过寒，肾水上济心火以防心火过亢。

（2）精神互用：心藏神，肾藏精，精能化气生神，神能控制驭气，故积精以全神，神清可以控精。

（3）君相安位：心为君火，为一身主宰；肾为相火，为阳气之根本，神明之基础。相火秘藏，则心阳充足；心阳充盛，则相火亦旺。君火相火，各安其位，才能上下相交。

心肾之间的水火、阴阳、精神的动态平衡失调，称为心肾不交。

5.肺与脾　肺主气司呼吸，脾主运化，肺主行水。二者关系表现在气的生成和水液代谢两方面。

（1）气的生成：一身之气包括先天之气和后天之气，后天之气分为肺吸入的自然界清气和脾胃运化的水谷之气，因而脾肺对后天之气的生成有举足轻重的作用。

（2）水液代谢：肺为水之上源，宣降水液，有助于脾气运化水液；脾气主升，运化水液，有助于肺宣降水液。

6.肺与肝　肺与肝的关系主要体现在人体气机升降的调节方面。肺气主降，肝气主升，升降相因，气血亦随之升降协调。

7.肺与肾　肾主水，肺主行水；肺主呼吸，肾主纳气。二者金水相生，其关系主要表现在水液代谢、呼吸运动、阴阳互资三个方面。

（1）水液代谢：肺气宣发肃降而行水的功能依赖于肾气的激发和促进。肾气蒸化水液，有赖于肺气肃降作用使之下输膀胱。病理上二者相互影响，可造成水液代谢失调而产生水肿，所以说"其本在肾，其末在肺，皆积水也"。

（2）呼吸运动：肺主呼吸，肾主纳气。呼吸虽为肺所主，但肾有摄纳作用，保持呼吸深度，防止呼吸表浅，故有"肺为气之主，肾为气之根"的说法。若肾不足，肾气虚衰，摄纳无权，便会出现呼吸表浅，动则气喘的症状，称为"肾不纳气"。

（3）阴阳互资：肺肾阴阳，相互滋生。肺阴充足，下输于肾，使肾阴充盈。肾阴为诸阴之本，肾阴充盈，上滋于肺，使肺阴充足。肾阳为诸阳之本，肾阳蒸化水液，上资助肺，推动津液输布，则痰欲不生，咳喘不作。

8.肝与脾　肝主疏泄，脾主运化；肝藏血，脾生血。二者关系表现在饮食物消化和血液运行上。

（1）饮食物消化：肝主疏泄，调畅气机，可以促进脾胃的运化作用。肝之余气化生胆汁，通过胆排泄到肠道以促进食物消化。

（2）血液运行：肝主藏血，脾主统血，一方面调节人体各部的血液，使血液充盈；另一方面脾气统摄血液，使血液在脉动中正常运行，以免逸出脉外。

9. 肝与肾　肝肾之间有"肝肾同源"或"乙癸同源"之称。其关系主要表现在精血同源、藏泄互用和阴阳互资互制三个方面。

（1）精血同源：肝藏血，肾藏精，精血皆由水谷之精化生和充养，且二者可以相互资生。一方面肾精可以化生肝血，另一方面肝封藏之精也需要肝血共同充养。

（2）藏泄互用：肝主疏泄，肾主封藏，肝气疏泄可使肾藏有度，肾气封藏又防肝气疏泄太过。疏泄与封藏相反相成，使女子月经和男子排精有度施泄。

（3）阴阳互资互制：肝气分为肝阴、肝阳，肾气分为肾阴、肾阳。肾阴为一身阴气之根本，肾阴滋补肝阴，共同制约肝阳，以免肝阳升发太过。肾水与肝木的这种关系称为"水能涵木"。肾阳也可资助肝阳，温煦肝脉，防肝脉寒滞。

10. 脾与肾　脾为后天之本，肾为先天之本，二者关系主要表现在先天与后天互促互助和水液代谢方面。

（1）先天后天相互资生：脾为后天之本，肾为先天之本，二者相互资生、相互促进，先天激发资助后天，后天运化充养先天。脾之运化依赖肾阳之温煦，肾之藏精依赖脾胃运化的水谷精微充养。

（2）水液代谢：脾主运化水液，肾主水，二者相互作用，共同完成水液代谢。

第七单元　六腑

六腑，即胆、胃、小肠、大肠、膀胱、三焦六个脏器的总称。其形态为空腔性，功能是受盛和传化水谷，生理特点是传化物而不藏。六

腑内应有水谷传导，但不能塞满，故实而不能满。故六腑以通为用，以降为顺。

饮食物在其消化吸收和排泄过程中需经过七道门户，《难经》称为七冲门，即唇为飞门，齿为户门，会厌为吸门，胃为贲门，太仓下口为幽门，大肠小肠会为阑门，下级为魄门。

一、六腑的生理功能

（一）胆

胆居六腑之首，与肝相表里，为中正之官，又属奇恒之腑，故胆的生理功能主要有两个方面。

（1）贮藏和排泄胆汁：肝之余气化生胆汁，贮藏在胆中，并在肝气疏泄作用下排入肠道，参与饮食物的消化吸收。

（2）主决断：指胆具有判断事物，作出决定的作用。胆气虚怯的人会出现胆怯易惊、善恐失眠的症状。

（二）胃

胃与脾相表里，有"太仓""水谷之海"之称。胃又称胃脘，分为上、中、下三部：上部为上脘，包括贲门；下部为下脘，包括幽门；上下脘之间称为中脘，包括胃体。

1. 生理功能

（1）主受纳水谷：指胃具有接受和容纳饮食水谷的作用。

（2）主腐熟水谷：指胃气将饮食物初步消化，形成食糜的作用。

胃气的受纳腐熟作用必须与脾气运化作用相互配合，纳运协调才能化饮食物为精微。

2. 生理特性

（1）胃气主降：指胃气向下传导水谷和糟粕的作用。主要体现在以下过程中：①饮食物入胃，胃容纳而不拒之。②饮食物经胃气腐熟化为食糜，下传于小肠进一步消化吸收。③食物残渣下传大肠，燥化

后形成粪便。④粪便有节制地排泄出体外。

（2）喜润恶燥：指胃当保持充足的津液以利腐熟水谷。胃为阳明燥土之腑，喜湿恶燥，二者相对而言。

3.胃气的含义 ①推动胃肠的运动以发挥受纳腐熟水谷作用的一类精微物质，是一身之气分布到胃肠。②脾气与胃气的合称，又称为中气。③指水谷之气，即水谷之精化生的气，简称谷气。④指代一身之气或正气。

（三）小肠

小肠为受盛之官，与心相表里，主要生理功能是受盛化物和泌别清浊。

（1）受盛化物：表现为两方面：①小肠接受由胃脘下传的食糜而盛纳之，即受盛作用。②由胃气对小肠中的食糜进一步消化，化为精微和糟粕两部分，即化物作用。

（2）主泌别清浊：指小肠中食糜在进一步消化的过程中，将之分为清浊两部分：清者，即水谷精微和津液，由小肠吸收；浊者，即糟粕，下输至大肠。

（3）小肠主液：指小肠在吸收谷精的同时还吸收了大量的液体。小肠吸收的津液与谷精化为水谷之精，由脾气转输到全身，其中部分津液经三焦下渗膀胱，成为尿液生成之源。

小肠泌别清浊的功能正常，水液和糟粕各走其道，二便才能正常。

（四）大肠

大肠为传导之官，与肺相表里，主要生理功能是传化糟粕和主津。

（1）传化糟粕：大肠接受小肠下传的食物残渣，吸收多余水分，形成粪便。大肠传化糟粕实为小肠泌别清浊的承接，并与胃气的通降、肺气的肃降、脾气的运化、肾气的推动和固摄作用相关。

（2）大肠主津：指大肠接受食物残渣，吸收津液，使之形成粪便，即所谓燥化作用。

（五）膀胱

膀胱为州都之官，与肾相表里，主要生理功能是汇聚水液、贮存和排泄尿液。

（1）汇聚水液：胃、小肠、大肠中的部分津液由脾吸收后，经三焦之腑渗入膀胱，成为尿液生成之源，因此，膀胱是水液汇聚之处。

（2）贮存和排泄尿液：膀胱中尿液的贮存和排泄，由肾气及膀胱之气的激发和固摄作用调节。

（六）三焦

三焦，又称孤腑，为决渎之官，主要生理功能是通行诸气和运行津液。

生理功能

（1）通行诸气：即三焦是一身之气上下运行的通道。诸气运行输布与周身，皆以三焦为通道，故曰："三焦者，原气之别使也。"

（2）运行津液：三焦是全身津液上下输布运行的通道。全身津液的输布和排泄，是在肺、脾、肾等脏腑的协同作用下完成的，但必须以三焦为通道。三焦水道不利，则津液代谢作用难以实现，所以把津液代谢的协调平衡状态称作"三焦气化"。

二、脏与腑的关系

1.心与小肠 二者通过经络相连，心阳温煦和心血濡养的作用有助于小肠化物；小肠化物，泌别清浊，吸收精微，将其中浓稠部分经脾气传于心，化生血液。

2.肺与大肠 二者通过经络相连，肺气清肃下降，气机调畅，布散津液，促进大肠传导；大肠的正常传导，糟粕下行，亦有利于肺气肃降。

3.脾与胃 二者经络相连，表

里配属，同属中焦，功能相似。

（1）水谷纳运相得：胃主受纳、腐熟水谷，为脾主运化提供前提；脾主运化，消化食物，传输精微，为胃继续摄纳食物提供前提和助力。只有二者的生理功能协调正常，才能维持食物正常消化吸收，为人体提供能量。

（2）气机升降相因：脾气主升，胃气主降，为气机升降之枢纽。二者升降相因，既保证了饮食纳运机能的正常运行，又维持着脏腑位置的相对稳定。若此关系失调，则表现为"清气在下，则生飧泄，浊气在上，则生䐜胀"。

（3）阴阳燥湿相济：脾为太阴湿土之脏，喜燥恶湿；胃为阳明燥土之腑，喜湿恶燥，二者相对而言。脾气运化精微，上输于心肺，只有脾体不燥不被湿邪困阻才能正常发挥脾气运化、主升的作用。而胃则当保持充足的津液以腐熟水谷。脾易湿，得阳制约；胃易燥，得阴制约。

4. 肝与胆　二者同居胁下，经络相连。肝之余气化生胆汁，贮藏在胆中；胆排泄胆汁的作用也受肝气调节。若肝气郁滞，可影响胆汁疏利；胆腑郁热，也能影响肝之疏泄。此外，肝为将军之官，谋虑出焉；胆为中正之官，决断出焉，二者共主勇怯。

5. 肾与膀胱　肾为水脏，膀胱为水腑，二者结构相通，互为表里。膀胱贮存和排泄尿液，实际继是肾气蒸化和固摄的延续。

第八单元　奇恒之腑

奇恒之腑是脑、髓、骨、脉、胆、女子胞的总称。其形态为空腔性，似腑，功能为藏精气而似脏。

一、脑

脑位于头部的颅腔之内，为髓汇聚之处，故曰："脑为髓之海。""诸髓者，皆属于脑。"其生理功能如下：

（1）主宰生命活动：脑为"元神之府"，是生命的枢机，主宰人体生命活动。

（2）主司精神活动：脑为髓海，主人的思维意识和记忆，是精神活动的枢纽。

（3）主司感觉运动：人的感官位于头部，与脑相通，依赖脑髓的充养才能发挥感觉机能。脑主元神，神能驭气，各类感觉随气运行于诸筋百节，调控肢体运动。

二、女子胞

1. 生理功能

（1）主持月经。

（2）孕育胎儿：胞宫是女性孕育胎儿的器官。

2. 与脏腑关系

（1）女子胞与肝：女子以血为本，肝藏血，为经血之源；肝主疏泄也与月经密切相关。

（2）女子胞与肾：肾藏精，主生长发育生殖，女子胞是生殖器官，依赖肾气、肾精和天癸的充养。

（3）女子胞与脾：脾主运化，为气血生化之源；脾主统血，又能固摄经血。

（4）女子胞与心：心主血，藏神，调控女子胞的功能。

3. 与经脉的关系　女子胞与十二经脉和冲、任、督、带均有关系。其中与冲脉和任脉关系最为密切。如《素问·上古天真论》曰：女子"二七而天癸至，任脉通，太冲脉盛，月事以时下，故有子。"

第九单元　精、气、血、津液、神

一、精

1. 人体之精的概念　精，是由禀受于父母的生命物质与后天水谷精微相融合而形成的一种精华物质，是人体生命的本原，是构成人体和维持人体生命活动的最基本物质。人体之精有广义、狭义之分。

（1）广义之精：指一切构成人体和维持人体生命活动的液态精华物质。如先天之精、水谷精微、生殖之精、脏腑之精，以及血、津液等。

（2）狭义之精：即生殖之精，这也是精的本始含义，是中医学精概念产生的基础。

从具体物质的形成与功能而言，精与血、津液有所区别，一般来说，精的概念仅限于先天之精、生殖之精、水谷之精、脏腑之精。

2. 人体之精的生成　人体之精由禀受于父母的先天之精和后天获得的水谷之精融合而成，以先天之精为本，并得到后天之精的不断充养。

（1）先天之精：是禀受于父母的生殖之精，即遗传物质，与生俱来。

（2）后天之精：来源于脾胃运化的水谷，又称水谷之精，即水谷精微。

3. 人体之精的功能　人体之精的功能主要包括：①繁衍生命；②濡养脏腑形体官窍；③化血；④化气；⑤化神：精是神化生的物质基础之一。

4. 人体之精的分类

（1）先天之精与后天之精：人体之精按来源分类，有先天之精与后天之精。先天之精源于父母的生

殖之精，是构成胚胎的原始物质，是生命产生的本原。后天之精源于饮食水谷，由脾胃等脏腑吸取饮食精华而产生，是维持人体生命活动的重要物质。

（2）生殖之精：生殖之精源于肾精，在天癸的促发下由肾藏的先天之精在水谷之精的资助充养下合化而成，起着繁衍后代的作用。

（3）脏腑之精：一身之精分藏于脏腑，成为脏腑之精。脏腑之精，指脏腑所藏的具有濡养、滋润本脏腑及其所属的形体、官窍等作用的液态精华物质。各脏腑之精都由先天之精与后天之精融合而成，其中肾精主要由先天之精构成，而心、肺、脾、肝四脏之精主要由后天之精构成。

二、气

1. 人体之气的概念　气是人体内活力很强、运行不息的极精微物质，是构成人体和维持人体生命活动的基本物质之一。

2. 人体之气的生成

（1）人体之气的生化之源：人体之气来源于先天之精所化生的先天之气（即元气）、水谷之精所化生的水谷之气和自然界的清气，后两者合称为后天之气（即宗气），三者结合起来而成一身之气。

（2）与气生成的相关脏腑：①肾为生气之根：肾藏精的功能对气的生成关系重大。肾精所化生的先天之气是人体之气的根本，故说“肾为生气之根”。②脾胃为生气之源：脾胃运化的水谷精微滋养全身，并能化生水谷之气，是人体之气的重要来源，故称“脾胃为生气之源”。③肺为生气之主：肺主气司呼吸，主司宗气生成，肺通过肃降作用将自然界的清气吸入体内，与脾胃运化的水谷之气合成宗气，故说“肺

为生气之主"。

3. 人体之气的功能

（1）推动与调控作用

1）推动作用：指阳气的激发、兴奋、兴奋等作用。主要表现于：①激发和促进人体的生长发育和生殖机能。②激发和促进各脏腑经络的生理机能。③激发和促进精血津液的生成及运行输布。④激发和兴奋精神活动。

2）调控作用：指阴气的减缓、抑制、宁静等作用。主要表现于：①抑制和减缓人体的生长发育和生殖机能。②抑制和减缓各脏腑经络的生理机能。③抑制和减缓精血津液的生成及运行输布。④抑制和宁静精神活动。

（2）温煦与凉润作用

1）温煦作用：指阳气的促进产热，消除寒冷，使人体温暖的作用。主要表现为：①温煦机体，维持相对恒定的体温。②温煦各脏腑、经络、形体、官窍，助其进行正常的生理活动。③温煦精血津液，助其正常施泄、循行、输布，即所谓"得温而行，得寒而凝"。

2）凉润作用：指阴气的抑制产热，消除热量，使人体凉爽的作用。主要表现在：①凉润机体，维持相对恒定的体温。②凉润各脏腑、经络、形官窍，防止其生理机能过亢。③凉润精血津液，防其过度代谢和运行失常。

（3）防御作用：气既能护卫肌表，防御外邪入侵，又能驱除入侵人体内的病邪。即所谓"正气存内，邪不可干"，"邪之所凑，其气必虚"。

（4）固摄作用：指气对人体内血、津液、精等液态物质的顾护、统摄和控制作用，防止其无故流失保证它们发挥正常的生理作用。主要表现在：①统摄血液，使其在脉中正常运行，防止其逸出脉外。

②固摄汗液、尿液、唾液、消化液，控制其分泌量、排泄量，防止其过多排泄及无故流失。③固摄精液，防止妄泄。

中介作用：气充斥于各脏腑组织器官之间，是感应传递信息之载体，彼此相互联系的中介。

4. 人体之气的分类

人体之气，按其来源可分为元气、谷气；按分布部位可分为宗气、营气、卫气、脏腑之气和经络之气。

（1）元气：人体最根本、最重要的气，是人体生命活动的原动力。元气由肾所藏的先天之精化生而来。元气的生理功能主要表现在两方面：一是推动调节人体的生长发育和生殖；二是推动调控各脏腑、经络、形体、官窍的生理活动。

（2）宗气：是由谷气与自然界清气相结合而聚集于胸中的气。宗气居于胸中，通过上出吸道、灌注心脉及沿三焦下行的方式布散全身。宗气在胸中的聚集之处称为气海，又名膻中。其盛衰可从虚里反映出来。它的生理功能主要是三个方面：助肺司呼吸；助心行气血；资助先天。

（3）营气：由脾胃运化的水谷之气中的精华部分化生，并进入脉中，运行全身，有化生血液和营养全身的生理作用。

（4）卫气：由脾胃运化的水谷之气中的剽悍滑利的部分化生，行于脉外，不受脉道约束，行于脉外，其运动疾速滑利，内至腹膜脏腑，布散全身。其生理功能表现在三个方面：防御外邪；温养全身；调控腠理（控制汗液排放）。

5. 人体之气的运动与气化

（1）气机：气的运动称为气机。其运动形式可以归纳为升、降、出、入（哲学之气是升、降、聚、散，予以区别）。一方面气机畅通无阻，另一方面升降出入平衡协调，气的运动才能正常，这种状态称为"气机调畅"。

脏腑之气的运动规律有其独特之效，每一个脏腑其气机有升有降，这样才能维持该脏腑正常的生理功能。但总体上来看，脏腑之气升降是有规律的：位在上者，其气以下行为顺；位在下者，其气以上行为顺。即心肺在上，其气主降；肝肾在下，其气主升；脾胃居中，一升一降，为气机升降之枢纽。心火下降，肾水上升，使心火不亢，心肾相交。肺气下降，以防肝气升发太过；肝气上升，以免肺气肃降太过。诸脏腑相互协调，才能维持人体机能平衡。

（2）气化：气的运动产生的变化称为气化。气化的实质是人体能量与物质新陈代谢的过程，是生命最基本的特征之一。

（3）二者的关系：气的运动具有普遍性，生命活动（气化）是在气的不断运动（气机）中产生的，因此气机是产生气化的根本。气化过程中蕴含着气的升降出入运动，气的各种运动形式实是从气化过程中体现出来的。

三、血

1. 血的基本概念 血是循行于脉中而富有营养的红色液态物质，是构成人体和维持人体生命活动的基本物质之一。水谷精微和肾精是化生血液的基本物质，依赖心、肺、脾、胃、肾的协调作用。

2. 血的生成 水谷之精是生成血液的基本物质。脾胃运化水谷，将吸收的水谷精微（其中包含营气和津液）上输于脾肺，与肺吸入的自然界清气相合，灌注心脉，在心的化赤作用下生成血液。因此，营气和津液是化生血液的主要物质基础。

肾精也是生成血液的基本物质。精血可以互化，肾精充足可以化生肝血以充实血液。

3. 血的运行 血液的正常运行以心气充沛、血液充盈、脉道通利为基本条件，此外还与脾气充沛和邪气不干有关。血液的正常运行与心（主血脉）、肺（朝百脉）、肝（藏血，主疏泄）、脾（主统血）等脏腑功能密切相关。

4. 血的功能

（1）濡养：血液是富有营养的物质，行于脉中，在心气的推动下布散全身，营养周身。

（2）化神：血是机体精神活动的主要物质基础，血液充盈，精神才能充沛，思维才能敏捷。

四、津液

1. 津液的基本概念 津液，是机体一切正常水液的总称，包括各脏腑形体官窍的内在液体及其正常的分泌物。津液是构成人体和维持人体生命活动的基本物质之一。津液是津和液的总称。

（1）津：质地清稀，流动性大，布散于体表皮肤、肌肉和孔窍，并能渗入脉中，起滋润作用。

（2）液：质地浓稠，流动性小，灌注于骨节、脏腑、脑、髓，起濡养作用。

2. 津液的代谢

（1）津液的生成：津液来源于饮食水谷，通过胃的腐熟作用（"游溢精气"，吸收水分）、小肠泌别清浊（将残渣分为清浊，对清者吸收）、大肠主津（水液重吸收）来生成，由脾气运送至全身。

（2）津液的输布：主要依靠脾、肺、肝、肾和三焦等脏腑生理机能的配合来完成的。①脾：一方面脾气将津液上输至肺，通过肺宣发肃降作用布散全身；另一方面脾气直接将津液布散到其他脏腑。②肺：

肺主行水，宣发肃降将津液布散全身。③肾：一方面肾气对整个水液输布代谢起调控和推动作用，另一方面肾脏本身也是水液代谢的重要环节（蒸化作用）。④肝：肝主疏泄，调畅气机，气行则水行，保持水道通畅。⑤三焦：三焦是水液和诸气运行的通道，三焦通利，水液运行才能通畅。

（3）津液的排泄：主要依赖肺（宣发肃降）和肾（蒸化作用）两脏，同时大肠排泄的粪便也带有一定水分。

3.津液的功能　津液由水谷精微化生所以具有两方面功能，即滋润濡养和充养血脉。

五、神

1.人体之神的基本概念

（1）广义之神：指人体生命活动的主宰及其外在的表现，包括形色、眼神、言谈、表情、应答、举止、精神、情志、声息、脉象等方面。

（2）狭义之神：指人的意识、思维、情感等精神活动。

2.人体之神的生成　人体内的精、气、血、津液是化神之源。其化神的力度是血＞精＞气＞津液。

3.人体之神的分类

（1）五神：神、魂、魄、意、志，是对人的感觉、意识等精神活动的概括。五神分属于五脏，如《素问·宣明五气》所说："心藏神，肺藏魄，肝藏魂，脾藏意，肾藏志。"

（2）情志：包括七情、五志，亦是精神活动的表现，属于神的范畴。七情，是喜、怒、忧、思、悲、恐、惊七种情志活动的概括。五志分属于五脏：怒在志为喜，肝在志为怒，肺在志为忧，脾在志为思，肾在志为恐。

（3）思维：即思维活动，《内经》概括为意、志、思、虑、智。

4.人体之神的作用　①调节精气血津液的代谢。②调节脏腑的生理功能。③主宰人体的生命活动。

六、精、气、血、津液之间的关系

1.气与血的关系　气与血的关系可以概括为：气为血之帅，血为气之母。

（1）气为血之帅：①气能生血：血液化生，离不开气的推动作用，此外营气还是血液生成的主要物质。②气能行血：血液的运行依赖心气、肺气的推动和肝气的疏泄。③气能摄血：脾气得统摄作用，可以保证血液在脉中运行，防止其逸出脉外。

（2）血为气之母：①血能养气：指血液对气的濡养作用，血足则气旺。②血能载气：指气存于血中，依附于血而不致散失，赖血之运载而运行全身。

2.气与津液的关系

（1）气能生津：津液的化生离不开气的推动作用。津液来源于水谷，依赖脾气的运化作用。

（2）气能行津：津液需通过脾、肺、肾、三焦之气的升降出入运动，布散全身，并与肝气的疏泄作用密切相关。

（3）气能摄津：气的固摄作用可以防止津液无故流失，维持体内水液代谢平衡。

（4）津能生气：津液在输布过程中受到各脏腑阳气的蒸腾温化，可以化生为气。

（5）津能载气：在血脉之内，气的运行依附于血液；在血脉之外，气的运行依附于津液。"吐下之余，定无完气"，说的便是津能载气的作用。

3.精、血、津液之间的关系

（1）精血同源：精与血都由水谷精微化生和充养，化源相同；两

022

者之间又相互资生，相互转化，并都具有濡养和化神等作用，故说"精血同源"。由于肾精和肝血也可以相互资生转化，所以精血同源，又可称为"肝肾同源""乙癸同源"。

（3）津血同源：津液与血都由水谷精微化生，都具有滋润濡养作用，二者之间又可以相互资生、相互转化，这种关系称为"津血同源"。脉外的津液可以渗入脉中，补充血液；脉中的津液也可渗出脉外，补充津液。津液在卫气的作用下可以化为汗液，所以又有"血汗同源"之说。古文中"夺汗者无血""衄家不可发汗""亡血家不可发汗"便是此说。

4. 精、气、神之间的关系

精、气、神三者相互依存，相互为用，不可分割，合称为人身"三宝"。

（1）气能化精、摄精：气的运行不息可以促进精的化生；气又能固摄精，防止其无故耗损外泄。

（2）精能化气：精在气的推动激发作用下可以化生为气。各脏之精化生脏腑之气，推动和调控各脏腑形体官窍的生理活动。

（3）精气神：精与气都是神得以化生的物质基础，神必须得到精和气的滋养才能正常发挥作用。

（4）神驭精气：精以精气为物质基础，但神又能驭气统精。形是神之宅，神为形之主，神安则精固气畅，神荡则精失气衰。

第十单元　经络

一、经络学说概述

1. 经络的基本概念　经络，是经脉和络脉的总称，是运行全身气血，联络脏腑形体官窍，沟通上下内外，感应传导信息的通路系统，是人体结构的重要组成部分。

2. 经络系统的组成

（1）经脉：包括十二经脉、奇经八脉，以及附属于十二经脉的十二经别、十二经筋、十二皮部。

（2）络脉：包括十五络脉和难以计数的浮络、孙络等。

二、十二经脉

1. 十二经脉的走向规律

手三阴经从胸走手，手三阳经从手走头，足三阳经从头走足，足三阴经从足走腹（胸）。

2. 十二经脉的交接规律

（1）相为表里的阴经与阳经在四肢末端交接。

（2）同名手足阳经在头面部交接：如手足阳明经交接于鼻旁，手足太阳经交接于目内眦，手足少阳经交接于目外眦。

（3）足手阴经在胸部交接：如足太阴经与手少阴经交接于心中，足少阴经与手厥阴经交接于胸中，足厥阴经与手太阴经交接于肺中。

3. 十二经脉的分布规律

（1）头面部的分布：阳经在头面部的分布特点是：阳明经行于面部，其中足阳明经行于额部；少阳经主要行于侧头部；手太阳经主要行于面颊部；足太阳经行于头顶和头后部。

（2）四肢部的分布：十二经脉在四肢分布特点是：阴经行于内侧面，阳经行于外侧面。上肢内侧为太阴在前，厥阴在中，少阴在后；上肢外侧为阳明在前，少阳在中，太阳在后；下肢内侧，内踝尖上八寸以下为厥阴在前，太阴在中，少阴在后；内踝尖上八寸以上则太阴在前，厥阴在中，少阴在后；下肢外侧为阳明在前，少阳在中，太阳在后。

（3）躯干部的分布：十二经脉在躯干部的分布特点是：手三阴经均从胸部行于腋下，手三阳经行于肩部和肩胛部。足三阳经则阳明经行于前（胸腹面），太阳经行于后（背面），少阳经行于侧面。足三阴经均行于腹胸面。循行于腹胸面的经脉，自内向外依次为足少阴肾经、足阳明胃经、足太阴脾经和足厥阴肝经。

4. 十二经脉的表里关系 《素问·血气形志》说："手太阳与少阴为表里，少阳与心主为表里，阳明与太阴为表里，是为手之阴阳也。""足太阳与少阴为表里，少阳与厥阴为表里，阳明与太阴为表里，是为足阴阳也。"

5. 十二经脉的流注次序 手太阴肺经→手阳明大肠经→足阳明胃经→足太阴脾经→手少阴心经→手太阳小肠经→足太阳膀胱经→足少阴肾经→手厥阴心包经→手少阳三焦经→足少阳胆经→足厥阴肝经→手太阴肺经。

三、奇经八脉

1. 奇经八脉的含义 奇经八脉，是督脉、任脉、冲脉、带脉、阴维脉、阳维脉、阴跷脉、阳跷脉的总称。因其与十二经脉不同而别道奇行，故称为奇经八脉。

2. 奇经八脉的循行特点 奇者，异也。奇经八脉的分布不像十二经脉那样有规律，如上肢就无奇经分布；除带脉外，余者皆由下而上循行。奇经八脉同脏腑没有直接的相互络属关系；相互间又无表里配合关系。

3. 督脉、任脉、冲脉、带脉、跷脉和维脉的基本功能

（1）督脉：督，有总管、统率的含义。主要生理功能：①调节阳经气血，为"阳脉之海"：督脉行于背部正中，与六条阳经在大椎穴交会。②与脑、髓和肾的功能有关：督脉循行于脊柱后面，入颅络脑，分支属肾，肾能藏精生髓，脑为髓海，故督脉与脑、髓和肾的功能活动有着密切的联系。

（2）任脉：任，有担任、妊养之意。主要生理功能：①调节阴经气血，为"阴脉之海"。②任主胞胎：任脉起于胞中，与女子月经来潮及生殖功能有关。

（3）冲脉：冲，有要冲、要道之意。主要生理功能：①调节十二经气血：冲脉上行于头，下至于足，后行于背，前布于胸腹，贯穿全身，通受十二经之气血，为总领诸经气血之要冲，故有"十二经脉之海""五脏六腑之海"之称。②与女子月经及孕育功能有关：女子月经及孕育功能皆以血为基础，冲脉又称"血海"，因此女子月经来潮及妊娠与冲脉盛衰密切相关。

（4）带脉：带，有束带之意，指带脉循行绕身一周，"束带而前垂"的特点。主要生理功能：①约束纵行诸经。②固护胞胎。③主司带下。

（5）跷脉：跷，有轻健敏捷的意思。主要生理功能：①主司眼睑开阖。②主司下肢运动。

（6）维脉：维，有维系、连接之意。主要生理功能：阳维脉维系联络全身阳经；阴维脉维系联络全身阴经。

四、经别、别络、经筋、皮部

1. 经别

（1）概念：经别，即别行的正经。十二经别，是从十二经脉别行分出，深入躯体深部，循行于胸、腹及头部的重要支脉。

（2）分布特点：可用"离、合、出、入"来概括。

（3）生理功能：①加强十二经脉中相为表里的两条经脉在体内的联系。②加强体表与体内、四肢与躯干的向心性联系。③加强十二经脉与头面的联系。④扩大十二经脉的主治范围。⑤加强足三阴、足三阳经脉与心脏的联系。

2. 别络

（1）概念：别络，也是从经脉分出的支脉，大多分布于体表。别络有十五条，即十二经脉各有一条，加上任脉、督脉的别络和脾之大络。

（2）特点：别络是络脉中比较主要的部分，对全身无数细小的络脉起着主导作用。

（3）生理功能：①加强十二经脉中相为表里的两条经脉在体表的联系。②加强人体前、后、侧面的统一联系，统帅其他经脉。③渗灌气血以濡养全身。

3. 经筋

（1）概念：经筋，是十二经脉之气濡养和支持筋肉骨节的体系，为十二经脉的附属部分。

（2）生理功能：约束骨骼，主司关节运动的作用。

4. 皮部

（1）概念：皮部，是十二经脉及其所属经脉在体表的分区，经气布散之所在，具有保卫机体、抗御外邪的作用，并能反映十二经脉的病证。

（2）应用：①用于疾病诊断：脏腑、经络的病变能在相应的皮部分区反映出来。②用于疾病治疗：通过对浅表皮部的刺激和渗透作用，结合经络穴位所形成的敷贴、温灸、热熨、梅花针等疗法。

五、经络的生理功能与经络学说的应用

1. 经络的生理功能

（1）沟通联系作用：联络脏腑器官，沟通上下内外。

（2）运输渗灌作用：运行全身气血，营养脏腑组织。

（3）感应传导作用：感应传导信息，调节功能平衡。如对经穴刺激引起的感应及传导，通常称为"得气"。即局部有酸、麻、胀的感觉并沿经脉走向传导，就是经络感应传导作用的体现。

（4）调节作用。

2. 经络学说的应用

（1）阐释病理变化及其传变：在正常生理情况下，经络有运行气血、感应传导的作用，所以在发生病变时，经络就可能成为传递病邪和反映病变的途径。

（2）指导疾病的诊断：由于经络有一定的循行路线和络属脏腑，可以反映所属脏腑的病证，故可作为疾病诊断的依据。

（3）指导疾病的治疗：①指导针灸推拿治疗：针灸推拿疗法主要是根据某一经或某一脏腑的病变，在病变的邻近部位或经络循行的远端部位取穴，通过针灸或按摩，以调整经络气血的功能活动，达到治疗的目的。②指导药物治疗："药物归经"，是指某种药对某脏、某经有特殊治疗作用，即将该药引入该经。"引经报使"，是指某种药物能引导其他药物选择性的治疗某脏、某经的病证。

第十一单元　体质

一、体质的概念和构成

1. 体质的概念　是指人体生命过程中，在先天禀赋和后天获得的基础上所形成的形态结构、生理功能和心理状态方面相对稳定的固有特质。

2. 体质的构成　①形态结构的差异性。②生理机能的差异性。③心理特征的差异性。

3. 体质的特点　①先天遗传性。②差异多样性。③形神一体性。④群类趋同性。⑤相对稳定性。⑥动态可变性。⑦连续可测性。⑧后天可调性。

二、体质学说的应用

1. 体质与病因病机

（1）决定个体对某些病因的易感性。

（2）决定病变的从化和传变。

2. 体质与诊治

（1）辨证论治，因人制宜。

（2）辨体施药，权衡性味。

（3）辨体针灸，治法各异。

（4）辨体康复，善后调理。

3. 体质与养生　善于养生者，要根据各自不同的体质特征，选择相应的措施和方法。

第十二单元　病因

病因，即导致疾病发生的原因，又称为致病因素。如六气异常、疠气传染、七情内伤、饮食失宜、劳逸失度、持重努伤、跌仆金刃、外伤及虫兽所伤等，均可导致发病而成为病因。

中医学通过分析病证症状、体征来推求病因，为治疗用药提供依据。这种方法称为"辨症求因"或"审症求因"。

一、六淫

1. 六淫的概念

（1）六气：正常情况下，风、寒、暑、燥、湿、火是自然界六种不同的气候变化，是万物生长变化和人类赖以生存的条件。

（2）六淫：即风、寒、暑、湿、燥、火（热）六种外感病邪的统称。六气一般不会致病，但气候变化超过人体承受范围，或者人体正气不足，抗病能力下降，不能适应自然界气候变化而导致发病时，六气便成了病因，而伤人致病的六气便是六淫。六淫形成的条件有二：①六气太过或不及，非其时而有其气，以及气候骤变，超过人体可以承受

的范围。例如夏天过热、冬季过冷或冬季应寒反而暖等。②人体正气虚弱，不耐正常六气变化。

2. 六淫的共同致病特点

（1）外感性：六淫致病多从肌肤、口鼻侵犯人体，由外入内，具有外感性。

（2）季节性：六淫致病具有明显的季节性。如春季多风病、夏季多暑病，长夏多湿病，秋季多燥病，冬季多寒病。

（3）地域性：六淫致病与工作、生活的环境密切相关。人类涉及地域广阔，气候各异，居住、工作环境也多有气候差异，因此六淫致病有地域性。如东北多寒病，高温环境作业者多热病。

（4）相兼性：六淫致病可以单独伤人，也可以两种以上合而为病，如风热感冒。

3. 六淫各自的性质及致病特点

（1）风邪的性质和致病特点

1）风为阳邪，其性开泄，易袭阳位：风为阳邪侵袭人体，具有向上向外的特性（阳邪），使腠理疏泄不紧密（开泄）；容易侵袭人体的上部（头、面）和肌表（阳位）。

2）风性善行而数变：风邪具有游走不定的特性（善行）；且风邪致病，发病急，变化多，传变快（数变）。

3）风性主动：风邪致病会出现动摇不定的症状，如眩晕、震颤、抽搐、角弓反张等。

4）风为百病之长：①风邪常合他邪侵袭人体，是外邪致病的先导载体。②风邪伤人致病最多（终岁常在，发病机会最多，无孔不入，表里内外均可涉及，易发生多种病证）。

（2）寒邪的性质和致病特点

1）寒为阴邪，易伤阳气：寒即阴气盛的表现，故称为阴邪。寒气盛，人体阳气不仅不足以抵抗寒

而被寒邪侵袭。

2）寒性凝滞：寒邪侵袭人体易使气血津液凝结，经脉受阻，产生疼痛，即"不通则痛"。

3）寒性收引：寒邪侵袭人体易使气机收敛，腠理郁闭，筋脉拘挛，即"寒则气收"。

（3）暑邪的性质和致病特点

1）暑为阳邪，其性炎热：暑为盛夏火热之气所化生，故为阳邪。暑邪伤人多表现一派阳热症状，如高热、心烦、面赤、脉洪大。

2）暑性升散，易扰心神，易伤津耗气：暑为阳邪，具有升散之性，易扰心神。暑邪侵袭人体，使腠理开泄而多汗伤津。汗出过多，不仅伤津，而且耗气，即气随津伤，《内经》中"炅则气泄"便是此意。

3）暑多夹湿：暑季气候炎热，雨水充沛，热蒸湿动，水气弥漫，故暑邪为病，多夹有湿邪，临床表现除暑邪特点外，往往还有大便不爽、口舌黏腻的湿滞症状。

（4）湿邪的性质和致病特点

1）湿为阴邪，易伤阳气：湿与水同类，故属阴邪。湿邪侵人，机体阳气与之抗争，故湿邪侵入，易伤阳气。脾主运化水液，性喜燥而恶湿，故外感湿邪，常易困脾，致脾阳不振，运化无权。

2）湿性重浊：重即沉重之意，指湿邪侵袭人体常出现以沉重感为特征的症状，如四肢困重、头重如裹。浊即混浊、秽浊的意思，指湿邪为病，分泌物具有秽浊不清的特征。

3）湿性黏滞，易阻气机：湿邪致病，其黏腻停滞的特性主要表现在三方面：①病程的黏滞性：湿邪为病，病程较长，多缠绵难愈。②症状的黏滞性：湿病症状多表现为黏滞不爽，如口中黏腻、大便黏滞不爽。③易阻气机：因湿为重浊之邪，故伤人最易留滞于脏腑经络，

阻遏气机，使脏腑气机升降失常，经络阻滞不畅。

4）湿性趋下，易袭阴位：湿邪为重浊有质之邪，类水属阴，有趋下的性质。人体下部也属阴，所以说湿性趋下，易袭阴位，如水肿、湿疹下部为多。

（5）燥邪的性质和致病特点

1）燥邪干涩，易伤津液：燥邪侵袭人体，最易损伤津液，出现口鼻干燥等症状。需要注意的是：燥邪伤津，但不耗气。

2）燥易伤肺：肺为娇脏，喜清润而恶燥。燥邪多从口鼻而入，最易伤肺。

（6）火（热）之邪的性质和致病特点

1）火热为阳邪，其性炎上：火热之邪升腾、灼热，故为阳邪。火热之邪侵袭人体，多发生在人体上部，如咽喉肿痛、口舌生疮。

2）火热易扰心神：火与心相通，火热之邪入于营血，最易扰乱心神。

3）火热易伤津耗气：火热之邪侵袭人体，迫使津液外泄，气随津脱，伤津耗气。另一方面火热直接消灼津液，耗伤人体阴气。即所谓"少火生气，壮火食气"。

4）火热易生风动血：即火热之邪侵袭人体，燔灼津液，劫伤肝阴，筋脉失养失润，易引起肝风内动的病证，又称"热极生风"。

5）火热易致疮痈：火邪入于血分，结聚于局部，燔灼腐肉，易发为痈肿疮疡。

二、疠气

1. 疠气的概念 疠气，是有别于六淫而具有强烈致病性和传染性病邪的统称。疠气可以通过空气传染，经口鼻侵入致病；也可以随饮食污染、蚊虫叮咬、皮肤接触等途径感染而发病。

2.疠气的致病特点 ①发病急骤，病情危笃。②传染性强，易于流行。③一气一病，症状相似。

三、七情内伤

1.七情内伤的基本概念 七情内伤，指喜、怒、忧、思、悲、恐、惊七种引发或诱发疾病的情志活动。七情在正常情况下不会致病，若七情反应太过或不及，或者受到强烈持久的刺激（七情伤人的条件），超越了人体生理和心理的适应和调节能力，导致脏腑精气损伤，功能失调，七情则成为病因。

2.七情与脏腑精气的关系 情志活动是由脏腑精气答外界各种刺激所产生的。脏腑精气是情志活动产生的内在基础。如果五脏精气发生病变，就会影响人的情志活动，出现异常的情志反应。另一方面，外在环境的变化过于强烈，情志过激或持续不解，又可导致脏腑精气的失常，气血运行失调。

3.七情内伤的致病特点

（1）直接伤及内脏：七情是对内外环境变化所产生的复杂心理反应，以脏腑精气为物质基础，故七情内伤可直接伤及内脏。心藏神，为情志之主，因此七情内伤首先伤及心神。

1）损伤相应之脏：七情分属五脏，七情内伤可损及相应之脏。即心在志为喜，过喜则伤心；肝在志为怒，过怒则伤肝；脾在志为思，过度思虑则伤脾；肺在志为悲为忧，悲忧过度则伤肺；肾在志为恐，过恐则伤肾。

2）影响心神：心主神志，七情皆从心而发，故七情内伤均可作用于心神，导致心神不宁，甚至精神失常。

3）数情交织，易伤心肝脾：七情中的每一情可单独伤人，也可多情交织伤人。由于对情感反应最剧烈的是心、肝、脾三脏，因此数情交织，易伤心肝脾。

4）易损伤潜病之脏腑：潜病即已经发生，但还无明显临床表现的病证。此时虽无明显临床表现，潜病脏腑已发生病变，脏腑精气受损，对情志变化的承受能力减弱，因此情志致病，易损伤潜病之脏腑。

（2）影响脏腑气机：气机在情志活动中起着重要作用。情志之气的升降出入运动受心神掌控，七情致病首先影响心神，随之影响气机，导致脏腑气机升降失常而出现相应的临床表现。

1）怒则气上：过怒导致肝气疏泄太过，气机上逆，甚则血随气逆，并走于上。即"大怒则形气绝，而血菀于上，使人薄厥"。

2）喜则气缓：过度喜乐可导致心气涣散，重者心气暴脱，神不安舍。即"喜乐者，神惮散而不藏"。

3）悲则气消：过度悲伤可导致肺失宣降，肺气耗伤。

4）恐则气下：过恐可使肾气失固，气陷于下，可见二便失禁、遗精滑精。

5）惊则气乱：猝然受惊，导致心神不定，气机逆乱，可见惊悸不安、惊慌失措。

6）思则气结：过度思虑导致脾气郁滞，运化失调。

此外，与气有关的还有"寒则气收""炅则气泄""劳则气耗"。

四、饮食失宜

1.饮食不节 指饮食没有节律和节制，包括过饱和过饥，以及饮食没有规律，时饥时饱。

2.饮食不洁 指因食用不清洁、不卫生或陈腐变质或有毒的食物而成为致病因素。

3.饮食偏嗜 指特别喜好某种性味的食物或专食某些食物。包括：①食类偏嗜。②五味偏嗜。③寒热偏嗜（嗜酒生湿、生痰、化热）。

五、劳逸失度

1.过度劳累 包括三个方面：①劳力过度（易耗伤脾气）。②劳神过度（易耗伤心神）。③房劳过度（易耗伤肾气）。

2.过度安逸 包括体力安逸和脑力过逸。其致病特点主要表现在三个方面：①安逸少动，气机不畅。②阳气不振，正气虚弱。③长期用脑过少，加之阳气不振，可致神气衰弱。

六、痰饮

1.痰饮的概念 痰饮是人体水液代谢障碍所形成的病理产物，可分为有形之痰和无形之痰。有形之痰即有视之有形、闻之有声的痰液。无形之痰是指只见其征象，不见其形质，但能通过临床表现来推测其病因为痰。

2.痰饮的形成 多因外感六淫、七情内伤或饮食不节等导致脏腑机能失调，气化不利，水液代谢障碍，水湿停聚而成。故痰饮的形成与肺、脾、肾、肝和三焦的功能失常关系密切。

（1）脾：脾失健运，水湿内生，聚而成痰。

（2）肺：肺主行水，宣发肃降，将津液布散全身；若肺失宣肃，水液输布不利，则聚而成痰。

（3）肾：肾阳蒸化不利，也可以化生痰饮。

（4）肝：肝主疏泄，调畅气机，气行则水行；若肝气疏泄不畅，则水液运行不畅，聚而成痰。

（5）三焦：三焦是水液和诸气运行的通道，三焦不利，水液运行不通畅，聚而成痰。

故说"脾为生痰之源"，"肺为贮痰之器"，"肾为生痰之本"。

3.痰饮的致病特点

（1）阻滞气机运行：痰饮为有形之邪，停滞于体内阻碍气机，影响气血运行。

（2）影响水液代谢：痰饮虽为水液代谢障碍产生的病理产物，但又可进一步影响水液代谢。痰饮阻滞气机，阻塞三焦，气行则水行，若气行不利，三焦不通，则水液运行更加不畅。

（3）易于蒙蔽心神：心神以清明为要，而痰饮为浊物，随气上行，易蒙蔽心神。

（4）致病广泛，变幻多端：痰饮随气流行，内而五脏，外而四肢，致病广泛。痰饮停留之处发病，症状又各有不同，且容易与他邪合病，临床上形成的病证繁多，症状表现十分复杂，故有"百病多由痰作祟"之说。

七、瘀血

1.瘀血的概念 瘀血是体内血行滞缓或血液停积而形成的病理产物。包括：①体内瘀积的离经之血。②因为血液运行不畅，停滞在经脉脏腑内的血液。瘀血属病因学概念。

血瘀是指血液运行不畅的病理状态，属于病机学概念。

2.瘀血的形成 凡是影响血液正常运行，引起血液运行不畅，或致血离经脉而瘀积的内外因素，均可导致瘀血。

（1）血出致瘀。

（2）血行不畅致瘀：如气滞致瘀、因虚致瘀、血寒致瘀、血热致瘀等。

3.瘀血的致病特点

（1）易于阻滞气机：瘀血一旦形成，必然影响和加重气机郁滞；且气机郁滞又可引起局部或全身的血液运行不畅。

（2）影响血脉运行：血脉是血液运行的通道，瘀血阻滞血脉，使血脉不利，导致局部或全身的血液运行失常。

（3）影响新血生成：瘀血已失去濡养作用，若日久不除，生机受阻，势必影响新血生成。

（4）病位固定，病证繁多：瘀血一旦停滞于某脏腑组织，多难于及时消散，故其病位相对固定。瘀血的部位不同、原因不同，其临床表现也就不同。

4.瘀血致病的症状特点　①疼痛（刺痛，固定不移，拒按，夜间痛甚）。②肿块（部位固定）。③出血（瘀血阻滞，损伤血络，血逸脉外）。④色紫暗（面色紫暗，口唇、爪甲青紫，舌质紫暗，有瘀斑、瘀点）。⑤肌肤甲错，脉涩或结代。

第十三单元　发病

《内经》提出"外内合邪"，即外邪合内伤而侵入发病。《内经》中"冬伤于寒，春必温病；春伤于风，夏生飧泄；夏伤于暑，秋必痎疟；秋伤于湿，冬生咳嗽"，阐明了伏气的概念。

一、发病的基本原理

正气是决定发病的内在因素，邪气是发病的重要条件。

1.正气不足是决定发病的内在因素

（1）正气的概念：正气，相对邪气而言，指人体内具有抗病、祛邪、调节、修复等作用的一类精微物质。

（2）正气的防御作用：即抵御病邪入侵，及时祛除病邪、防止发病的作用。包括：①抵御外邪的入侵。②祛除病邪。③修复调节。④维持脏腑经络功能协调。

（3）正气在发病中的作用：正气强弱对疾病的发生发展和转归起主导作用。邪气之所以侵袭人体，

是因为人体正气虚弱，即"邪之所凑，其气必虚"。

1）正虚感邪而发病：正气不足，抗邪无力或難以集中力下降，外邪乘虚而入，疾病因之发生。

2）正虚生邪而发病：正气不足，调节脏腑、经络功能活动的能力下降，致脏腑经络的功能失常，精气血津液代谢失常，易发生内生五邪。

3）正气强弱可决定发病证候性质：邪气侵入，若正气充盛，奋起抗邪，多表现为实证；正气不足，脏腑功能减退，精气血津液亏损，多表现为虚证或虚实夹杂证。若正气虚衰，不能抗邪，邪气内陷，为病多重。

2.邪气是发病的重要条件

（1）邪气的概念：邪气，泛指各种致病因素，包括存在于外界或由人体内产生的种种具有致病作用的因素。

（2）邪气的侵害作用：邪可对人体的机能和形质产生损害作用。主要体现在①导致生理机能失常。②造成脏腑组织的形质损害。③改变体质类型。

（3）邪气在发病中的作用

1）邪气是疾病发生的原因：邪气侵袭人体，与正气搏结，使人发病。

2）影响发病的性质、类型和特点：不同的邪气作用于人体，表现出不同的病证特点。

3）影响病情和病位：一般来说，虚邪伤人，病情较重；正邪伤人，病情较轻。受邪部位表浅多为表证，受邪部位较深多为里证。表里两部同时受邪为病。

4）某些情况下主导疾病的发生：在邪气的毒力和致病力特别强，超越人体正气抗御能力和调节范围时，邪气对疾病的发生起着决定性作用。如疠气、高温、枪弹伤等。

二、影响发病的主要因素

1. 环境与发病 主要包括气候因素、地域因素、生活工作环境及社会环境等对发病的影响。

2. 体质与发病

（1）决定发病倾向：如体质强，抗病力强，则不易发病或病后形成实证；若体质弱，抗病力弱，则易发病或病后易形成虚实夹杂证、虚证。

（2）决定对某种邪气的易感性。

（3）决定某些疾病发生的证候类型。

3. 精神状态与发病 精神状态能影响内环境的协调平衡，故能影响发病。精神状态好，情志舒畅，气机通畅，气血调和，脏腑机能协调，则正气强盛，邪气难以入侵，或虽受邪也易祛除。

三、发病类型

1. 感邪即发 又称猝发、顿发，即感邪之后立即发病。多见于新感外邪较急、情志剧变、毒物所伤、外伤、感受疠气。

2. 徐发 又称缓发，即感邪后缓慢发病。多见于内伤疾病或正气不足之人感邪。

3. 伏而后发 即感受邪气后，邪气在机体内潜伏一段时间，或在诱因作用下，过时而发病。如冬伤于寒，春必温病；春伤于风，夏生飧泄；夏伤于暑，秋必痎疟；秋伤于湿，冬生咳嗽。

4. 继发 指在原发病基础上，继发新的疾病。继发病首先要有原发病，并且新产生的继发病与原发病在病理上有密切关系。如肝阳上亢导致的中风，小儿食积引发的疳积。

5. 合病 指外感病初起示两经同时受邪而发病，如太阳与阳明合病。

6. 并病 指一经病证未罢又出现另一经病证的发病特点，也可指具体疾病的病后增病，即可视为并发病证。

7. 复发 指疾病初愈或慢性疾病的缓解阶段，在某些诱因的作用下，引起疾病再度发作或反复发作的一种发病形式。引起复发的机理是余邪未尽，正气未复。

（1）复发的基本特点：①原病基本病症特点再度出现，但又不是原有病理过程的完全重现。大多比原病更复杂，病情更重。②复发的次数愈多，其宿根难除，且容易留下后遗症。③大多有诱因。

（2）复发的诱因：①外感致复。②食复。③劳复。④药复。⑤情志致复。⑥某些气候因素、地域因素也可成为复发的诱因。

第十四单元 病机

病机，即疾病发生、发展和变化的规律和机理。

一、邪正盛衰

邪正盛衰，是指在疾病发展过程中，机体的抗病能力与致病邪气之间相互斗争所发生的盛衰变化。其中两方面内容：一方面是邪气对正气的损伤作用；另一方面是正气对邪气的抵御抵除作用，以及正气的康复机能。

（一）邪正盛衰与虚实变化

1. 虚实病机

（1）实：指邪气为主，但正气尚未虚衰。即邪气致病力亢盛，而正气抗病力未衰，仍能抗邪的表现。实证多见于外感六淫和疠气的初、中期，或由于湿疾、水饮、食积、气滞、瘀血等内伤疾病。

（2）虚：指正气虚损为主，而邪气已退或不明显。即正气虚弱，抗病能力减弱，对致病邪气无力抵抗的表现。虚证多见于素体虚弱、外感疾病后期、各种慢性疾病，或因暴吐、暴下、大汗、亡血等使正气脱失的病变。

2. 虚实变化

（1）虚实错杂：①虚中夹实：即以正虚为主，又兼有实邪为患的病理变化。如脾虚湿滞病变，即是由于脾气亏损，运化无力，而致湿自内生，阻滞中焦所致。②实中夹虚：即以邪实为主，又兼有正气损的病理变化。如外感热病发展过程中，由于热邪耗伤津液，可形成邪热炽盛兼津液损伤之证。

（2）虚实转化：指疾病过程中由于邪正力量的消长，疾病可发生由虚转实或由实转虚的变化。

（3）虚实真假：有些情况下疾病的临床表现与其虚实本质不相符，而表现出与虚或实本质相反的假象。①真实假虚：指疾病的本质为实，但表现出虚的临床表现。由于邪气亢盛，结聚体内，阻滞经络，气血不能外达所致，即"大实有羸状"。如热结肠胃，腹满痞满，却见泻下臭秽的"热结旁流"症状。此时应避开假象，不可止泻，继续攻下体内热结，即通因通用。②真虚假实：指疾病的本质为虚，但表现出实的临床表现。由于正气虚弱，脏腑经络之气不足，气的推动激发功能减弱，即"至虚有盛候"。如脾胃气虚，运化无力，可见脘腹胀满等虚性假象。此时应补脾胃之气，而不可攻下泻实，即塞因塞用。

（二）邪正盛衰与疾病转归

1. 正盛邪退 指在疾病过程中，正气奋起抗邪，正气渐趋强盛，邪气日渐衰败，疾病向好转和痊愈的方向发展的一种病理变化。

2. 邪盛正衰 指在疾病过程中，邪气渐趋亢盛，正气日趋衰弱，正气无力抗邪，疾病日趋恶化、危重，

甚至向死亡方面转归的一种病理变化。

3. 邪正相持 指在疾病过程中，机体正气不甚虚弱，而邪气亦不充盛，则邪正双方势均力敌，相持于病势处于迁延状态的一种病理变化。

4. 正虚邪恋 指在疾病过程中，正气大虚，余邪未尽，或邪气深伏伤正，正气无力祛除病邪，致使疾病处于缠绵难愈的病理变化。一般多见于疾病后期，且是多种疾病由急性转为慢性，或慢性病久治不愈，或遗留某些后遗症的主要原因之一。

二、阴阳失调

阴阳失调，指在疾病的发生发展过程中，由于各种致病因素的影响，导致机体的阴阳双方失去相对的平衡而出现阴阳偏盛、偏衰、互损、格拒、亡失等一系列的病机变化。

1. 阴阳盛衰（对立制约关系失调）。

2. 阴阳互损（互根互用关系失调）。

3. 阴阳转化。

4. 阴阳格拒（对立制约关系失调）。

阴盛格阳：阴盛于内，逼迫阳气浮越于外的真寒假热证。

阳盛格阴：阳盛偏盛至极，深伏于里，格明于外的真热假寒证。

5. 阴阳亡失（互根互用关系失调）。

亡阳：阳气突然脱失，机体机能衰竭。多见冷汗淋漓、脉微欲绝。

亡阴：阴气突然脱失，机体机能衰竭。多见汗出如油、脉数疾。

三、精、气、血失常

精、气、血失常，指在疾病过程中，由于邪正盛衰，或脏腑功能

失调，导致精、气、血不足或运行失常及其相互关系失调的病机变化。

1. 精的失常

（1）精虚：指肾精（主要为先天之精）和水谷之精不足，及其功能低下所产生的病理变化。因其禀赋不足，或后天失养，或过劳伤肾，以及脏腑精亏不足，日久累及于肾等，均能导致肾精不足的病理变化。肾精不足常见生长发育不良、女子不孕、男子精少不育或滑遗过多、精神委顿、耳鸣、健忘，以及体弱多病、未老先衰等。脾失健运，或饮食不当等，可致水谷之精生成不足的病理变化。水谷之精不足，可出现面黄无华、肌肉瘦削、头昏目眩、疲倦乏力等虚弱状态。

（2）精的施泄失常

1）失精：指生殖之精和水谷精微大量丢失的病理变化。精脱为失精之重证。

2）精瘀：指男子精滞留精道，排精障碍而言。

2. 气的失常

（1）气虚：指一身之气不足及其功能低下的病理变化。

（2）气机失调：即气的升降出入运动失常，包括气滞、气逆、气陷、气闭、气脱等病理变化。

1）气滞：指气的运行不畅，或郁滞不通的病理变化。多是由于情志抑郁，或痰、湿、食积、热郁、瘀血等等的阻滞，影响到气的流通；或因脏腑功能失调，如肝失疏泄、大肠失于传导所致。气滞大多属于邪实，但亦有因气虚推动无力而致者。

临床表现： 肺气壅塞——胸闷、咳喘；肝郁气滞——情志不畅、胁肋或少腹胀痛；脾胃气滞——脘腹胀痛，休作有时，大便秘结等。

气滞的表现共同特点：闷、胀、痛。

2）气逆：指气升之太过，或降之不及，以致气逆于上的一种病理变化。

临床表现： 肺气上逆——咳逆上气；胃气上逆——嗳气、恶心、呕吐、呃逆；肝气逆于上——头痛头胀、面红目赤、易怒等。

3）气陷：指气的上升不足或下降太过，以气虚升举无力而下陷为特征的一种病理变化。气陷多由气虚发展而来，与脾的关系最为密切，通常又称"脾气下陷"。

临床表现： 上气不足——指气不上荣，头目失养的病变，可见头晕、目眩、耳鸣；中气下陷——指脾气亏损，升举无力，内脏位置维系不力，而发生某些内脏的下移，可见胃下垂、肾下垂、子宫脱垂、脱肛。

4）气闭：指气机闭阻，失于外达，甚至清窍闭塞，出现昏厥的一种病理变化。气的闭阻有因触冒秽浊之气所致的气厥，突然精神刺激所致的气厥，剧痛所致的痛厥，痰闭气道之痰厥等。

5）气脱：指气虚至极，不能内守而大量脱失，以致生命功能突然衰竭的一种病理变化。

临床表现： 面色苍白、汗出不止、目闭口开、全身瘫软、手撒、二便失禁、脉微欲绝或虚大无根等症状。

3. 血的失常

（1）血虚：指血液亏少，濡养功能减退的病理变化。

（2）血运失常：血液运行失常主要有血瘀和出血两种病理变化。

1）血瘀：指血液的运行不畅，甚至血液瘀滞不通的病理变化。血瘀主要是血液运行不畅，或形成瘀积，可为全身性病变，亦可瘀阻于脏腑、经络、形体、官窍等某一局部。血瘀病机的形成，多与气虚、气滞、痰浊、瘀血、血寒、血热、津亏等致气行不畅有关。

2）出血：指血液溢出血脉的病理变化。若突然大量出血，可致气随出血而引起全身功能衰竭。出血病机的形成多与血热、气虚、外伤及瘀血内阻等有关。

4. 精、气、血关系失调

（1）精与气血关系的失调

1）精气两虚：由于精可化气，气聚为精，故精气两虚或精伤及气、气伤及精，都可见精气两虚。肾主藏精化元气，因此，精气两虚多与肾有关。肾之精气亏虚，以生长、发育迟缓，生殖功能障碍以及早衰等为临床特征。

2）精血不足：肾藏精，肝藏血，两者精血同源。病及肝肾，或肝病及肾、肾病及肝皆可形成肝肾精血不足的病机。常见面色无华、眩晕、耳鸣、神疲健忘、毛发脱落稀疏、腰膝酸软，男子精少、不育，女子月经短期、经少、不孕等。

3）气滞血瘀和血瘀精亏：气机阻滞，疏泄失司，或瘀血内阻，血瘀气滞，皆可致精道瘀阻而形成气滞精瘀或血瘀精亏的病机变化。

（2）气与血关系的失调

1）气滞血瘀：指气机阻滞，导致血液运行障碍，出现血瘀的病理变化。气可致血瘀，血瘀可致气滞，两者互相影响。多见于肝肺气滞而致心血、肝血瘀阻的病变，出现疼痛、癥聚、瘕积、咳喘、心悸、胸痹等。

2）气虚血瘀：指因气虚推动无力而致血行不畅，甚至瘀阻不通的病理变化。多见于心气不足，运血无力而致的惊悸怔忡、喘促、胸闷、水肿等症。

3）气不摄血：指因气虚统摄无力，以致血逸脉外而出血的病理变化。由于脾主统血，所以气不摄血的病变，多与脾气亏虚有关。

4）气随血脱：指在大量出血的同时，气随血液的流失而脱失，形成气血两脱的危重病理变化。常见于外伤失血、呕血，或妇女产后大出血的过程中。

5）气血两虚：即气虚和血虚同时存在的病理变化。多因久病气耗伤，或先有失血，气随血耗，或先因气虚，血液生化障碍而日渐衰少，脏腑经络、形体窍失之濡养，功能衰退，出现脏腑组织不荣的病变。常见面色淡白或萎黄、少气懒言、疲乏无力、形体瘦削、心悸失眠、肌肤干燥、肢体麻木，甚至感觉障碍、肢体痿废不用等。

四、津液代谢失常

津液失常，指津液生成不足，或输布、排泄障碍的病机变化。

1. 津液不足　指津液亏损，脏腑组织失于滋养，表现一系列干燥枯涩征象的病理变化。

导致津液不足的原因：一是热邪伤津，如外感燥热之邪，灼伤津液；二是耗失过多，如吐泻、大汗、多尿或久病耗津等；三是生成不足，如脏腑功能减退，津液生成不足。轻者，常见口渴引饮、大便燥结、小便短少色黄及口、鼻、皮肤干燥等；重者可出现目眶深陷、小便全无、精神委顿，甚至大肉尽脱、手足震颤、舌光红无苔等。

2. 津液输布、排泄障碍　津液输布障碍，指津液转输、运行失调，津液停滞于体内某些部位的病变。津液排泄障碍，指津液化为汗、尿的作用失调，导致水液潴留体内为患。

津液的输布障碍和排泄障碍，均导致痰饮水湿形成，且两者相互影响，导致湿浊困阻、痰饮凝聚、水液潴留等多种病变。

3. 津液与气血关系失调

（1）水停气阻：是指津液代谢障碍，水湿痰饮停留导致气机郁滞的病理变化。因水湿痰饮的形成，可因气滞而水停，而痰饮等有形之邪停滞，又易阻碍气的运行，故水停与气滞常常并见。

（2）气随津脱：指津液大量耗失，气无所依附而出现暴脱亡失的病理变化。多由高热伤津或大汗伤津，或严重吐泻耗伤津液等所致。如《金匮要略心典·痰饮篇》说："吐下之余，定无完气。"

（3）津枯血燥：指津液亏损，导致血燥虚热内生或血脉生风的病理变化。多因高热伤津，或烧伤导致津液耗损，或阴虚痨热，津液暗耗，而致津枯血燥。

（4）津亏血瘀：指津液耗损导致血行瘀滞不畅的病理变化。津液充足是保持血脉充盈，血行通畅的重要条件。若因高热、烧伤，或吐泻、大汗出等因素，致使血中津液大量亏耗，则血液循行滞涩不畅，从而发生血瘀之病变。

（5）血瘀水停：指因血脉瘀阻，血行不畅导致津液输布障碍而水液停聚的病理变化。血瘀则津液不行，从而导致津停为水湿痰饮。

五、内生五邪

内生"五邪"，指在疾病过程中，机体自身由于脏腑功能异常而导致化风、化火、化寒、化燥、化湿的病理变化。因病起于内，又与风、寒、湿、燥、火外邪所致病证的临床征象类似，故分别称为"内风""内寒""内湿""内燥"和"内火"，统称为内生"五邪"。

1. 风气内动

即"内风"，指在疾病过程中阳盛或阴不制阳导致阳气亢逆而致风动之征，出现动摇、

眩晕、震颤等症状，类似"风"的症状，故称内风。由于内风与肝密切相关，故又称肝风或肝风内动。如《内经》所说："诸风掉眩，皆属于肝。""诸暴强直，皆属于风。"

（1）肝阳化风：多由于情志所伤，肝郁化火，或年老肝肾阴亏，或操劳过度等，耗伤肝肾之阴，导致阴虚阳亢，风气内动。常见临床表现：轻者可见筋惕肉瞤、肢麻震颤、眩晕欲仆，或见口眼㖞斜、半身不遂；严重者则因血随气升而发猝然仆倒，或为闭证，或为厥证。

（2）热极生风：多见于热性病的极期，由于火热亢盛，煎灼津液，致使筋脉失养，动而生风。常见临床表现：在高热不退基础上出现痉厥、抽搐、鼻翼扇动、目睛上吊、神昏谵语等。

（3）阴虚风动：多见于热病后期，或由于久病耗伤，阴气和津液大量亏损，阴虚则阳亢，抑制能力减弱，加之筋脉失之滋润，变生内风。临床可见筋挛肉瞤、手足蠕动等动风状况，并见低热起伏、舌光红少苔、脉细如丝等阴气衰少表现。

（4）血虚生风：多由于生血不足或失血过多；或久病耗伤营血，肝血不足，筋脉失养；或血不荣络，致虚风内动。临床可见肢体麻木不仁、筋肉跳动，甚则手足拘挛不伸等症。

（5）血燥生风：指血虚津亏，失润化燥，肌肤失于濡养而生风的病理变化。临床可见皮肤干燥或肌肤甲错，并有皮肤瘙痒或落屑等症状。

2. 寒从中生

寒从中生，又称"内寒"，指机体阳气虚衰，温煦作用减退，阳不制阴而阴寒内生的病理变化。内寒与脾肾阳气不足关系密切，其中肾的阳气虚衰尤为重要，故曰："诸寒收引，皆属于肾。"阳

气虚衰，气化不利，水液代谢障碍，形成水湿和痰饮，故有："诸病水液，澄澈清冷，皆属于寒。"

注意：寒邪直中于里，伤及脏腑阳气，并称为"中寒"，属于外感邪气，并非内寒。

3. 湿浊内生 湿浊内生，又称"内湿"，指因体内水液输布排泄障碍而致湿浊停滞的病理变化。脾气的运化失职是湿浊内生的关键，但脾气运化有赖肾阳的温煦，故脾阳虚亦易导致湿浊内生。如湿邪留滞于经脉之间，可见头重如裹、肢体困重或屈伸不利，故说："诸痉项强，皆属于湿。"

4. 津伤化燥 津伤化燥，又称"内燥"，指津液耗伤，各脏腑形体官窍失其滋润而出现干燥枯涩的病理状态。多因久病伤津耗液，或大汗、大吐、大下，或亡血失精导致津亏，也可因热性病过程中热盛伤津所致。内燥病变可于各脏腑形体官窍，但以肺、胃及大肠为多见。

5. 火热内生 火热内生，又称"内火""内热"，指阳气有余或阴虚阳亢，或由于气血郁滞，邪气郁结而导致火热内扰，机体功能亢奋的病理状态。

（1）阳气过盛化火：阳气在正常状态下有温暖机体的作用，称为"少火"。阳气亢盛必然使物质消耗增加，损伤阴精，这种病理性的阳气亢盛称为"壮火"。

（2）邪郁化火：①病理性代谢产物（如瘀血、痰饮、结石等）和食积、虫积等郁而化火。②外感六淫病邪郁滞，从阳化火，如寒郁化火。

邪郁化火的主要机理是病理因素导致人体之气的郁滞，气机则生热化火。

（3）五志过极化火：由于情志

刺激，影响脏腑阴阳的协调平衡，造成气郁或亢盛，致使火热内生。

（4）阴虚火旺：此为虚火。多因为津液亏损，阴气大伤，不能制阳，阳气相对亢盛，致使虚火内生。

六、疾病传变

1. 疾病传变的形式

（1）病位转移：包括表里之间与内脏之间的传变。

（2）外感病传变：①六经传变。②三焦传变。③卫气营血传变。

（3）内伤病传变：①脏与脏之间的传变。②脏与腑之间传变。③腑与腑之间传变。④形脏内外传变。

2. 病性转化 ①寒热转化。②虚实转化。

第十五单元　防治原则

一、预防

早在《内经》就提出了"治未病"的预防思想。预防的内容包括未病先防和既病防变两个方面。

1. 未病先防 指在未病之前，采取各种措施，做好预防工作，防止疾病发生。

2. 既病防变 指在疾病发生之后，力求做到早期诊治，防止疾病的传变。

（1）早期诊治：疾病初期，病邪危害较轻，此时积极诊断治疗，预后较好。

（2）防止传变：即防止疾病发展，有两方面内容：①阻截病传途径：疾病有一定的传变规律和途径，正确有效的治疗，阻截病传途径是防止疾病发展恶化的最好措施。②先安未受邪之地：脏腑之间的病理可按五行生克乘侮关系传变，因此根据此规律，应先顾护未受邪的脏腑，以防传变。如"见肝之病，知肝传脾，当先实脾"。

二、治则

（一）治则、治法的基本概念

1.治则 是治疗疾病所必须遵循的基本原则。

2.治法 是在一定治则的指导下制定的针对疾病与证候的具体治疗大法和治疗措施。包括汗、吐、下、和、温、清、消、补。

治则指导治法，治法从属于治则。

（二）正治与反治

1.正治 是采用与疾病证候性质相反的方药以治疗的一种原则。由于采用的方药与疾病性质相逆，故又称"逆治"。

正治适用于疾病的征象与本质相符的疾病，是临床上最为常用的治疗原则。包括：①寒者热之。②热者寒之。③虚则补之。④实则泻之。

2.反治 指顺从病证的外在假象而治的一种治疗原则。由于采用的方药性质与病证假象性质相同，故又称为"从治"。包括：①热因热用：如真寒假热证，此时应抓住寒的本质，应用热性药物进行治疗。②寒因寒用。③塞因塞用。④通因通用。

（三）治标与治本

标本是一个相对概念，就邪正而言，正气为本，邪气为标；就病机与症状而言，病机为本，症状为标；就先病后病而言，旧病、原发病为本，新病、继发病为标；就病位而言，脏腑精气为本，肌表经络病为标。

1.缓则治其本 病情缓和，病势迁延，暂无急重证证，应着眼疾病的本质治疗。

2.急则治其标 病情危急时，应以缓解症状为当务之急。

3.标本兼治 若标本病证或标本均不急时，应当标本兼治。

（四）扶正与祛邪

扶正，即扶助正气，增强体质，以提高机体的抗病及康复能力，即"虚则补之"。

祛邪，即祛除邪气，以消解病邪的侵袭和损害作用，即"实则泻之"。

1. 单独应用

（1）扶正：适用于虚证或真虚假实证。

（2）祛邪：适用于实证或真实假虚证。

2. 同时运用 即攻补兼施，适用于虚实夹杂证。

（1）扶正兼祛邪：即扶正为主，祛邪为辅，适用于正虚为主的虚实夹杂证。

（2）祛邪兼扶正：即祛邪为主，扶正为辅，适用于邪实为主的虚实夹杂证。

3. 先后运用 扶正祛邪先后应用，也适用于虚实夹杂证。

（1）先扶正后祛邪：适用于正虚为主，兼祛邪反更伤正气，机体不能耐受攻伐者。

（2）先祛邪后扶正：适用于邪盛为主，兼扶正反会助邪，或正气尚能耐受攻伐者。

（五）调整阴阳

调整阴阳，指根据机体阴阳盛衰的变化而损其有余或补其不足，使之重归于和谐平衡。调整阴阳，"以平为期"是中医治疗疾病的根本法则。《素问·至真要大论》说："谨察阴阳所在而调之，以平为期。"

1. 损其有余 即"实则泻之"，适用于疾病过程中人体阴阳偏盛有余的实性病变。

（1）热者寒之：对"阳盛则热"所致的实热证，宜用寒凉药物以清泻其偏盛之阳热，此即"热者寒之"

之法。若在阳偏盛的同时，由于"阳胜则阴病"，导致阴气亏虚，则不宜单纯清其阴热，而需兼顾阴气的不足，即清热的同时，配以滋阴之品。

（2）寒者热之：对"阴盛则寒"所致的实寒证，宜用温热药物以消解其阴盛之内寒，此即"寒者热之"之法。若在阴偏盛的同时，由于"阴胜则阳病"，导致阳气不足，则不宜单纯温散其寒，还需兼顾阳气的不足，即在散寒的同时，配以扶阳之品。

2.补其不足 即"虚则补之"，适用于疾病过程中人体阴阳中一方虚损不足的病变。

（1）阴阳互制之调补阴阳：对"阴阳则热"所出现的虚热证，治宜滋阴以抑阳，即所谓"壮水之主，以制阳光"。《素问·阴阳应象大论》称之为"阳病治阴"。"阳病"指的是阴虚导致的阳气相对偏亢；"治阴"即补阴之意。对"阳阴则寒"所出现的虚寒证，治宜扶阳以抑阴，即所谓"益火之源，以消阴翳"。《素问·阴阳应象大论》称之为"阴病治阳"。"阴病"指的是阳虚导致的阴气相对偏盛；"治阳"即补阳之意。

（2）阴阳互济之调补阴阳：对于阴阳偏衰的虚热及虚寒证的治疗，明·张介宾提出"阴中求阳"与"阳中求阴"的治法，见于《景岳全书·新方八阵》："善补阳者，必于阴中求阳，则阳得阴助而生化无穷。善补阴者，必于阳中求阴，则阴得阳升而泉源不竭。"此即阴阳互济的方法。根据阴阳互根的原理，因阳得阴助而生化无穷，阴得阳升而泉源不竭。故治疗阴虚证时，宜在滋阴剂中适当佐以补阳药，即所谓"阳中求阴"；治疗阳虚证时，宜在扶阳剂中适当佐以补阴药，即所谓"阴中求阳"。

3.阴阳双补 由于阴根于阳，阳根于阴，故阴虚可以及阳，阳虚可以及阴，从而出现阴阳两虚的病证。治时当阴阳双补，但须分清主次而用，阴损及阳者，以阳虚为主，则应在补阳的基础上配以滋阴之品；阴损及阳者，以阴虚为主，则应在滋阴的基础上辅以补阳之品。

（六）调理精气血津液

精、气、血、津液是脏腑经络功能活动的物质基础，生理功能各不相同，彼此之间又相互为用。因此，调理精气血津液则是针对精气血津液失调而设的治疗原则。

1.调精 补精，固精，疏精。

2.调气 气虚宜补，气滞宜疏，气陷宜升，气逆宜降，气脱宜固，气闭宜开。

3.调血 血虚则补，血瘀则行，血寒则温，血热则凉，出血则止。

4.调津液 滋养津液，祛除水湿痰饮。

5.调理精气血津液的关系 ①调理气与血的关系：气病治血，血病治气。②调理气与津液的关系。③调理气与精的关系。④调理精血津液的关系。

（七）三因制宜

三因制宜，即因时、因地、因人制宜，指治疗疾病，必须从实际出发，顺应季节、环境、体质、性别、年龄等实际情况，制定适当的治疗方法。

1.因时制宜 是根据时令气候特点，考虑用药的治则。即用温远温、用热远热、用凉远凉、用寒远寒。

2.因地制宜 是根据不同地域环境特点，考虑用药的治则。如西北地高气寒，病多寒证，寒凉剂必须慎用，而温热剂则为常用；东南地区天气炎热，雨湿绵绵，病多温热、湿热，温热剂必须慎用，寒凉剂、化湿剂则为常用。

3. 因人制宜　是根据病人的年龄、性别、体质等不同特点，考虑用药的治则。一般来说，成人药量宜大，儿童则宜小；壮者药量宜大，弱者宜少；素体阳虚者用药宜偏温，阳盛者用药宜偏凉；妇人有经、带、胎、产之特点，用药与男子则更有异。

第十六单元　养生与寿夭

一、养生

养生，又称道生、摄生、保生。

1. 养生的原则　①顺应自然。②形神兼养。③调养脾肾。④因人而异。

2. 养生的方法　①适应自然，避其邪气。②调摄精神，内养真气。③饮食有节，谨和五味。④劳逸结合，不可过劳。⑤和于术数，适当调补。

二、生命的寿夭

1. 生命的寿夭规律　关于人体生命的产生，《内经》有两种说法：一是人体生命由父母媾精而产生。二是人类如同宇宙万物，由天地精气相合而生成。

关于人体生命进程及其规律，《内经》有多篇作了描述。如《素问·上古天真论》曰："女子七岁，肾气盛，齿更发长……五七，阳明脉衰，面始焦……七七，任脉虚，太冲脉衰少……丈夫八岁，发长齿更……八八，则齿发去"。

《内经》对人体生命的产生及其发展变化的论述，主要强调三点：一是脏腑精气的充盛及其生理功能的协调是生命进程的基础；二是形神合一是生命的保证；三是肾精、肾气是构成生命、维持生命活动的根本。

2. 决定寿夭的基本因素　①脏腑功能协调者寿。②肾精肾气充盛者寿。③与天地融为一体，顺应自然规律者寿。

中医诊断学

第一单元　绪论

中医诊断的基本原则　整体审察、四诊合参、病证结合。

第二单元　望诊

一、望神

（一）得神

得神，又称"有神"。

临床表现： 两目灵活，明亮有神，面色荣润，含蓄不露，神志清晰，表情自然，肌肉不削，反应灵敏。

临床意义： 提示精气充盛，体健神旺，为健康的表现；或虽病而精气未衰，病轻易治，预后良好。

（二）少神

少神，又称"神气不足"。

临床表现： 两目晦滞，目光乏神，面色少华，暗淡不荣，精神不振，思维迟钝，少气懒言，肌肉松软，动作迟缓。

临床意义： 提示精气不足，机能减退，多见于虚证或疾病恢复期患者。

（三）失神

失神，又称"无神"。

1. 精亏神衰

临床表现： 两目晦暗，目无光彩，面色无华，晦暗暴露，反应迟钝，手撒尿遗，呼吸异常，骨枯肉脱，形体羸瘦。

临床意义： 提示精气大伤，机能衰减，多见于慢性久病重病之人，

预后不良。

2. 邪盛神乱

临床表现： 神昏谵语，循衣摸床，撮空理线；或猝倒神昏，两手握固，牙关紧闭。

临床意义： 提示邪气亢盛，热扰神明，邪陷心包；或肝风夹痰，蒙蔽清窍，阻闭经络。皆属机体功能严重障碍，气血津液失调，多见于急性病人，亦属病重。

（四）假神

临床表现： 如原本目光晦滞，突然目似有光，但却浮光外露，本为面色晦暗，一时面似有华，但为两颧泛红如妆；本已神昏或精神极度萎靡，突然意识似清，想见亲人，言语不休，但精神烦躁不安；原本身体沉重难移，忽思起床活动，但并不能自己转动；本来毫无食欲，久不能食，突然索食，且食量大增。

临床意义： 提示脏腑精气极度衰竭，正气将脱，阴不敛阳，虚阳外越，阴阳即将离决，属于病危。古人比作"回光返照"或"残灯复明"，常是危重病人临终前的征兆。

（五）神乱

1. 焦虑恐惧（卑慄、脏躁）　是指病人时时恐惧，焦虑不安，心悸气促，不敢独处的症状。多属虚证，由心胆气虚，心神失养所致。

2. 狂躁不安（狂证）　是指病人狂躁妄动，胡言乱语，少寐多梦，叫人骂詈，不避亲疏，甚则不避亲疏，登高而歌，弃衣而走。多属阳证，由暴怒气郁化火，煎津为痰，痰火扰乱心神所致。

3. 淡漠痴呆（癫病、痴呆）　是指病人表情淡漠，痴呆，喃喃自语，

哭笑无常，悲观失望。多属阴证，多由忧思气结，津凝为痰，痰浊蒙蔽心神，或先天禀赋不足所致。

4. 猝然昏倒（痫病） 是指病人突然昏倒，口吐涎沫，两目上视，四肢抽搐，醒后如常。多由脏气失调，肝风夹痰上逆，阻闭清窍所致。

二、望面色

（一）常色与病色

1. 常色 总的特点为明润含蓄。

（1）主色：红黄隐隐，明润含蓄（黄色人种）。

（2）客色：属于常色范畴，可因气候、地域等发生变化。

2. 病色 总的特点为晦暗、暴露。

（1）善色：面色虽有异常，但仍光明润泽。

（2）恶色：面色异常，且枯槁晦暗。

（二）五色主病

1. 赤色 主热证，亦可见于戴阳证。

（1）实热证：满面通红。

（2）阴虚证：午后两颧潮红。

（3）戴阳证：久病、重病面色苍白，却颧颊部嫩红如妆，游移不定者。

2. 白色 主虚证（包括血虚、气虚、阳虚）、寒证、失血证。

（1）气虚血少，阳衰寒盛：面色发白。

（2）血虚证、失血证：面色淡白无华，唇色после淡。

（3）阳虚证：面色㿠白。

（4）阳虚水泛：面色㿠白虚浮。

（5）亡阳、气血暴脱或阴寒内盛：面色苍白。

3. 黄色 主脾虚、湿证。

（1）脾虚，湿邪内蕴：面色发黄。

（2）脾胃气虚，气血不足：面色萎黄。

（3）脾虚湿蕴：面黄虚浮。

（4）黄疸：面黄鲜明如橘皮色，属阳黄，湿热为患；面黄晦暗如烟熏色，属阴黄，寒湿为患。

4. 青色 主寒证、气滞、血瘀、疼痛、惊风。

（1）寒凝气滞，瘀血内阻，筋脉拘急，疼痛剧烈，热极动风：面见青色。

（2）寒盛、痛剧：面色淡青或青黑，如气滞腹痛、寒滞肝脉。

（3）阴寒内盛、心阳暴脱，或真心痛：突见面色青灰，口唇青紫，肢凉脉微。

（4）心气、心阳虚衰，血行瘀阻，肺气闭塞，呼吸不利：久病面色与口唇青紫。

（5）肝郁脾虚：面色青黄（即面色青黄相兼，又称苍黄）。

（6）惊风或惊风先兆：小儿高热抽搐，面部青紫，尤以鼻柱、两眉间及口唇四周为甚。

（7）肝强脾弱，月经不调：妇女面色青。

5. 黑色 主肾虚、寒证、水饮、血瘀、剧痛。

（1）肾阳虚、剧痛：面色发黑。

（2）肾阴虚：面黑暗淡或黧黑。

（3）肾阴虚：面黑干焦。

（4）肾虚水饮、寒湿带下：眼眶周围发黑。

（5）血瘀：面色黧黑，肌肤甲错。

三、望形态

（一）形体胖瘦

1. 肥胖 胖而能食，为形气有余；胖而食少，为形盛气虚。

病因：嗜食肥甘，喜静少动，脾失健运，痰湿聚积等所致。"肥人多痰""肥人多湿"。

2. 消瘦 形瘦食多，为中焦有火；形瘦食少，为中气虚弱。

病因：脾胃虚弱，气血亏virtual损。

"瘦人多火"。

《内经》所谓"大骨枯槁，大肉陷下"，为脏腑精气衰竭，属病危。

（二）形体强弱

1. 体强 身体强壮，形气有余。说明气血旺盛，脏腑坚实，抗病力强。

体强之人，一般不易患病；若患病，恢复能力亦强，预后往往良好。

2. 体弱 身体衰弱，形气不足。说明气血不足，体质虚弱，抗病力弱。

体弱之人，易于患病；若患病，恢复能力亦弱，预后往往较差。

（三）动静姿态

1. 坐形

（1）坐而喜仰：多为哮病、肺胀、气胸，或痰饮停肺、肺气壅滞。

（2）坐而喜俯，少气懒言：为体弱气虚。

（3）但坐不能卧，卧则气逆，咳逆倚息：多为肺气壅滞，或心阳不足，水气凌心，或肺有伏饮。

2. 卧式

（1）卧时面常向里，喜静懒动，身重不能转侧：多为阴证、寒证、虚证。

（2）卧时面常向外，躁动不安，身轻自能转侧：多为阳证、热证、实证。

（3）仰卧伸足，掀去衣被：多为实热证。

（4）蜷卧缩足，喜加衣被：多为虚寒证。

（5）但卧不能坐，坐则眩晕，不耐久坐：多为气血俱虚，或夺气脱血，或肝阳化风。

（6）卧不安：多为烦躁，腹满胀痛。

3. 立姿

（1）站立不稳，其态似醉，常

并见眩晕：肝风内动，或脑有病变。

（2）不耐久站，站立时常欲倚靠他物支撑：多属气血虚衰。

（3）站立（或坐）时常以两手扪心，闭目不语：多为心虚怔忡。

（4）以两手护腹，俯身前倾：多为腹痛。

4. 行态

（1）以手护腰，弯腰曲背，行动艰难：多为腰腿病。

（2）行走之际，突然止步不前，以手护心：多为脘腹痛或心痛。

（3）行走时身体震动不定：多为肝风内动、筋骨受损，或脑有病变。

（四）异常姿态

1. 颤动 患者睑、面、唇、指、趾不时颤抖或震摇不定，不能自主。多为热盛动风，或虚风内动。

2. 手足蠕动 手足时时掣动，动作迟缓无力，类似虫之蠕行。多为脾胃气虚，或阴虚动风。

3. 手足拘急 手足筋肉挛急不舒，屈伸不利。多为寒邪凝滞；或气血亏虚，筋脉失养。

4. 四肢抽搐 四肢筋脉挛急与弛张间作，舒缩交替，动作有力。多为惊风、痫病。

5. 角弓反张 患者颈项强直，脊背后弯，形如角弓。多为热极生风、破伤风、马钱子中毒。

6. 循衣摸床，撮空理线 重症患者神识不清，不自主地伸手抚摸衣被、床沿，或伸手向空，手指时分时合。多为病重失神。

7. 猝然跌倒 ①猝然昏倒，不省人事，伴半身不遂、口眼㖞斜者，多为中风病。②猝倒神昏，口吐涎沫，四肢抽搐，醒后如常者，多为痫病。

8. 舞蹈病 儿童手足伸屈扭转，挤眉眨眼，努嘴伸舌，状似舞蹈，不能自制。多为先天禀赋不足；或气血不足，风湿内侵。

四、望头面

（一）头形异常

1. 巨颅 头颅增大，颅缝开裂，颜面较小，智力低下者。多为先天不足，肾精亏虚，水液停聚于脑。

2. 小颅 头颅狭小，头顶尖圆，颅缝早合，智力低下者。多为肾精不足，颅骨发育不良。

3. 方颅 前额左右突出，头顶平坦呈方形者。多为肾精不足，或脾胃虚弱。见于佝偻病或先天性梅毒患儿。

（二）囟门异常

1. 囟填 囟门突起，为实证。多见于温病火邪上攻、脑髓有病，或颅内水液停聚。但小儿在哭泣时囟门暂时突起为正常。

2. 囟陷 囟门凹陷，为虚证。多见于吐泻伤津，气血不足；或先天肾精亏虚，脑髓失充。但6个月以内的婴儿囟门微陷属正常。

3. 解颅 囟门迟闭，为肾气不足，发育不良。多见于"佝偻病患儿"，常兼有"五软""五迟"。前囟呈菱形，出生后12～18个月闭合；后囟呈三角形，出生后2～4个月闭合。

（三）头发异常

1. 发黄

（1）精血不足：发黄干枯，稀疏易落。

（2）先天不足，肾精亏损：小儿头发稀疏黄软，生长迟缓，甚至久不生发。

（3）疳积：小儿发结如穗，枯黄无泽。

2. 发白

（1）肾虚：发白伴耳鸣、腰酸。

（2）劳神伤血：发白伴失眠、健忘。

（3）不属病态：因先天禀赋所致。

3. 脱发

（1）血虚受风：突然片状脱发，脱落处显露圆形或椭圆形光亮头皮，称为"斑秃"。

（2）肾虚：青壮年头发稀疏易落，伴头晕、健忘、腰膝酸软。

（3）血热化燥：头发已脱，头皮发痒、多屑、多脂。

（四）面形异常

1. 面肿

（1）阳水：眼睑、颜面先肿，发病较速。为外感风邪，肺失宣降。

（2）阴水：面色㿠白，发病较慢。为脾肾阳衰，水湿泛溢。

（3）水气凌心：面唇青紫，心悸气喘，不能平卧。为心肾阳衰，血行瘀阻，水气凌心。

2. 腮肿

（1）痄腮：一侧或两侧腮部以耳垂为中心肿起，边缘不清，按之有柔韧感及压痛。为外感温毒之邪所致，多见于儿童。

（2）托腮痈、发颐：颌下颌上耳前发红肿起，伴寒热疼痛。为阳明热毒上攻。

（3）腮腺肿瘤：耳下腮部出现肿块，不红不热。

3. 口眼㖞斜

（1）口僻：突发一侧口眼㖞斜而无半身瘫痪，患侧面肌弛缓，额纹消失，眼不能闭合，鼻唇沟变浅，口角下垂，向健侧㖞斜。为风邪中络。

（2）中风：口眼㖞斜兼半身不遂。为肝阳化风，风痰阻闭经络。

五、望五官

（一）望目态

1. 目色

（1）目赤肿痛（红眼、火眼）：实热证。

（2）白睛发黄：黄疸。

（3）目眦淡白：失血、血虚。

（4）目胞色黑晦暗：肾虚。

（5）黑睛灰白混浊：目生翳。

2.目形

（1）目胞浮肿：水肿。

（2）眼窝凹陷：吐泻伤津、气血亏虚。

（3）眼球突出：肺胀、瘿病。

3.目态

（1）瞳孔缩小：川乌、草乌、毒蕈、有机磷农药及吗啡、氯丙嗪等药物中毒。

（2）瞳孔散大：①多属肾精耗竭。②绿风内障、青风内障等五风内障（白内障）、青盲。③杏仁中毒或颠茄类药物中毒。④危急症患者，脏腑功能衰竭，心神散乱，濒临死亡。⑤温热病热极生风、中风、颅脑外伤或颅内肿瘤等。

（3）目睛凝视：①固定前视：瞪目直视。②固定上视：戴眼反折。③固定侧视：横目斜视。多属肝风内动，常有神昏、抽搐等表现。见于脏腑精气耗竭，或痰热内闭证。瞪目直视还见于"瘿气"。

（4）胞睑下垂（睑废）：①双睑下垂：先天不足，脾肾亏虚。②单睑下垂：脾气虚衰或外伤。

（5）睡眠露睛：脾气虚弱，气血不足，胞睑失养所致。常见于吐泻伤津和慢脾风的患儿。

（二）望口、唇

1.口之形色

（1）口角流涎：小儿多属脾虚湿盛。成人多为中风口歪不收。

（2）口糜：口腔肌膜腐烂成片，口气臭秽。多因湿热内蕴。

（3）鹅口疮：小儿口腔、舌上出现片状白屑，状如鹅口。多因感受邪毒，心脾积热。

2.口之动态

（1）口张：口开而不闭，属虚证。如鱼张口，但出不入，为肺气将绝。

（2）口噤：口闭而难开，牙关紧急，属实证。可见于中风、痫病、

044

惊风、破伤风、马钱子中毒。

（3）口撮：①新生儿脐风：撮口不能吮乳。②破伤风：兼见角弓反张。

（4）口㖞：口僻或中风，风痰阻络。

（5）口振：阳衰寒盛。可见于温病、伤寒战汗时，或疟疾发作时。

（6）口动：①胃气虚弱：口频繁开合，不能自禁。②热极生风或脾虚生风：口角掣动不止。

3.唇之色泽

（1）唇色红润：正常人的表现，说明胃气充足，气血调匀。

（2）唇色淡白：血虚或失血。

（3）唇色深红：热盛。①嘴唇红肿而干：热极。②嘴唇呈樱桃红色：煤气中毒。

（4）口唇青紫：血瘀证。

（5）口唇青黑：寒盛、痛极。

4.唇之形态

（1）唇干而裂：燥热伤津或阴虚液亏。

（2）嘴唇糜烂：脾胃积热上蒸。

（3）唇内溃烂：虚火上炎。

（4）唇边生疮：心脾积热。

①锁口疔：唇角生疔，麻木痒痛。

②人中疔：人中生疔，人中沟变浅，麻木疼痛。

（5）人中满唇反：久病而人中沟变平，口唇翻卷不能覆齿。为脾气将绝。

（三）望齿、龈

1.牙齿色泽

（1）牙齿洁白润泽坚固：正常人，为肾气充足、津液未伤的表现。

（2）牙齿干燥：胃阴已伤。

（3）牙齿光燥如石：阳明热盛，津液大伤。

（4）牙齿燥如枯骨：肾阴枯涸，精不上荣，见于热病晚期。

（5）牙齿枯黄脱落：久病骨绝，属病危。

（6）齿焦有垢：胃肾热盛，但

气液未竭。

（7）齿焦无垢：胃肾热甚，气液已竭。

2. 牙齿动态

（1）牙关紧急：风痰阻络或热极动风。

（2）咬牙龂齿：热盛动风。

（3）睡中龂齿：胃热、虫积、消化不良。

3. 牙龈色泽

（1）牙龈淡红而润泽：正常人的表现，说明胃气充足，气血调匀。

（2）牙龈淡红：血虚或失血。

（3）牙龈红肿疼痛：胃火亢盛。

4. 牙龈形态

（1）齿衄：外伤、胃热、肝火、阴虚火旺、脾不统血。

（2）牙宣：龈肉萎缩，牙根暴露，牙齿松动。多属肾虚或胃阴不足。

（3）牙疳：牙龈溃烂，流腐臭血水，甚则唇腐齿落。多由外感疫疠之邪，积毒上攻。

（四）望咽喉形态

1. 红肿

（1）乳蛾：肺胃热盛，邪客喉核；或虚火上炎，气血瘀滞所致。

（2）喉痈：脏腑蕴热，复感外邪。①已成脓：肿势高突，色深红，周围红晕紧束，发热不退。②未成脓：肿势散漫，无明显界限，疼痛不甚。

2. 溃烂

（1）溃烂分散表浅：肺胃之热轻浅或虚火上炎。

（2）溃烂成片或洼陷：肺胃热毒壅盛。

（3）溃腐日久，淡红或苍白：虚证。

3. 伪膜

（1）伪膜（假膜）：咽部溃烂处上覆白腐，形如白膜者。为肺胃热浊上壅于咽。

（2）白喉：伪膜坚韧，不易拭

去，重剥则出血，或剥去随即复生。为儿童烈性传染病。

六、望皮肤

（一）皮肤色泽

1. 皮肤发赤（丹毒） 血分火热。

2. 皮肤白斑（白癜风） 风湿侵袭，气血失和。

3. 皮肤发黑 劳伤肾精；或肾阳虚衰，失于温运。

4. 皮肤干枯 津液已伤；或营血亏虚，肌肤失养。

5. 肌肤甲错 瘀血日久，肌肤失养。

（二）皮肤形态

1. 斑 深红色或青紫色，片状斑块，平铺于皮肤，抚之不碍手，压之不褪色。

（1）阴斑：色多青紫，隐隐稀少，出没无常，伴面白、肢凉、脉虚等。为脾不统血或阳虚寒凝气血。

（2）阳斑：色多红紫，形似锦纹，先从胸腹出现，后延及四肢，伴高热、心烦、便秘等。为温病邪入营血。

2. 疹[*] 红色或紫红色，粟粒状疹点，高出皮肤，抚之碍手，压之褪色。

（1）麻疹：疹色桃红，形似麻粒，先见于耳后发际，渐延及颜面、躯干和四肢，疹发透彻后按出疹顺序依次消退。因外感时邪所致，属儿科常见传染病。

（2）风疹：疹色淡红，细小稀疏，瘙痒不已，时发时止。为外感风热时邪所致。

（3）瘾疹：皮肤上出现淡红色或苍白色风团，大小形态各异，瘙痒，搔之融合成片，高出皮肤，发无定处，出没迅速，时隐时现。为外感风邪或过敏所致。

3. 斑疹顺逆

（1）顺：色红身热，先见于胸

腹，后延及四肢，斑疹发后热退神清，为邪去正安。

（2）逆：斑疹稠密成团，色深红或紫晦，先见于四肢，后延及胸腹，壮热不退，神识不清，为邪气内陷。

七、望排出物

（一）望痰

1.痰白，质稀量多（寒痰） 寒邪客肺，津凝成痰；或脾阳不足，聚湿成痰。

2.痰白，质稠量多，滑而易咳出（湿痰） 脾失健运，水湿内停，聚而成痰。

3.痰黄，质稠（热痰） 邪热内盛，炼液成痰。

4.痰少而黏，难于咳出（燥痰） 燥邪伤肺，或肺阴亏虚。

5.痰中带血或咳出血者 阴虚火旺。

6.咳吐脓血痰，味腥臭者 肺痈。

（二）望涕

1.新病鼻塞流清涕，属风寒袭鼻塞流浊涕，属风热表证。

2.反复阵发性清涕，量多如注，伴鼻痒、喷嚏频作者，多属鼻鼽，是肺气虚，卫表不固，风寒乘虚侵入所致。

3.久流浊涕，质稠、量多、气腥臭者，多为鼻渊，是湿热蕴阻所致。

八、望小儿食指络脉

（一）望小儿食指络脉方法（亮、握、推）

诊察小儿食指络脉时，应抱小儿向光，医生用左手拇指和食指固定小儿食指指端，用右手拇指从小儿食指指尖向指根部以轻柔适中的力度轻推几次，观察络脉的形色变化。

（二）三关测轻重

1.食指络脉显于风关 邪气入络，邪浅病轻。可见于外感初起。

2.食指络脉达于气关 邪气入

3.食指络脉达于命关 邪入脏腑，病情严重。

4.食指络脉直达指端（透关射甲） 提示病情凶险，预后不良。

（三）浮沉分表里

1.食指络脉浮而显露 外感表证。

2.食指络脉沉隐不显 内伤里证。

（四）红紫辨寒热

1.食指络脉偏红 外感表证、寒证。邪正相争，气血趋向于表，指纹浮显。

2.食指络脉紫红 里热证。里热炽盛，脉络扩张，气血壅滞。

3.食指络脉青色 疼痛、惊风。痛则不通，或肝风内动，使脉络郁滞，气血不通。

4.食指络脉淡白 脾虚、疳积。脾胃气虚，生化不足，气血不能充养络脉。

5.食指络脉紫黑 血络郁闭，病属重危。邪气亢盛，心肺气衰，脉络瘀阻。

（五）淡滞定虚实

1.食指络脉浅淡纤细 虚证。气血不足，脉络不充。

2.食指络脉浓滞增粗 实证。邪正相争，气血壅滞。

第三单元 望舌

一、舌诊的原理与方法

（一）舌诊的原理

1.脏腑经络联系于舌。

2.脏腑病变反映于舌。

3.气血津液充养于舌。

（二）舌诊方法与注意事项

1.舌诊方法 望舌时，医者姿势可略高于患者，以便俯视口舌部位。患者可以采用坐位或仰卧位，头略扬起，尽量张口，自然地将舌伸出口外，舌体放松，舌尖略向下，舌面平展，使舌充分暴露。望舌的顺序是先看舌尖，再看舌中、舌边，最后看舌根部。先看舌质，再看舌苔。

2. 注意事项

（1）光线的影响：以白天充足而柔和的自然光线为佳。

（2）饮食或药品的影响：染苔。

（3）口腔对舌象的影响：牙齿残缺，可造成同侧舌苔偏厚；镶牙、牙床不规整，可以使舌边留有齿痕；睡觉时张口呼吸者，可以使舌苔增厚、干燥等。

（4）伸舌姿势的影响：伸舌时舌体蜷缩，或过分用力，或伸舌时间过长，会影响舌体血液运行而引起舌色改变，或导致舌苔紧凑变样，或舌苔干湿度发生变化。

二、正常舌象

舌质荣润，舌色淡红，大小适中，舌体柔软灵活自如；舌苔薄白均匀，苔质干湿适中，不黏不腻，揩之不去，其下有根。正常舌象说明胃气旺盛，气血津液充盈，脏腑功能正常。

三、望舌质

（一）舌色

1. 淡红舌　舌色淡红润泽、白中透红。多见于正常人，说明气血调和。

2. 淡白舌　比正常舌色浅淡，白色偏多，红色偏少。主气血两虚、阳虚。

（1）淡白光莹，舌体瘦薄：属气血两虚。

（2）淡白湿润，舌体胖嫩：属阳虚水湿内停。

3. 红舌　较正常舌色红，甚至呈鲜红色，红舌可见于整个舌体，亦可只见于舌尖、舌两边。主实热、阴虚。

（1）舌色稍红，或仅舌边尖略红：外感风热表证初起。

（2）舌体不小，色鲜红：实热证。

（3）舌尖红：心火上炎。

（4）舌两边红：肝经有热。

（5）舌体小，鲜红少苔，或有裂纹，或红光无苔：虚热证。

4. 绛舌　较红舌颜色更深，或略带暗红色。主热盛、阴虚火旺。

（1）舌绛有苔：温病热入营血，或脏腑内热炽盛。

（2）舌绛少苔或无苔，或有裂纹：久病阴虚火旺，或热病后期阴液耗损。

5. 青紫舌　主血行不畅（热极、寒极、血瘀、酒毒）

（1）全舌青紫：全舌青紫色，或局部青紫斑点。多是全身性血行瘀滞。

（2）淡紫舌：淡而泛现青紫。阴寒内盛，或阳气虚衰，致寒凝血瘀。

（3）紫红舌：红而泛现紫色。若干枯少津，为热毒炽盛，内入营血，营阴受灼，津液耗损，气血壅滞。

（4）绛紫舌：绛而泛现紫色。若干枯少津，为热盛伤津，气血壅滞。

（5）斑点舌：局部出现青紫色斑点。多属瘀血阻滞于局部。

（二）舌形

1. 老舌　舌质纹理粗糙或皱缩，坚敛而不柔软，舌色较暗。主实证。

2. 嫩舌　舌质纹理细腻，浮胖娇嫩，舌色浅淡。主虚证。

3. 胖舌　舌体较正常舌大而厚，伸舌满口。主水湿内停、痰湿热毒上泛。

（1）舌淡胖嫩（阴证）：脾肾阳虚。

（2）舌红胖大：脾胃湿热或痰热内蕴。

（3）舌红绛肿胀：心脾热盛，热毒上壅。

（4）先天性舌血管瘤：无全身辨证意义。

4.瘦舌　舌体比正常舌瘦小而薄。主气血阴液不足。

（1）舌体瘦薄而色淡：气血两虚。

（2）舌体瘦薄而色红绛干燥：阴虚火旺，津液耗伤。

5.点刺舌

（1）舌红而生芒刺：气分热盛。

（2）舌红而点刺色鲜红：血热内盛，或阴虚火旺。

（3）舌红而点刺色绛紫：热入营血，气血瘀滞。

（4）舌尖生点刺：心火亢盛。

（5）舌边生点刺：肝胆火盛。

（6）舌中生点刺：胃肠热盛。

6.裂纹舌

（1）舌红绛而有裂纹：热盛伤津，或阴液亏损。

（2）舌淡白而有裂纹：血虚不润。

（3）舌淡白胖嫩，边有齿痕又兼见裂纹：脾虚湿侵。

（4）若生来舌面上就有裂沟、裂纹，裂纹中一般有苔覆盖，且无不适感，为先天性舌裂。

7.齿痕舌

（1）舌淡胖大而润，舌边有齿痕：寒湿壅盛，或阳虚水湿内停。

（2）舌质淡红，舌边有齿痕：脾虚或气虚。

（3）舌红而肿胀满口，舌边有齿痕：湿热痰浊壅滞。

（4）舌淡红而嫩，舌体不大，边有轻微齿痕：先天性齿痕舌。

（三）舌态

1.痿软舌　主伤阴，或气血俱虚。

（1）舌痿软，淡白无华：气血俱虚。

（2）新病舌干红而痿软：多是

热灼津伤。

（3）久病舌绛少苔或无苔而痿软：多见于外感病后期，热极伤阴，或内伤杂病，阴虚火旺。

2.强硬舌　主热入心包，或高热伤津，或风痰阻络。

（1）舌强硬，色红绛少津：邪热炽盛。

（2）舌强硬，胖大兼厚腻苔：风痰阻络。

（3）舌强，语言謇涩，伴肢体麻木、眩晕：中风先兆。

3.歪斜舌　伸舌时舌体偏向一侧，或左或右。多见于中风、喑痱或中风先兆。

4.颤动舌　主肝风内动（热盛、阳亢、阴亏、血虚）。

（1）久病舌淡白，颤动：血虚动风。

（2）新病舌绛，颤动：热极生风。

（3）舌红少津，颤动：阴虚动风。

（4）酒毒内蕴：可见舌体颤动。

5.吐弄舌　主心脾有热。

（1）吐舌：疫毒攻心，或正气已绝。

（2）弄舌：热甚动风先兆。

（3）吐弄舌：可见于小儿智力发育不全。

6.短缩舌　主寒凝筋脉，气血俱虚，热极伤津，痰浊内阻。

（1）舌短缩，色淡白或青紫而湿润：寒凝筋脉。

（2）舌短缩，色淡白而胖嫩：多属气血俱虚。

（3）舌短缩，体胖而苔滑腻：多属痰浊内蕴。

（4）舌短缩，色红绛而干：多属热盛伤津。

四、望舌苔

（一）苔质

1.薄、厚苔　反映邪正盛衰和

邪气深浅。

（1）薄苔：正常舌苔。

（2）厚苔：痰湿、食积、里热。

舌苔厚薄变化：①由薄转厚：邪气渐盛，表邪入里，为病进。②由厚转薄：正气胜邪，内邪消散外达，为病退。③骤然消退：正不胜邪，胃气暴绝。

2.润、燥苔 反映津液的盈亏和输布。

（1）润苔：正常舌苔。

（2）滑苔：痰饮、湿证、寒证。

（3）燥苔：津液已伤。

（4）糙苔：热盛伤津之重证。

舌苔润燥变化：①由润变燥：热重津伤，或津失输布。②由燥变润：热退津复，或饮邪化仙。

3.腻、腐苔 反映阳气与湿浊的消长。

（1）腻苔：苔质颗粒细腻致密，揩之不去。为湿浊内蕴，阳气被遏，湿浊痰饮停聚于舌面所致。

1）苔薄腻：食积，脾胃湿困。

2）苔白腻而滑：痰浊，寒湿内阻。

3）黄腻苔：脾胃湿热。

4）苔黄而厚腻：食积化热。

（2）腐苔：苔质颗粒疏松，粗大而厚，形如豆腐渣堆积舌面，揩之可去。若舌上黏厚一层，有如疮脓，则称"脓腐苔"。主痰浊、食积；脓腐苔主内痈。多困阳热有余，蒸腾胃中腐浊邪气上泛，聚集于舌面而成。

1）腐苔：食积胃肠，或痰浊内蕴。

2）脓腐苔：内痈，或邪毒内结，是邪盛病重的表现。

3）无根苔：腐苔脱落，不能续生新苔，为病久胃气衰败。

4.剥（落）苔 主胃气不足，胃阴枯竭或气血两虚。

（1）舌红苔剥：阴虚。

（2）舌淡苔剥或类剥：血虚或

气血两虚。

（3）镜面舌，舌色红绛：胃阴枯竭，胃乏生气。

（4）舌色㿠白如镜，甚至毫无血色：营血大虚，阳气暴衰。

（5）舌苔部分脱落，未脱处仍有腻苔：正气亏虚，痰浊未化。舌苔前剥，为肺阴不足；舌苔中剥，为胃阴不足；舌苔根剥，为肾阴枯竭。

（6）花剥苔：胃气阴两虚。

5.真、假苔 辨别疾病的轻重及预后。

（1）真苔：病之初、中期，舌见真苔且厚，为胃气壅实，病较深重；久病见真苔，胃气尚存。

（2）假苔：新病出现假苔，乃邪浊渐聚，病情较轻；久病出现假苔，胃气匮乏，病情危重。

舌面上浮一层厚苔，望似无根，刮后却见已有薄薄新苔者，是疾病向愈的善候。

（二）苔色

1.白苔 主表证、寒证、湿证，亦可见于热证。

（1）薄白苔

①润：健康人，或风寒表证初起，或里证无明显热邪，或阳虚内寒。

②干：风热表证。

③滑：外感寒湿，或脾肾阳虚，水湿内停。

（2）厚白苔

①腻：湿浊内停，或痰饮、食积。

②积粉：外感秽浊，热毒内盛（瘟疫或内痈）。

③燥裂：燥热伤津。

2.黄苔 主热证、里证。

（1）薄黄苔：风热表证，或风寒化热入里。

（2）黄滑苔：阳虚寒湿化热，或痰饮聚久化热，或气血亏虚，复感湿热。

（3）黄燥苔：邪热伤津。

（4）焦黄苔：邪热伤津，燥结腑实。

（5）黄腻苔：湿热、寒痰内蕴，或食积化热。

（6）绛舌，黄白苔：气营两燔。

（7）绛舌，黄润苔：阴虚夹湿，或血热夹湿，或营热湿重，或热初入营。

（8）青舌，黄苔：寒湿内盛（真寒假热）。

3. 灰黑苔　主阴寒内盛，或里热炽盛。

（1）白腻灰黑苔：舌面湿润，阳虚寒湿内盛，或痰饮内停。

（2）黄腻灰黑苔：湿热内蕴日久。

（3）苔焦黑干燥，舌干裂起刺：热极津枯。

（4）苔黄黑（霉酱苔）：湿浊宿食，积久化热，或湿热夹痰。

五、舌象综合分析

（一）舌质和舌苔的综合诊察

舌苔或舌质单方面异常　一般无论病之新久，提示病情尚属单纯。

（二）舌诊的临床意义

1. 辨别病位深浅。
2. 区别病邪性质。
3. 判断邪正盛衰。
4. 推断病势进退。
5. 估计病情预后。

第四单元　闻诊

一、听声音

（一）音哑与失音

1. 新病音哑或失音，多属实证，即所谓"金实不鸣"。多因外感风寒或风热袭肺，或湿痰壅阻。

2. 久病音哑或失音，多属虚证，即所谓"金破不鸣"。多因肺肾阴虚，阴虚火旺。

3. 暴怒喊叫或持续高声宣讲致突然音哑或失音，多属气阴耗伤。

4. 久病重病，突见语声嘶哑，多属脏气将绝之危象。

5. 妊娠末期，出现音哑或失音，称为妊娠失音（子喑）。

（二）六种病理性语声

1. 谵语　神识不清，语无伦次，声高有力。热扰心神，热入心包证；阳明腑实证。

2. 郑声　神识不清，语言重复，时断时续，语声低弱模糊。心气大虚，精神散乱。见于久病、重病。

3. 独语　自言自语，喃喃不休，见人语止，首尾不续。心气不足，神失所养；气郁痰阻，蒙蔽心神，属阴证。见于癫病、郁病。

4. 错语　神识清楚，语言时有错乱，语后知错。心气不足，神失所养；实证多为痰湿、瘀血、气滞阻碍心窍。见于久病、老年人。

5. 狂言　精神错乱，语无伦次，狂叫骂詈。痰火扰心。见于狂病、伤寒蓄血证。

6. 语言謇涩（言謇）　神志清楚、思维正常而吐字困难，或吐字不清；或病中言语謇涩，每与舌强并见。风痰阻络。见于中风先兆或后遗症。

（三）病态呼吸

1. 喘　呼吸困难、短促急迫。

（1）实喘：发作急骤，呼吸深长，息粗声高，呼出为快。风寒袭肺或痰热壅肺，痰饮停肺，或水气凌心。

（2）虚喘：病势缓慢，呼吸短浅，息微声低，深吸为快。肺肾亏虚或心阳虚衰。

2. 哮　指呼吸急促似喘，喉间有哮鸣音的症状。多因痰饮内伏，复感外邪所诱发，或因久居寒湿之地，或过食酸咸生冷所诱发。

喘不兼哮，但哮必兼喘。喘以气急急迫、呼吸困难为主，哮以喉间哮鸣声为特征。临床上哮与喘常同时出现，所以常并称为哮喘。

（四）呕吐

1. 呕声低弱，吐势徐缓，吐物清稀，无酸无臭，为虚寒证。

2. 呕声壮厉，吐势较猛，吐物黄稠，或酸或苦，为实热证。

3. 呕吐呈射状，多为热扰神明，或头颅外伤，或颅内有出血、肿瘤、病重。

4. 呕吐酸腐食物，为伤食。

（五）呃逆

呃逆（哕）指从咽喉发出一种不由自主的冲击声，声短而频，呃呃作响的症状。

1. 呃声频作，声高而短，其声有力者，多属实证。

2. 呃声低沉，声弱无力者，多属虚证。

3. 新病呃逆，其声响亮有力者，为邪客于胃。

4. 久病、重病呃逆不止，声低气无力者，为胃气衰败。

（六）嗳气

嗳气（噫）指胃中气体逆上咽喉而发出的一种长而缓的声音。

1. 嗳气酸腐，兼脘腹胀满而厌食者，多为食滞胃脘。

2. 嗳气频作响亮，脘腹胀减，嗳气发作随情志变化而增减者，多为肝气犯胃。

3. 嗳气低沉断续，无酸腐气味，兼见纳呆食少者，多为脾胃气虚。多见于老年人或久病体弱者。

4. 嗳气频作，兼脘腹冷痛，得温症减者，多为寒邪客留，或胃阳亏虚。

（七）咳嗽

1. 咳声重闷，多属寒湿咳嗽。

2. 咳声重浊，痰稀色白，为外感风寒。

3. 咳声低微无力，为肺气亏虚。

4. 咳声不扬，痰稠色黄，不易咳出，为热邪犯肺。

5. 咳有痰声，痰多易咳，为痰湿阻肺。

6. 咳声清脆，为燥热。

7. 干咳无痰或少痰，为燥邪犯肺或阴虚肺燥。

8. 咳声短促，呈阵发性、痉挛性，连续不断，咳后有鸡鸣样回声，并反复发作者，称为顿咳（百日咳），多因风邪袭热搏结。常见于小儿。

9. 咳声如犬吠，伴有声音嘶哑、吸气困难，多因肺肾阴虚，疫毒攻喉。多见于白喉。

二、嗅气味

（一）口气

口气是指从口中散发出的异常气味。正常人呼吸或讲话时，口中无异常气味散出。

1. 口中散发臭气者，称为口臭，多与口腔不洁、龋齿、便秘及消化不良等因素有关。

2. 口气酸臭，兼见食少纳呆、脘腹胀满者，多为食积胃肠。

3. 口气臭秽者，多属胃热。

4. 口气腐臭，或兼咳吐脓血者，多是内有溃腐脓疡。

5. 口气臭秽难闻，牙龈腐烂者，为牙疳。

（二）排泄物之气

1. 便酸臭难闻者，多属肠有郁热。

2. 大便溏泄而腥者，多属脾胃虚寒。

3. 大便泄泻，臭如败卵，或夹有未消化食物，矢气酸臭者，为伤食，是食积腐而下趋的表现。

4. 小便黄赤混浊，有腺臭味者，多属膀胱湿热。

5. 尿甜并散发烂苹果样气味者，为消渴病。

6. 妇女经血臭秽者，多为热证。

7. 经血气腥者，多为寒证。

8. 妇女带下臭秽而黄稠者，多 **051**

属湿热。

9. 带下腥而清稀者，多属寒湿。

10. 带下奇臭而色杂者，多见于癌症。

（三）病室之气

1. 病室臭气触人，多为瘟疫类疾病。

2. 病室有血腥味，病者多患失血。

3. 病室散有腐臭气，病者多患溃腐疮疡。

4. 病室尸臭，多为脏腑衰败，病情重笃。

5. 病室尿臊气（氨气味），见于肾衰竭。

6. 病室有烂苹果样气味（酮体气味），多为消渴并发症患者，属危重病症。

7. 病室有蒜臭气味，多见于有机磷中毒。

第五单元　问诊

一、问诊内容

1. 主诉　指患者就诊时最感痛苦的症状或体征及其持续时间，是促使患者就诊的主要原因。

2. 十问歌　"一问寒热二问汗，三问头身四问便，五问饮食六胸腹，七聋八渴俱当辨，九问旧病十问因，再兼服药参机变，妇女尤必问经期，迟速闭崩皆可见，再添片语告儿科，天花麻疹全占验"。

二、问寒热

（一）恶寒发热

1. 恶寒重发热轻　是风寒表证的特征。因寒为阴邪，束表伤阳，故恶寒明显。

2. 发热轻而恶风　是伤风表证的特征。因风性开泄，使玄府开张，故自汗恶风。

3. 发热重恶寒轻　是风热表证

的特征。因热为阳邪，易致阳盛，故发热明显。

（二）但寒不热

1. 新病恶寒　主要见于里实寒证。多因感受寒邪较重，寒邪直中脏腑、经络，郁遏阳气，机体失于温煦所致。

2. 久病畏寒　主要见于里虚寒证。因阳气虚衰，形体失于温煦所致。

（三）但热不寒

1. 壮热　高热（39℃以上）持续不退，不恶寒但恶热，属里实热证。

2. 潮热　病人定时发热或定时热甚，有一定规律，如潮汐之有定时。

（1）日晡潮热：指下午3～5时（申时）热势较高者，又称阳明潮热。见于阳明腑实证。

（2）骨蒸潮热：午后或夜间潮热，其特点是午后和夜间有低热。多由阴虚火旺所致。

（3）湿温潮热：午后发热明显，其特点是身热不扬，肌肤初扪之不觉很热，扪之稍久即觉灼手，此属湿温，为湿郁热蒸之象。

（4）瘀血潮热：午后和夜间有低热，可兼见肌肤甲错，舌有瘀点瘀斑者，属瘀血积久，郁而化热。

3. 微热　指发热不高，体温一般在37～38℃，或仅自觉发热的症状。

（1）气虚发热：长期微热，劳累则甚，兼疲乏、少气、自汗。

（2）血虚发热：时有低热，兼面白、头晕、舌淡、脉细等。

（3）阴虚发热：长期低热，兼颧红、五心烦热等。

（4）气郁发热：亦称郁热，每因情志不舒而时有微热，兼胸闷、急躁易怒等。

（5）小儿夏季热：小儿于夏季气候炎热时长期发热，兼有烦渴、多尿、无汗等，至秋凉自愈。

（四）寒热往来

1. 寒热往来无定时　自觉时冷时热，一日多次发作而无时间规律。为少阳病半表半里证。

2. 寒热往来有定时

（1）疟疾：恶寒战栗与高热交替发作，每日或二三日发作一次，发有定时，兼见剧烈头痛、口渴、多汗等。

（2）气郁化火及妇女热入血室：寒热往来，似疟非疟。

三、问汗

（一）特殊汗出

1. 自汗　指醒时经常汗出，活动后尤甚。多见于气虚证和阳虚证。

2. 盗汗　指睡则汗出，醒则汗止。多见于阴虚证。

3. 战汗　先恶寒战栗，而后汗出，是疾病发展的转折点。

4. 黄汗　汗出沾衣，色如黄柏汁，多因风湿热邪交蒸所致。

（二）局部汗出

1. 但头汗出　病人仅头部或头颈部出汗较多，多因上焦热盛，或中焦湿热，或病危虚阳上越，或进食辛辣。

2. 手足心汗　指病人手足心汗出较多。因中焦阴经郁热熏蒸，或阴明燥热内结，或脾虚运化失常，阴虚阳亢或中焦湿热郁蒸，或阳气内郁所致。

四、问疼痛

（一）疼痛性质

1. 胀痛　胸、胁、脘、腹胀痛，多是气滞。但头目胀痛，多因肝火上炎或肝阳上亢。

2. 刺痛　瘀血致痛的特征之一。

3. 冷痛　多因阳气亏虚（虚证）；或寒邪阻滞，常见于腰脊、脘腹、四肢关节等处；或寒凝肝脉，可见睾丸坠胀冷痛、少腹冷痛。

4. 灼痛　火邪窜络（实证），或阴虚火旺（虚证）。

5. 重痛　湿邪困阻气机；但头重痛，可因肝阳上亢，气血上壅所致。

6. 酸痛　湿邪侵袭，气血运行不畅；或肾虚骨髓失养。

7. 绞痛　多因瘀血、气滞、结石、虫积等有形实邪阻闭气机，或寒邪凝滞气机所致。如心脉痹阻引起的真心痛、结石阻塞尿路引起的腰腹痛、寒邪内侵胃肠所致的脘腹痛等。

8. 空痛　气血亏虚，或阴精不足。

9. 隐痛　精血亏虚，或阳气不足。

10. 走窜痛　若胸胁、脘腹疼痛而走窜不定者，称为窜痛，多因肝郁气滞所致；若肢体关节疼痛而游走不定者，称为游走痛，多见于痹病的行痹。

11. 固定痛　若胸胁、脘腹等处固定作痛，多是瘀血为患；若四肢关节固定作痛，多因寒湿、湿热阻滞，或热壅血瘀所致。

12. 掣痛　也称引痛、彻痛，多因筋脉失养，或筋脉阻滞不通所致。

（二）疼痛部位

1. 头痛

（1）前额部连眉棱骨痛，属阳明经头痛。

（2）侧头部痛，痛在两侧太阳穴附近为甚者，属少阳经头痛。

（3）后头部连项痛，属太阳经头痛。

（4）颠顶痛，属厥阴经头痛。

（5）全头重痛，多为太阴经头痛。

（6）脑中痛，或牵及于齿，多属少阴经头痛。

2. 胸痛

（1）左胸心前区憋闷作痛，时痛时止者，多因痰、瘀等邪气阻滞心脉所致。

（2）胸痛剧烈，面色青灰，手足青冷者，多因心脉急骤闭塞不通所致，可见于真心痛等病。

（3）胸痛，壮热面赤，喘促鼻扇者，多因热邪壅肺，脉络不利所致，可见于肺热病等病。

（4）胸痛，颧赤盗汗，午后潮热，咳痰带血者，多因肺阴亏虚，虚火灼络所致，可见于肺痨等病。

（5）胸痛，壮热，咳吐脓血腥臭痰者，多因痰热阻肺，热壅血瘀所致，可见于肺痈等病。

3. 胁痛

（1）胁肋胀痛，太息易怒者，为肝郁气滞。

（2）胁肋胀痛，纳呆厌食，身目发黄者，为肝胆湿热。

（3）胁肋灼痛，面红目赤者，为肝胆火盛。

（4）胁肋刺痛，或胁下触及肿块，固定而拒按者，属肝血瘀阻。

（5）胸胁痛，患侧肋间饱满胀，咳唾引痛者，为悬饮痛，是饮邪停留胸胁所致。

肝气郁结、气滞血瘀、肝胆湿热、肝胆火盛、少阳证、肝阴虚、寒凝肝脉、悬饮。

4. 胃脘痛

（1）实证：进食后疼痛加剧。

（2）虚证：进食后疼痛缓解。

（3）胃脘穿孔：胃脘剧痛暴作，出现压痛及反跳痛。

（4）胃癌：胃脘疼痛无规律，痛无休止而明显消瘦。

5. 腹痛

（1）腹部持续性疼痛，阵发性加剧，伴腹胀、呕吐、便闭：肠痹或肠结。

（2）全腹痛，有压痛及反跳痛：腹部脏器穿孔或热毒弥漫。

（3）脐外侧及下腹部突然剧烈绞痛，向大腿内侧及阴部放射，尿

血：结石。

（4）腹部脏器破裂或癌瘤引起的腹痛：疼痛部位多是脏器破裂或癌瘤所在部位。

（5）妇女小腹及少腹部疼痛：痛经、异位妊娠破裂。

6. 腰痛

（1）腰部经常酸软而痛：肾虚。

（2）腰部冷痛沉重，阴雨天加重：寒湿。

（3）腰部刺痛，或痛连下肢：瘀血阻络或腰椎病变。

（4）腰部突然剧痛，向少腹部放射，尿血：结石阻滞。

（5）腰痛连腹，绕如带状：带脉损伤。

（6）骨痨、外伤亦可导致腰痛。

五、问头身胸腹

（一）头晕

1. 肝火上炎 头晕胀痛，口苦，易怒，脉弦数。

2. 气血亏虚 头晕面白，神疲乏力，舌淡脉弱。

3. 痰湿内阻 头晕而重，如物缠裹，痰多苔腻。

4. 肾虚精亏 头晕耳鸣，腰酸遗精。

5. 瘀血阻滞 外伤后头晕刺痛。

（二）胸闷

1. 心气、心阳不足 胸闷，心悸气短，为心肺等脏气机不畅。

2. 痰饮停肺 胸闷，咳喘痰多。

3. 痰热壅肺 胸闷，壮热，鼻翼扇动。

4. 寒邪客肺 胸闷气喘，畏寒肢冷。

5. 肺肾气虚 胸闷气喘，少气不足以息。

6. 其他 气管、支气管异物，气胸，肝气郁结等，均可导致胸闷。

（三）心悸

1. 心胆气虚 突然受惊，气短

神疲，惊悸不安。

2. 胆郁痰扰 心神不安，惊惕不宁，胆怯烦躁，失眠眩晕，呕恶。

3. 心血不足 心阴、心血亏虚，心神失养。

4. 心脉痹阻 心悸怔忡，心胸憋闷刺疼痛，痛引肩背内臂，时作时止。

5. 肾虚水泛 心悸，气短，咳喘痰鸣，形寒肢冷，下肢浮肿，舌质淡胖，苔白滑，脉沉迟无力。

（四）脘痞

1. 食积胃脘 脘痞，嗳腐吞酸。

2. 脾胃气虚 脘痞，食少，便溏。

3. 胃阴亏虚 脘痞，饥不欲食，干呕。

4. 湿邪困脾 脘痞，纳呆呕恶，苔腻。

5. 饮邪停胃 脘痞，胃脘有振水声。

（五）腹胀

1. 脾胃虚弱 腹部时胀时减而喜按者，多属虚证。

2. 食积燥结 持续胀满不减而拒按者，多属实证。

六、问耳目

（一）耳鸣、耳聋

1. 实证 突发耳鸣，声大如雷，按之鸣声不减，或新病暴聋者，多属实证。可因肝胆火盛、肝阳上亢、痰火壅结、气血瘀阻、风邪上袭，或药毒损伤耳窍等所致。

2. 虚证 渐起耳鸣，声细如蝉，按之可减，或耳渐失聪而听力减退者，多属虚证。可因肾精亏虚、脾气亏虚、肝阴血不足等引起。

（二）目眩

1. 实证 肝阳上亢、肝火上炎、肝阳化风及痰湿上蒙清窍。

2. 虚证 气虚、血亏、阴精不足。

七、问睡眠

（一）失眠

1. 不易入睡，甚至彻夜不眠，兼心烦不寐者，多见于心肾不交。

2. 睡后易醒，不易再睡者，兼心悸、便溏，多见于心脾两虚。

3. 睡眠时时惊醒，不易安卧者，多见于胆郁痰扰。

4. 夜卧不安，腹胀嗳气酸腐者，多为食滞内停。

（二）嗜睡

1. 痰湿困脾 困倦嗜睡，头目昏沉，胸闷脘痞，肢体困重。

2. 脾失健运 饭后困倦嗜睡，纳呆腹胀，少气懒言。

3. 心肾阳虚 精神极度疲惫，神识蒙眬，困倦易睡，肢冷脉微。

4. 正气未复 大病之后，神疲嗜睡。

5. 邪闭心神 嗜睡伴轻度意识障碍，叫醒后不能正确回答问题。

八、问饮食与口味

（一）口渴与饮水

1. 口渴多饮 津液损伤，燥证，热证。

2. 渴不多饮

（1）兼身热不扬，心中烦闷，苔黄腻者，属湿热证。

（2）兼身热夜甚，心烦不寐，舌红绛者，属热入营分证。

（3）口燥咽干而不多饮，兼颧红盗汗，舌红少津，为阴虚证。

（4）渴喜热饮而量不多，或水入即吐，为痰饮内停。

（5）口干，但欲漱水不欲咽，兼面色黧黑，或肌肤甲错，为血瘀证。

（二）食欲与食量

1. 食欲减退

（1）脾胃虚弱：久病食欲减退，兼见面色萎黄，食后腹胀，疲倦无力。

（2）湿邪困脾：纳呆少食，兼见脘闷腹胀，头身困重，苔腻脉濡。

（3）食滞胃脘：纳呆少食，兼见脘腹胀闷，嗳腐食臭。

2. 厌食

（1）食滞胃脘：厌食，兼脘腹胀痛，嗳腐食臭，舌苔厚腻。

（2）湿热蕴脾：厌食油腻，兼脘闷呕恶，便溏不爽，肢体困重。

（3）肝胆湿热：厌食油腻厚味，伴胁肋灼热胀痛，口目泛恶。

3. 消谷善饥

（1）胃火炽盛：消谷善饥，多饮多尿，形体消瘦，消渴病。

（2）胃强脾弱：消谷善饥，兼大便溏泄。

4. 饥不欲食　指病人虽然有饥饿感，但不想进食或进食不多。饥不欲食，兼脘痞，胃中有嘈杂、灼热感，舌红少苔，脉细数者，是因胃阴不足，虚火内扰所致。

5. 除中　指危重病人，本来毫无食欲，突然索食，食量大增，是假神的表现之一，因胃气败绝所致。

（三）口味

1. 口淡　味觉渐退，口中乏味，甚至无味。为脾胃虚弱、寒湿中阻、寒邪犯胃。

2. 口甜　病人自觉口中有甜味。为湿热蕴结。

3. 口黏腻　病人自觉口中黏腻不爽。为痰热内盛、湿热中阻、寒湿困脾。

4. 口酸　病人自觉口中有酸味，或泛酸，甚至闻之有酸腐气味。为伤食、肝胃郁热。

5. 口苦　病人自觉口中有苦味。为心（肝）火上炎、肝胆湿热。

6. 口涩　病人自觉口中有涩味，如食生柿子，口涩与口燥同时出现。为燥热伤津，或脏腑热盛。

7. 口咸　病人自觉口中有咸味。为肾病、寒水上泛。

九、问二便

（一）大便便次异常

1. 便秘

（1）燥化太过：胃肠积热、气血阴津亏损。

（2）肠道阻结：阳虚寒凝、腹内粪块阻结。

2. 泄泻

（1）外感风寒湿热疫毒。

（2）饮食所伤，食物中毒，痨虫或寄生虫积于肠道。

（3）情志失调，肝气郁滞，或脾肾阳气亏虚等，导致脾失健运所致。

（4）暴泻多实，久泻多虚。

（二）大便便质异常

1. 完谷不化

（1）久病：脾虚、肾虚。

（2）新起：伤食积滞（酸腐臭秽）。

2. 溏结不调

（1）时干时稀：肝郁脾虚。

（2）先干后溏：脾气虚弱。

3. 便脓血　见于痢疾、湿热疫毒、肠癌。

（1）远血：便黑如柏油，或便血紫暗，其来较远，为远血，多见于胃脘等部位出血。

（2）近血：便血鲜红，血附在大便表面，或于排便前后滴出者，为近血，多见于内痔、肛裂等。

（三）大便排便感异常

1. 肛门灼热　多因大肠湿热下注，或大肠郁热下迫直肠所致，见于湿热泄泻或湿热痢疾。

2. 里急后重　多因湿热内阻，肠道气滞所致，常见于湿热痢疾。

3. 排便不爽　多因大肠湿热郁结，肠道气机不畅；或肝气犯脾，肠道气滞；或因食滞胃肠等所致。

4. 大便失禁　多因脾肾虚衰，肛门失约所致，见于久病年老体衰，或久泻不愈的患者。

5. 肛门重坠 多属脾虚中气下陷，常见于久泻或久痢不愈的患者。

（四）小便尿次异常

1. 小便频数

（1）新病：尿频、尿急、尿痛，小便短赤，为淋证。湿热蕴结膀胱。

（2）久病：尿频、色清、量多、夜间明显。肾阳虚或肾气不固，膀胱失约。

2. 癃闭

（1）实证（尿路阻塞）：瘀血结石、湿热、败精阻滞、阴部手术。

（2）虚证（气化不利）：肾虚（气虚、阳虚）气化失司。

（五）小便尿量异常

1. 尿量增多 虚寒证或消渴病。

2. 尿量减少 热盛伤津，或汗、吐、下后伤津；或脾、肺、肾功能失常，气化不利，水湿内停。

（六）小便排尿感异常

1. 尿道涩痛 见于淋证。可因湿热蕴结、热灼津伤、结石或瘀血阻塞等所致。

2. 余沥不尽 多因老年人肾阳亏虚，肾气不固所致。

3. 小便失禁 多属肾气不固，膀胱失约所致。

4. 遗尿 多属肾气不足，膀胱虚衰所致。

十、问经带

（一）经期异常

1. 月经先期 多因脾气亏虚、肾气不足，冲任不固，或因阳盛血热、肝郁化热、阴虚火旺，热扰冲任，血海不宁所致。

2. 月经后期 因营血亏损、肾精不足，或因阳气虚衰，生血不足，使血海空虚所致者，属虚证；因气滞或寒凝血瘀、痰湿阻滞，冲任受阻所致者，属实证。

3. 月经先后无定期 多因肝气郁滞，或脾肾虚损，使冲任气血失调，血海蓄溢失常所致。

（二）经量异常

1. 月经过多 血热，气虚，或瘀阻胞络。

2. 月经过少 精亏血少；或寒凝瘀血，痰湿阻滞。

3. 崩漏 热伤冲任，迫血妄行；或脾肾气虚，冲任不固；或瘀阻冲任，血不归经。

4. 闭经 血虚，胞宫阻滞（气滞血瘀、寒凝血瘀、痰湿阻滞），妊娠。

（三）痛经

1. 气滞血瘀 经前或经期小腹胀痛或刺痛拒按。

2. 湿热蕴结 小腹灼痛拒按，平素带下黄稠臭秽。

3. 寒凝或阳虚 小腹冷痛，遇暖则减。

4. 气血两虚 月经后期或行经后小腹隐痛、空痛。

（四）带下异常

1. 白带 脾肾阳虚，寒湿下注。

2. 黄带 湿热下注，或湿热蕴结。

第六单元　脉诊

一、脉诊概说

（一）脉象形成原理

1. 心脏搏动是形成脉象的动力。

2. 气血运行是形成脉象的基础。

3. 脏腑协同是脉象正常的前提。

（二）诊脉部位

寸口，又称气口或脉口，是指单独切按桡骨茎突内侧一段桡动脉的搏动，根据其脉动形象，以推测人体生理、病理状况的一种诊察方法。

（三）诊脉方法及注意事项

1. 诊脉的方法

（1）时间：清晨是诊脉的最佳时间。

（2）体位：取正坐位或仰卧位，前臂自然向前平展，与心脏置于同

（3）平息：医者在诊脉时要保持呼吸自然均匀，清心宁神，以自己的呼吸计算患者脉搏的至数。

（4）定三关：通常医生选用左手或右手的食指、中指与无名指进行诊脉。

（5）布指：寸、关、尺三部位置确定后，三指略呈弓形倾斜，指端平齐，与身体表面约呈45°角为宜，以使指目紧贴于脉搏搏动处。

（6）指力：医生布指之后，运用指力的轻重，或结合推寻以诊察、辨识脉象。常用的指力有举、按、寻等。

①举：指医生的手指较轻地按在寸口脉搏跳动部位以体察脉象，又称"浮取"。

②按：指医生手指用力较重，甚至按到筋骨以体察脉象，又称"沉取"。

③寻：医生往往用手指从轻到重，从重到轻，左右推寻，或在寸、关、尺三部仔细寻找脉动最明显的部位，或调节手指的指力，以寻找脉动最明显的特征，统称"寻法"。

（7）指法：分为总按和单按。

①总按：三指用大小相等的指力，诊脉的方法。

②单按：也称单诊，是用一个手指诊察一部脉象的方法。

（8）五十动：指医生对患者诊脉的时间一般不应少于50次脉搏跳动的时间。

2. 诊脉的注意事项

（1）保持环境安静。

（2）注意静心凝神。

（3）选择正确体位。

（四）脉象要素

诊脉四要素：脉位、脉数、脉形、脉势。

诊脉八要素：脉位、脉率（至数）、脉长、脉势（脉力）、脉宽、

流利度、紧张度、均匀度。

二、正常脉象（平脉、常脉）

1. 有胃气　从容、和缓、流利。脉之胃气，主要反映脾胃运化功能的盛衰、营养状况的优劣和能量的储备状况。

2. 有神　脉律整齐、柔和有力。诊脉神一为胃，可察精气之盈亏，并与胃气的盛衰有关。

3. 有根　尺脉有力、沉取不绝。主要说明肾气的盛衰。

三、常见病脉

（一）浮脉类（轻取即得）

1. 浮　举之有余，按之不足。表证，亦见于虚阳浮越证。

2. 洪　脉体宽大，充实有力，来盛去衰。阳明气分热盛。

3. 濡　浮细无力而软。虚证、湿困。

4. 散　浮取散漫而无根，数而脉力不匀。元气离散、正气将绝。

5. 芤　浮大中空，如按葱管。失血、伤阴。

6. 革　浮大搏指，中空外坚，如按鼓皮。亡血、失精、半产、崩漏。

（二）沉脉类（重按始得）

1. 沉　轻取不应，重按始得。里证，亦见于平人。

2. 伏　重按推筋着骨始得。邪闭、厥证、痛极。

3. 弱　沉细无力而软。阳气衰、气血俱虚。

4. 牢　沉取实大弦长，坚牢不移。阴寒内盛、疝气癥积。

（三）迟脉类（一息不足四至）

1. 迟　一息不足四至。寒证、邪热结聚（如阳明腑实证）。

2. 缓　一息四至，脉来怠缓。湿病、脾胃虚弱，亦见于平人。

3. 涩　往来艰涩，迟滞不畅。气滞血瘀、精伤血少、痰食内停。

4. 结 迟而时有一止，止无定数。阴盛气结、寒痰血瘀、癥瘕积聚。

（四）数脉类（一息五至以上）

1. 数 一息五至以上，不足七至。热证，亦主里虚证。

2. 疾 脉来急疾，一息七八至。阳极阴竭，元气欲脱。

3. 促 数而时有一止，止无定数。阳盛实热、气血痰食停滞，亦见于脏气衰败。

4. 动 脉短如豆，滑数有力。疼痛、惊恐。

（五）虚脉类（应指无力）

1. 虚 三部脉举按无力，按之空虚。

2. 细 脉细如线，应指明显。气血两虚、湿邪为病。

3. 微 极细极软，按之欲绝。气血大虚、阳气暴脱。

4. 代 迟而中止，止有定数。脏气衰微、疼痛、惊恐、跌仆损伤。

5. 短 首尾俱短，不及本部。有力主气郁，无力主气虚。

（六）实脉类（应指有力）

1. 实 举按充实而有力。实证、平人。

2. 滑 往来流利，应指圆滑。痰湿、食积、实热、青壮年、孕妇。

3. 弦 端直以长，如按琴弦。肝胆病、疼痛、痰饮，或主痛、疟疾。

4. 紧 绷急弹指，状如转索。实寒证、疼痛、食积（宿食）。

5. 长 首尾端直，超过本位。阳证、热证、实证、平人。

6. 大 脉体宽大，无汹涌之势。健康人、病进。

第七单元　按诊

一、按诊的方法与注意事项

（一）按诊的方法

1. 触法 医生将自然并拢的第

二、三、四、五指掌面或全手掌轻轻接触或轻柔地进行滑动触摸患者局部皮肤，以了解肌肤的凉热、润燥等情况。

2. 摸法 医生用指掌稍用力寻抚患者局部，探明局部有无疼痛和肿物、肿胀部位的范围及肿胀程度等，以辨别病位及病性的虚实。

3. 按法 医生以重手按压或推寻患者体表某处，了解深部有无压痛或肿块，肿块的形态、大小、质地的软硬、光滑度、活动程度等，以辨脏腑虚实和邪气的痼结情况。

4. 叩法 医生用手叩击患者身体某部，使之震动产生叩击音、波动感或震动感，以此测定病变的性质和程度的一种检查方法。叩击法有直接叩击法和间接叩击法。

（二）按诊的注意事项

1. 体位 根据不同疾病所需的诊察目的和部位，选择适当的体位，要求患者全身放松，主动配合，准确地反映病位的感觉。

2. 态度 医生举止要稳重大方，态度要严肃认真，手法要轻巧柔和，避免突然暴力或冷手按诊，影响诊察的准确性。

3. 手法 触、摸、按、叩四种手法的选择应具有针对性，同时要边诊察边注意观察患者的反应，询问是否有压痛及疼痛程度，注意身体健康部位与疾病部位的比较，以了解病痛所在的准确部位、性质及程度。

二、按肌肤

按肌肤的寒热可了解人体阴阳的盛衰、表里虚实和邪气的性质。

1. 肌肤寒冷、体温偏低者为阳气衰少。

2. 肌肤冷而大汗淋漓、面色苍白、脉微欲绝者为亡阳之征象。

3. 肌肤灼热，体温升高者为阳气盛，多为实热证。

4. 若汗出如油，四肢肌肤尚温

而脉躁疾无力者，为亡阴之征象。

5. 身灼热而肢厥为阳热内盛，格阴于外所致，属真热假寒证。

6. 外感病汗出热退身凉，为表邪已解。

7. 皮肤无汗而灼热者，为热甚。

8. 身热初按热甚，久按热反转轻者为热在表，久按其热反甚者为热在里。

9. 肌肤初扪之不觉很热，但扪之稍久即感灼手者，称身热不扬。常兼头身困重、脘痞、苔腻等症，主湿热蕴结证。

10. 局部病变通过按肌肤之寒热可辨证之阴阳。皮肤不热，红肿不明显者，多为阴证；皮肤灼热而红肿疼痛者，多为阳证。

三、按手足

1. 阳虚之证　四肢犹温，为阳气尚存；若四肢厥冷，多病情危重。

2. 手足俱冷　寒证。

3. 手足俱热　热证。

四、按腹部

1. 腹痛喜按，按之痛减，腹壁柔软者，多为虚证，常见脾胃气虚等。

2. 腹痛拒按，按之痛甚，并伴有腹部硬满者，多为实证，如饮食积滞、胃肠积热之阳明腑实、瘀血肿块等。

3. 局部肿胀拒按者，多为内痈。

4. 按之疼痛，固定不移，多为内有瘀血。

5. 按之胀痛，病处按此联彼者，为病在气分，多为气滞。

6. 腹部有压痛，多提示该处腹腔脏器疾患。

7. 肿块按之有形，推之不移，痛有定处者，为癥积，病属血分。

8. 肿块推之可移，或痛无定处，聚散不定者，为瘕聚，病属气分。

第八单元　八纲辨证

八纲辨证，是指运用八纲对四诊所收集的各种病情资料，进行分析、归纳，从而辨别疾病现阶段病变部位浅深、疾病性质寒热、邪正斗争盛衰和病证类别阴阳的方法。

一、表里

（一）表里基本证

1. 表证　是指六淫、疫疠等邪气，经皮毛、口鼻侵入机体的初阶段，正气抗邪于肌表，以新起恶寒发热为主要表现的证。

临床表现： 新起恶风寒，或恶寒发热，头身疼痛，喷嚏、鼻塞、流涕、咽喉痒痛，微有咳嗽、气喘，舌淡红，苔薄，脉浮。

2. 里证　是指病变部位在内，脏腑、气血、骨髓等受病，以脏腑受损或功能失调为主要表现的证。

临床表现： 范围极为广泛，其表现特征是无新起恶寒发热并见，以脏腑症状为主要表现。

3. 半表半里证　是指病变既非完全在表，又未完全入里，病位处于表里进退变化之中，以寒热往来等为主要表现的证。

临床表现： 寒热往来，胸胁苦满，心烦喜呕，默默不欲饮食，口苦，咽干，目眩，脉弦。

（二）表里与里证的鉴别要点

1. 寒热特点　表证——外感病中，恶寒发热同时并见；里证——但热不寒或但寒不热；半表半里证——寒热往来。

2. 兼症表现　表证——头身疼痛、鼻塞、喷嚏等为常见症，脏腑症状表现不明显；里证——脏腑症状为主症；半表半里证——有胸胁苦满等独特表现。

3. 舌脉变化　表证及半表半里

证的舌象变化不明显，里证舌象多有变化。表证——浮脉；里证——沉脉或其他脉象；半表半里证——弦脉。

二、寒热

（一）寒热基本证

1. 寒证 是指感受阴寒之邪，或阳虚阴盛，人体的功能活动衰减所导致的以寒象为主要表现的一类证候。寒证包括表寒、里寒、虚寒、实寒等证。

**临床表现：各类寒证其证候表现不尽一致，常见的有恶寒（或畏寒）喜暖，肢冷蜷卧，面色㿠白，口淡不渴或渴喜热饮，痰、涎、涕清稀，小便清长，大便溏薄，舌淡苔白润，脉迟或紧等。

2. 热证 是指感受火热之邪，或阴虚阳亢，人体的功能活动亢进所导致的以热象为主要表现的一类证候。热证包括表热、里热、虚热、实热等证。

**临床表现：各类热证的证候表现不尽一致，常见的有发热，恶热喜冷，面红目赤，烦躁不宁，口渴喜冷饮，痰、涕黄稠，吐血衄血，小便短赤，大便干结，舌红苔黄而干燥，脉数等。

（二）寒证与热证的鉴别要点

鉴别要点	寒证	热证
寒热喜恶	恶寒喜温热	恶热喜凉
四肢	冷	热
口渴	不渴	渴
面色	白	红
大便	稀溏	干结
小便	清长	短黄
舌象	舌淡苔白润	舌红苔黄燥
脉象	迟或紧	数

三、虚实

（一）虚实基本证

1. 虚证 是指正气不足所表现的一类证候。虚证人体正气虚弱明

显，而邪气并不亢盛。临床表现以不足、衰退、不固为基本特点，多见于慢性疾病或疾病的后期，病程较长。

2. 实证 是指邪气亢盛所表现的一类证候。实证虽邪气壅盛而正气未虚。临床表现以有余、亢盛、停聚为基本特征。

（二）虚证与实证的鉴别要点

鉴别要点	虚证	实证
病程	较长	较短
体质	多虚弱	多壮实
精神	萎靡	亢奋
声息	声低息微	声高气粗
疼痛	喜按	拒按
胸腹胀满	按之不痛，胀满时减	按之疼痛，胀满不减
发热	五心烦热，午后微热	蒸蒸壮热
恶寒	畏寒，得衣近火则减	恶寒，添衣加被不减
舌象	质嫩，苔少	质老，苔厚
脉象	无力	有力

四、阴阳

（一）阴阳是辨证的总纲

1. 阴证 是指凡符合"阴"的一般属性的证候。

**临床表现：形寒肢冷，精神萎靡，身重蜷卧，倦怠乏力，面色暗淡，语声低怯，纳差，口淡不渴，大便溏薄，小便清长，舌淡胖嫩，苔白润，脉沉迟或细或微弱。

2. 阳证 是指凡符合"阳"的一般属性的证候。

**临床表现：恶寒发热，壮热，肌肤灼热，烦躁不安，面色红，语声高亢，呼吸气粗，口干渴饮，大便秘结奇臭，小便短赤，舌红绛有芒刺，苔黄黑，脉象浮数、洪大、滑实。

（二）阴阳辨证的特定内容

1. 阴虚证 是指阴液亏虚，不能制阳所致的虚热证候，又称虚

热证。

临床表现：咽干口燥，形体消瘦，潮热盗汗，颧红，五心烦热，小便短赤，大便干结，舌红少津少苔，脉细数。

2. 阳虚证 是指阳气虚衰，不能制阴所致的虚寒证候，又称虚寒证。

临床表现：畏寒肢冷，面色㿠白，口淡不渴，或渴喜热饮，神疲乏力，少气懒言，自汗，小便清长，大便溏薄，舌淡胖嫩，苔白滑，脉沉迟无力。

3. 亡阴证 是指阴液严重耗损而欲竭所表现的危重证候。

临床表现：汗热味咸而黏、如珠如油，身热肢温，烦躁或昏愦，呼吸急促，面赤唇焦，口渴欲饮，目眶凹陷，皮肤皱瘪，小便极少，舌红而干瘦，脉细数疾。

4. 亡阳证 是指体内阳气极度衰微而欲脱所表现的危重证候。

临床表现：冷汗淋漓，汗质清稀而味淡，表情淡漠，面色苍白，肌肤不温，四肢厥冷，口不渴或渴喜热饮，呼吸微弱，舌质淡润，脉微欲绝。

第九单元　气血津液辨证

一、气病辨证

（一）气虚证

气虚证是指元气不足，气的推动、固摄、防御、气化等功能减退，或脏器组织的机能减退，以气短、乏力、神疲、脉虚等为主要表现的虚弱证候。

临床表现：气短声低，少气懒言，精神疲惫，体倦乏力，脉虚，舌质淡嫩，或有头晕目眩，自汗，动则诸症加重。

辨证要点：病体虚弱，以神疲、乏力、气短、脉虚为主要表现。

（二）气陷证

气陷证是指气虚无力升举，清阳之气下陷，以自觉气坠，或脏器下垂为主要表现的虚弱证候。

临床表现：头晕眼花，气短疲乏，脘腹坠胀感，大便稀溏，形体消瘦，或见内脏下垂、脱肛、阴挺等。

辨证要点：体弱而瘦，以气短、气坠、脏器下垂为主要表现。

（三）气不固证

气不固证是指气虚失其固摄之能，以自汗，或大便、小便、经血、精液、胎元等不固为主要表现的虚弱证候。

临床表现：气短，疲乏，面白，舌淡，脉虚无力，或见自汗不止，或为流涎不止，或见遗尿、余溺不尽、小便失禁，或大便滑脱失禁，或妇女出现崩漏，或为滑胎、小产，或见男子遗精、滑精、早泄等。

辨证要点：病体虚弱，以乏力、气短、脉虚及自汗，或二便、经、精等的不固为主要表现。

（四）气滞证

气滞证是指人体某一部分或某一脏腑、经络的气机阻滞，运行不畅，以胀闷疼痛为主要表现的证候。

临床表现：胸胁、脘腹等处或损伤部位的胀闷或疼痛，疼痛性质可为胀痛、窜痛、攻痛，症状时轻时重，部位不固定，按之一般无形，通常随嗳气、肠鸣、矢气等而减轻，或症状随情绪变化而增减，脉象多弦，舌象可无明显变化。

辨证要点：以胸胁、脘腹或损伤部位的胀闷、胀痛、窜痛为主要表现。

（五）气逆证

气逆证是指气机失调，气上冲逆，以咳嗽、喘促、呃逆、呕吐等为主要表现的证候。

临床表现：咳嗽频作，呼吸气促，呃逆、嗳气不止，或呕吐、呕血；头痛、眩晕，甚至昏厥、咯血等。

辨证要点：以咳喘或呕吐、呃逆等为突出表现。

二、血病辨证

（一）血虚证

血虚证是指血液亏虚，不能濡养脏腑、经络、组织，以面、睑、唇、舌色白，脉细为主要表现的虚弱证候。

临床表现：面色淡白或萎黄，眼睑、口唇、舌质、爪甲的颜色淡白，头晕，或见眼花、两目干涩，心悸、多梦、健忘，神疲，手足发麻，或妇女月经量少、色淡、延期甚或经闭，脉细无力等。

辨证要点：病体虚弱，以面、睑、唇、舌、爪甲的颜色淡白，脉细为主要表现。

（二）血瘀证

血瘀证是指瘀血内阻，血行不畅，以固定刺痛、肿块、出血、瘀血色脉征为主要表现的证候。

临床表现：疼痛特点为刺痛，痛久拒按，固定不移，常在夜间痛甚；肿块的性状是在体表者包块色青紫，腹内者触及质硬而推之不移；出血的特征是血色反复不止，色紫暗或夹血块，或大便色黑如柏油状，或妇女血崩、漏血；瘀血色脉征主要有面色黧黑，或唇甲青紫，或皮下紫斑，或肌肤甲错，或腹露青筋，或皮肤出现丝状红缕，或舌有紫色斑点、舌下络脉曲张，脉多细涩或结、代、无脉等。

辨证要点：以固定刺痛、肿块、出血、瘀血色脉征为主要表现。

（三）血热证

血热证是指火热内炽，侵迫血分，以身热口渴、斑疹吐衄、烦躁谵语、舌绛、脉数为主要的

实热证候，即血分的热证。

临床表现：身热夜甚，或潮热，口渴，面赤，心烦、失眠、躁扰不宁，甚或狂乱、神昏谵语，或见各种出血色深红、斑疹显露，或为疮痈，舌绛，脉数疾等。

辨证要点：以身热口渴、斑疹吐衄、烦躁谵语、舌绛、脉数为主要表现。

（四）血寒证

血寒证是指寒邪客于血脉，凝滞气机，血行不畅，以患处冷痛拘急、畏寒、唇舌青紫，妇女月经愆期、经色紫暗夹块等为主要表现的实寒证候，即血分的寒证。

临床表现：畏寒，手足及少腹等患处冷痛拘急、得温痛减，肤色紫暗发凉；或为痛经，月经愆期，经色紫暗，夹有血块，唇舌青紫，苔白滑，脉沉迟弦涩等。

辨证要点：以患处冷痛拘急、畏寒，唇舌青紫，妇女月经愆期、经色紫暗夹块等为主要表现。

三、气血同病辨证

（一）气虚血瘀证

气虚血瘀证是指气虚运血无力，导致血液瘀滞于体内所产生的证候，属本虚标实证。

临床表现：面色淡白，神疲乏力，气短懒言，食少纳呆，面色晦滞，局部青紫、肿胀、刺痛不移而拒按，或肢体瘫痪、麻木，或可触及肿块，舌淡紫或有瘀点瘀斑，脉细涩。

辨证要点：气虚证与血瘀证的症状共见。

（二）气滞血瘀证

气滞血瘀证是指气机郁滞，导致血行瘀阻所产生的证候。

临床表现：胸胁胀满疼痛，乳房胀痛，情志抑郁或易怒，兼见癥

块刺痛、拒按，妇女痛经、经血紫暗有块，或闭经，舌紫暗或有瘀点瘀斑，脉弦涩。

辨证要点：气滞证与血瘀证的症状共见。

（三）气血两虚证

气血两虚证是指气虚证和血虚证同时存在所表现的证候。

临床表现：头晕目眩，少气懒言，神疲乏力，自汗，面色淡白或萎黄，唇甲淡白，心悸失眠，形体消瘦，舌淡而嫩，脉细弱。

辨证要点：气虚证与血虚证的症状共见。

（四）气不摄血证

气不摄血证是指气虚摄血无力，导致血溢脉外所产生的证候。

临床表现：吐血、便血、崩漏、皮下瘀斑、鼻衄，神疲乏力，气短懒言，面色淡白，舌淡，脉弱。

辨证要点：血证与气虚证的症状共见。

（五）气随血脱证

气随血脱证是指由于大失血，导致元气外脱所产生的危重证候。

临床表现：大出血时，突然面色苍白，大汗淋漓，四肢厥冷，呼吸微弱，甚至晕厥，舌淡，脉微欲绝或见芤脉。

辨证要点：大量失血，随即出现气少息微、大汗淋漓、脉微等症。

四、津液病辨证

（一）痰证

痰证是指痰浊内阻或流窜，以咳吐痰多、胸闷、呕恶、眩晕、体胖，或局部有圆滑包块，苔腻，脉滑等为主要表现的证候。

临床表现：常见咳嗽痰多，痰质黏稠，胸脘痞闷，呕恶、纳呆，或头晕目眩，或形体肥胖，或神昏而喉中痰鸣，或神志错乱而癫、狂、痴、痫，或某些部位出现圆滑柔韧的包块等，舌苔腻，脉滑。

辨证要点：以咳吐痰多、胸闷、呕恶、眩晕、体胖、局部圆韧包块，苔腻、脉滑等为主要表现。

（二）水停证

水停证是指体内水液因气化失常而停聚，以肢体浮肿、小便不利，或腹大痞胀、舌淡胖等为主要表现的证候。

临床表现：头面、肢体基或全身水肿，按之凹陷不易起，或为腹水而见腹部膨隆，叩之音浊，小便短少不利，身体困重，舌淡胖白滑，脉濡缓等。

辨证要点：肢体浮肿、小便不利，或腹大痞胀、舌淡胖等为主要表现。

第十单元　脏腑辨证

一、心与小肠病辨证

（一）心血虚证

心血虚证是指血液亏虚，心失濡养，以心悸、失眠、多梦及血虚症状为主要表现的证候。

临床表现：心悸，失眠，多梦，健忘，头晕眼花，面色淡白或萎黄，唇舌色淡，脉细无力。

辨证要点：心悸、失眠、多梦与血虚症状共见。

（二）心阴虚证

心阴虚证是指阴液亏损，心失滋养，虚热内扰，以心悸、心烦、失眠及阴虚症状为主要表现的证候。

临床表现：心悸，心烦，失眠，多梦，口燥咽干，形体消瘦，或手足心热，潮热盗汗，两颧潮红，舌红少苔乏津，脉细数。

辨证要点：心悸、心烦、失眠与虚热症状共见。

（三）心气虚证

心气虚证是指心气不足，鼓动无力，以心悸、怔忡及气虚症状为主要表现的虚弱证候。

临床表现：心悸怔忡，气短胸闷，精神疲倦，或有自汗，动则诸症加剧，面色淡白，舌淡，脉虚。

辨证要点：心悸怔忡、神疲与气虚症状共见。

（四）心阳虚证

心阳虚证是指心阳虚衰，温运失司，鼓动无力，虚寒内生，以心悸怔忡、心胸憋闷及阳虚症状为主要表现的虚寒证候。

临床表现：心悸怔忡，心胸憋闷或痛，气短，自汗，畏冷肢凉，神疲乏力，面色㿠白，或面唇青紫，舌质淡胖或紫暗，苔白滑，脉弱或结或代。

辨证要点：心悸怔忡、心胸憋闷与阳虚症状共见。

（五）心阳虚脱证

心阳虚证是指心阳虚衰，温运失司，鼓动无力，虚寒内生，以心悸怔忡、心胸憋闷及阳虚症状为主要表现的虚寒证候。

临床表现：心悸怔忡，心胸憋闷或痛，气短，自汗，畏冷肢凉，神疲乏力，面色㿠白，或面唇青紫，舌质淡胖或紫暗，苔白滑，脉弱或结或代。

辨证要点：心悸、胸痛、神志模糊或昏迷与亡阳症状共见。

（六）心火亢盛证

心火亢盛证是指心火内炽，扰乱心神，迫血妄行，上炎口舌，热邪下移，以发热、心烦、吐衄、舌赤生疮、尿赤涩灼痛等为主要表现的实热证候。

临床表现：心烦失眠，或狂躁谵语，神识不清；或舌上生疮，溃烂疼痛；或吐血、衄血；或小便短赤，灼热涩痛。伴见发热口渴，便秘尿黄，面红舌赤，苔黄脉数。

辨证要点：心烦失眠、舌赤生疮、吐衄、尿赤与实热症状共见。

（七）心脉痹阻证

心脉痹阻证是指瘀血、痰浊、阴寒、气滞等因素阻痹心脉，以心悸怔忡、心胸憋闷疼痛为主要表现的证候。

临床表现：心悸怔忡，心胸憋闷疼痛，痛引肩背内臂，时作时止；或以刺痛为主，舌质晦暗，或有青紫斑点，脉细、涩、结、代；或以心胸憋闷为主，体胖痰多，身重困倦，舌苔白腻，脉沉滑或沉迟；或以遇寒痛剧为主，得温痛减，形寒肢冷，舌淡苔白，脉沉迟或沉紧；或以胀痛为主，与情志变化有关，喜太息，舌淡红，脉弦。

辨证要点：心悸怔忡、心胸憋闷疼痛与血瘀、痰阻、寒凝或气滞症状共见。

（八）痰蒙心神证

痰蒙心神证是指痰浊内盛，蒙蔽心神，以神志抑郁、错乱、痴呆、昏迷及痰浊症状为主要表现的证候，又称痰迷心窍证。

临床表现：神情痴呆，意识模糊，甚则昏不知人；或精神抑郁，表情淡漠，喃喃独语，举止失常；或突然仆倒，不省人事，口吐涎沫，喉有痰声，并见面色晦暗，胸闷呕恶，舌苔白腻，脉滑等症。

辨证要点：神志抑郁、错乱、痴呆、昏迷与痰浊症状共见。

（九）痰火扰神证

痰火扰神证是指火热痰浊交结，扰乱心神，以狂躁、神昏及痰热症状为主要表现的证候，又称痰火扰心（闭窍）证。

临床表现： 烦躁不宁、失眠多梦，甚或神昏谵语，胸闷气粗，咯吐黄痰，喉间痰鸣，发热口渴，面目赤；或狂躁妄动，打人毁物，不避亲疏，胡言乱语，哭笑无常；舌红，苔黄腻，脉滑数。

辨证要点： 烦躁不宁、失眠多梦、狂躁、神昏谵语与痰热症状共见。

（十）瘀阻脑络证

瘀阻脑络证是指瘀血阻滞脑络，以头痛、头晕及血瘀症状为主要表现的证。

临床表现： 头晕不已，头痛如刺，痛处固定，经久不愈，健忘，失眠，心悸，或头部外伤后昏不知人，面色晦暗，舌质紫暗或有紫斑、紫点，脉细涩。

辨证要点： 头痛、头晕与血瘀症状共见。

（十一）小肠实热证

小肠实热证是指心火下移小肠，热迫膀胱，气化失司，以小便赤涩疼痛、心烦、舌疮及实热症状为主要表现的证候。

临床表现： 小便赤涩，灼热涩痛，尿血，心烦口渴，口舌生疮，脐腹胀痛，舌红，苔黄，脉数。

辨证要点： 小便赤涩疼痛、心烦、舌疮与实热症状共见。

二、肺与大肠病

（一）肺气虚证

肺气虚证是指肺气虚弱，宣肃卫外功能减退，以咳嗽、气喘、自汗、易于感冒及气虚症状为主要表现的证候。

临床表现： 咳喘无力，气短而喘，咳痰清稀，少气懒言，语声低

怯，动则尤甚，神疲体倦，面色淡白，自汗，恶风，易于感冒，舌淡苔白，脉弱。

辨证要点： 咳嗽无力、气短而喘、自汗与气虚症状共见。

（二）肺阴虚证

肺阴虚证是指肺阴亏虚，虚热内生，肺失滋润，清肃失司，以干咳无痰或痰少而面黏及阴虚症状为主要表现的证候。

临床表现： 干咳无痰，或痰少而黏，甚或痰中带血，声音嘶哑，形体消瘦，口干咽燥，五心烦热，潮热盗汗，两颧潮红，舌红少津，脉细数。

辨证要点： 干咳无痰或痰少而黏与阴虚症状共见。

（三）风寒犯肺证

风寒犯肺证是指风寒侵表，肺卫失宣，以咳嗽、痰稀白沫及风寒表证为主要表现的证候。

临床表现： 咳嗽，痰稀色白，恶寒发热，鼻塞，流清涕，头身痛，无汗，苔薄白，脉浮紧。

辨证要点： 咳嗽、痰稀色白与风寒表证共见。

（四）风热犯肺证

风热犯肺证是指风热侵犯，肺卫失宣，以咳嗽及风热表证为主要表现的证候。

临床表现： 咳嗽，痰稠色黄，发热，微恶风寒，鼻塞，流浊涕，口干微渴，咽喉肿痛，舌尖红，舌薄黄，脉浮数。

辨证要点： 咳嗽、咳痰黄稠与风热表证共见。

（五）燥邪犯肺证

燥邪犯肺证是指燥邪侵犯，肺失清润，肺卫失宣，以干咳无痰，或痰少而黏及口鼻干燥症状为主要表现的证候。

临床表现： 干咳无痰，或痰少而黏，难以咳出，甚则胸痛，痰中带血或咯血，口、唇、舌、鼻、咽干燥，或见鼻衄，微有发热恶风寒，少汗或无汗，苔薄干，脉浮数或浮紧。

辨证要点： 干咳无痰，或痰少而黏与燥湿证共见。

（六）肺热炽盛证

肺热炽盛证是指火热炽盛，壅积于肺，肺失清肃，以咳喘气粗、鼻翼扇动等为主要表现的实热证候，简称肺热证、肺火证。

临床表现： 咳嗽，气喘，胸痛，气息灼热，咽喉红肿疼痛，发热，口渴，大便秘结，小便短赤，舌红苔黄，脉数。

辨证要点： 咳嗽、气喘、胸痛与里实热证共见。

（七）痰热壅肺证

痰热壅肺证是指痰热交结，壅滞于肺，肺失清肃，以咳喘、痰多黄稠及痰热症状为主要表现的证候。

临床表现： 咳嗽，气喘息粗，胸闷，或喉中痰鸣，咳痰黄稠量多，或咳吐脓血腥臭痰，发热，口渴，小便短赤，大便秘结，舌红苔黄腻，脉滑数。

辨证要点： 咳嗽、气喘息粗与痰热症状共见。

（八）寒痰阻肺证

寒痰阻肺证是指寒饮或痰浊停聚于肺，肺失宣降，以咳喘、痰白量多易咳等为主要表现的证候，又名寒饮停肺证、痰浊阻肺证。

临床表现： 咳嗽，痰多、色白、质稠或清稀、易咳，胸闷，气喘，或喉间有哮鸣声，恶寒，肢冷，舌质淡，苔白腻或白滑，脉弦或滑。

辨证要点： 咳喘、痰白量多易咳与寒痰症状共见。

（九）饮停胸胁证

饮停胸胁证是指水饮停于胸胁，阻滞气机，以胸廓饱满、胸胁胀闷或痛及饮停症状为主要表现的证候。即属痰饮病之"悬饮"。

临床表现： 胸廓饱满，胸胁部胀闷或痛，咳嗽，气喘，呼吸、咳嗽或身体转侧时牵引胁痛，或有头目晕眩，舌苔白滑，脉沉弦。

辨证要点： 胸廓饱满、胸胁胀闷或痛与饮停症状共见。

（十）风水相搏证

风水相搏证是指风邪外袭，肺卫失宣，水湿泛溢肌肤，以突起头面浮肿及卫表症状为主要表现的证候。

临床表现： 眼睑头面先肿，继而遍及全身，上半身肿甚，来势迅速，皮肤薄而发亮，小便短少，或见恶寒重发热轻，无汗，舌苔薄白，脉浮紧，或见发热重恶寒轻，咽喉肿痛，舌苔薄黄，脉浮数。

辨证要点： 骤起面睑浮肿与卫表症状共见。

（十一）大肠湿热证

大肠湿热证是指湿热壅阻肠道气机，大肠传导失常，以腹痛、泄泻及湿热症状为主要表现的证候，又称肠道湿热证。

临床表现： 腹痛，腹泻，肛门灼热，或暴注下泻，色黄味臭；或下痢赤白脓血，里急后重，口渴，小便短赤，或伴恶寒发热，或但热不寒；舌红苔黄腻，脉滑数或濡数。

辨证要点： 腹痛、泄泻与湿热症状共见。

（十二）肠热腑实证

肠热腑实证是指邪热入里，与肠中糟粕相搏，以腹满硬痛、便秘及里热炽盛症状为主要表现的证候。即六经辨证中的阳明腑实证。

临床表现：腹部硬满疼痛、拒按，大便秘结，或热结旁流，气味恶臭，壮热或日晡潮热，汗出口渴，甚则神昏谵语、狂乱，小便短黄，舌质红，苔黄厚而燥，或焦黑起刺，脉沉数有力，或沉迟有力。

辨证要点：腹满硬痛、便秘与里热炽盛症状共见。

（十三）肠燥津亏证

肠燥津亏证是指津液亏损，肠失濡润，传导失职，以大便燥结难下及津亏症状为主要表现的证候，又名大肠津亏证。

临床表现：大便干燥，状如羊屎，数日一行，腹胀作痛，或见左少腹触及包块，口干，或口臭，或头晕，舌红少津，苔黄燥，脉细涩。

辨证要点：大便燥结难下与津亏症状共见。

三、脾与胃病辨证

（一）脾气虚证

脾气虚证是指脾气不足，运化失职，以纳少、腹胀、便溏及气虚症状为主要表现的证候。

临床表现：不欲食或纳少，腹胀，食后胀甚，或便溏，神疲乏力，少气懒言，肢体倦怠，或浮肿，或消瘦，或肥胖，面色萎黄，舌淡苔白，脉缓或弱。

辨证要点：纳少、腹胀、便溏与气虚症状共见。

（二）脾虚气陷证

脾虚气陷证是指脾气虚弱，升举无力而反下陷，以眩晕、泄泻、脘腹重坠、内脏下垂及气虚症状为主要表现的证候，又名中气下陷证。

临床表现：眩晕，久泄，脘腹重坠作胀，食后益甚，或小便混浊如米泔，或便意频数，肛门重坠，甚或内脏下垂，或脱肛、子宫下垂，

神疲乏力，气短懒言，面白无华，纳少，舌淡苔白，脉缓或弱。

辨证要点：眩晕、泄泻、脘腹重坠、内脏下垂与气虚症状共见。

（三）脾阳虚证

脾阳虚证是指脾阳虚衰，失于温运，阴寒内生，以纳少、腹胀、腹痛、便溏及阳虚症状为主要表现的证候。

临床表现：腹痛绵绵，喜温喜按，纳少，腹胀，大便清稀或完谷不化，畏寒肢冷，或肢体浮肿，或白带清稀量多，或小便短少，舌质淡胖或有齿痕，舌苔白滑，脉沉迟无力。

辨证要点：腹胀、腹痛、大便清稀与阳虚症状共见。

（四）脾不统血证

脾不统血证是指脾气虚弱，统血失常，血溢脉外，以各种慢性出血及脾气虚症状为主要表现的证候，又名气不摄血证。

临床表现：各种出血，如呕血、便血、尿血、肌衄、鼻衄、齿衄，妇女月经过多、崩漏量多，食少、便溏，神疲乏力，气短懒言，面色萎黄，舌质淡白，脉细弱。

辨证要点：各种慢性出血与脾气虚症状共见。

（五）湿热蕴脾证

湿热蕴脾证是指湿热内蕴，脾失健运，以腹胀、纳呆、便溏及湿热症状为主要表现的证候。

临床表现：脘腹胀闷，纳呆，恶心欲呕，口苦口黏，渴不多饮，便溏不爽，小便短黄，肢体困重，或身热不扬，汗出热不解，或见面目黄染鲜明，或皮肤瘙痒，舌质红，苔黄腻，脉濡数。

辨证要点：腹胀、纳呆、便溏与湿热症状共见。

（六）寒湿困脾证

寒湿困脾证是指寒湿内盛，困阻脾阳，运化失职，以脘腹痞闷、纳呆、便溏、身重与寒湿症状为主要表现的证候。

临床表现： 脘腹痞闷，腹痛便溏，口腻纳呆，泛恶欲吐，头身困重，面色晦黄，或身目发黄，黄色晦暗如烟熏，或妇女白带量多，或肢体浮肿，小便短少，舌淡胖，苔白腻，脉濡缓或沉细。

辨证要点： 脘腹痞闷、纳呆、腹胀、便溏、身重与寒湿症状共见。

（七）胃气虚证

胃气虚证是指胃气虚弱，胃失和降，以纳少、胃脘痞满或隐痛及气虚症状为主要表现的证候。

临床表现： 纳少，胃脘痞满，隐痛喜按，嗳气，面色萎黄，神疲乏力，少气懒言，舌质淡，苔薄白，脉弱。

辨证要点： 胃脘痞满、隐痛喜按、纳少与气虚症状共见。

（八）胃阳虚证

胃阳虚证是指胃阳不足，胃失温煦，以胃脘冷痛及阳虚症状为主要表现的证候。

临床表现： 胃脘冷痛，绵绵不已，喜温喜按，食后缓解，泛吐清水或夹有不消化食物，纳少脘痞，口淡不渴，倦怠乏力，畏寒肢冷，舌淡胖嫩，脉沉迟无力。

辨证要点： 胃脘冷痛、喜温喜按与阳虚症状共见。

（九）胃阴虚证

胃阴虚证是指胃阴亏虚，胃失濡润、和降，以胃脘隐隐灼痛、饥不欲食及阴虚症状为主要表现的证候。

临床表现： 胃脘隐隐灼痛，嘈杂不舒，饥不欲食，干呕，呃逆，口燥咽干，大便干结，小便短少，舌红少苔，脉细数。

辨证要点： 胃脘隐隐灼痛、饥不欲食与阴虚症状共见。

（十）寒滞胃肠证

寒滞胃肠证是指寒邪犯胃，阻滞气机，以胃脘冷痛、恶心呕吐及实寒症状为主要表现的证候。

临床表现： 胃脘冷痛剧烈，得温痛减，遇寒加重，恶心呕吐，吐后痛缓，或口泛清水，口淡不渴，恶寒肢冷，面白或青，舌淡苔白润，脉弦紧或沉紧。

辨证要点： 胃脘冷痛、恶心呕吐与实寒症状共见。

（十一）胃热炽盛证

胃热炽盛证是指火热壅滞于胃，胃失和降，以胃脘灼痛、消谷善饥及实热症状为主要表现的证候。

临床表现： 胃脘灼痛、拒按，消谷善饥，口气臭秽，齿龈红肿疼痛，甚则化脓、溃烂，或见齿衄，渴喜冷饮，大便秘结，小便短黄，舌红苔黄，脉滑数。

辨证要点： 胃脘灼痛、消谷善饥与实热症状共见。

（十二）食滞胃脘证

食滞胃脘证是指饮食停积胃脘，以胃脘胀满疼痛、拒按、嗳腐吞酸、泻下臭秽及气滞症状为主要表现的证候。

临床表现： 胃脘胀满疼痛、拒按，厌恶食物，嗳腐吞酸，或呕吐酸馊食物，吐后脘痛得减，或腹胀腹痛，泻下不爽，肠鸣，矢气臭如败卵，大便酸腐臭秽，舌苔厚腻，脉滑。

辨证要点： 胃脘胀满疼痛、嗳腐吞酸，或呕吐酸馊食物，或泻下酸腐臭秽与气滞症状共见。

四、肝与胆病辨证

（一）肝血虚证

肝血虚证是指肝血不足，机体失养，以眩晕、视力减退、肢体麻木及血虚症状为主要表现的证候。

临床表现：头晕目眩，视力减退，或夜盲，爪甲不荣，肢体麻木，失眠多梦，妇女月经量少、色淡，甚则闭经，面唇淡白，舌淡，脉细。

辨证要点：眩晕、视力减退、肢体麻木与血虚症状共见。

（二）肝阴虚证

肝阴虚证是指肝阴不足，虚热内生，以眩晕、目涩、胁痛及虚热症状为主要表现的证候。

临床表现：头晕眼花，两目干涩，视物不清，胁肋隐隐灼痛，口燥咽干，五心烦热，两颧潮红，潮热盗汗，舌红少苔，脉弦细数。

辨证要点：眩晕、目涩、胁肋隐痛与阴虚症状共见。

（三）肝郁气滞证

肝郁气滞证是指肝失疏泄，气机郁滞，以情志抑郁，胸胁、少腹胀痛及气滞症状为主要表现的证候，又名肝气郁结证。

临床表现：胸胁、少腹胀满疼痛，走窜不定，情志抑郁，善太息，妇女可见乳房胀痛、月经不调、痛经、闭经，苔薄白，脉弦。

辨证要点：情志抑郁，胸胁、少腹胀痛，脉弦与气滞症状共见。

（四）肝火炽盛证

肝火炽盛证是指火热炽盛，内扰于肝，气火上逆，以头痛、胁痛、烦躁、耳鸣及实热症状为主要表现的证候，又名肝火上炎证。

临床表现：头目胀痛，眩晕，面红目赤，口苦口干，急躁易怒，失眠多梦，耳鸣耳聋，或耳痛流脓，或胁肋灼痛，或吐血、衄血，大便秘结，小便短黄，舌红苔黄，脉弦数。

辨证要点：头目胀痛、胁痛、烦躁、耳鸣等与实热症状共见。

（五）肝阳上亢证

肝阳上亢证是指肝肾阴亏，阴不制阳，阳亢于上，以眩晕耳鸣、头目胀痛、头重脚轻、腰膝酸软等上盛下虚症状为主要表现的证候。

临床表现：眩晕耳鸣，头目胀痛，面红目赤，急躁易怒，失眠多梦，腰膝酸软，头重脚轻，舌红少津，脉弦或弦细数。

辨证要点：头目胀痛、眩晕耳鸣、急躁易怒、头重脚轻、腰膝酸软等上盛下虚症状共见。

（六）肝风内动证

1. 肝阳化风证 是指阴虚阳亢，肝阳升发无制，引动肝风，以眩晕头痛、肢麻震颤、㖞僻不遂为主要表现的证候。

临床表现：眩晕欲仆，头摇而痛，言语謇涩，手足震颤，肢体麻木，步履不正；或猝然昏倒，不省人事，口眼㖞斜，半身不遂，喉中痰鸣，舌红苔腻，脉弦。

辨证要点：以眩晕欲仆、肢麻震颤、口眼㖞斜、半身不遂等为主要表现。

2. 热极生风证 是指邪热亢盛，烧灼筋脉，引动肝风，以高热、神昏、抽搐与实热症状为主要表现的证候。

临床表现：高热神昏，躁动谵语，颈项强直，四肢抽搐，角弓反张，牙关紧闭，舌质红绛，苔黄燥，脉弦数。

辨证要点：高热、神昏、抽搐

与实热症状共见。

3. 阴虚动风证 是指肝阴亏虚，筋脉失养，虚风内动，以手足震颤或蠕动及虚症状为主要表现的证候。

临床表现： 手足震颤或蠕动，眩晕耳鸣，两目干涩，视物模糊，五心烦热，潮热盗汗，舌红少苔，脉弦细数。

辨证要点： 手足震颤或蠕动与阴虚症状共见。

4. 血虚生风证 是指血液亏虚，筋脉失养，虚风内动，以手足颤动、肢体麻木及血虚症状为主要表现的证候。

临床表现： 手足震颤，头晕眼花，夜盲，失眠多梦，肢体麻木，肌肉瞤动，皮肤瘙痒，爪甲不荣，面唇淡白，舌淡苔白，脉细或弱。

辨证要点： 手足颤动、肢体麻木与血虚症状共见。

（七）寒凝肝脉证

寒凝肝脉证是指寒邪侵袭表，凝滞肝经循行部位冷痛及实寒症状为主要表现的证候。

临床表现： 少腹冷痛，阴囊收缩，睾丸抽痛，或颠顶冷痛，遇寒痛甚，得温痛减，恶寒肢冷，舌苔白，脉沉弦或沉紧。

辨证要点： 少腹、前阴、颠顶冷痛与实寒症状共见。

（八）胆郁痰扰证

胆郁痰扰证是指痰热内扰，胆郁失宣，以胆怯易惊、心烦失眠及痰热症状为主要表现的证候。

临床表现： 惊悸失眠，胆怯易惊，烦躁不安，犹豫不决，口苦呕恶，胸胁胀闷，眩晕耳鸣，舌红苔黄腻，脉弦数。

辨证要点： 惊悸失眠、胆怯易惊与痰热症状共见。

五、肾与膀胱病辨证

（一）肾阳虚证

肾阳虚证是指肾阳亏虚，机体失其温煦，以腰膝酸冷、性欲减退、夜尿多及阳虚症状为主要表现的证候。

临床表现： 腰膝酸软冷痛，畏寒肢冷，下肢尤甚，面色白或黧黑，神疲乏力；或见性欲冷淡，男子阳痿、滑精、早泄，女子宫寒不孕、白带清稀量多；或尿频清长，夜尿多，舌淡苔白，脉沉细无力，尺部尤甚。

辨证要点： 腰膝冷痛、性欲减退、夜尿多与肾寒症状共见。

（二）肾虚水泛证

肾虚水泛证是指肾的阳气亏虚，气化无权，水液泛溢，以水肿下肢为甚、尿少及肾阳虚症状为主要表现的证候。

临床表现： 全身浮肿，腰以下为甚，按之没指，小便短少，腰膝酸软冷痛，畏寒肢冷，腹部胀满，或心悸气短，咳喘痰鸣，舌淡胖，苔白滑，脉沉迟无力。

辨证要点： 浮肿以腰以下为甚、小便不利与肾阳虚症状共见。

（三）肾阴虚证

肾阴虚证是指肾阴亏损，失于滋养，虚热内扰，以腰膝酸痛、遗精、经少、头晕耳鸣及阴虚症状为主要表现的证候，又名真阴（肾水）亏虚证。

临床表现： 腰膝酸软而痛，眩晕耳鸣，失眠多梦，形体消瘦，潮热盗汗，五心烦热，咽干颧红，男子阳强易举，遗精早泄，女子经少经闭，或见崩漏，舌红少苔或无苔，脉细数。

辨证要点：腰膝耳鸣、男子遗精、女子月经失调与阴虚症状共见。

（四）肾精不足证

肾精不足证是指肾精亏损，脑与骨髓失充，以生长发育迟缓、生育机能低下、成人早衰等为主要表现的证候。

临床表现：小儿发育迟缓，身材矮小，囟门迟闭，骨骼痿软，智力低下，男子精少不育，性欲减退，女子经闭不孕；发脱齿摇，耳聋，耳鸣如蝉，腰膝酸软，足痿无力，健忘恍惚，神情呆钝，动作迟钝，舌淡苔白，脉弱。

辨证要点：小儿生长发育迟缓、成人生育机能低下、早衰为主要表现。

（五）肾气不固证

肾气不固证是指肾气亏虚，失于封藏、固摄，以腰膝酸软、小便、精液、经带、胎气不固及肾虚症状为主要表现的证候。

临床表现：腰膝酸软，神疲乏力，耳鸣耳聋，小便频数清长，夜尿频多，或遗尿，或尿后余沥不尽，或尿失禁；男子滑精、早泄，女子月经淋沥不尽，带下清稀量多，或胎动易滑，舌质淡，苔白，脉弱。

辨证要点：腰膝酸软、小便频数清长、滑精、滑胎、带下量多与肾气虚症状共见。

（六）膀胱湿热证

膀胱湿热证是指湿热侵袭，蕴结膀胱，以小便频急、灼涩疼痛及湿热症状为主要表现的证候。

临床表现：尿频，尿急，尿道灼痛，小便短黄或混浊，或尿血，或尿中见砂石，小腹胀痛，或腰腹

掣痛，或伴发热，舌红苔黄腻，脉滑数。

辨证要点：尿频，尿急，尿道灼痛，尿短黄与湿热症状共见。

六、脏腑兼病辨证

（一）心肾不交证

心肾不交证是指心肾水火既济失调，以心烦、失眠、梦遗、耳鸣、腰膝酸软等为主要表现的证候。

临床表现：心烦，心悸，失眠多梦，头晕耳鸣，腰膝酸软，梦遗，口燥咽干，五心烦热，潮热盗汗，便结尿黄，舌红少苔，脉细数；或阳痿，腰膝冷痛，脉沉细无力等。

辨证要点：心烦、失眠、腰膝酸软、耳鸣、梦遗与虚热或虚寒症状共见。

（二）心肾阳虚证

心肾阳虚证是指心与肾的阳气虚衰，温煦失职，以心悸、腰膝酸冷、浮肿及阳虚症状等为主要表现的证候。其水肿明显者，可称为水气凌心证。

临床表现：心悸怔忡，腰膝酸冷，肢体浮肿，小便不利，形寒肢冷，神疲乏力，精神萎靡及嗜睡，唇甲青紫，舌胖淡暗或青紫，苔白滑，脉弱。

辨证要点：心悸怔忡、腰膝酸冷、肢体浮肿与心寒症状共见。

（三）心肺气虚证

心肺气虚证是指心肺两脏气虚，功能减退，以心悸、咳嗽、气喘及气虚症状为主要表现的证候。

临床表现：心悸胸闷，咳嗽，气喘，气短，动则尤甚，咳痰清稀，神疲乏力，声低懒言，自汗，面色淡白，舌淡苔白；甚者可见口唇青紫，脉弱或结、代。

辨证要点：心悸、胸闷、咳嗽、气喘与气虚症状共见。

（四）心脾两虚证

心脾两虚证是指脾气亏虚，心血不足，以心悸怔忡、失眠多梦、食少、腹胀、便溏及心血两虚症状为主要表现的证候。

临床表现：心悸怔忡，失眠多梦，食欲不振，腹胀便溏，面色萎黄，眩晕耳鸣，神疲乏力，或见各种慢性出血，血色淡，舌淡嫩，脉弱。

辨证要点：心悸怔忡、失眠多梦、食少便溏、慢性出血与气血两虚症状共见。

（五）心肝血虚证

心肝血虚证是指血液亏少，心肝失养，以心悸、多梦、眩晕、爪甲不荣、肢麻及血虚症状为主要表现的证候。

临床表现：心悸怔忡，失眠多梦，健忘，眩晕，视物模糊，雀言，爪甲不荣，肢体麻木，甚则震颤，拘挛，面白无华，妇女月经量少色淡，甚则闭经，舌淡苍白，脉细。

辨证要点：心悸、失眠、眩晕、爪甲不荣、肢麻等与血虚症状共见。

（六）脾肺气虚证

脾肺气虚证是指脾肺两脏气虚，以咳嗽、气喘、食少、腹胀、便溏及气虚症状为主要表现的证候。

临床表现：久咳不止，气短而喘，咳声低微，咳痰清稀，食欲不振，腹胀便溏，面白无华，神疲乏力，声低懒言，或见面浮肢肿，舌淡苔白滑，脉弱。

辨证要点：咳嗽气喘、痰液清稀、食少便溏与气虚症状共见。

（七）肺肾阴虚证

肺肾阴虚证是指肺肾阴液亏虚，虚热内扰，以干咳、少痰、腰酸、遗精及阴虚症状为主要表现的证候。

临床表现：咳嗽痰少，或痰中带血，或声音嘶哑，腰膝酸软，形体消瘦，口燥咽干，骨蒸潮热，盗汗，颧红，男子遗精，女子经少或崩漏，舌红少苔，脉细数。

辨证要点：干咳少痰、腰酸、遗精与虚热症状共见。

（八）肝火犯肺证

肝火犯肺证是指肝火炽盛，上逆犯肺，肺失清肃，以胸胁灼痛、急躁易怒、咳嗽阵作或咳血及实热症状为主要表现的证候。

临床表现：胸胁灼痛，急躁易怒，头胀头晕，咳嗽阵作，痰黄黏稠，甚则咳血，烦热口苦，面红目赤，舌红苔薄黄，脉弦数。

辨证要点：胸胁灼痛、急躁易怒、咳嗽阵作或咳血与实热症状共见。

（九）肝胃不和证

肝胃不和证是指肝气郁结，横逆犯胃，胃失和降，以脘胁胀痛、嗳气、吞酸、情志抑郁及气滞症状为主要表现的证候。

临床表现：脘胁、胁肋胀痛或窜痛，胃脘痞满，呃逆，嗳气吞酸嘈杂，饮食减少，情志抑郁，善太息，或烦躁易怒，舌淡红，苔薄白或薄黄，脉弦。

辨证要点：脘胁胀痛、嗳气、吞酸、情志抑郁与气滞症状共见。

（十）肝肾阴虚证

肝肾阴虚证是指肝肾两脏阴液亏虚，虚热内扰，以腰酸胁痛、两目干涩、眩晕、耳鸣、遗精及阴虚症状为主要表现的证候。

临床表现：头晕目眩，胸胁隐痛，两目干涩，耳鸣健忘，腰膝酸软，失眠多梦，口燥咽干，五心烦热，或低热颧红，男子遗精，女子月经量少，舌红少苔，脉细数。

辨证要点： 胸胁隐痛、腰膝酸软、眩晕耳鸣、两目干涩与虚热症状共见。

（十一）脾肾阳虚证

脾肾阳虚证是指脾肾阳气亏虚，温化失职，虚寒内生，以久泻久痢、浮肿、腰腹冷痛及阳虚症状为主要表现的证候。

临床表现： 腰膝、下腹冷痛，久泻久痢，或五更泄泻，完谷不化，便质清冷，或全身浮肿，小便不利，形寒肢冷，面色㿠白，舌淡胖，苔白滑，脉沉迟无力。

辨证要点： 腰腹冷痛、久泻久痢、五更泄泻与虚寒症状共见。

中药学

第一单元 中药的性能

一、四气

四气，指药物的寒、热、温、凉四种药性，又称四性。

一般来讲，寒凉药分别具有清热泻火、凉血解毒、滋阴除蒸、泄热通便、清热利尿、清化痰热、清心开窍、凉肝息风等作用；而温热药则分别具有温里散寒、暖肝散结、补火助阳、温阳利水、温经通络、引火归原、回阳救逆等作用。

二、五味

五味是指药物有辛、甘、酸、苦、咸五种不同的味道，因而具有不同的治疗作用。

辛：有发散、行气、行血的作用。

甘：有补益、和中、调和药性和缓急止痛的作用。

酸：有收敛、固涩的作用。

苦：有泄、燥、坚阴的作用。

咸：有软坚散结、泻下通便的作用。

淡：有渗湿、利小便的作用。

涩：与酸味药的作用相似，有收敛固涩的作用。

三、升降浮沉

升——上升；降——下降；浮——发散；沉——收敛固藏。

一般而言，发表、透疹、升阳、涌吐、开窍等药具有升浮作用，收敛固涩、泻下、利水、潜阳、镇惊安神、止咳平喘、止呕等药具有沉降作用。

影响升降浮沉的主要因素：炮制和配伍。

四、归经

归经表示药物作用的定位。

归经理论的形成是以脏腑经络为基础，以药物所治疗的具体病证为依据，经过长期临床实践总结出来的用药理论。如朱砂、远志能治心悸失眠，归心经；桔梗、苦杏仁能治咳喘，归肺经；白芍、钩藤能治胁痛、抽搐，归肝经等。

五、毒性

毒性指药物对机体所产生的不良影响及损害性。

第二单元 中药的配伍

中药配伍的内容

1. 各种配伍关系的意义

（1）单行：单用一味药来治疗某种病情单一的疾病。

（2）相须：两种功效类似的药物配合应用，可以增强原有药物的功效。

（3）相使：一种药物为主，另一种药物为辅，两药合用，辅药可以提高主药的功效。

（4）相畏：一种药物的毒副作用能被另一种药物所抑制。

（5）相杀：一种药物能够减轻或消除另一种药物的毒副作用。

（6）相恶：两药合用，一种药物能降低另一种药物的功效。

（7）相反：两种药物同用能产生或增强毒性反应或副作用。

2. 各种配伍关系的临床对待原则

（1）相须和相使能增强功效，

为临床常用配伍。

（2）相畏和相杀能减轻或消除毒副作用，保证用药安全。

（3）相恶属削弱或抵消原有功效，应避免使用。

（4）相反能产生或增强毒副作用，属禁忌。

第三单元　中药的用药禁忌

一、配伍禁忌

十八反：本草明言十八反，半蒌贝蔹及攻乌，藻戟遂芫俱战草，诸参辛芍叛藜芦。

十九畏：硫黄畏朴硝，水银畏砒霜，狼毒畏密陀僧，巴豆畏牵牛，丁香畏郁金，川乌、草乌畏犀角，牙硝畏三棱，官桂畏赤石脂，人参畏五灵脂。

二、证候禁忌

由于药物的药性不同，其作用各有专长和一定的适应范围，因此，临床用药也就有所禁忌，称"证候禁忌"。如麻黄性味辛温，功能发汗解表，散风寒，又能宣肺平喘利尿，故适用于外感风寒表实无汗或肺气不宣的喘咳，对表虚自汗及阴虚盗汗、肺肾虚喘则禁止使用。

三、妊娠用药禁忌

妊娠用药禁忌是指妇女在妊娠期间禁用或慎用某些药物。

禁用：毒性较强、药性峻猛、堕胎力强的药。

慎用：活血祛瘀药、行气药、攻下药、部分温里药。

四、服药饮食禁忌

一般在服药期间，应忌食生冷、油腻、辛辣、不易消化及有特殊刺激性的食物，以免妨碍脾胃功能，影响药物的吸收，使药物的疗效降低。

某些对治疗不利的食物也应忌口，如寒性病不宜吃生冷食物、清

凉饮料等；热性病不宜吃辛辣、油腻、腥膻等食物。还要避免食用某些与所服药物可能存在不良反应的食物，如服使君子应忌茶，服绵马贯众应忌油等。

第四单元　中药的剂量与用法

一、剂量

1. 影响中药剂量的因素

（1）药物性质与剂量的关系。

（2）剂型、配伍与剂量的关系。

（3）年龄、体质、病情与剂量的关系。

（4）季节变化与剂量的关系。

（5）有毒药、峻猛药及某些名贵药的剂量。

二、中药的用法

煎煮方法

（1）先煎：主要指一些有效成分难溶于水的金石、矿物、介壳类药物，应打碎先煎，煮沸20～30分钟，再下其他药物同煎，以使有效成分充分析出。如磁石、赭石、生铁落、生石膏、龙骨、牡蛎、石决明、龟甲、鳖甲等。此外，附子、乌头等毒副作用较强的药物，宜先煎45～60分钟后再下他药，久煎可以降低毒性，用药更安全。

（2）后下：主要指一些气味芳香的药物，久煎其有效成分易于挥发而降低药效，须在其他药物煎沸5～10分钟后放入，如薄荷、青蒿、砂仁等。此外，有些药物虽不属芳香药，但久煎也能破坏其有效成分，如钩藤、大黄、番泻叶等，亦属后下之列。

（3）包煎：主要指那些黏性强、粉末状及带有绒毛的药物，宜先用纱布袋装好，再与其他药物同煎，以防止药液混浊或刺激咽喉引起咳嗽及沉于锅底，加热时引起焦化或煳化。如滑石、青黛、旋覆花、车

（4）另煎：又称另炖，主要是指某些贵重药材，为了更好地煎出有效成分，还应单独另煎，即另炖2～3小时。煎液可以另服，也可与其他煎液混合服用。如人参、西洋参、羚羊角、鹿茸等。

（5）烊化：又叫焗服，主要是指某些有效成分易溶于水或久煎容易破坏药效的药物，可以用少量开水或复方中其他药物的煎出液趁热烊浸泡，加盖闷润，减少挥发，半小时后去渣即可服用。如藏红花、番泻叶、胖大海等。

（6）冲服：主要指某些贵重药，用量较轻，为防止散失，常需要研成细末制成散剂，用温开水或复方其他药物煎液冲服，如麝香、牛黄、珍珠、羚羊角、西洋参、鹿茸、人参等。某些药物高温容易破坏药效或有效成分难溶于水，也宜做散剂冲服，如雷丸、鹤草芽、朱砂等。

（7）煎汤代水：为了防止某些药物与其他药物同煎使煎液混浊，难于服用，宜先煎后取其上清液代水再煎煮其他药物，如灶心土等。此外，某些药物质轻用量多，体积大，吸水量大，如玉米须、丝瓜络、金钱草等，也需煎汤代水用。

第五单元 解表药

一、发散风寒药（风寒表证）

1. 麻黄

【性能】辛、微苦，温。归肺、膀胱经。

【功效】发汗解表，宣肺平喘，利水消肿。

【应用】①风寒感冒；②咳嗽气喘；③风水水肿。此外，取麻黄散寒通滞之功，也可用治风寒痹证，阴疽，痰核。

【用法用量】煎服，2～10g。发汗解表宜生用，止咳平喘多蜜用。

【使用注意】本品发汗宣肺力强，凡表虚自汗、阴虚盗汗及肺肾虚喘者均当慎用。

2. 桂枝

【性能】辛、甘，温。归心、肺、膀胱经。

【功效】发汗解肌，温通经脉，助阳化气，平冲降气。

【应用】①风寒感冒；②寒凝血滞诸痛证；③痰饮、蓄水证；④心悸、奔豚。

【使用注意】本品辛温助热，易伤阴动血，凡外感热病、阴虚火旺、血热妄行等证，均当忌用。孕妇及月经过多者慎用。

3. 紫苏

【性能】辛，温。归肺、脾经。

【功效】解表散寒，行气宽中，解鱼蟹毒。

【应用】①风寒感冒；②脾胃气滞，胸闷呕吐。此外，紫苏能解鱼蟹毒，对于进食鱼蟹中毒而致腹痛吐泻者，能和中解毒。可单用本品煎汤服，或配伍生姜、陈皮、藿香等治。

4. 生姜

【功效】解表散寒，温中止呕，温肺止咳。

【应用】①风寒感冒；②脾胃寒证；③胃寒呕吐；④肺寒咳嗽。此外，生姜对于生半夏、生南星等药物之毒，以及鱼蟹等食物中毒，均有一定的解毒作用。

5. 香薷

【功效】发汗解表，化湿和中，利水消肿。

【应用】①风寒感冒；②水肿脚气；③小便不利。

【用法用量】煎服，3～10g。用于发表，量不宜过大，且不宜久煎；用于利水消肿，量宜稍大，且须浓煎。

6. 荆芥

【性能】辛，微温。归肺、肝经。

【功效】祛风解表，透疹消疮，

止血。

【应用】①外感表证；②麻疹不透、风疹瘙痒；③疮疡初起兼有表证；④吐衄下血。

【用法用量】煎服，5～10g，不宜久煎。发表透疹消疮宜生用；止血宜炒故用。荆芥穗更长于祛风。

7. 防风

【性能】辛、甘，微温。归膀胱、肝、脾经。

【功效】祛风解表，胜湿止痛，止痉。

【应用】①外感表证；②风疹瘙痒；③风湿痹痛；④破伤风证。此外，以其升清燥湿之性，亦可用于脾虚湿盛，清阳不升所致的泄泻，可与人参、黄芪、白术等药配伍，如升阳益胃汤（《脾胃论》）。若用于土虚木乘，肝郁侮脾，肝脾不和，腹泻而痛者，常与白术、白芍、陈皮同用，如痛泻要方（《景岳全书》引刘草窗方）。

【鉴别用药】荆芥与防风味辛性微温，温而不燥，长于发表散风，对于外感表证，无论是风寒感冒、恶寒发热、头痛无汗，还是风热感冒、发热、微恶风寒、头痛、咽痛等，两者均可使用。同时，两者都可用于风疹瘙痒。但荆芥质轻透散，发汗之力较防风为强，风寒感冒、风热感冒均常选用，又能止血、消疮。防风质松而润，祛风之力较强，为"风药之润剂""治风之通用药"，又能胜湿、止痛、止痉，可用于外感风湿，头痛如裹、身重肢痛等症。

8. 羌活

【功效】解表散寒，祛风胜湿，止痛。

【应用】①风寒感冒；②风寒湿痹。

9. 白芷

【功效】解表散寒，祛风止痛，通鼻窍，燥湿止带，消肿排脓。

【应用】①风寒感冒；②头痛，牙痛，风湿痹痛；③鼻渊；④带下

证；⑤疮痈肿毒。此外，本品祛风止痒，可用治皮肤风湿瘙痒。

10. 细辛

【功效】解表散寒，祛风止痛，通窍，温肺化饮。

【应用】①风寒感冒，阳虚外感；②头痛，牙痛，风湿痹痛；③鼻渊；④肺寒咳喘。

【用法用量】煎服，1～3g；散剂每次服 0.5～1g。外用适量。

【使用注意】阴虚阳亢头痛，肺燥伤阴干咳者忌用。不宜与藜芦同用。

【鉴别用药】细辛、麻黄、桂枝皆为辛温解表，能发风寒常用药，均可用治风寒感冒。然麻黄发汗用较强，主治风寒感冒重证；桂枝发汗解表作用较为和缓，凡风寒感冒，无论表实无汗、表虚自汗均可用之；细辛辛温走窜，达表入里，发汗之力不如麻黄、桂枝，但散寒力胜，适当配伍还常用治寒犯少阴之阳虚外感证。

11. 藁本

【功效】祛风散寒，除湿止痛。

12. 苍耳子

【功效】发散风寒，通鼻窍，祛风湿，止痛。

【使用注意】血虚头痛不宜用。过量服用易致中毒。

13. 辛夷

【功效】散风寒，通鼻窍。

【应用】①风寒感冒；②鼻塞、鼻渊。

【用法用量】煎服，3～10g。本品有毛，易刺激咽喉，入汤剂宜用纱布包煎。

二、发散风热药（风热感冒及温病初起）

1. 薄荷

【性能】辛，凉。归肺、肝经。

【功效】疏散风热，清利头目，利咽透疹，疏肝行气。

【应用】①风热感冒，温病初起；②风热头痛，目赤多泪，咽

喉肿痛；③麻疹不透，风疹瘙痒；④肝郁气滞，胸闷胁痛。此外，本品芳香辟秽，兼能化湿和中，还可用治夏令感受暑湿秽浊之气，脘腹胀痛，呕吐泄泻，常与香薷、厚朴、金银花等同用，如薄荷汤（《瘟胀玉衡》）。

【用法用量】煎服，3～6g；宜后下。薄荷叶长于发汗解表，薄荷梗偏于行气和中。

2. 牛蒡子

【功效】疏散风热，宣肺祛痰，利咽透疹，解毒消肿。

【应用】①风热感冒，温病初起；②麻疹不透，风疹瘙痒；③痈肿疮毒，丹毒，痄腮，喉痹。

【使用注意】本品性寒，滑肠通便，气虚便溏者慎用。

3. 蝉蜕

【功效】疏散风热，利咽开音，透疹，明目退翳，息风止痉。

【应用】①风热感冒，温病初起，咽痛音哑；②麻疹不透，风疹瘙痒；③目赤翳障；④急慢惊风，破伤风证。此外，本品还常用以治疗小儿夜啼不安。现代研究证明，该药能镇静安神，故用之有效。

【鉴别用药】薄荷、牛蒡子与蝉蜕三药皆能疏散风热，透疹，利咽，均可用于外感风热或温病初起，发热、微恶风寒、头痛；麻疹初起，透发不畅；风疹瘙痒；风热上攻，咽喉肿痛等证。但薄荷辛凉芳香，清轻凉散，发汗之力较强，故外感风热，发热无汗者，薄荷首选；且薄荷又能清利头目，疏肝行气。牛蒡子辛散苦泄，性寒清利，兼能宣肺祛痰，故外感风热、咳嗽、咳痰不畅者，牛蒡子尤为适宜。同时，牛蒡子外散风热，内解热毒，有清热解毒散肿之功。蝉蜕甘寒质轻，既能疏散肺经风热而利咽、透疹、止痒，又长于疏散肝经风热而明目退翳，凉肝息风止痉。

4. 桑叶

【功效】疏散风热，清肺润燥，平抑肝阳，清肝明目。

【应用】①风热感冒，温病初起；②肺热咳嗽、燥热咳嗽；③肝阳上亢眩晕；④目赤昏花。此外，本品尚能凉血止血，还可用治血热妄行之咯血、吐血、衄血，宜与其他凉血止血药同用。

5. 菊花

【功效】疏散风热，平抑肝阳，清肝明目，清热解毒。

【应用】①风热感冒，温病初起；②肝阳眩晕，肝风实证；③目赤昏花；④疮痈肿毒。

6. 蔓荆子

【功效】疏散风热，清利头目。

7. 柴胡

【性能】苦、辛，微寒。归肝、胆经。

【功效】解表退热，疏肝解郁，升举阳气。

【应用】①表证发热，少阳证；②肝郁气滞证；③气虚下陷，脏器脱垂。此外，本品还可退热截疟，又为治疗疟疾寒热的常用药，常与黄芩、草果等同用。

【用法用量】煎服，3～9g。解表退热宜生用，且用量宜稍重；疏肝解郁宜醋炙，升阳可生用或酒炙，其用量均宜稍轻。

8. 升麻

【功效】发表透疹，清热解毒，升举阳气。

9. 葛根

【性能】甘、辛，凉。归脾、胃、肺经。

【功效】解肌退热，透疹，生津止渴，升阳止泻，通经活络，解酒毒。

【应用】①表证发热，项背强痛；②麻疹不透；③热病口渴，阴虚消渴；④热泻热痢，脾虚泄泻。葛根能直接扩张血管，使外周阻力下降，而有明显降压作用，能较好缓解高血压病人的"项紧症状，故临床常用治高血压病颈项强痛。

【用法用量】煎服，9～15g。解肌退热、透疹、生津宜生用，升阳止泻宜煨用。

【鉴别用药】柴胡、升麻、葛根三者皆能发表，升阳，均可用治风热感冒、发热、头痛，以及阳气不升证。其中，柴胡、升麻两者均能升阳举陷，用治气虚下陷、食少便溏、久泻脱肛、胃下垂、肾下垂、子官脱垂等脏器脱垂；两者又能透疹，常用治麻疹初起，透发不畅。但柴胡主升肝胆之气，长于疏散少阳半表半里之邪，退热，疏肝解郁，为治疗少阳证之要药。又常用于伤寒邪在少阳，寒热往来，胸胁苦满、口苦咽干、目眩；感冒发热；肝郁气滞，胸胁胀痛、月经不调、痛经等证。升麻主升脾胃清阳之气，其升提（升阳举陷）之力较柴胡为强，并善于清热解毒，又常用于多种热毒病证。葛根主升脾胃清阳之气而达到生津止渴、止泻之功，常用于热病烦渴，阴虚消渴，热泻热痢，脾虚泄泻。同时，葛根解肌退热，对于外感表证，发热恶寒、头痛无汗、项背强痛，无论风寒表证、风热表证，均可使用。

第六单元　清热药

一、清热泻火药（气分实热证及脏腑火热证）

1. 石膏

【性能】甘、辛，大寒。归肺、胃经。

【功效】生用：清热泻火，除烦止渴；煅用：敛疮生肌，收湿，止血。

【应用】①温热病气分实热证；②肺热喘咳证；③胃火牙痛、头痛、实热消渴；④溃疡不敛，湿疹瘙痒，水火烫伤，外伤出血。

【用法用量】生石膏煎服，15～

60g，宜先煎。煅石膏适量外用，研末撒敷患处。

【使用注意】脾胃虚寒及阴虚内热者忌用。

2. 知母

【性能】苦、甘，寒。归肺、胃、肾经。

【功效】清热泻火，滋阴润燥。

【应用】①热病烦渴；②肺热燥咳；③骨蒸潮热；④内热消渴；⑤肠燥便秘。

【用法用量】煎服，6～12g。

【鉴别用药】石膏、知母均能清热泻火，可用治温热病气分热盛及肺热咳嗽等证。但石膏泻火之中长于清解，重在清泻肺胃实火，肺热咳嗽、胃火头痛牙痛多用石膏；知母泻火之中长于清润，肺热燥咳、内热骨蒸、消渴多选知母。

3. 芦根

【功效】清热泻火，生津止渴，除烦，止呕，利尿。

【应用】①热病烦渴；②胃热呕哕；③肺热咳嗽，肺痈吐脓；④淋涩涩痛。

4. 天花粉

【功效】清热泻火，生津止渴，消肿排脓。

【应用】①热病烦渴；②肺热燥咳；③内热消渴；④疮疡肿毒。

【使用注意】不宜与乌头类药材同用。

5. 淡竹叶

【功效】清热泻火，除烦，利尿。

6. 栀子

【性能】苦，寒。归心、肺、三焦经。

【功效】泻火除烦，清热利湿，凉血解毒。焦栀子凉血止血。

【应用】①热病心烦；②湿热黄疸；③热淋涩痛；④血热吐衄；⑤目赤肿痛；⑥火毒疮疡。焦栀子功专凉血止血，用于血热吐血、衄血、尿血、崩漏。

【用法用量】煎服，5～10g。外用生品适量，研末调敷。

7. 夏枯草

【功效】清热泻火，明目，散结消肿。

【应用】①目赤肿痛，头痛眩晕，目珠夜痛；②瘰疬，瘿瘤；③乳痈肿痛。

8. 决明子

【功效】清热明目，润肠通便。

【用法用量】煎服，10～15g；用于润肠通便，不宜久煎。

二、清热燥湿药（湿热证）

1. 黄芩

【性能】苦，寒。归肺、胆、脾、胃、大肠、小肠经。

【功效】清热燥湿，泻火解毒，止血，安胎。

【应用】①湿温、暑湿，胸闷呕恶，湿热痞满，黄疸泻痢；②肺热咳嗽，高热烦渴；③血热吐衄；④痈肿疮毒；⑤胎动不安。

2. 黄连

【性能】苦，寒。归心、脾、胃、胆、大肠经。

【功效】清热燥湿，泻火解毒。

【应用】①湿热痞满，呕吐吞酸；②湿热泻痢；③高热神昏，心烦不寐，血热吐衄；④痈肿疔疮，目赤牙痛；⑤消渴；⑥外治湿疹、湿疮、耳道流脓。

【鉴别用药】本品入药，除生用外，还有酒炙、姜汁炙、吴茱萸水炙等特殊炮制品，其功用各有区别。酒黄连善清上焦火热，多用于目赤肿痛、口疮；姜黄连善清胃和胃止呕，多用治寒热互结，湿热中阻，痞满呕吐；吴茱萸黄连善舒肝和胃止呕，多用治肝胃不和之呕吐吞酸。

3. 黄柏

【性能】苦，寒。归肾、膀胱、大肠经。

【功效】清热燥湿，泻火解毒，

除骨蒸。

【应用】①湿热带下，热淋涩痛；②湿热泻痢，黄疸；③湿热脚气，痿证；④骨蒸劳热，盗汗，遗精；⑤疮疡肿毒，湿疹瘙痒。

【鉴别用药】黄芩、黄连、黄柏三药性味皆苦寒，而黄连为苦寒之最。三药均以清热燥湿、泻火解毒为主要功效，用治湿热内盛或热毒炽盛之证，常相须为用。但黄芩偏泻上焦肺火，肺热咳嗽者多用；黄连偏泻中焦胃火，并长于泻心火、中焦湿热，痞满呕逆及心火亢旺，高热心烦者多用；黄柏偏泻下焦相火、除骨蒸，湿热下注诸症及骨蒸劳热者多用。

4. 龙胆

【功效】清热燥湿，泻肝胆火。

【应用】①湿热黄疸，阴肿阴痒，带下，湿疹瘙痒；②肝火头痛，目赤耳聋，胁痛口苦；③惊风抽搐。

5. 苦参

【性能】苦，寒。归心、肝、胃、大肠、膀胱经。

【功效】清热燥湿，杀虫，利尿。

【应用】①湿热泻痢，便血，黄疸；②湿热带下，阴肿阴痒，湿疹湿疮，皮肤瘙痒，疥癣；③湿热小便不利。

【使用注意】脾胃虚寒者忌用，反藜芦。

三、清热解毒药（热毒所致病证）

1. 金银花

【性能】甘，寒。归肺、心、胃经。

【功效】清热解毒，疏散风热。

【应用】①痈肿疔疮；②外感风热，温病初起；③热毒血痢。此外，尚可用治咽喉肿痛、小儿热疮及痱子。

2. 连翘

【性能】苦，微寒。归肺、心、小肠经。

【功效】清热解毒，消肿散结，疏散风热。

【应用】①痈肿疮毒、瘰疬痰核；②风热外感，温病初起；③热淋涩痛。

【鉴别用药】连翘与金银花，均有清热解毒作用，既能透热达表，又能清里热而解毒。对外感风热、温病初起、热毒疮疡等证常相须为用。区别点是连翘清心解毒之力强，并善于消痈散结，为"疮家圣药"，亦治瘰疬痰核；而金银花疏散表热之效优，且炒炭后善于凉血止痢，用治热毒血痢。

3. 穿心莲

【功效】清热解毒，凉血，消肿。

4. 大青叶

【功效】清热解毒，凉血消斑。

【应用】①热入营血，温毒发斑；②喉痹口疮，痄腮丹毒。

5. 板蓝根

【功效】清热解毒，凉血，利咽。

【应用】①外感发热，温病初起，咽喉肿痛；②温毒发斑，痄腮，丹毒，痈肿疮毒。

6. 青黛

【功效】清热解毒，凉血消斑，泻火定惊。

【应用】①温毒发斑，血热吐衄；②咽痛口疮，火毒疮疡；③咳嗽胸痛，痰中带血；④暑热惊痫，惊风抽搐。

【用法用量】内服 1～3g。本品难溶于水，一般作散剂冲服，或入丸剂服用。外用适量。

【鉴别用药】大青叶为菘蓝叶；板蓝根为菘蓝或马蓝的根；青黛为马蓝、蓼蓝或菘蓝的茎叶经加工制得的粉末。三者大体同出一源，功

效亦相近，皆有清热解毒、凉血消斑之作用。相比较而言，大青叶凉血消斑力强；板蓝根解毒利咽效佳；青黛清肝定惊功胜。

7. 贯众

【功效】清热解毒，止血，杀虫。

【应用】①风热感冒，温毒发斑；②血热出血；③虫疾。此外，本品还可用于治疗烧烫伤及妇人带下等病证。

8. 蒲公英

【功效】清热解毒，消肿散结，利湿通淋。

【应用】①痈肿疔毒，乳痈内痈；②热淋涩痛，湿热黄疸。此外，本品还有清肝明目的作用，以治肝火上炎引起的目赤肿痛，可单用取汁点眼，或浓煎内服；亦可与菊花、夏枯草、黄芩等配伍使用。

9. 紫花地丁

【功效】清热解毒，凉血消肿。

10. 土茯苓

【功效】解毒，除湿，通利关节。

11. 鱼腥草

【功效】清热解毒，消痈排脓，利尿通淋。

【应用】①肺痈吐脓，肺热咳嗽；②热毒疮痈；③湿热淋证。此外本品又能清热止痢，还可用治湿热泻痢。

12. 大血藤

【功效】清热解毒，活血，祛风止痛。

13. 败酱草

【功效】清热解毒，消痈排脓，祛瘀止痛。

14. 射干

【功效】清热解毒，消痰，利咽。

【应用】①咽喉肿痛；②痰盛咳喘。

15. 山豆根

【功效】清热解毒，利咽消肿。

16. 白头翁

【功效】清热解毒，凉血止痢。

【应用】①热毒血痢；②疮痈肿毒。

17. 马齿苋

【功效】清热解毒，凉血止血，止痢。

18. 鸦胆子

【功效】清热解毒，止痢，截疟；外用腐蚀赘疣。

【应用】①热毒血痢，冷积久痢；②各型疟疾；③鸡眼赘疣。

【用法用量】内服，0.5～2g，以干龙眼肉包裹或装入胶囊包紧吞服，亦可压去油制成丸剂、片剂服，不宜入煎剂。外用适量。

【使用注意】本品有毒，对胃肠道及肝肾均有损害，内服需严格控制剂量，不宜多用久服。外用注意用胶布保护好周围正常皮肤，以防止对正常皮肤的刺激。孕妇及小儿慎用。胃肠出血及肝肾病患者，应忌用或慎用。

19. 白花蛇舌草

【功效】清热解毒消痈，利湿通淋。

四、清热凉血药（营分、血分实热证）

1. 生地黄

【性能】甘，寒。归心、肝、肾经。

【功效】清热凉血，养阴生津。

【应用】①热入营血，温毒发斑、吐血衄血；②阴虚内热，骨蒸劳热；③津伤口渴，内热消渴，肠燥便秘。

2. 玄参

【性能】甘、苦、咸，微寒。归肺、胃、肾经。

【功效】清热凉血，泻火解毒，滋阴。

【应用】①温邪入营，内陷心包，温毒发斑；②热病伤阴，津伤便秘，骨蒸劳嗽；③目赤咽痛，瘰疬，白喉，痈肿疮毒。

【使用注意】脾胃虚寒，食少便溏者不宜服用。反藜芦。

【鉴别用药】玄参与生地黄，均能清热凉血，养阴生津，用治热入营血、热病伤阴、阴虚内热等证，常相须为用。但玄参泻火解毒力较强，故咽喉肿痛、瘰疬痰毒多用；生地黄清热凉血力较大，故血热出血、内热消渴多用。

3. 牡丹皮

【性能】苦、辛，微寒。归心、肝、肾经。

【功效】清热凉血，活血祛瘀。

【应用】①温毒发斑，血热吐衄；②温病伤阴，阴虚发热，夜热早凉，无汗骨蒸；③血滞经闭、痛经，跌打伤病；④痈肿疮毒。

4. 赤芍

【功效】清热凉血，散瘀止痛。

【应用】①温毒发斑，血热吐衄；②目赤肿痛，痈肿疮疡；③肝郁胁痛，经闭痛经，癥瘕腹痛，跌打损伤。

【使用注意】血寒经闭者不宜用。反藜芦。

5. 紫草

【功效】清热凉血，活血消斑，解毒透疹。

【使用注意】本品性寒而滑利，脾虚便溏者忌服。

6. 水牛角

【功效】清热凉血，解毒，定惊。

【用法用量】镑片或粗粉煎服，15～30g，宜先煎3小时以上。水牛角浓缩粉冲服，每次1.5～3g，每日2次。

五、清虚热药（虚火内扰证）

1. 青蒿

【性能】苦、辛，寒。归肝、

胆经。

【功效】清透虚热，凉血除蒸，解暑，截疟。

【应用】①温邪伤阴，夜热早凉；②阴虚发热，劳热骨蒸；③暑热外感，发热口渴；④疟疾寒热。

【用法用量】煎 服，6 ~ 12g，不宜久煎；或鲜用绞汁服。

2. 白薇

【功效】清热凉血，利尿通淋，解毒疗疮。

3. 地骨皮

【性能】甘，寒。归肺、肝、肾经。

【功效】凉血除蒸，清肺降火。

【应用】①阴虚发热，盗汗骨蒸；②肺热咳嗽；③血热出血。此外，本品于清热除蒸泻火之中，尚能生津止渴，故与生地黄、天花粉、五味子等同用，可治内热消渴。

4. 银柴胡

【功效】清虚热，除疳热。

5. 胡黄连

【功效】退虚热，除疳热，清湿热。

【鉴别用药】胡黄连与黄连，名称相似且均为苦寒清热燥湿之品，善除胃肠湿热，同为治湿热泻痢之良药。然胡黄连善退虚热，除疳热；而黄连则善清心火，泻肝火，为解毒要药。

第七单元　泻下药

一、攻下药（里实证）

1. 大黄

【性能】苦，寒。归脾、胃、大肠、肝、心包经。

【功效】泻下攻积，清热泻火，凉血解毒，逐瘀通经，除湿退黄。

【应用】①积滞便秘；②血热吐

衄、目赤咽肿，牙龈肿痛；③热毒疮疡，烧烫伤；④瘀血诸证；⑤湿热痢疾、黄疸、淋证。此外，大黄可"破痰实"，通脏腑，除湿浊，用于老痰壅塞，喘逆不得平卧，大便秘结者，如礞石滚痰丸（《泰定养生主论》）。

【用法用量】煎 服，3 ~ 15g；用于泻下不宜久煎。外用适量。

【使用注意】本品为峻烈攻下之品，易伤正气，如非实证，不宜妄用；本品苦寒，易伤胃气，脾胃虚弱者慎用；其性沉降，且善活血祛瘀，故妇女怀孕、月经期、哺乳期应忌用。

【鉴别用药】生大黄泻下力强，久煎则泻下力减弱。酒制大黄泻下力较弱，活血作用较好，宜用于瘀血证。大黄炭则多用于血热有瘀出血证。

2. 芒硝

【性能】咸、苦，寒。归胃、大肠经。

【功效】泻下攻积，润燥软坚，清火消肿。

【应用】①积滞便秘；②咽痛、口疮、目赤及痈肿疮痛。

【用法用量】内 服，6 ~ 12g，冲入药汁内或开水溶化后服。外用适量。

【使用注意】孕妇及哺乳期妇女忌用或慎用。不宜与硫黄、三棱同用。

【鉴别用药】芒硝、大黄均为泻下药，常相须用治胃肠燥便秘。然大黄味苦泻下力强，有荡涤肠胃之功，为治热结便秘之主药；芒硝味咸，可软坚泻下，善除燥屎坚结。

3. 番泻叶

【功效】泻热行滞，通便，利水。

【用法用量】温 开 水 泡 服，1.5 ~ 3g；煎服，2 ~ 6g，宜后下。

【使用注意】妇女哺乳期、月经

期及孕妇慎用。

二、润下药（津枯、阴虚、血虚便秘）

1. 火麻仁
【功效】润肠通便。
【应用】肠燥便秘。

2. 郁李仁
【功效】润肠通便，下气利水。
【应用】①肠燥便秘；②水肿胀满，脚气浮肿。

3. 松子仁
【功效】润肠通便，润肺止咳。
【应用】①肠燥便秘；②肺燥干咳。

三、峻下逐水药（水肿、积水且正气未衰）

1. 甘遂
【功效】泻水逐饮，消肿散结。
【应用】①水肿，鼓胀，胸胁停饮；②风痰癫痫；③疮痈肿毒。
【用法用量】入丸、散服，每次0.5～1g。外用适量，生用。内服醋制用，以减低毒性。
【使用注意】虚弱者及孕妇忌用。不宜与甘草同用。

2. 牵牛子
【功效】泻水通便，消痰涤饮，去积杀虫。
【应用】①水肿，鼓胀；②痰饮喘咳；③虫积腹痛。
【用法用量】煎服，3～6g。入丸、散剂，每次1.5～3g。本品炒用药性减缓。
【使用注意】孕妇忌用。不宜与巴豆、巴豆霜同用。

3. 巴豆霜
【功效】峻下冷积，逐水退肿，豁痰利咽；外用蚀疮。
【应用】①寒积便秘；②腹水鼓胀；③喉痹痰阻；④痈肿脓成未溃、疥癣恶疮。
【用法用量】入丸、散服，每次

0.1～0.3g。外用适量。
【使用注意】孕妇及体弱者忌用。不宜与牵牛子同用。

第八单元　祛风湿药

一、祛风寒湿药（风寒湿痹）

1. 独活
【性能】辛、苦，微温。归肾、膀胱经。
【功效】祛风湿，通痹止痛。
【应用】①风寒湿痹；②风寒夹湿表证；③少阴头痛。此外，其祛风湿之功，亦治皮肤瘙痒，内服或外洗皆可。
【鉴别用药】羌活与独活，均能祛风湿，止痛，解表，以治风寒湿痹，风寒夹湿表证，头痛。但羌活性较燥烈，发散力强，常用于风寒湿痹在上half身者，治头痛属于风寒者；独活性较缓和，发散力较羌活为弱，多用于风寒湿痹在下半身者，治头痛属少阴者。若风寒湿痹，一身尽痛，两者常配伍应用。

2. 威灵仙
【功效】祛风湿，通络止痛，消骨鲠。
【应用】①风湿痹证；②骨鲠咽喉。此外，本品宣通经络止痛，可治跌打伤痛、头痛、牙痛、胃脘痛等；并能消痰逐饮，用于痰饮、噎膈、痞积。

3. 川乌
【性能】辛、苦，热。有大毒。归心、肝、肾、脾经。
【功效】祛风除湿，温经止痛。
【应用】①风寒湿痹；②心腹冷痛，寒疝疼痛；③跌打损伤，麻醉止痛。
【用法用量】煎服，1.5～3g；宜先煎、久煎。外用适量。
【使用注意】孕妇忌用；不宜与贝母类、半夏、白及、白蔹、瓜

中药

蒌类（包括天花粉）同用；内服一般应炮制用，生品内服宜慎；酒浸、酒煎服易致中毒，应慎用。

4. 蕲蛇

【功效】祛风，通络，止痉。

【应用】①风湿顽痹，中风半身不遂；②小儿惊风，破伤风，麻风，疥癣。此外，本品有毒，能以毒攻毒，可治瘰疬、梅毒、恶疮。

【用法用量】煎汤，3～9g；研末吞服，一次1～1.5g，一日2～3次。或酒浸、煮膏，入丸、散服。

【使用注意】阴虚内热者忌服。

5. 乌梢蛇

【功效】祛风，通络，止痉。

【应用】①风湿顽痹，中风半身不遂；②小儿惊风，破伤风；③麻风，疥癣。此外，本品又可治瘰疬、恶疮。

6. 木瓜

【性能】酸，温。归肝、脾经。

【功效】舒筋活络，和胃化湿。

【应用】①风湿痹证；②脚气水肿；③吐泻转筋。此外，本品尚有消食作用，用于消化不良；并能生津止渴，可治津伤口渴。

二、祛风湿热药（风湿热痹）

1. 秦艽

【性能】辛、苦，平。归胃、肝、胆经。

【功效】祛风湿，通络止痛，退虚热，清湿热。

【应用】①风湿痹证；②中风不遂；③骨蒸潮热，疳积发热；④湿热黄疸。此外，本品尚能治痔疮、肿毒等。

2. 防己

【功效】祛风湿，止痛，利水消肿。

【应用】①风湿痹证；②水肿，小便不利，脚气；③湿疹疮毒。

【使用注意】本品大苦大寒易伤胃气，胃纳不佳及阴虚体弱者慎服。

3. 豨莶草

【功效】祛风湿，利关节，解毒。

【鉴别用药】豨莶草能祛风湿，通经络，利关节。生用性寒，善清热解毒，化湿热，除风痒，故宜于风湿热痹痛，关节红肿热痛，以及湿热疮疹、风疹、湿毒瘙痒等症。酒蒸制后转为甘温，祛风除湿之中寓有补益肝肾之功，故可用于风湿四肢麻木、筋骨疼痛、腰膝酸软及风湿半身不遂等，但单用作用缓慢，久服方效。

4. 络石藤

【功效】祛风通络，凉血消肿。

【用法用量】煎服，6～12g。外用适量，鲜品捣敷。

三、祛风湿强筋骨药（风湿日久）

1. 五加皮

【功效】祛风湿，补肝肾，强筋骨，利水。

【应用】①风湿痹证；②筋骨痿软，小儿行迟，体虚乏力；③水肿，脚气。

2. 桑寄生

【性能】苦、甘，平。归肝、肾经。

【功效】祛风湿，补肝肾，强筋骨，安胎。

【应用】①风湿痹证；②崩漏经多，妊娠漏血，胎动不安。此外，本品尚能降血压，可用于高血压病。

3. 狗脊

【功效】祛风湿，补肝肾，强腰膝。

第九单元　化湿药

1. 广藿香

【性能】辛，微温。归脾、胃、肺经。

【功效】芳香化浊，和中止呕，发表解暑。

【应用】①湿滞中焦；②呕吐；③暑湿或湿温初起。

2. 佩兰

【功效】芳香化湿，醒脾开胃，发表解暑。

3. 苍术

【性能】辛、苦、温。归脾、胃、肝经。

【功效】燥湿健脾，祛风散寒，明目。

【应用】①湿阻中焦证；②风湿痹证；③风寒夹湿表证。此外，本品尚能明目，用于夜盲症及眼目昏涩。可单用，或与羊肝、猪肝蒸食同食。

【鉴别用药】苍术、广藿香、佩兰均为芳香化湿药，具有化湿之力，用于湿阻中焦证。但苍术苦温燥烈，可燥湿健脾，不仅适用于湿阻中焦，亦可用于其他湿邪泛滥之证；而广藿香、佩兰性性微温而平，以化湿醒脾为主，多用于湿邪困脾之证。

4. 厚朴

【性能】苦、辛、温。归脾、胃、肺、大肠经。

【功效】燥湿消痰，下气除满。

【应用】①湿阻中焦，脘腹胀满；②食积气滞，腹胀便秘；③痰饮喘咳。此外，七情郁结，痰气互阻，咽中如有物阻，咽之不下，吐之不出的梅核气，可取本品燥湿消痰，下气宽中之效，配伍半夏、茯苓、苏叶、生姜等药，如半夏厚朴汤（《金匮要略》）。

【鉴别用药】厚朴、苍术均为化湿药，性能辛苦温，均有燥湿之功，常相须为用，治疗湿阻中焦之证。但厚朴以苦味为重，苦降下气消积除满，又下气消痰平喘，既可除无形之湿邪，又可消有形之实满，为消除胀满的要药；而苍术辛散温燥为主，为治湿阻中焦之要药，又可祛风湿。

5. 砂仁

【功效】化湿开胃，温脾止泻，理气安胎。

【应用】①湿阻中焦及脾胃气滞证；②脾胃虚寒吐泻；③气滞妊娠恶阻及胎动不安。

【用法用量】煎服，3～6g；入汤剂宜后下。

6. 豆蔻

【功效】化湿行气，温中止呕，开胃消食。

【应用】①湿阻中焦及脾胃气滞证；②呕吐。

【用法用量】煎服，3～6g；入汤剂宜后下。

【鉴别用药】豆蔻、砂仁同为化湿药，具有化湿行气，温中止呕、止泻之功，常相须为用，用治湿阻中焦及脾胃气滞证。但豆蔻化湿行气之力偏中上焦，而砂仁偏中下焦。故豆蔻临床上可用于湿疮闷，温中偏胃而善止呕；砂仁化湿行气力略胜，温中重在脾而善止泻，并能行气安胎。

第十单元　利水渗湿药

一、利水消肿药（水湿内停的水肿、小便不利）

1. 茯苓

【性能】甘、淡、平。归心、肺、脾、肾经。

【功效】利水渗湿，健脾，宁心。

【应用】①水肿，小便不利；②痰饮；③脾虚泄泻；④心悸，失眠。

2. 薏苡仁

【性能】甘、淡、凉。归脾、胃、肺经。

【功效】利水渗湿，健脾止泻，除痹，排脓。

【应用】①水肿，小便不利，脚

气浮肿；②脾虚泄泻；③湿痹拘挛；④肺痈，肠痈。

【用法用量】煎服，9～30g。清利湿热宜生用，健脾止泻宜炒用。

【鉴别用药】薏苡仁与茯苓功效相近，同能利水消肿，渗湿，健脾。然薏苡仁性凉而清热，排脓消痈，又善除痹。而茯苓性平，且补益心脾，宁心安神。

3. 猪苓

【功效】利水消肿，渗湿。

【应用】水肿，小便不利，泄泻。

【鉴别用药】猪苓与茯苓均能利水消肿、渗湿，用治水肿，小便不利等证。然猪苓利水作用较强，无补益之功。而茯苓性平和，能补能利，既善渗泄水湿，又能健脾宁心。

4. 泽泻

【功效】利水渗湿，泄热。

【应用】①水肿，小便不利，泄泻；②淋证，遗精。

5. 冬瓜皮

【性能】甘，凉。归脾、小肠经。

【功效】利尿消肿，清热解暑。

【应用】①水肿，小便不利；②暑热口渴，小便短赤。

【用法用量】煎服，3～30g。

二、利尿通淋药（湿热蕴结下焦的淋证）

1. 车前子

【性能】甘，微寒。归肝、肾、肺、小肠经。

【功效】清热利尿通淋，渗湿止泻，明目，祛痰。

【应用】①淋证，水肿；②泄泻；③目赤肿痛，目暗昏花；④痰热咳嗽。

【用法用量】煎 服，9～15g。宜包煎。

2. 滑石

【功效】利尿通淋，清热解暑；

外用收湿敛疮。

【应用】①热淋，石淋，尿热涩痛；②暑湿，湿温；③湿疮，湿疹，痱子。

【用法用量】煎服，10～20g。宜先煎。外用适量。

3. 瞿麦

【功效】利尿通淋，破血通经。

4. 地肤子

【功效】清热利湿，祛风止痒。

5. 海金沙

【功效】利尿通淋，止痛。

【用法用量】煎 服，6～15g。宜包煎。

6. 石韦

【功效】利尿通淋，清肺止咳，凉血止血。

7. 萆薢

【功效】利湿祛浊，祛风除痹。

三、利湿退黄药（湿热黄疸）

1. 茵陈

【性能】苦、辛，微寒。归脾、胃、肝、胆经。

【功效】清热利湿，利胆退黄。

【应用】①黄疸；②湿疮瘙痒；③暑湿，湿温。

2. 金钱草

【性能】甘、咸，微寒。归肝、胆、肾、膀胱经。

【功效】利湿退黄，利尿通淋，解毒消肿。

【应用】①湿热黄疸；②石淋，热淋；③痈肿疔疮，毒蛇咬伤。

3. 虎杖

【功效】利湿退黄，清热解毒，散瘀止痛，化痰止咳。

【应用】①湿热黄疸，淋浊，带下；②水火烫伤，痈肿疮毒，毒蛇咬伤；③经闭，癥瘕，跌打损伤；④肺热咳嗽。本品还有泻下通便作用，可用于热结便秘。

第十一单元　温里药

1. 附子

【性能】辛、甘，大热。有毒。归心、肾、脾经。

【功效】回阳救逆，补火助阳，散寒止痛。

【应用】①亡阳证；②阳虚内寒证；③寒湿痹证。

【用法用量】煎服，3～15g。本品有毒，宜先煎0.5～1小时，至口尝无麻辣感为度。

【使用注意】孕妇及阴虚阳亢者忌用。反半夏、瓜蒌、瓜蒌、白蔹、白及。生品外用，内服须炮制。若内服过量，或炮制、煎煮方法不当，可引起中毒。

2. 干姜

【性能】辛，热。归脾、胃、肾、心、肺经。

【功效】温中散寒，回阳通脉，温肺化饮。

【应用】①脾胃寒证，腹痛，呕吐，泄泻；②亡阳证；③寒饮喘咳。

3. 肉桂

【性能】辛、甘，大热。归肾、脾、心、肝经。

【功效】补火助阳，散寒止痛，温经通脉，引火归原。

【应用】①肾阳虚证；②脘腹冷痛，寒疝腹痛；③寒凝腰痛，胸痹，阴疽，闭经，痛经；④虚阳上浮。此外，久病体虚气血不足者，在补益气血方中加入少量肉桂，有鼓舞气血生长之效。

【用法用量】煎服，1～5g，宜后下或焗服；研末冲服，每次1～2g。

【使用注意】阴虚火旺，里有实热，血热妄行出血及孕妇忌用。畏赤石脂。

【鉴别用药】肉桂、附子、干姜均性味辛热，能温中散寒止痛，用

治脾胃虚寒之脘腹冷痛、大便溏泄等。然干姜主入脾胃，长于温中散寒、健运脾阳而止呕；肉桂、附子味甘而大热，散寒止痛力强，善治脘腹冷痛甚者及肾阳虚寒痛证。二者又能补火助阳，用治肾阳虚证及脾肾阳虚证。肉桂还能引火归原、温经通脉，用治虚阳上浮及胸痹、阴疽、闭经、痛经等。附子、干姜能回阳救逆，用治亡阳证。此功附子力强，干姜力弱，常相须为用。干姜尚能温肺化饮，用治肺寒痰饮咳喘。

肉桂、桂枝均性味辛甘温，能散寒止痛、温经通脉，用治寒凝血滞之胸痹、闭经、痛经、风寒湿痹证。肉桂长于温里寒，用治里寒证；又能补火助阳，引火归原，用治肾阳不足，命门火衰之阳痿、宫冷；下元虚衰，虚阳上浮之虚喘、心悸。桂枝长于散表寒，用治风寒表实证；又能助阳化气，用治痰饮、蓄水证。

4. 吴茱萸

【性能】辛、苦，热。有小毒。归肝、脾、胃、肾经。

【功效】散寒止痛，降逆止呕，助阳止泻。

【应用】①寒凝疼痛；②呕吐吞酸；③虚寒泄泻。

【用法用量】煎服，2～5g。外用适量。

5. 小茴香

【功效】散寒止痛，理气和胃。

【应用】①寒疝腹痛，睾丸偏坠胀痛，少腹冷痛，痛经；②中焦虚寒气滞证。

6. 丁香

【功效】温中降逆，散寒止痛，温肾助阳。

【使用注意】热证及阴虚内热者忌用。畏郁金。

7. 高良姜

【功效】散寒止痛，温中止呕。

8. 花椒

【功效】温中止痛，杀虫止痒。

【用法用量】煎服，3～6g。外用适量，煎汤熏洗。

第十二单元　理气药

1. 陈皮

【性能】辛、苦，温。归脾、肺经。

【功效】理气健脾，燥湿化痰。

【应用】①脾胃气滞证；②呕吐、呃逆证；③湿痰、寒痰咳嗽；④胸痹。

2. 青皮

【功效】疏肝破气，消积化滞。

【应用】①肝郁气滞证；②脘腹疼痛；③食积腹痛；④癥瘕积聚、久疟痞块。

【鉴别用药】陈皮、青皮二者皆可理中焦之气而健胃，用于脾胃气滞之脘腹胀痛、食积不化等证。但陈皮性温而不峻，行气力缓，偏入脾肺，长于燥湿化痰，用于痰饮停滞肺胃之咳嗽气喘、呕哕、腹痛、泄泻；青皮性较峻烈，行气力猛，苦泄下行，偏入肝胆，能疏肝破气，散结止痛，消积化滞，主治肝郁乳房胀痛或结块、胁肋胀痛、疝气疼痛、食积腹痛、癥瘕积聚等证。

3. 枳实

【性能】苦、辛、酸，微寒。归脾、胃经。

【功效】破气除痞，化痰消积。

【应用】①胃肠积滞，湿热泻痢；②胸痹，结胸；③气滞胸胁疼痛。此外，本品尚可用治胃扩张、胃下垂、子宫脱垂、脱肛等脏器下垂病症，可单用本品，或配伍补中益气之黄芪、白术等以增强疗效。

【用法用量】煎服，3～9g，大量可用至30g。炒后性较平和。

4. 木香

【性能】辛、苦，温。归脾、胃、大肠、胆、三焦经。

【功效】行气止痛，健脾消食。

【应用】①脾胃气滞证；②泻痢里急后重；③腹痛胁痛。此外，本品气芳香能醒脾开胃，故在补益剂中用之，能减轻补益药的碍胃和滞气之弊，有助于消化吸收，如归脾汤（《济生方》）。

【用法用量】煎服，1.5～6g。生用行气力强，煨用行气力缓而实肠止泻，用于泄泻腹痛。

5. 檀香

【功效】行气温中，开胃止痛。

【用法用量】煎服，2～5g，宜后下；入丸散，1～3g。

6. 川楝子

【功效】疏肝泄热，行气止痛，杀虫。

【应用】①肝郁化火诸痛证；②虫积腹痛。此外，本品苦寒有毒，能清热燥湿，杀虫而疗癣。可用本品焙黄研末，以油调膏，外涂治头癣、秃疮。

【使用注意】本品有毒，不宜过量或持续服用，以免中毒。又因性寒，脾胃虚寒者慎用。

7. 乌药

【功效】行气止痛，温肾散寒。

【应用】①寒凝气滞之胸腹诸痛证；②尿频，遗尿。

8. 香附

【性能】辛、微苦、微甘，平。归肝、脾、三焦经。

【功效】疏肝解郁，调经止痛，理气宽中。

【应用】①肝郁气滞胁痛、腹痛；②月经不调，痛经，乳房胀痛；③脾胃气滞腹痛。

【鉴别用药】木香与香附均有理气止痛之功，并能宽中消食，用于治疗脾胃气滞、脘腹胀痛、食少诸症，二者可配伍应用。但木香药性偏燥，主入脾胃，善治脾胃气滞之食积不化，脘腹胀痛，泻痢里急后重，兼可用于治疗胁痛、黄疸、疝气疼痛及胸痹心痛，为理气止痛之要药；香附性质平和，主入肝经，以疏肝解郁、调经止痛见长，主治肝气郁结之胁肋胀痛、乳房胀痛、月经不调、癥瘕疼痛等症，为妇科调经之要药。

9. 佛手

【功效】疏肝理气，和胃止痛，燥湿化痰。

10. 薤白

【功效】通阳散结，行气导滞。

【应用】①胸痹；②脘腹痞满胀痛，泻痢里急后重。

11. 大腹皮

【功效】行气宽中，利水消肿。

第十三单元　消食药

1. 山楂

【性能】酸、甘，微温。归脾、胃、肝经。

【功效】消食化积，行气散瘀，化浊降脂。

【应用】①肉食积滞；②泻痢腹痛，疝气痛；③血瘀证。现代单用本品制剂治疗冠心病、高血压、高脂血症、细菌性痢疾等，均有较好疗效。

2. 神曲

【功效】消食和胃。

【应用】饮食积滞证。此外，凡丸剂中有金石、贝壳类药物者，前人用本品糊丸以助消化，如磁朱丸。

3. 麦芽

【性能】甘，平。归脾、胃、肝经。

【功效】行气消食，健脾开胃，回乳。

【应用】①米面薯芋食滞证；②断乳、乳房胀痛。此外，本品又兼能疏肝解郁，常配川楝子、柴胡等，用治肝气郁滞或肝胃不和之胁痛、脘腹痛等。

【使用注意】哺乳期妇女不宜使用。

4. 莱菔子

【性能】辛、甘，平。归肺、脾、胃经。

【功效】消食除胀，降气化痰。

【应用】①食积气滞；②咳喘痰多，胸闷食少。此外，古方中有单用生品研服以涌吐风痰者，但现代临床很少用。

【使用注意】本品辛甘耗气，故气虚及无食积、痰滞者慎用。不宜与人参同用。

5. 鸡内金

【性能】甘，平。归脾、胃、小肠、膀胱经。

【功效】消食健胃，固精止遗，通淋化石。

【应用】①饮食积滞，小儿疳积；②肾虚遗精、遗尿；③砂石淋证，胆结石。

第十四单元　驱虫药

槟榔

【性能】苦、辛，温。归胃、大肠经。

【功效】杀虫消积，行气，利水，截疟。

【应用】①肠道寄生虫病；②食积气滞，泻痢里急后重；③水肿，脚气肿痛；④疟疾。

第十五单元　止血药

一、凉血止血药（热伤血络，迫血妄行之出血）

1. 小蓟

【性能】甘、苦，凉。归心、肝经。

【功效】凉血止血，散瘀解毒消痈。

【应用】①血热出血；②热毒

中
药

痈肿。

2. 大蓟

【功效】凉血止血，散瘀解毒消痈。

【应用】①血热出血；②热毒痈肿。

【鉴别用药】大、小二蓟，首载于《名医别录》，因其性状、功用有相似之处，故大小蓟常混称。至《证类本草》《救荒本草》《本草纲目》才逐渐将其区别开来。二者均能凉血止血，散瘀解毒消痈，广泛用治血热出血诸证及热毒疮痈。然大蓟散瘀消痈力强，止血作用广泛，故对吐血、咯血及崩漏下血尤为适宜；小蓟兼能利尿通淋，故以治血尿、血淋为佳。

3. 地榆

【性能】苦、酸、涩，微寒。归肝、大肠经。

【功效】凉血止血，解毒敛疮。

【应用】①血热出血；②烫伤、湿疹、疮疡痈肿。

【使用注意】本品性寒酸涩，凡虚寒性便血、下痢、崩漏及出血有瘀者慎用。对于大面积烧伤病人，不宜使用地榆制剂外涂，以防其所含鞣质被大量吸收而引起中毒性肝炎。

4. 槐花

【功效】凉血止血，清肝泻火。

【应用】①血热出血；②肝热目赤，头痛眩晕。

【鉴别用药】地榆、槐花均能凉血止血，用治血热妄行出血诸证，因其性下行，故以治下部出血证为宜。然地榆凉血之中兼能收涩，凡下部之血热出血，诸如便血、痔血、崩漏、血痢等皆宜；槐花无收涩之性，其止血功在大肠，故以治便血、痔血为佳。

5. 侧柏叶

【功效】凉血止血，化痰止咳，生发乌发。

【应用】①血热出血；②肺热咳嗽；③血热脱发，须发早白。

6. 白茅根

【功效】凉血止血，清热利尿。

【应用】①血热出血；②水肿，热淋，黄疸；③胃热呕吐，肺热咳喘。

【鉴别用药】白茅根、芦根均能清肺胃热而利尿，治肺热咳嗽、胃热呕吐和小便淋痛，且常相须为用。然白茅根偏入血分，以凉血止血见长；而芦根偏入气分，以清热生津为优。

二、化瘀止血药（瘀血内阻，血不循经之出血）

1. 三七

【性能】甘、微苦，温。归肝、胃经。

【功效】散瘀止血，消肿定痛。

【应用】①出血；②跌打损伤，瘀滞肿痛。

【用法用量】多研末吞服，每次1～3g；煎服，3～9g。外用适量。

【使用注意】孕妇慎用。

2. 茜草

【性能】苦，寒。归肝经。

【功效】凉血祛瘀，止血，通经。

【应用】①出血；②血瘀经闭，跌打损伤，风湿痹痛。

3. 蒲黄

【性能】甘，平。归肝、心包经。

【功效】止血，化瘀，通淋。

【应用】①出血；②瘀血痛证；③血淋尿血。

【用法用量】煎服，5～10g，包煎。外用适量，研末外掺或调敷。止血多炒用，化瘀、利尿多生用。

三、收敛止血药（各类出血而无邪实者）

1. 白及

【性能】苦、甘、涩，寒。归肺、胃、肝经。

【功效】收敛止血，消肿生肌。

【应用】①出血；②痈肿疮疡，皮肤皲裂，水火烫伤。

【使用注意】不宜与乌头类药材同用。

2. 仙鹤草

【功效】收敛止血，止痢，截疟，解毒，补虚。

【应用】①出血；②腹泻、痢疾；③疟疾；④疮疖痈肿、阴痒带下；⑤脱力劳伤。

3. 血余炭

【功效】收敛止血，化瘀，利尿。

【应用】①出血；②小便不利。

四、温经止血药（虚寒性出血）

1. 艾叶

【性能】辛、苦、温。有小毒。归肝、脾、肾经。

【功效】温经止血，散寒调经；外用祛湿止痒。

【应用】①出血；②少腹冷痛，经寒不调，宫冷不孕；③皮肤瘙痒。

此外，将本品捣绒，制成艾条、艾炷等，用以熏灸体表穴位，能温煦气血，透达经络。

2. 炮姜

【功效】温经止血，温中止痛。

第十六单元　活血化瘀药

一、活血止痛药（气滞血瘀所致痛证）

1. 川芎

【性能】辛、温。归肝、胆、心包经。

【功效】活血行气，祛风止痛。

【应用】①血瘀气滞诸证；②头痛，风湿痹痛。

2. 延胡索

【性能】辛、苦、温。归心、肝、脾经。

【功效】活血，行气，止痛。

【应用】气血瘀滞诸痛证。

【用法用量】煎服，3 ～ 10g。研粉吞服，每次 1 ～ 3g。

3. 郁金

【性能】辛、苦、寒。归肝、肺、心经。

【功效】活血止痛，行气解郁，清心凉血，利胆退黄。

【应用】①气滞血瘀诸痛证；②热病神昏，癫痫癫狂；③血热出血证；④肝胆湿热证。

【使用注意】不宜与丁香、母丁香同用。

【鉴别用药】香附与郁金均能疏肝解郁，可用于肝气郁结证。然香附药性偏温，专入气分，善疏肝行气、调经止痛，长于治疗肝郁气滞之月经不调；而郁金药性偏寒，既入血分，又入气分，善活血止痛、行气解郁，长于治疗肝郁气滞血瘀之痛证。

4. 姜黄

【功效】活血行气，通经止痛。

【应用】①气滞血瘀诸痛证；②风湿痹痛。本品配白芷、细辛为末外用可治牙痛、牙龈肿胀疼痛，如姜黄散（《是斋百一选方》）；配大黄、白芷、天花粉等外敷，可用于疮疡痈肿，如如意金黄散（《外科正宗》）；单用本品外敷可用于皮癣瘙痒。

【鉴别用药】郁金、姜黄为同一植物的不同药用部位，均能活血散瘀、行气止痛，用于气滞血瘀之证。但姜黄药性辛温，以温通行散、祛瘀力强，以治寒凝气滞血瘀之证为好，且可祛风通痹而用于风湿痹痛。郁金药用块根，苦寒降泄，行气力强，且凉血，以治血热瘀滞之证为宜，又能利胆退黄、清心解郁而用于湿热黄疸、热病神昏等证。

5. 乳香

【功效】活血定痛，消肿生肌。

【应用】①跌打损伤，疮疡痈肿，瘰疬痰核；②气滞血瘀诸痛证。

【使用注意】胃弱者及孕妇慎用。

二、活血调经药（月经病，其他瘀血所致疼痛）

1. 丹参

【性能】苦，微寒。归心、肝经。

【功效】活血祛瘀，调经止痛，凉血消痈，清心除烦。

【应用】①月经不调，闭经痛经，产后瘀滞腹痛；②血瘀心痛，脘腹疼痛，癥瘕积聚，跌打损伤，风湿痹证；③疮痈肿毒；④热病烦躁神昏，心悸失眠。

【使用注意】反藜芦。孕妇慎用。

2. 红花

【性能】辛，温。归心、肝经。

【功效】活血通经，祛瘀止痛。

【应用】①血滞经闭、痛经，产后瘀滞腹痛；②癥瘕积聚；③胸痹心痛、血瘀腹痛、胁痛；④跌打损伤，瘀滞斑疹色暗。此外，红花还可用于回乳、瘀阻头痛、眩晕、中风偏瘫、喉痹、目赤肿痛等证。

3. 桃仁

【功效】活血祛瘀，润肠通便，止咳平喘。

【应用】①瘀血阻滞诸证；②肺痈，肠痈；③肠燥便秘；④咳嗽气喘。

4. 益母草

【性能】辛、苦，微寒。归心包、肝、膀胱经。

【功效】活血调经，利水消肿，清热解毒。

【应用】①血滞经闭、痛经、经

行不畅、产后恶露不尽、瘀滞腹痛；②水肿，小便不利；③跌打损伤，疮痈肿毒，皮肤瘾疹。

5. 牛膝

【性能】苦、甘、酸，平。归肝、肾经。

【功效】逐瘀通经，补肝肾，强筋骨，利水通淋，引火（血）下行。

【应用】①瘀血阻滞之月经不调、经行腹痛、胞衣不下及跌仆伤痛；②腰膝酸痛，下肢痿软；③淋证，水肿，小便不利；④火热上炎，阴虚火旺之头痛、眩晕、齿痛、口舌生疮、吐血、衄血。

【用法用量】煎服，6～15g。活血通经、利水通淋、引火（血）下行宜生用；补肝肾、强筋骨宜酒炙用。

【鉴别用药】牛膝有川牛膝和怀牛膝之分。两者均能活血通经、补肝肾、强筋骨、利尿通淋、引火（血）下行。但川牛膝长于活血通经，怀牛膝长于补肝肾、强筋骨。

6. 鸡血藤

【性能】苦、微甘，温。归肝、肾经。

【功效】活血补血，调经止痛，舒筋活络。

【应用】①月经不调，痛经，经闭；②风湿痹痛，手足麻木，肢体瘫痪及血虚萎黄。

三、活血疗伤药（跌打损伤，瘀肿疼痛，骨折筋伤）

1. 土鳖虫

【功效】破血逐瘀，续筋接骨。

2. 骨碎补

【功效】活血止痛，补肾强骨；外用消风祛斑。

四、破血消癥药（瘀血日久之癥瘕积聚）

1. 莪术

【功效】破血行气，消积止痛。

2. 三棱

【功效】破血行气，消积止痛。

3. 水蛭

【功效】破血通经，逐瘀消癥。

第十七单元　化痰止咳平喘药

一、温化寒痰药（寒痰、湿痰证）

1. 半夏

【性能】辛，温。有毒。归脾、胃、肺经。

【功效】燥湿化痰，降逆止呕，消痞散结；外用消肿止痛。

【应用】①湿痰，寒痰证；②呕吐；③心下痞，胸痹，梅核气；④瘿瘤，痰核，痈疽肿毒，毒蛇咬伤。

【用法用量】煎服，3～9g，一般宜制用。炮制品中有姜半夏、法半夏等，其中姜半夏长于降逆止呕，法半夏长于燥湿且温性较弱，半夏曲则有化痰消食之功，竹沥半夏能清化热痰，主治热痰、风痰之证。外用适量。

【使用注意】不宜与乌头类药物同用。其性温燥，阴虚燥咳、血证、热痰、燥痰者应慎用。

2. 天南星

【功效】燥湿化痰，祛风解痉；外用散结消肿。

【应用】①顽痰咳嗽，湿痰寒痰证；②风痰眩晕，中风，癫痫，破伤风；③痈疽肿痛，痰核瘰疬，蛇虫咬伤。

【用法用量】煎服，3～9g，多制用。外用适量。

【使用注意】孕妇慎用。

【鉴别用药】半夏、天南星均性辛温有毒，为燥湿化痰要药，善治湿痰、寒痰，炮制后又能治疗热痰、风痰。然半夏主入脾、肺，重在治脏腑湿痰，且能止呕。天南星

则善走经络，偏于祛风痰而能解痉止厥，用治风痰证。

3. 芥子

【功效】温肺豁痰利气，散结通络止痛。

【应用】①寒痰喘咳，悬饮；②阴疽流注，肢体麻木，关节肿痛。

【用法用量】煎服，3～9g。外用适量。

【使用注意】本品辛温走散，耗气伤阴，久咳肺虚及阴虚火旺者忌用；消化道溃疡、出血者及皮肤过敏者忌用。

4. 旋覆花

【性能】苦、辛、咸，微温。归肺、脾、胃、大肠经。

【功效】降气消痰，行水止呕。

【应用】①咳喘痰多，痰饮蓄结，胸膈痞满；②噫气，呕吐。此外，本品配香附等，还可治气血不和之胸胁痛，如香附旋覆花汤（《温病条辨》）。

【用法用量】煎服，3～9g，包煎。

5. 白前

【功效】降气，祛痰，止咳。

二、清化热痰药（热痰、燥痰证）

1. 川贝母

【性能】苦、甘，微寒。归肺、心经。

【功效】清热化痰，润肺止咳，散结消痈。

【应用】①虚劳咳嗽，肺热燥咳；②瘰疬，乳痈，肺痈，疮痈。

【使用注意】不宜与乌头类药物同用。

2. 浙贝母

【性能】苦，寒。归肺、心经。

【功效】清热化痰止咳，解毒散结消痈。

【应用】①风热、痰热咳嗽；②瘰疬，瘿瘤，乳痈疮毒，肺痈。

【使用注意】同川贝母。

【鉴别用药】《本草纲目》以前历代本草，皆统称贝母。至明《本草汇言》始有本品以"川者为妙"之说，清《轩岐救正论》才正式有浙贝母之名。川、浙二贝之功，基本相同，但前者以甘味为主，性偏于润，肺热咳嗽、虚劳咳嗽用之为宜；后者以苦味为主，性偏于泄，风热犯肺或痰热郁肺之咳嗽用之为宜。至于清热散结之功，川、浙二贝皆有，但以浙贝为胜。

3. 瓜蒌

【性能】甘、微苦，寒。归肺、胃、大肠经。

【功效】清热涤痰，宽胸散结，润燥滑肠。

【应用】①痰热咳嗽；②胸痹、结胸；③肺痈，肠痈，乳痈；④肠燥便秘。

【使用注意】本品甘寒而滑，脾虚便溏者忌用。不宜与乌头类药物同用。

【鉴别用药】本品入药有全瓜蒌、瓜蒌皮、瓜蒌仁之分。瓜蒌皮之功，重在清热化痰，宽胸理气；瓜蒌仁之功重在润燥化痰，润肠通便；全瓜蒌则兼有瓜蒌皮、瓜蒌仁之功效。

4. 竹茹

【功效】清热化痰，除烦止呕。

【应用】①肺热咳嗽，痰热心烦不寐；②胃热呕吐，妊娠恶阻。此外，本品还有凉血止血作用，可用于吐血、衄血、崩漏等。

5. 竹沥

【功效】清热豁痰，定惊利窍。

【用法用量】内服15～30mL，冲服。

6. 天竺黄

【功效】清热豁痰，凉心定惊。

【鉴别用药】竹茹、竹沥、天竺黄均来源于竹，性寒，均可清热化痰，治痰热咳嗽。竹沥、天竺黄又可定惊，用治热病痰或痰热而致的惊风、癫痫、中风昏迷、喉间痰鸣、失眠。

天竺黄定惊之力尤胜，多用于小儿惊风、热病神昏；竹沥性寒滑利，清热涤痰力强，成人惊痫中风、肺热痰胶结难咳者用得；竹茹长于清心除烦，多用治痰热扰心的心烦、失眠。

7. 前胡

【功效】降气化痰，散风清热。

【鉴别用药】白前与前胡，均能降气化痰，治疗肺气上逆，咳喘痰多，常相须为用。但白前性温，祛痰作用较强，多用于内伤寒痰咳喘；前胡性偏寒，兼能散风清热，尤多用于外感风热或痰热咳嗽。

8. 桔梗

【性能】苦、辛，平。归肺经。

【功效】宣肺，祛痰，利咽，排脓。

【应用】①咳嗽痰多，胸闷不畅；②咽喉肿痛，音哑失音；③肺痈吐脓。此外，本品又可宣开肺气而通二便，可治癃闭、便秘。

9. 海藻

【功效】消痰软坚散结，利水消肿。

【用法用量】煎服，10～15g。

【使用注意】不宜与甘草同用。

三、止咳平喘药（咳嗽、喘息证）

1. 苦杏仁

【性能】苦，微温。有小毒。归肺、大肠经。

【功效】降气止咳平喘，润肠通便。

【应用】①咳嗽气喘；②肠燥便秘。

【用法用量】煎服，3～10g，宜打碎入煎，或入丸、散。

【使用注意】阴虚咳喘及大便溏泄者忌用。本品有小毒，用量不宜过大；婴儿慎用。

2. 紫苏子

【性能】辛，温。归肺、大肠经。

【功效】降气化痰，止咳平喘，润肠通便。

【应用】①咳喘痰多；②肠燥便秘。

3. 百部

【性能】甘、苦，微温。归肺经。

【功效】润肺下气止咳，杀虫灭虱。

【应用】①新久咳嗽，百日咳，肺痨咳嗽；②蛲虫，阴道滴虫，头虱及疥癣。

【用法用量】煎服，3～9g。外用适量。久咳虚嗽宜蜜炙用。

4. 款冬花

【鉴别用药】款冬花、紫菀，其性皆温，但温而不燥，既可化痰，又能润肺，治咳无论寒热虚实，病程长短均可用之。前者重在止咳，后者尤善祛痰。古今治咳喘诸方中，二者每多同用，则止咳化痰之效益彰。

5. 桑白皮

【功效】泻肺平喘，利水消肿。

【应用】①肺热咳喘；②水肿。此外，本品还有清肝降压止血之功，可治衄血、咯血及肝阳、肝火偏旺之高血压。

6. 葶苈子

【鉴别用药】桑白皮与葶苈子均能泻肺平喘，利水消肿，治疗肺热及肺中水气、痰饮咳喘及水肿，常相须为用。桑白皮性寒力缓，长于清肺热，降肺火，多用于肺热咳喘、痰黄及皮肤水肿；而葶苈子力峻，重在泻肺中水气、痰涎，对邪盛喘满不得卧者尤宜，其利水力量也强，可兼治鼓胀、胸腹积水之证。

第十八单元　安神药

一、重镇安神药（心神不宁之实证）

1. 朱砂

【性能】甘，微寒。有毒。归心经。

【功效】清心镇惊，安神，明目，解毒。

【应用】①心悸易惊，失眠多梦；②惊风，狂乱，癫痫；③疮疡肿毒，喉痹，口疮。

【用法用量】内服，只宜入丸、散服，每次 0.1～0.5g；不宜入煎剂。外用适量。

【使用注意】本品有毒，内服不可过量或持续服用，孕妇及肝肾功能不全者禁服。入药只宜生用，忌火煅。

2. 磁石

【性能】咸，寒。归心、肝、肾经。

【功效】镇惊安神，平肝潜阳，聪耳明目，纳气平喘。

【应用】①心神不宁，惊悸失眠，癫痫；②肝阳上亢，头晕目眩；③耳鸣耳聋，视物昏花；④肾虚气喘。

【用法用量】煎服，9～30g；宜打碎先煎。

【使用注意】因吞服后不易消化，如入丸、散，不可多服，脾胃虚弱者慎用。

【鉴别用药】磁石、朱砂均为重镇安神常用药，二药质重性寒入心经，均能镇心安神。然磁石益肾阴、潜阳，主治肾虚肝旺，肝火扰心之心神不宁；朱砂镇心、清心而安神，善治心火亢盛之心神不安。

3. 龙骨

【功效】镇惊安神，平肝潜阳，收敛固涩。

【应用】①心神不宁，心悸失眠，惊痫癫狂；②肝阳上亢，头晕目眩；③滑脱诸证；④湿疮痒疹，疮疡久溃不敛。

【用法用量】煎服，15～30g；宜先煎。外用适量。镇静安神、平肝潜阳多生用，收敛固涩宜煅用。

4. 琥珀

【功效】镇惊安神，活血散瘀，利尿通淋。

【用法用量】研末冲服，或入丸、散，每次 1.5～3g。外用适量。忌火煅。

二、养心安神药（阴血不足、心脾两虚等虚证）

1. 酸枣仁

【性能】甘、酸，平。归心、肝、胆经。

【功效】养心益肝，宁心安神，敛汗，生津。

【应用】①虚烦不眠，惊悸多梦；②体虚多汗。本品味酸，酸能收敛，故有敛阴生津止渴之功，还可用治伤津口渴咽干者，可与生地黄、麦冬、天花粉等养阴生津药同用。

2. 柏子仁

【功效】养心安神，润肠通便，止汗。

【应用】①心悸失眠；②肠燥便秘。本品质润，富含油脂，有润肠通便之功。此外，本品甘润，可滋补阴液，还可用治阴虚盗汗、小儿惊痫等。

【使用注意】便溏及多痰者慎用。

【鉴别用药】柏子仁与酸枣仁皆味甘性平，均有养心安神之功，用治阴血不足、心神失养所致的心悸怔忡、失眠、健忘等症，常相须为用。然柏子仁质润多脂，能润肠通便而治肠燥便秘；酸枣仁安神作用较强，且味酸收敛止汗作用亦优，体虚自汗、盗汗较常选用。

3. 合欢皮

【功效】解郁安神，活血消肿。

4. 远志

【功效】安神益智，祛痰开窍，消散痈肿。

【应用】①失眠多梦，心悸怔忡、健忘；②咳嗽痰多，咳痰不爽；③痈疽疮毒，乳房肿痛。

【使用注意】凡实热或痰火内盛者，以及有胃溃疡或胃炎者慎用。

第十九单元　平肝息风药

一、平抑肝阳药（肝阳上亢证）

1. 石决明

【性能】咸，寒。归肝经。

【功效】平肝潜阳，清肝明目。

【应用】①肝阳上亢，头痛眩晕；②目赤翳障，视物昏花。此外，煅石决明还有收敛、制酸、止痛、止血等作用，可用于胃酸过多之胃脘痛；如研末外敷，可用于外伤出血。

【用法用量】煎服，3～15g，应打碎先煎。平肝、清肝宜生用，外用点眼宜煅用、水飞。

【鉴别用药】石决明与决明子均有清肝明目之功效，皆可用治目赤肿痛、翳障等偏于肝热者。然石决明咸寒质重，凉肝镇肝，滋养肝阴，故无论实证、虚证之目疾均可应用，多用于血虚肝热之羞明、目暗、青盲等；决明子苦寒，功偏清泻肝火而明目，常用治肝经实火之目赤肿痛。

2. 珍珠母

【功效】平肝潜阳，安神定惊，明目退翳。

【用法用量】煎服，10～25g，宜打碎先煎；或入丸、散。外用适量。

【鉴别用药】珍珠母、石决明皆为贝类咸寒之品，均能平肝潜阳，清肝明目，用治肝阳上亢、肝经有热之头痛、眩晕、耳鸣及肝热目赤、目昏翳障等症。然石决明清肝明目作用力强，又有滋养肝阴之功，尤适宜于血虚肝热之羞明、目暗、青盲等目疾，以及阴虚阳亢之眩晕、耳鸣等症；珍珠母又入心经，有镇惊安神之效，故失眠、烦躁、心神不宁等神志疾病多用之。

3. 牡蛎

【性能】咸，微寒。归肝、胆、肾经。

【功效】重镇安神，潜阳补阴，软坚散结，收敛固涩，制酸止痛。

【应用】①心神不安、惊悸失眠；②肝阳上亢，头晕目眩；③痰核、瘰疬、瘿瘤、癥瘕积聚；④滑脱诸证。此外，煅牡蛎有制酸止痛作用，可治胃痛泛酸，与乌贼骨、浙贝母共为细末，内服取效。

【用法用量】煎服，9～30g；宜打碎先煎。外用适量。收敛固涩宜煅用，其他宜生用。

【鉴别用药】龙骨与牡蛎均有重镇安神、平肝潜阳、收敛固涩作用，均可用治心神不安、惊悸失眠、阴虚阳亢、头晕目眩及各种滑脱证。然龙骨长于镇惊安神，且收敛固涩力优于牡蛎；牡蛎平肝潜阳功效显著，又有软坚散结之功。

4. 赭石

【功效】平肝潜阳，重镇降逆，凉血止血。

【应用】①肝阳上亢，头晕目眩；②呕吐、呃逆、噫气；③气逆喘息；④血热吐衄，崩漏。

【用法用量】煎服，10～30g；宜打碎先煎。入丸、散，每次1～3g。外用适量。降逆、平肝宜生用，止血宜煅用。

【使用注意】孕妇慎用。因含微量砷，故不宜长期服用。

【鉴别用药】赭石与磁石均为铁矿石类重镇之品，均能平肝潜阳、降逆平喘，用于肝阳上亢之眩晕及气逆喘息。然磁石主入肾经，偏于平肝潜阳、凉血止血，善降肺胃之逆气而止呕、止呃、止噫。

磁石主入肾经，偏重于益肾阴而镇浮阳、纳气平喘、镇惊安神。

5. 蒺藜

【功效】平肝解郁，活血祛风，明目，止痒。

二、息风止痉药（眩晕、痉挛、抽搐）

1. 羚羊角

【性能】咸，寒。归肝、心经。

【功效】平肝息风，清肝明目，散血解毒。

【应用】①肝风内动，惊痫抽搐；②肝阳上亢，头晕目眩；③肝火上炎，目赤头痛；④温热病壮热神昏，热毒发斑。此外，本品有清肺、解毒之效，可用于肺热咳喘、疮痈热毒炽盛等。

2. 牛黄

【性能】甘，凉。归心、肝经。

【功效】凉肝息风，清心豁痰，开窍醒神，清热解毒。

【应用】①热病神昏；②小儿惊风，癫痫；③口舌生疮，咽喉肿痛，痈疽疔毒。

【使用注意】非实热证不宜用，孕妇慎用。

3. 钩藤

【性能】甘，凉。归肝、心包经。

【功效】清热平肝，息风定惊。

【应用】①肝风内动，惊痫抽搐；②肝阳上亢，头晕，眩晕。此外，本品有轻清疏泄之性，能清热透邪，可用于外感风热，头痛、目赤及斑疹透发不畅之证；且有凉肝止惊之效，与蝉蜕、薄荷同用，可治小儿惊啼、夜啼。

4. 天麻

【性能】甘，平。归肝经。

【功效】息风止痉，平抑肝阳，祛风通络。

【应用】①肝风内动，惊痫抽

搐；②眩晕，头痛；③肢体麻木，中风手足不遂，风湿痹痛。

【鉴别用药】钩藤、羚羊角、天麻均有平肝息风、平肝潜阳之功，均可治肝风内动、肝阳上亢之证。然钩藤性凉，轻清透达，长于清热息风，用治小儿高热惊风轻证为宜；羚羊角性寒，清热力强，除用治热极生风证外，又能清心解毒，多用于高热神昏，热毒发斑等症；天麻甘平质润，清热之力不及钩藤、羚羊角，但肝风内动、惊痫抽搐之寒热虚实皆可配伍应用，且能祛风止痛。

5.地龙

【功效】清热定惊，通络，平喘，利尿。

【应用】①高热惊痫，癫狂；②气虚血滞，中风半身不遂；③风湿痹证；④肺热哮喘；⑤小便不利，尿闭不通。此外，本品有降压作用，常用治肝阳上亢型高血压。

6.全蝎

【功效】息风镇痉，攻毒散结，通络止痛。

【应用】①痉挛抽搐；②疮疡肿毒，瘰疬结核；③风湿顽痹；④偏正头痛。

【使用注意】本品有毒，用量不宜过大。孕妇慎用。

7.蜈蚣

【功效】息风镇痉，攻毒散结，通络止痛。

【使用注意】本品有毒，用量不宜过大。孕妇忌用。

【鉴别用药】蜈蚣、全蝎皆有息风镇痉、解毒散结、通络止痛之功效，二药相须有协同增效作用。然全蝎性平，息风镇痉、通络止痛之力不及蜈蚣；蜈蚣力猛性燥，善走窜通达，息风镇痉功效较强，又攻毒疗疮，通痹止痛疗效亦佳。

8.僵蚕

【功效】息风止痉，祛风止痛，化痰散结。

【应用】①惊痫抽搐；②风中经络，口眼㖞斜；③风热头痛，目赤，咽痛，风疹瘙痒；④痰核，瘰疬。

第二十单元　开窍药

1.麝香

【性能】辛，温。归心、脾经。

【功效】开窍醒神，活血通经，消肿止痛。

【应用】①闭证神昏；②疮疡肿毒，瘰疬痰核，咽喉肿痛；③血瘀经闭，癥瘕积聚，心腹暴痛，头痛，跌打损伤，风寒湿痹；④难产，死胎，胞衣不下。

【用法用量】入丸、散，每次0.03～0.1g。不宜入煎剂。外用适量。

【使用注意】孕妇禁用。

2.冰片

【功效】开窍醒神，清热止痛。

【应用】①热闭神昏，惊厥，中风痰厥，气郁暴厥，中恶昏迷；②胸痹心痛，目赤，口疮，咽喉肿痛，耳道流脓。此外，本品用治冠心病心绞痛及齿痛，有一定疗效。

【用法用量】入丸、散，每次0.15～0.3g。外用适量，研粉点敷患处。

【使用注意】孕妇慎用。

【鉴别用药】冰片与麝香同为开窍醒神之品，均可治热病神昏、中风痰厥、气郁窍闭、中恶昏迷等闭证。然麝香开窍力强而冰片力逊，麝香为温开之品，冰片为凉开之剂，但又常相须为用。二者均可消肿止痛、生肌敛疮，外用治疮疡肿毒。但冰片性偏凉寒，以清热泻火止痛见长，善治口齿、咽喉、耳目之疾，外用有清热止痛、防腐止痒、明目退翳之功。麝香辛温，治疮痈肿痛多以活血散结、消肿止痛功效为用。

二者均应入丸、散使用，不入煎剂。

3. 苏合香

【功效】开窍，辟秽，止痛。

【用法用量】入丸、散，0.3～1g。外用适量。不入煎剂。

4. 石菖蒲

【功效】开窍豁痰，化湿和胃，醒神益志。

【应用】①痰蒙清窍，神志昏迷、癫痫；②湿阻中焦，脘痞不饥；③噤口痢，失眠，耳鸣，耳聋。此外，还可用于声音嘶哑、痈疽疮疡、风湿痹痛、跌打损伤等证。

第二十一单元　补虚药

一、补气药（气虚证）

1. 人参

【性能】甘、微苦，微温。归肺、脾、心、肾经。

【功效】大补元气，复脉固脱，补脾益肺，生津养血，安神益智。

【应用】①元气欲脱，脉微欲绝；②脾肺食少，肺虚喘咳、阳痿宫冷；③热病气津伤口渴及消渴；④气血亏虚，久病虚羸；⑤惊悸失眠。此外，本品还常与解表药、攻下药等祛邪药配伍，用于气虚外感或里实热结而邪实正虚之证，有扶正祛邪之效。

【用法用量】煎服，3～9g；挽救虚脱可用15～30g。宜文火另煎分次兑服。野山参研末吞服，每次2g，日服2次。

【使用注意】不宜与藜芦同用。

2. 西洋参

【功效】补气养阴，清热生津。

【应用】①气阴两伤证；②肺气虚及肺阴虚证；③热病气虚津伤口渴及消渴。

【用法用量】另煎兑服，3～6g。

【鉴别用药】人参与西洋参均有补益元气之功，可用于气虚欲脱之气短神疲、脉细无力等症。但人参益气救脱之力较强，单用即可收效；西洋参偏于苦寒，兼能补阴，较宜于热病等所致的气阴两脱者。二药又皆能补脾肺之气，主治脾肺气虚之证，其中也以人参作用较强；但西洋参多用于脾肺气阴两虚之证。此二药还有益气生津作用，均常用于津伤口渴和消渴等证。此外，人参尚能补益心肾之气，安神增智，还常用于失眠、健忘、心悸怔忡及肾不纳气之虚喘气短。

3. 党参

【功效】健脾益肺，养血生津。

【应用】①脾肺气虚证；②气血两虚证；③气津两伤证。此外，本品亦常与解表药、攻下药等祛邪药配伍，用于气虚外感或里实热结而气血亏虚等邪实正虚之证，以扶正祛邪，使攻邪而正气不伤。

【鉴别用药】人参与党参均具有补脾气、补肺气、益气生津、益气生血及扶正祛邪之功。主治于脾气虚、肺气虚、津伤口渴、消渴、血虚及气虚邪实之证。但党参性味甘平，作用缓和，药力薄弱，古方以主治以上轻证和慢性疾病患者，可用党参加大用量代替，而急证、重证则当以人参为宜。但党参不具有人参益气救脱之功，凡元气虚脱之证，应以人参急救虚脱，不能以党参代替。此外，人参还长于益气助阳、安神增智，而党参类似作用不明显，但党参兼有补血之功。

4. 太子参

【功效】益气健脾，生津润肺。

5. 黄芪

【性能】甘，微温。归脾、肺经。

【功效】补气升阳，固表止汗，

利水消肿，托疮生肌。

【应用】①脾虚气陷证；②肺气虚证；③气虚自汗；④血虚萎黄，内热消渴；⑤半身不遂，痹痛麻木；⑥气虚血亏，疮疡难溃难腐、溃久难敛。此外，痹证、中风后遗症等气虚而致血滞，筋脉失养，症见肌肤麻木或半身不遂者，亦常用本品补气以行血。治疗风寒湿痹，宜与川乌、独活等祛风湿药和川芎、牛膝等活血药配伍。对于中风后遗症，常与当归、川芎、地龙等品同用，如补阳还五汤（《医林改错》）。

【用法用量】煎服，9～30g。蜜炙可增强其补中益气作用。

【鉴别用药】人参、党参、黄芪三药，皆具有补气及补气生津、补气生血之功效，且常相须为用，能相互增强疗效。但人参作用较强，被誉为补气第一要药，并具有益气救脱、安神增智、补气助阳之功。党参作用力较为平和，长于补益脾肺之气，兼能补血。黄芪补益元气之力不及人参，但长于补气升阳、益卫固表、托疮生肌、利水退肿，尤宜于脾虚气陷及表虚自汗等证。

6. 白术

【性能】甘、苦，温。归脾、胃经。

【功效】健脾益气，燥湿利水，止汗，安胎。

【应用】①脾气虚证；②气虚自汗；③脾虚胎动不安。

【用法用量】煎服，6～12g。炒用可增强补气健脾止泻作用。

【使用注意】本品性偏温燥，热病伤津及阴虚燥渴者不宜使用。

【鉴别用药】白术与苍术，古时统称为"术"，后世逐渐分别入药。二药均有健脾与燥湿两种功效。然白术以健脾益气为主，宜于脾虚湿困而偏于虚证者；苍术以苦温燥湿为主，宜用于湿浊内阻而偏于实证者。此外，白术还有利尿、

止汗、安胎之功，苍术还有发汗解表、祛风湿及明目作用，分别还有其相应的主治病证。

7. 山药

【功效】补脾养胃，生津益肺，补肾涩精。

【应用】①脾虚食少，久泻不止；②肺虚喘咳；③肾虚遗精，带下，尿频；④虚热消渴。

8. 白扁豆

【功效】补脾化湿，和中消暑。

9. 甘草

【性能】甘，平。归心、肺、脾、胃经。

【功效】补脾益气，清热解毒，祛痰止咳，缓急止痛，调和诸药。

【应用】①脾胃虚弱，倦怠乏力；②心悸气短；③咳嗽痰多；④脘腹、四肢挛急疼痛；⑤热毒疮疡，咽喉肿痛，药物、食物中毒；⑥调和药性。

【用法用量】煎服，2～10g。生用性微寒，可清热解毒；蜜炙药性微温，并可增强补益心脾之气和润肺止咳作用。

【使用注意】不宜与京大戟、芫花、甘遂同用。本品有助湿壅气之弊，湿盛胀满、水肿者不宜用。大剂量久服可导致水钠潴留，引起浮肿。

10. 大枣

【功效】补中益气，养血安神。

11. 蜂蜜

【性能】甘，平。归脾、肺、大肠经。

【功效】补中，润燥，止痛，解毒；外用生肌敛疮。

二、补阳药（阳虚证）

1. 鹿茸

【性能】甘、咸，温。归肾、肝经。

【功效】益肾阳，益精血，强筋骨，调冲任，托疮毒。

【应用】①肾阳虚衰，精血亏虚，阳痿早泄，宫寒不孕，眩晕耳鸣耳聋；②畏寒，腰背冷痛，筋骨痿软；③妇女冲任虚寒，崩漏带下；④疮疡久溃不敛，阴疽疮肿内陷不起。

【用法用量】研末吞服，1～2g；或入丸、散。

【使用注意】服用本品宜从小量开始，缓缓增加，不可骤用大量，以免阳升风动，头晕目赤，或伤阴动血。凡发热者均当忌服。

2. 紫河车

【功效】温肾补精，养血益气。

【应用】①虚劳羸瘦，阳痿遗精，不孕少乳；②久咳虚喘，骨蒸劳嗽；③面色萎黄，食少气短。

【鉴别用药】鹿茸与紫河车皆能补肾阳，益精血，为滋补强壮之要药。鹿茸补肾力强，为峻补之品，用于肾阳虚之重证；且使阳生阴长，而用于精血亏虚诸证。紫河车补肾阳力强，而使阴长阳生，兼能大补气血，用于气血不足，虚损劳伤诸证。

3. 淫羊藿

【功效】补肾阳，强筋骨，祛风湿。

【应用】①肾阳虚衰，阳痿遗精，腰膝无力；②风寒湿痹，肢体麻木。此外，现代用于肾阳虚之喘咳及妇女更年期高血压，有较好疗效。

4. 巴戟天

【功效】补肾阳，强筋骨，祛风除。

【应用】①肾阳虚阳痿、遗精，宫冷不孕，月经不调；②少腹冷痛，风湿痹痛，筋骨痿软。

5. 杜仲

【性能】甘，温。归肝、肾经。

【功效】补肝肾，强筋骨，安胎。

【应用】①肝肾不足，腰膝酸软，筋骨无力，头晕目眩；②肝肾亏虚，妊娠漏血，胎动不安。此外，

近年来单用本品或配入复方治高血压有较好让西，多与夏枯草、桑寄生、菊花等同用。

6. 续断

【性能】苦、辛，微温。归肝、肾经。

【功效】补益肝肾，强筋健骨，止崩漏，疗伤续折。

【应用】①阳痿不举，遗精遗尿；②腰膝酸痛，寒湿痹痛；③崩漏下血，胎动不安；④跌打损伤，筋伤骨折。此外，本品活血祛瘀止痛，常配伍清热解毒之品，用治痈肿疮疡、血瘀肿痛。如《本草汇言》以之与蒲公英配伍，治疗乳痈肿痛。

7. 肉苁蓉

【功效】补肾助阳，益精血，润肠通便。

8. 补骨脂

【功效】补肾壮阳，温脾止泻，纳气平喘；外用消风祛斑。

【应用】①肾阳不足，阳痿遗精，遗尿尿频，腰膝冷痛；②脾肾阳虚，五更泄泻；③肾不纳气，虚寒喘咳；④白癜风，斑秃。

9. 益智

【功效】暖肾固精缩尿，温脾止泻摄唾。

【鉴别用药】补骨脂与益智味辛性温热，归脾、肾经，均能补肾助阳、固精缩尿、温脾止泻，都可用治肾阳不足的遗精滑精、遗尿尿频，以及肾阳虚的泄泻不止等证，二者常相须为用。但补骨脂助阳的力量强，作用偏于肾，长于补肾壮阳，用于肾阳不足，命门火衰之腰膝冷痛、阳痿等证；也可用治肾不纳气的虚喘，能补肾阳而纳气平喘。益智则助阳之力较补骨脂为弱，作用偏于脾，长于温脾止泻摄唾，用于中气虚寒之食少多唾、小儿流涎不止、腹中冷痛等证。

10. 菟丝子

【性能】辛、甘、平。归肾、肝、脾经。

【功效】补益肝肾，固精缩尿，养肝明目，止泻安胎；外用消风祛斑。

【应用】①肝肾不足，腰膝酸软，阳痿遗精，遗尿尿频；②肝肾不足，目暗不明；③脾肾阳虚，便溏泄泻；④肾虚胎动不安。此外，本品亦可治白癜风。

三、补血药（血虚证）

1. 当归

【性能】甘、辛、温。归肝、心、脾经。

【功效】补血调经，活血止痛，润肠通便。

【应用】①血虚萎黄，眩晕心悸；②血虚血瘀之月经不调、经闭、痛经等；③虚寒性腹痛，跌打损伤，痈疽疮疡，风湿痹痛等；④血虚肠燥便秘。

【用法用量】煎服，6～12g。一般生用，为加强活血效果需酒炒用。

【使用注意】湿盛中满、大便泄泻者忌服。

2. 熟地黄

【性能】甘、微温。归肝、肾经。

【功效】补血养阴，填精益髓。

【应用】①血虚诸证；②肝肾阴虚诸证。

【使用注意】本品性质黏腻，较生地黄更甚，有碍消化，凡气滞痰多、脘腹胀痛、食少便溏者忌服。重用久服宜与陈皮、砂仁等同用，防止黏腻碍胃。

【鉴别用药】地黄始见于《神农本草经》，现临床常用有鲜、生、熟三种，均有养阴生津之功，而治阴虚津亏诸证。鲜地黄甘苦大寒，滋阴之力虽弱，但长于清热凉血、泻

火除烦，多用于血热邪盛，阴虚津亏证；生（干）地黄甘寒质润凉血之力稍逊，但长于养心肾之阴，血热阴伤及阴虚发热者宜之；熟地黄性味甘温，入肝肾而功专养血滋阴、填精益髓，凡真阴不足、精髓亏虚者，皆可用之。

3. 白芍

【性能】苦、酸、微寒。归肝、脾经。

【功效】养血调经，敛阴止汗，柔肝止痛，平抑肝阳。

【应用】①血虚萎黄，月经不调，崩漏下血；②自汗，盗汗；③肝脾不和之胸胁脘腹疼痛或四肢挛急疼痛；④肝阳上亢之头痛眩晕。

【使用注意】阳衰虚寒之证不宜用。反藜芦。

【鉴别用药】白芍与赤芍在《神农本草经》中不分，通称芍药。唐末宋初，始将二者区分。二者虽同出一物而性质微异，但前人谓"白补赤泻，白收赤散"，一语而道破二者的主要区别。一般认为，在功效方面，白芍长于养血调经、敛阴止汗、平抑肝阳，赤芍则长于清热凉血、活血散瘀、清泻肝火。在应用方面，白芍主治血虚肝气，肝阳偏亢诸证；赤芍主治血热、血瘀、肝火所致诸证。又白芍、赤芍皆能止痛，均可用治疼痛的病证。但白芍长于养血柔肝，缓急止痛，主治肝阴不足、血虚肝旺，肝气不疏所致的胁肋疼痛、脘腹四肢拘挛作痛；而赤芍则长于活血祛瘀止痛，主治血滞诸痛证，因能清热凉血，故血热瘀滞者尤为适宜。

4. 阿胶

【功效】补血滋阴，润肺止血。

【应用】①血虚证；②出血证；③肺热咳嗽；④热病伤阴之心烦失眠，阴虚风动之手足瘛疭等。

【用法用量】3～9g，入汤剂宜烊化冲服。

【使用注意】本品黏腻，有碍消化，脾胃虚弱者慎用。

5. 何首乌

制用：补肝肾，益精血，乌须发，强筋骨，化浊降脂。生用：解毒，消痈，截疟，润肠通便。

【应用】①精血亏虚，头晕眼花，须发早白，腰膝酸软；②疮痈，风疹瘙痒，瘰疬，久疟，肠燥便秘等。

四、补阴药（阴虚证）

1. 北沙参

【性能】甘，微苦，微寒。归肺、胃经。

【功效】养阴清肺，益胃生津。

【应用】①肺热燥咳，劳嗽痰血；②胃阴不足，热病津伤，咽干口渴。

【使用注意】《本草从新》谓北沙参"反藜芦"，《药典》（2015年版）亦认为北沙参"不宜与藜芦同用"，应加以注意。

2. 百合

【功效】养阴润肺，清心安神。

【应用】①阴虚燥咳，劳嗽咳血；②阴虚有热之虚烦心悸、失眠多梦、精神恍惚及百合病心肺阴虚内热证。此外，本品还能养胃阴、清胃热，对胃阴虚有热之胃脘疼痛亦宜选用。

3. 麦冬

【性能】甘，微苦，微寒。归胃、肺、心经。

【功效】养阴生津，润肺清心。

【应用】①津伤口渴，内热消渴，肠燥便秘；②肺热咳嗽，阴虚劳嗽，喉痹咽痛；③心烦失眠。

4. 天冬

【功效】养阴润燥，清肺生津。

【应用】①肺燥干咳，顿咳痰黏；②腰膝酸软，骨蒸潮热，内热消渴；③热病伤津之食欲不振、口渴及肠燥便秘等证。

【鉴别用药】天冬与麦冬，既能滋肺阴、润肺燥、清肺热，又可养胃阴、清胃热、生津止渴，对于热病伤津之肠燥便秘，还可增液润肠以通便。二药性能功用相似，常相须为用。然天冬苦寒之性较甚，清火与润燥之力强于麦冬，还宜于肾阴不足、虚火亢旺之证。麦冬微寒，清火与滋润之力虽稍弱，但滋腻性亦较小，且能清心除烦、宁心安神，又宜于心阴不足及心热亢旺之证。

5. 石斛

【功效】益胃生津，滋阴清热。

【应用】①热病津伤，口干烦渴，胃阴不足，食少干呕；②病后虚热不退，阴虚火旺，骨蒸劳热，目暗不明，筋骨痿软。

6. 玉竹

【功效】养阴润燥，生津止渴。

【应用】①肺阴虚证；②胃阴虚证。此外，本品还能养心阴，亦略能清心热，还可用于热伤心阴之烦热多汗、惊悸等症，宜与麦冬、酸枣仁等清热养阴安神之品配伍。

7. 黄精

【功效】补气养阴，健脾，润肺，益肾。

【鉴别用药】黄精与山药，均性味甘平，主归肺、脾、肾三脏，可气阴双补。然黄精滋肾之力强于山药；而山药长于健脾，并兼有涩性，较宜于脾胃气阴两伤，食少便溏及带下证。

8. 枸杞子

【功效】滋补肝肾，益精明目。

【应用】虚劳精血亏虚，腰膝酸痛，眩晕耳鸣，阳痿遗精，内热消渴，血虚萎黄，目昏不明。

9. 墨旱莲

【功效】滋补肝肾，凉血止血。

10. 女贞子

【功效】滋补肝肾，乌须明目。

【用法用量】煎服，6～12g。本品以黄酒拌后蒸制，可增强滋补肝肾作用，并使苦寒之性减弱，避免滑肠之弊。

11. 龟甲

【性能】咸、甘，寒。归肾、肝、心经。

【功效】滋阴潜阳，益肾健骨，养血补心，固经止崩。

【应用】①阴虚潮热，骨蒸盗汗，头晕目眩，虚风内动；②肾虚筋骨痿弱；③阴血亏虚之惊悸、失眠、健忘。此外，本品还能止血，因其长于滋养肝肾，性偏寒凉，故尤宜于阴虚血热，冲任不固之崩漏、月经过多，常与生地黄、黄芩、地榆等滋阴清热、凉血止血之品同用。

【用法用量】煎服，9～24g，宜先煎。本品经砂炒醋淬后，有效成分更容易煎出；并除去腥气，便于制剂。

12. 鳖甲

【性能】咸，寒。归肝、肾经。

【功效】滋阴潜阳，退热除蒸，软坚散结。

【应用】①阴虚发热，退热除蒸，阴虚阳亢，头晕目眩，虚风内动，手足瘛疭；②癥瘕积聚，久疟疟母。

【用法用量】煎服，9～24g，宜打碎先煎。本品经砂炒醋淬后，有效成分更容易煎出，并可去其腥气，易于粉碎，方便制剂。

【鉴别用药】龟甲与鳖甲，均能滋养肝肾之阴，平肝潜阳，均宜用于肾阴不足、虚火上旺之骨蒸潮热、盗汗、遗精，以及肝阴不足，肝阳上亢之头痛、眩晕等症。但龟甲长

于滋肾，鳖甲长于退虚热。此外，龟甲还兼有健脾、补血、养心等功效，还常用于肝肾不足，筋骨痿弱、腰膝酸软、妇女崩漏、月经过多及心血不足，失眠、健忘等。鳖甲还兼软坚散结作用，常用于腹内癥瘕积聚。

第二十二单元　收涩药

一、固表止汗药（自汗、盗汗）

1. 麻黄根

【功效】固表止汗。

2. 浮小麦

【功效】益气，止汗，除热。

二、敛肺涩肠药（虚喘证、久泻、久痢）

1. 五味子

【性能】酸、甘，温。归肺、心、肾经。

【功效】收敛固涩，益气生津，补肾宁心。

【应用】①久咳虚喘；②自汗，盗汗；③遗精滑精，遗尿尿频；④久泻不止；⑤津伤口渴，消渴；⑥心悸，失眠，多梦。

2. 乌梅

【性能】酸、涩，平。归肝、脾、肺、大肠经。

【功效】敛肺止咳，涩肠止泻，安蛔止痛，生津止渴。

【应用】①肺虚久咳；②久泻，久痢；③蛔厥腹痛，呕吐；④虚热消渴。此外，本品炒炭后，涩重于酸，收敛力强，能固冲止漏，可用于崩漏不止，便血等；外敷能消疮毒，可治胬肉外突、头疮等。

3. 诃子

【功效】涩肠止泻，敛肺止咳，降火利咽。

【应用】①久泻久痢，便血脱肛；②肺虚喘咳，久嗽不止，咽痛音哑。

【用法用量】煎服，3～10g。涩肠止泻宜煨用，敛肺清热、利咽开音宜生用。

4. 肉豆蔻

【功效】涩肠止泻，温中行气。

【应用】①虚泻，冷痢；②胃寒胀痛，食少呕吐。

5. 赤石脂

【功效】涩肠止泻，收敛止血，敛疮生肌。

【使用注意】湿热积滞泻痢者忌服。孕妇慎用。畏官桂。

三、固精缩尿止带药（肾虚不固所致诸证）

1. 山茱萸

【性能】酸、涩，微温。归肝、肾经。

【功效】补益肝肾，收敛固涩。

【应用】①腰膝酸软，头晕耳鸣，阳痿；②遗精滑精，遗尿尿频；③崩漏带下，月经过多；④大汗不止，体虚欲脱。此外，本品亦治内热消渴，多与生地黄、天花粉等同用。

2. 桑螵蛸

【功效】固精缩尿，补肾助阳。

【应用】①遗精滑精，遗尿尿频，小便白浊；②阳痿。

3. 金樱子

【功效】固精缩尿，固崩止带，涩肠止泻。

4. 海螵蛸

【功效】涩精止带，收敛止血，制酸止痛，收湿敛疮。

【应用】①遗精滑精，赤白带下；②崩漏便血，吐血衄血；③胃痛吞酸；④外用治损伤出血、湿疮、湿疹、溃疡不敛。

【鉴别用药】海螵蛸与桑螵蛸，两药均有固精止遗作用，均可用以治疗肾虚精关不固之遗精、滑精等。但桑螵蛸固涩之中又能补肾助阳，而海螵蛸固涩力较强。

5. 芡实

【功效】益肾固精，健脾止泻，除湿止带。

【应用】①遗精滑精，遗尿尿频；②脾虚久泻；③白浊带下。

【鉴别用药】芡实与莲子，二者同科属，性味甘涩平，主归脾、肾经，均能益肾固精、补脾止泻、止带，且补中兼涩，主治肾虚遗精、遗尿，脾虚食少、泄泻，脾肾两虚之带下等。但芡实益肾固涩之中，又能除湿止带，故为虚、实带下之常用药。

第二十三单元　攻毒杀虫止痒药

硫黄

【功效】外用解毒杀虫疗疮；内服补火助阳通便。

【应用】①外用治疥癣，湿疹，阴疽恶疮；②内服治阳痿，虚喘冷哮，虚寒便秘。

中药

107

方剂学

第一单元　总论

一、方剂与治法

1.方剂与治法的关系　治法是在审明病因、辨清证候的基础上制定的治疗方法。方剂则是在治法的指导下，按照组方原则配伍而成的药物有序组合，即"法随证立""方从法出"。只有治法与病证相符，方剂的功用与治法相同，才能邪去正复。

2.常用治法　汗、吐、下、消、和、清、温、补。

二、方剂的组成与变化

1.方剂的组方原则　君、臣、佐、使。

2.方剂的变化　①药味的加减。②药量的加减。③剂型的更换。

三、剂型

1.汤剂　又称煎剂，古称汤液，是将药物饮片加水或酒浸泡后，再煎煮一定时间，去渣取汁而制成的液体剂型。主要供内服，如麻黄汤等。外用汤剂多作洗浴、熏蒸及含漱。

汤剂的特点：吸收快，能迅速发挥药效，尤其是具有其他剂型所无法比拟的适应"个性化"治疗的优势。

2.散剂　是将药物粉碎，混合均匀后所制成的粉末状剂型，分为内服和外用两类。内服散剂一般是将药物研成细粉，以温开水冲服，量小者亦可直接吞服，如七厘散；

亦有制成粗末，以水煎取汁服者，称为煮散，如银翘散。外用散剂一般用作外敷，掺撒疮面或患病部位；亦有作点眼、吹喉等使用。

散剂的特点：制作简便，吸收较快，节省药材，便于服用与携带。

3.丸剂　是将药物研成细粉或用其提取物，加入适宜的黏合剂所制成的球形固体剂型。丸剂适用于慢性、虚弱性疾病。

丸剂的特点：吸收较慢，药效持久，节省药材，便于服用与携带。

4.膏剂　是将药物用水或植物油煎熬去渣而制成的剂型，有内服和外用两种。内服膏剂有流浸膏、浸膏、煎膏三种；外用膏剂分软膏、硬膏两种。

（1）煎膏：又称膏滋，体积小，含量高，便于服用，口味甜美，有滋润补益的作用，一般多用于慢性虚弱性疾病。

（2）软膏：又称药膏，多用于皮肤、黏膜或疮面。

（3）硬膏：又称膏药，用时加温摊涂在布或纸上，软化后贴于患处或穴位上，可用于治疗局部或全身性疾病。

第二单元　解表剂（汗法）

适用范围：表证。
注意事项：不宜久煎。

一、辛温解表（风寒证）

麻黄汤

【功效】发汗解表，宣肺平喘。
【主治】外感风寒表实证。恶寒发热，无汗而喘，脉浮紧。

【方歌】麻黄汤中臣桂枝，杏仁甘草四般施，发汗解表宣肺气，伤寒表实无汗宜。

【配伍特点】麻桂相须，开腠畅营；麻杏相使，宣降相宜。

桂枝汤

【功效】解肌发表，调和营卫。

【主治】外感风寒表虚证。发热，恶风，汗出，脉浮缓。

【方歌】桂枝芍药等量伍，姜枣甘草微火煮，解肌发表调营卫，中风表虚自汗出。

【配伍特点】辛散与酸收相配，散中有收，汗不伤正；助阳与益阴同用，阴阳兼顾，营卫并调。

九味羌活汤

【功效】发汗祛湿，兼清里热。

【主治】外感风寒湿邪，内有蕴热证。恶寒发热，头痛无汗，肢体酸楚疼痛，口苦微渴。

【方歌】九味羌活防风苍，辛芷芎草芩地黄，发汗祛湿兼清热，分经论治安通良。

【配伍特点】主以辛温，少佐寒凉，六经分治。

小青龙汤

【功效】解表散寒，温肺化饮。

【主治】外寒内饮证。恶寒发热，无汗喘咳，痰多而稀，舌苔薄白，脉浮。

【方歌】解表蠲饮小青龙，麻桂姜辛夏草从，芍药五味敛气阴，表寒内饮最有功。

【配伍特点】辛散与酸收相配，散中有收；温化与敛肺相伍，开中有合。

二、辛凉解表（风热）

银翘散

【功效】辛凉透表，清热解毒。

【主治】温病初起。发热，微恶风寒，咽痛，口渴，脉浮数。

【方歌】银翘散主上焦疴，竹叶荆蒡豉薄荷，甘桔芦根凉解法，清

疏风热煮无过。

【配伍特点】辛凉与辛温相伍，主以辛凉；疏散与清解相配，疏清兼顾。

桑菊饮

【功效】疏风清热，宣肺止咳。

【主治】风温初起。咳嗽，发热不甚，微渴，脉浮数。

【方歌】桑菊饮中桔杏翘，芦根甘草薄荷饶，清疏肺卫轻宣剂，风温咳嗽服之消。

【配伍特点】轻清疏风以解表，辛苦宣肃以止咳。

麻杏甘石汤

【功效】辛凉宣泄，清热平喘。

【主治】表邪未解，肺热咳喘证。发热，喘急，苔薄黄，脉数。

【方歌】仲景麻杏甘石汤，辛凉宣肺清热良，邪热壅肺咳喘急，有汗无汗均可尝。

【配伍特点】辛温与寒凉并用，共成辛凉之剂，宣肺而不助热，清肺而不凉遏。

三、扶正解表（兼见气血阴阳诸不足）

败毒散

【功效】散寒祛湿，益气解表。

【主治】气虚外感证。憎寒壮热，肢体酸痛，无汗，脉浮、按之无力。

【方歌】人参败毒草苓芎，羌独柴前枳桔共，薄荷少许姜三片，气虚感寒有奇功。

【配伍特点】主辛温以解表，辅宣肃以止咳，佐益气以驱邪。

第三单元 泻下剂（下法）

适用范围：里实证。

注意事项：①年老体弱、病后津亏、产后血虚及亡血家等应慎用或禁用泻下剂。②服泻下剂后，不宜早进油腻及不易消化的食物，以

防重伤胃气。③孕妇慎用。

一、寒下（里热积滞实证）

大承气汤
【功效】峻下热结。

【主治】①阳明腑实证，数日不大便，脘腹胀满，苔黄厚干或焦黑燥裂，脉沉有力。②热结旁流证；③里实热证而见热厥、痉病、发狂。

【方歌】大承气汤大黄硝，枳实厚朴先煎好，峻下热结急存阴，阳明腑实重证疗；去硝名为小承气，轻下热结用之效；调胃承气硝黄草，缓下热结此方饶。

【配伍特点】苦辛通降与咸寒合法，泻下与行气并重，相辅相成。

二、温下（里寒积滞实证）

温脾汤
【功效】攻下寒积，温补脾阳。

【主治】阳虚寒积证。腹痛便秘，手足不温，畏寒喜热，苔白不渴，脉沉弦而迟。

【方歌】温脾附子大黄硝，当归干姜人参草，攻下寒积温脾阳，阳虚寒积腹痛疗。

【配伍特点】辛热、甘温、咸寒合法，寓补于攻，温下相成。

三、润下（肠燥便秘）

麻子仁丸
【功效】润肠泻热，行气通便。

【主治】脾约证。大便秘结，小便频数，舌苔微黄。

【方歌】麻子仁丸脾约治，杏芍大黄枳朴蜜，润肠泻热又行气，胃热肠燥便秘施。

【配伍特点】泻下与润下相伍，泻而不峻，下不伤正。

第四单元　和解剂（和法）

适用范围：不和病证。

注意事项：本类方剂虽然性质

平和，但毕竟以祛邪为主，纯虚证不宜使用。

一、和解少阳（伤寒少阳证）

小柴胡汤
【功效】和解少阳。

【主治】伤寒少阳证；妇人热入血室。往来寒热，胸胁苦满，苔白，脉弦。

【方歌】小柴胡汤和解功，半夏人参甘草从，更加黄芩生姜枣，少阳为病此方宗。

【配伍特点】透散清泄以和解，升清降浊兼扶正。

蒿芩清胆汤
【功效】清胆利湿，和胃化痰。

【主治】少阳湿热证。寒热如疟，寒轻热重，胸胁胀闷，吐酸苦水，舌红苔腻，脉弦滑数。

【方歌】蒿芩清胆夏竹茹，碧玉赤苓枳壳陈辅，清胆利湿又和胃，少阳湿热痰浊阻。

【配伍特点】芳香清透以畅少阳之枢机，苦燥降利以化湿邪之痰浊。

二、调和肝脾（肝脾不调证）

四逆散
【功效】透邪解郁，疏肝理脾。

【主治】阳郁厥逆，或肝脾不和证。手足不温，或胁肋疼痛，脉弦。

【方歌】阳郁厥逆四逆散，等份柴芍枳实甘，透邪解郁理肝脾，肝郁脾滞力能堪。

【配伍特点】疏柔相和，以适肝性；升降同用，肝脾并调。

逍遥散
【功效】疏肝解郁，养血健脾。

【主治】肝郁血虚脾弱证。两胁作痛，神疲食少，月经不调，脉弦而虚。

【方歌】逍遥散用当归芍，柴苓术草加姜薄，肝郁血虚脾气弱，调和肝脾功效卓。

【配伍特点】疏柔合法，肝脾同调，气血兼顾。

三、调和肠胃（肠胃不和证）

半夏泻心汤

【功效】寒热平调，散结除痞。

【主治】寒热互结之痞证。心下痞满，呕吐，泻痢，苔腻微黄。

【方歌】半夏泻心配芩连，干姜人参草枣全，辛开苦降除痞满，寒热错杂痞证蠲。

【配伍特点】寒热平调以和阴阳，辛开苦降以调气机，补泻兼施以顾虚实。

第五单元　清热剂（清法）

适用范围：里热证。

注意事项：①辨寒热虚实、真假、部位。②护脾胃，保津液。

一、清气分热（气分热盛证）

白虎汤

【功效】清热生津。

【主治】阳明气分热盛证。身大热，汗大出，口大渴，脉洪大。

【方歌】白虎膏知粳米甘，清热生津止渴烦，气分热盛四大证，益气生津人参添。

【配伍特点】重用辛寒清气，佐以苦寒质润，少佐甘温和中，则清不伤阴，寒不伤中。

二、清营凉血（热入营血证）

清营汤

【功效】清营解毒，透热养阴。

【主治】热入营分证。身热夜甚，神烦少寐，斑疹隐隐，舌绛而干，脉数。

【方歌】清营汤治热传营，身热燥渴眠不宁，犀地银翘玄连竹，丹麦清热更护阴。

【配伍特点】辛苦甘寒以滋养清解，透热转气以入营清散。

犀角地黄汤

【功效】清热解毒，凉血散瘀。

【主治】热入血分，热伤血络证。各种失血，斑色紫黑，神昏谵语，身热，舌绛。

【方歌】犀角地黄芍药丹，清热凉血散瘀专，热入血分服之安，蓄血伤络吐衄斑。

【配伍特点】咸苦甘寒，直入血分，清中有养，无耗血之弊；凉血散血，无留瘀之患。

三、清热解毒（热毒壅盛证）

黄连解毒汤

【功效】泻火解毒。

【主治】三焦火毒热盛证。大热烦躁，口燥咽干，舌红苔黄，脉数有力。

【方歌】黄连解毒柏栀芩，三焦火盛是主因，烦狂火热兼谵妄，吐衄发斑皆可平。

【配伍特点】苦寒直折，泻火解毒，三焦并清。

凉膈散

【功效】泻火通便，清上泻下。

【主治】上中二焦火热证。胸膈烦热，面赤唇焦，烦躁口渴，舌红苔黄，脉数。

【方歌】凉膈硝黄栀子翘，黄芩甘草薄荷饶，再加竹叶调蜂蜜，上中郁热服之消。

【配伍特点】清上之中寓泻下之法，以泻代清。

四、清脏腑热（脏腑邪热偏盛）

导赤散

【功效】清心，利水，养阴。

【主治】心经火热证。心胸烦热，口渴，口舌生疮或小便赤涩，舌红。

【方歌】导赤木通生地黄，草梢煎加竹叶尝，清心利水又养阴，心经火热移小肠。

【配伍特点】甘寒与苦寒相合，利水不伤阴。

泻白散

【功效】清泻肺热，平喘止咳。

【主治】肺热喘咳证。咳喘气急，皮肤蒸热，舌红苔黄，脉细数。

【方歌】泻白桑皮地骨皮，粳米甘草扶肺气，清泻肺热平和剂，热伏肺中喘咳医。

【配伍特点】甘寒清降，泻中寓补，培土生金。

龙胆泻肝汤

【功效】清肝胆实火，泻肝经湿热。

【主治】肝胆实火上炎，肝经湿热下注。口苦溺赤，舌红苔黄，脉弦数有力。

【方歌】龙胆栀芩酒拌炒，木通泽泻车柴草，当归生地益阴血，肝胆实火湿热消。

【配伍特点】苦寒清利，泻中寓补；泻中寓升，以适肝性。

左金丸

【功效】清泻肝火，降逆止呕。

【主治】肝火犯胃证。胁痛口苦，呕吐吞酸，舌红苔黄，脉弦数。

【方歌】左金连萸六一比，胁痛吞酸悉能医，再加芍药名戊己，专治泻痢痛在脐。

【配伍特点】辛开苦降，肝胃同治；寒热并用，主以苦寒。

清胃散

【功效】清胃凉血。

【主治】胃火牙痛。牙痛牵引头痛，口气恶臭，舌红苔黄，脉滑数。

【方歌】清胃散中当归连，生地丹皮升麻全，或加石膏泻胃火，能消牙痛与牙宣。

【配伍特点】苦寒辛散并用，降中有升，火郁发之。

玉女煎

【功效】清胃热，滋肾阴。

【主治】胃热阴虚证。牙痛齿松，烦热干渴，舌红苔黄而干。

【方歌】玉女石膏熟地黄，知母麦冬牛膝裹，肾虚胃火相为病，牙痛齿甤宜煎尝。

【配伍特点】甘寒清润合法，胃肾同治，泻实补虚，引热下行。

白头翁汤

【功效】清热解毒，凉血止痢。

【主治】热毒痢疾。下痢赤多白少，腹痛里急后重，舌红苔黄，脉弦数。

【方歌】白头翁治热毒痢，黄连黄柏佐秦皮，清热解毒并凉血，赤多白少脓血医。

【配伍特点】苦寒之中寓凉血之功，清燥之内存收涩之意。

五、清虚热（虚热证）

青蒿鳖甲汤

【功效】养阴透热。

【主治】温病后期，邪伏阴分证。夜热早凉，热退无汗，舌红少苔，脉细数。

【方歌】青蒿鳖甲知地丹，热自阴来仔细看，夜热早凉无汗出，养阴透热服之安。

【配伍特点】滋中有清，清中有透，邪正兼顾，先入后出。

第六单元　祛暑剂

六一散

【功效】清暑利湿。

【主治】暑湿证。身热烦渴，小便不利。

【方歌】滑石甘草六一散，清暑利湿功用专，后砂黛薄依次加，益元碧玉鸡苏裁。

【配伍特点】甘淡渗利以解暑，药简效专。

清暑益气汤

【功效】清暑益气，养阴生津。

【主治】暑热气津两伤证。体倦少气，口渴汗多，脉虚数。

【方歌】王氏清暑益气汤，暑热

气津已两伤，洋参麦斛粳米草，翠衣荷连知竹尝。

【配伍特点】甘寒苦寒合法，清补并举，气津兼顾。

香薷散

【功效】祛暑解表，化湿和中。

【主治】阴暑。恶寒发热，无汗头痛，身重困倦，胸闷泛恶，或腹痛吐泻，舌苔白腻，脉浮。

香薷散内扁豆朴，祛暑解表化湿阻；易豆为花加银翘，新加香薷治阴暑。

【配伍特点】辛温芳香以解表，苦温燥化以和中。

第七单元　温里剂（温法）

适用范围：里寒证。

注意事项：①辨清病变部位。②辨清虚实真伪。③因人、因时、因地制宜。④寒为阴邪，易伤阳气，故多配伍补气药物，以使阳气得复。

一、温中祛寒（中焦虚寒证）

理中丸

【功效】温中祛寒，补气健脾。

【主治】脾胃虚寒，阳虚失血证。吐利冷痛，畏寒肢冷，舌淡苔白，脉沉迟或迟细。

【方歌】理中干姜参术甘，温中健脾治虚寒，中阳不足痛呕利，丸汤两用腹中暖。

【配伍特点】辛热甘苦方合，温补并用，补中寓燥。

小建中汤

【功效】温中补虚，和里缓急。

【主治】虚劳里急证。腹痛喜温喜按，心悸发热，面色无华，舌淡红，脉弦弱或虚弦。

【方歌】小建中汤君饴糖，方含桂枝加芍药，温中补虚和缓急，虚劳里急腹痛康。

【配伍特点】辛甘酸甘合化以调

和阴阳，重用甘温质润以抑木缓急。

二、回阳救逆（阳气衰微，阴寒内盛，甚或阴盛格阳、戴阳）

四逆汤

【功效】回阳救逆。

【主治】少阴病。四肢厥冷，神衰欲寐，舌淡苔白，脉微。

【方歌】四逆汤中附草姜，阳衰寒厥急煎尝，腹痛吐泻脉沉细，急投此方可回阳。

【配伍特点】大辛大热以速挽元阳，少佐甘缓防虚阳耗耗。

三、温中散寒（寒凝经脉证）

当归四逆汤

【功效】温经散寒，养血通脉。

【主治】血虚寒厥证。手足厥寒，舌淡，脉细欲绝。

【方歌】当归四逆用桂芍，细辛通草甘大枣，养血温经通脉剂，血虚寒厥服之效。

【配伍特点】辛温甘酸并用，温通不燥，补养不滞。

第八单元　表里双解剂（汗、下、清、温结合运用）

适用范围：表里同病。

注意事项：必须既有表证，又有里证。

一、解表清里（表邪未解，里热已炽）

葛根芩连汤

【功效】解表清里。

【主治】表证未解，邪热入里。身热下利，苔黄，脉数。

【方歌】葛根芩连甘草伍，用时先将葛根煮，内清肠胃外解表，协热下利喘汗除。

【配伍特点】辛凉升散与苦寒清降共施，以成"清热升阳止利"

之法。

二、解表攻里（外有表寒，里有实积）

大柴胡汤

【功效】和解少阳，内泻热结。

【主治】少阳阳明合病。往来寒热，胸胁苦满，心下满痛呕吐，苔黄，脉弦数有力。

【方歌】大柴胡汤用大黄，枳芩夏芍枣生姜，少阳阳明同合病，和解攻里效无双。

【配伍特点】和下并用，主以和解少阳，辅以内泻热结，佐以缓急降逆。

防风通圣散

【功效】疏风解表，泻热通便。

【主治】风热壅盛，表里俱实证。憎寒壮热无汗，口苦咽干，二便秘涩，苔黄腻，脉数。

【方歌】防风通圣大黄硝，荆芥麻黄栀芍翘，甘桔芎归膏滑石，薄荷芩术力偏饶。表里交攻印热盛，外科疡毒总能消。

【配伍特点】汗下清利合法，分消表里邪热，养血益气扶正。

第九单元 补益剂（补法）

适用范围：虚证。

注意事项：①辨虚实真假。②注意顾护脾胃。③补益之剂多滋腻碍胃，宜佐以健脾和胃理气之品，以助运化。④分清正虚和邪实轻重缓急。⑤文火久煎，空腹服用。

一、补气（气虚证）

四君子汤

【功效】益气健脾。

【主治】脾胃气虚证。面色苍白，食少气短，四肢无力，舌淡苔白，脉虚弱。

【方歌】四君子汤中和义，人参苓术甘草比，益气健脾基础剂，脾

胃气虚治相宜。

【配伍特点】温而不燥，补而不峻。

参苓白术散

【功效】益气健脾，渗湿止泻。

【主治】脾虚夹湿证。饮食不化，胸脘痞闷，四肢乏力，形体消瘦，泄泻，舌苔白腻，脉虚缓。

【方歌】参苓白术扁豆陈，莲草山药砂苡仁，桔梗上浮兼保肺，枣汤调服益脾神。

【配伍特点】主以甘温补脾，纳芳化渗湿以助运止泻，佐引药入肺以培土生金。

补中益气汤

【功效】补中益气，升阳举陷。

【主治】①脾胃气虚；②气虚下陷；③气虚发热证。体倦乏力，少气懒言，面色苍白，脉虚缓无力。

【方歌】补中益气芪参术，炙草升柴归陈助，清阳下陷能升举，气虚发热甘温除。

【配伍特点】主以甘温，补中寓升，共成虚则补之、陷者升之、甘温除热之剂。

生脉散

【功效】益气生津，敛阴止汗。

【主治】①温热，暑热，耗气伤阴证；②久咳肺虚，气阴两伤证。体倦气短，咽干，舌红，脉数。

【方歌】生脉麦味与人参，保肺清心治暑淫，气少汗多兼口渴，病危脉绝急煎斟。

【配伍特点】甘温甘寒佐酸收，补敛气阴以复脉。

玉屏风散

【功效】益气，固表，止汗。

【主治】表虚自汗。自汗恶风，面色苍白，舌淡脉浮。

【方歌】玉屏组合少而精，芪术防风鼎足形，表虚汗多易感冒，固卫敛汗效验灵。

【配伍特点】甘温为主，辛散为辅，补中有散，散中寓补，相反相

成，药简效专。

二、补血（血虚证）

四物汤

【功效】补血调血。

【主治】营血虚滞证。心悸失眠，头晕目眩，面色无华，舌淡，脉细。

【方歌】四物熟地归芍芎，补血调血此方宗，营血虚滞诸多症，加减运用贵变通。

【配伍特点】阴柔辛甘相伍，补中寓行，补血不滞血，行血不伤血。

归脾汤

【功效】益气补血，健脾养心。

【主治】①心脾气血两虚证；②脾不统血证。心悸失眠，体倦食少，面色萎黄，便血崩漏，舌淡苔薄白，脉细弱。

【方歌】归脾汤用术参芪，归草茯神远志齐，酸枣木香龙眼肉，煎加姜枣益心脾。

【配伍特点】心脾同治，重在补脾；气血并补，重在补气。

三、气血双补（气血双亏证）

炙甘草汤

【功效】滋阴养血，益气温阳，复脉心悸。

【主治】①阴血不足，阳气虚弱证；②虚痨肺痿。脉结代，心动悸，虚羸少气，舌光少苔。

【方歌】炙甘草参枣地胶，麻仁麦桂姜酒煎，益气养血温通脉，结代心悸肺痿疗，加芍去参枣桂姜，加减复脉滋阴饶。

【配伍特点】气血阴阳并补，补中寓通，滋而不腻，温而不燥。

四、补阴（阴虚证）

六味地黄丸

【功效】填精滋阴补肾。

【主治】肾阴精不足证。腰膝酸软，头晕目眩，口燥咽干，舌红少

苔，脉沉细数。

【方歌】六味地黄山药萸，泽泻苓丹三泻侣，三阴并补重滋肾，肾阴不足效可居，滋阴降火知柏需，养肝明目加杞菊，都气五味纳肾气，滋补肺肾麦味续。

【配伍特点】"三补"与"三泻"相伍，以补为主；肾肝脾三脏兼顾，以滋肾精为主。

左归丸

【功效】滋阴补肾，填精益髓。

【主治】真阴不足证。头目眩晕，腰酸腿软，形体羸瘦，舌瘦质红少苔，脉细。

【方歌】左归丸内山药地，萸肉枸杞与牛膝，菟丝龟鹿二胶合，壮水之主方第一。

【配伍特点】纯甘补阴，纯补无泻，阳中求阴。

五、补阳（阳虚证）

肾气丸

【功效】补肾助阳，化生肾气。

【主治】肾阳不足证。腰痛脚软，小便不利或反多，舌淡胖，脉虚而尺部沉细。

【方歌】肾气丸主肾阳虚，干地山药及山萸，少量桂附泽苓丹，水中生火在温煦；济生肾气加车牛膝，温阳利水消肿需；十补丸有鹿茸味，主治肾阳精血虚。

【配伍特点】重用"三补三泻"，以益精泻浊；少佐温热助阳，以"少火生气"。

右归丸

【功效】温补肾阳，填精益髓。

【主治】肾阳不足，命门火衰证。气怯神疲，畏寒肢冷，腰膝酸软，脉沉迟。

【方歌】右归丸中地附桂，山药萸肉菟丝归，杜仲鹿胶枸杞子，益火之源此方魁。

【配伍特点】补阳补阴相配，阴中求阳，纯补无泻。

六、阴阳双补（阴阳两虚证）

地黄饮子

【功效】滋肾阴，补肾阳，开窍化痰。

【主治】喑痱证。舌强不语，足废不用。

【方歌】地黄饮莀麦味斛，苁戟附桂阴阳补，化痰开窍菖远茯，加薄姜枣喑痱服。

【配伍特点】阴阳并补，上下并治，以补虚治下为主。

第十单元 固涩剂

适用范围：气、血、精、津耗散滑脱之证。

注意事项：①固涩剂所治的耗散滑脱之证，多由正气亏虚所致，故应根据气、血、精、津耗伤程度的不同，选配相应的补益药物，以标本兼顾。②外邪未尽者，不宜过早使用，以免"闭门留寇"。③实邪所致诸证不宜使用。

一、固表止汗（自汗盗汗）

牡蛎散

【功效】益气固表，敛阴止汗。

【主治】自汗，盗汗。汗出，心悸短气，舌淡，脉细弱。

【方歌】牡蛎散内用黄芪，麻黄根与小麦齐，益气固表又敛阴，体虚自汗盗汗宜。

【配伍特点】涩补并用，以涩为主；气阴兼顾，以气为主。

二、涩肠固脱（久泻久痢）

真人养脏汤

【功效】涩肠固脱，温补脾肾。

【主治】久泻久痢，脾肾虚寒证。泻痢滑脱不禁，腹痛，食少神疲，舌淡苔白，脉迟细。

【方歌】真人养脏木香诃，当归肉蔻与粟壳，术芍参桂甘草共，肛脱久痢服之瘥。

【配伍特点】涩温相伍，涩中寓补，以涩为主；补中有行，重在补脾。

三、涩精止遗（遗精滑泄、小便失禁）

桑螵蛸散

【功效】调补心肾，涩精止遗。

【主治】心肾两虚证。尿频或遗尿遗精，心神恍惚，舌淡苔白，脉细弱。

【方歌】桑螵蛸散龙龟甲，参归茯神菖远加，调补心肾又涩精，心肾两虚尿频佳。

【配伍特点】补涩并用，心肾兼顾，气血并调。

四、固精止带（崩漏带下）

固冲汤

【功效】益气健脾，固冲摄血。

【主治】脾气虚弱，冲脉不固证。出血量多，色淡质稀，腰膝酸软，脉微弱。

【方歌】固冲芪术山黄芍，龙牡倍棕茜海蛸，益气健脾固摄血，脾虚冲脉不固疗。

【配伍特点】补涩相合，以涩为主；脾肾同调，主补脾气；寄行于收，止不留瘀。

第十一单元 安神剂

适用范围：神志不安的病证。

注意事项：①金石类（打碎先煎）、滋腻补虚之品，不宜久服。②朱砂等具有一定毒性，久服可能引起慢性中毒。③注意心理疏导，改善生活方式。

一、重镇安神（实证）

朱砂安神丸

【功效】重镇安神，清热养血。

【主治】心火亢盛，阴血不足证。惊悸失眠，舌红，脉细数。

【方歌】朱砂安神东垣方，归连

甘草合地黄，怔忡不寐心烦乱，养阴清热可复康。

【配伍特点】质重苦寒，镇清并用，-清中兼补，治标为主。

二、滋养安神（虚证）

天王补心丹

【功效】滋阴养血，补心安神。

【主治】阴虚血少，神志不安证。心悸失眠，手足心热，舌红少苔，脉细数。

【方歌】补心地归二冬仁，远茯味砂桔三参，阴亏血少生内热，滋阴养血safe心清。

【配伍特点】重用甘寒，补中寓清；心肾并治，重在养心。

酸枣仁汤

【功效】养血安神，清热除烦。

【主治】肝血不足，虚热内扰之虚烦不眠证。虚烦不眠，咽干口燥，舌红，脉弦细。

【方歌】酸枣仁汤治失眠，川芎知草茯苓煎，养血除烦清虚热，安然入睡梦乡甜。

【配伍特点】心肝同治，重在养肝；补中兼行，以适肝性。

第十二单元 开窍剂

适用范围：神昏窍闭证。

注意事项：①脱证禁用。②辨神昏之寒热虚实。③中病即止。④剂型多为丸、散，不作煎剂。⑤孕妇慎用。

一、凉开（热闭）

安宫牛黄丸

【功效】清热解毒，豁痰开窍。

【主治】邪热内陷心包证。神昏谵语，伴高热烦躁，舌红或绛，脉数。

【方歌】安宫牛黄开窍方，芩连栀郁朱雄黄，犀角珍珠冰麝箔，热闭心包用良。

【配伍特点】苦寒清热与芳香开窍合法，主以清心泻火。

紫雪

【功效】清热开窍，息风止痉。

【主治】温热病，热闭心包及热盛动风证。高热烦躁，神昏谵语，痉厥，便秘，舌红绛苔干黄，脉数有力。

【方歌】紫血犀羚朱朴硝，硝石金寒滑磁膏，丁沉木羚升玄草，热陷痉厥服之消。

【配伍特点】甘寒咸凉与芳香辛行、金石重镇相伍，开窍之中更具息风之效。

至宝丹

【功效】清热开窍，化浊解毒。

【主治】痰热内闭心包证。神昏谵语，身热烦躁，痰盛气粗。

【方歌】至宝朱珀麝雄黄，雄玳犀角与牛黄，金银两箔紫龙脑，开窍清热解毒良。

【配伍特点】芳香辟秽与清解镇心合法，主以化浊开窍。

二、温开（寒闭）

苏合香丸

【功效】温通开窍，行气止痛。

【主治】寒闭证。突然昏倒，不省人事，牙关紧闭，苔白，脉迟。

【方歌】苏合香丸麝息香，木丁熏陆荜檀囊，犀冰术沉诃香附，再加龙脑温开方。

【配伍特点】芳香辛温相须，补敛寒镇相伍，温散开窍则无耗气伤正之虞。

第十三单元 理气剂（消法）

适用范围：气滞或气逆证。

注意事项：①应用本类方剂，首先注意辨清气病的种类。②本类方剂多针对气滞或气逆之实证而设，若兼正气不足者，宜适当配伍补益之品，以防进一步损伤正气。③理气剂多由芳香辛燥药物组成，易耗津伤气，故应中病即止，勿使过剂，尤其对素体阴亏气弱者，用之更须谨慎。

一、行气（脾胃气滞、肝气郁滞）

越鞠丸

【功效】行气解郁。

【主治】六郁证。胸膈痞闷，脘腹胀痛，饮食不消。

【方歌】行气解郁越鞠丸，香附芎苍栀曲研，气血痰火湿食郁，随证易君并加减。

【配伍特点】五药治六郁，诸法并举，重在调理气机。

柴胡疏肝散

【功效】疏肝解郁，行气止痛。

【主治】肝气郁滞证。胁肋疼痛，胸闷善太息，情志抑郁或易怒，或嗳气，脘腹胀满，脉弦。

【方歌】柴胡疏肝芎川芎，枳壳陈皮草香附，疏肝行气兼活血，胁肋疼痛皆能除。

【配伍特点】辛疏酸敛合法，肝脾气血兼顾，主以辛散疏肝，辅以敛阴柔肝。

瓜蒌薤白白酒汤

【功效】通阳散结，行气祛痰。

【主治】胸痹。胸阳不振，痰气互结证。胸中闷痛，喘息短气，舌苔白腻，脉弦紧。

【方歌】瓜蒌薤白白酒汤，胸痹胸闷痛难当，喘息短气时咳唾，难卧仍加半夏良。

【配伍特点】行气祛痰与温通胸阳并用，药简力专。

半夏厚朴汤

【功效】行气散结，降逆化痰。

【主治】梅核气。咽中如有物阻，吞吐不得，苔白腻，脉弦滑。

【方歌】半夏厚朴与紫苏，茯苓生姜共煎服，痰凝气聚成梅核，降逆开郁气自舒。

【配伍特点】辛苦行降，痰气并治，行中有宣，降中有散。

二、降气（肺气上逆、胃气上逆）

苏子降气汤

【功效】降气平喘，祛痰止咳。

【主治】上实下虚之喘咳证。胸膈满闷，痰多稀白，苔白滑或白腻。

【方歌】苏子降气祛痰方，夏朴前苏甘枣姜，肉桂纳气归调血，上实下虚痰喘康。

【配伍特点】降以平上实，温以助下虚，肺肾兼顾，主以治上。

旋覆代赭汤

【功效】降逆化痰，益气和胃。

【主治】胃虚气逆痰阻证。心下痞硬，噫气频作，呕逆，苔白滑，脉缓或滑。

【方歌】旋覆代赭重用姜，半夏人参甘枣尝，降逆化痰益胃气，胃虚痰阻痞噫康。

【配伍特点】沉降相须，消补相伍，下气而无伤正之虞。

第十四单元 理血剂（消法）

适用范围：瘀血或出血病证。

注意事项：①须辨清造成瘀血或出血的病因，分清标本缓急，做到急则治标，缓则治本，或标本兼顾。②活血祛瘀剂其性破泄，易于动血、伤胎，故凡妇女经期、月经过多及孕妇均当慎用或忌用。

一、活血祛瘀（血瘀证）

桃核承气汤

【功效】逐瘀泄热。

【主治】下焦蓄血证。少腹急结，小便自利，脉沉实或涩。

【方歌】桃核承气硝黄草，少佐桂枝温经妙，下焦蓄血小腹胀，泄热破瘀微利效。

【配伍特点】活血攻下，相辅相

成：寒中寓温，以防凉遏。

血府逐瘀汤

【功效】活血化瘀，行气止痛。

【主治】胸中血瘀证。胸痛，痛有定处，舌暗红或有瘀斑。

【方歌】血府当归生地桃，红花枳壳草赤芍，柴胡芎桔牛膝等，血化下行不作劳。通窍全凭好麝香，桃红大枣与葱姜，归芎黄酒赤芍药，表里通经第一方。膈下逐瘀桃牡丹，赤芍乌药玄胡甘，归芎灵脂红花壳，香附开郁血亦安。少腹逐瘀小茴香，玄胡没药芎归姜，官桂赤芍蒲黄脂，经暗腹痛快煎尝。身痛逐瘀桃归芎，脂芎附羌与地龙，牛膝红花没药草，通络止痛力量雄。

【配伍特点】活血与行气相伍，祛瘀与养血同施；升降兼顾，气血并调。

补阳还五汤

【功效】补气，活血，通络。

【主治】中风之气虚血瘀证。半身不遂，口眼喎斜，苔白，脉缓无力。

【方歌】补阳还五赤芍芎，归尾通经佐地龙，四两黄芪为主药，血中瘀滞用桃红。

【配伍特点】重用补气，佐以活血，气旺血行，补而不滞。

温经汤

【功效】温经散寒，祛瘀养血。

【主治】冲任虚寒，瘀血阻滞证。月经不调，小腹冷痛，经有瘀块，时发烦热。

【方歌】温经汤用萸桂芎，归芍丹皮姜夏冬，参草益脾胶养血，调经重在暖胞宫。

【配伍特点】温清补消并用，以温经化瘀为主，温而不燥。

生化汤

【功效】养血活血，温经止痛。

【主治】血虚寒凝，瘀血阻滞证。产后恶露不行，小腹冷痛。

【方歌】生化汤是产后方，归芎桃草酒炮姜，消瘀活血功偏擅，止痛温经效亦彰。

【配伍特点】补消温相伍，养血活血之中寓祛瘀生新之法。

桂枝茯苓丸

【功效】活血化瘀，缓消癥块。

【主治】瘀阻胞宫证。腹痛拒按，或漏下不止，血色紫黑晦暗，或妊娠胎动不安，或闭经。

【方歌】金匮桂枝茯苓丸，桃仁芍药与牡丹，等分为末蜜丸服，缓消癥块胎可安。

【配伍特点】温通活血之中寓凉血养血之法，消补并行，渐消缓散。

二、止血（出血证）

咳血方

【功效】清肝宁肺，凉血止血。

【主治】肝火犯肺之咳血证。咳痰带血，胸胁作痛，舌红苔黄，脉弦数。

【方歌】咳血方中诃子收，瓜蒌海粉山栀投，青黛蜜丸口噙化，咳嗽痰血服之瘳。

【配伍特点】肝肺同治，主以清肝，于清泻中求止血之功。

小蓟饮子

【功效】凉血止血，利水通淋。

【主治】热结下焦之血淋、尿血。小便赤涩热痛，舌红，脉弦数。

【方歌】小蓟生地藕蒲黄，滑竹通栀归草襄，凉血止血利通淋，下焦瘀热血淋康。

【配伍特点】凉血清利合法，止血之中寓以化瘀，清利之中寓以养阴。

黄土汤

【功效】温阳健脾，养血止血。

【主治】脾阳不足，脾不统血证。血色暗淡，舌淡苔白，脉沉细无力。

【方歌】黄土汤中芩地黄，术附阿胶甘草尝，温阳健脾能摄血，便血崩漏服之康。

【配伍特点】寓止血于温阳滋阴之中，寒热并用，刚柔相济。

第十五单元　治风剂

适用范围：风证。

注意事项：①首辨风病的类型，外风宜疏散，内风宜平息。②辨别病邪的兼夹及病性的虚实，配伍相应的药物。③外风与内风相互影响，立法用方，应该分清主次，兼顾治之。

一、疏散外风（外风证）

川芎茶调散

【功效】疏风止痛。

【主治】外感风邪头痛。头痛，鼻塞，脉浮。

【方歌】川芎茶调有荆防，辛芷薄荷甘草羌，目昏鼻塞风攻上，偏正头痛悉能康。

【配伍特点】辛散疏风于上，诸经兼顾；佐以苦凉之品，寓降于升。

小活络丹

【功效】祛风除湿，化痰通络，活血止痛。

【主治】风寒湿痹。肢体筋脉挛痛，关节屈伸不利，舌淡紫，苔白。

【方歌】小活络祛风湿寒，化瘀活血三者兼，二乌南星乳没龙，寒湿痰瘀痹痛蠲。

【配伍特点】辛热温通，峻药缓用。

牵正散

【功效】祛风化痰，通络止痉。

【主治】风痰阻络之口眼㖞斜。猝然口眼㖞斜，舌淡红，苔白。

【方歌】牵正散治口眼斜，白附僵蚕合全蝎，等分为末热酒下，祛风化痰痉能解。

【配伍特点】辛温上行以祛风痰，药简力宏。

消风散

【功效】疏风养血，清热除湿。

【主治】风疹，湿疹。皮肤瘙痒，疹出色红，或遍身云片斑点。

【方歌】消风散中有荆防，蝉蜕胡麻苦参苍，知膏蒡通归地草，风疹湿疹服之康。

【配伍特点】辛散苦燥甘润相伍，外疏清利之中寓润养之法。

二、平息内风（内风证）

羚角钩藤汤

【功效】凉肝息风，增液舒筋。

【主治】肝热生风证。高热躁扰，手足抽搐，神昏，舌绛而干，脉弦数。

【方歌】羚角钩藤菊花桑，地芍贝茹茯草襄，凉肝息风又养阴，肝热生风急煎尝。

【配伍特点】咸寒而甘与辛凉合方，清息之中寓辛凉酸甘之意，共成"凉肝息风"之法。

镇肝熄风汤

【功效】镇肝息风，滋阴潜阳。

【主治】类中风（阴虚阳亢，气血逆乱）。头晕目眩，脑部热痛，面色如醉，心中烦热，脉弦长有力。

【方歌】镇肝熄风芍天冬，玄参龟板赭茵从，龙牡麦芽膝草楝，肝阳上亢此能奏功。

【配伍特点】镇降下行，重在治标，滋潜清疏，以适肝性。

天麻钩藤饮

【功效】平肝息风，清热活血，补益肝肾。

【主治】肝阳偏亢，肝风上扰证。头痛，眩晕，失眠，舌红苔黄，脉弦。

【方歌】天麻钩藤石决明，栀牡寄生膝与芩，夜藤茯神益母草，主治眩晕与耳鸣。

【配伍特点】清肝养并用，主以平肝；心肝肾同治，重在治肝。

第十六单元　治燥剂

适用范围：燥证。

注意事项：①分清内燥（部

位）、外燥（温凉）。②燥邪化热，耗气伤阴，辛香、苦寒之品不宜，或配伍清热、益气生津之品。③治燥剂多辛寒滋腻，易助湿碍气，凡脾胃虚弱，痰湿内阻者应慎用。

一、轻宣外燥（外感凉燥或温燥证）

杏苏散
【功效】轻宣凉燥，理肺化痰。
【主治】外感凉燥证。恶寒无汗，咳嗽稀痰，咽干，苔白，脉数。
【方歌】杏苏散内夏陈前，枳桔苓草姜枣研，轻宣温润治凉燥，咳止痰化病自痊。
【配伍特点】苦辛微温，肺脾同治，重在治肺轻宣。

清燥救肺汤
【功效】清燥润肺，益气养阴。
【主治】温燥伤肺证。身热干咳少痰，气逆而喘，舌红少苔，脉虚大而数。
【方歌】清燥救肺桑麦膏，参胶胡麻杏杷草，清宣润肺养气阴，温燥伤肺气阴耗。
【配伍特点】宣清合法，宣中有降，清中有润，气阴双补，培土生金。

二、滋阴润燥（脏腑津液精血不足之内燥证）

麦门冬汤
【功效】润肺益胃，降逆下气。
【主治】①虚热肺痿。②胃阴不足证。咳唾涎沫，短气喘促，舌干少苔，脉虚数。
【方歌】麦门冬汤用人参，枣草粳米半夏存，肺痿咳逆因虚火，清养肺胃此方珍。
【配伍特点】重用甘寒清润，少佐辛温降逆，滋而不腻，温而不燥，培土生金，肺胃并治。

玉液汤
【功效】益气生津，润燥止渴。
【主治】消渴之气阴两虚证。口渴尿多，困倦气短，脉虚细无力。
【方歌】玉液汤中芪葛根，鸡金知味药花粉，饮一溲一消渴证，益气生津显效能。
【配伍特点】甘温凉混合法，脾肾同治，寓固肾于补脾之中，纳清降于生津之内。

第十七单元　祛湿剂（消法）

适用范围：水湿病证。
注意事项：①分清内、外湿及邪气兼夹。②芳香温燥与甘淡渗利之品易伤阴耗液。③水湿为病，缠绵难愈，易于反复。

一、燥湿和胃（湿浊中阻，脾胃失和）

平胃散
【功效】燥湿润脾，行气和胃。
【主治】湿滞脾胃证。脘腹胀满，舌苔厚腻。
【方歌】平胃散内君苍术，厚朴陈草姜枣煮，燥湿运脾又和胃，湿滞脾胃胀满除。
【配伍特点】苦辛芳香温燥，主以燥化，辅以行气；主以运脾，兼以和胃。

藿香正气散
【功效】解表化湿，理气和中。
【主治】外感风寒，内伤湿滞证。恶寒发热，上吐下泻，舌苔白。
【方歌】藿香正气腹皮苏，甘桔陈苓朴白术，夏曲白芷加枣枣，风寒暑湿并能除。
【配伍特点】表里同治而以除湿治里为主，脾胃同调而以升清降浊为要。

二、清热祛湿（湿热外感、湿热内盛、湿热下注）

茵陈蒿汤

【功效】清热，利胆，退黄。

【主治】黄疸阳黄证。一身面目俱黄，黄色鲜明，舌红苔黄腻，脉沉数。

【方歌】茵陈蒿汤大黄栀，瘀热阳黄此方施，便难尿赤腹胀满，功在清热与利湿。

【配伍特点】苦寒清利通腑，分消退黄，药简效宏。

八正散

【功效】清热泻火，利水通淋。

【主治】湿热淋证。尿急尿频，溺时涩痛，舌苔黄腻，脉数。

【方歌】八正木通与车前，萹蓄大黄栀滑研，草梢瞿麦灯心草，湿热诸淋宜服煎。

【配伍特点】集寒凉降泻之品，纳通腑于清利之中。辛散清利之中寓补气养血之法，表里同治，上下分消。

三仁汤

【功效】宣畅气机，清利湿热。

【主治】湿温初起及暑湿夹湿之湿重于热证。头痛恶寒，身重疼痛，午后身热，苔白不渴。

【方歌】三仁杏蔻薏苡仁，朴夏通草滑竹存，宣畅气机清湿热，湿重热轻在气分。

【配伍特点】芳化苦燥寒清同用，宣上畅中渗下并行。

三、利水渗湿（水湿内盛）

五苓散

【功效】利水渗湿，温阳化气。

【主治】①蓄水证；②痰饮；③水湿内停证。小便不利，舌苔白，脉浮或缓。

【方歌】五苓散治太阳腑，白术泽泻猪苓茯，桂枝化气兼解表，小便通利水饮逐。

【配伍特点】主入下焦而兼运中州，渗利之中寓化气之法。

猪苓汤

【功效】利水渗湿，养阴清热。

【主治】水热互结伤阴证。小便不利，口渴身热，舌红，脉细数。

【方歌】猪苓汤内有茯苓，泽泻阿胶滑石并，小便不利兼烦渴，滋阴利水症自平。

【配伍特点】甘寒淡渗，寓养血于清利之中，利水而不伤阴。

四、温化寒湿（阳虚气不化水或湿从寒化）

苓桂术甘汤

【功效】温阳化饮，健脾利湿。

【主治】中阳不足之痰饮。胸胁支满，目眩心悸，舌苔白滑。

【方歌】苓桂术甘中景剂，温阳化饮又健脾，中阳不足饮停胃，胸胁支满悸眩施。

【配伍特点】淡渗甘温合法，温而不热，利而不峻，为治痰饮之和剂。

真武汤

【功效】温阳利水。

【主治】①脾肾阳虚，水气内停；②太阳病发汗太过，阳虚水泛。小便不利，肢体沉重或浮肿，苔白脉沉。

【方歌】真武附术芍姜，温阳利水壮肾阳，脾肾阳虚水气停，腹痛悸眩眴惕恙。

【配伍特点】辛热渗利合法，纳酸柔于温利之中，脾肾兼顾，重在温肾。

实脾散

【功效】温阳健脾，行气利水。

【主治】脾肾阳虚，水气内停之阴水。半身以下肿甚，胸腹胀满，舌淡苔腻，脉沉迟。

【方歌】实脾温阳行利水，干姜附苓术草随，木瓜香槟朴草果，阳虚阴水效堪夸。

【配伍特点】辛热与淡渗合法，纳行气于温利之中，脾肾兼顾，主以实脾。

五、祛湿化浊（湿浊下注）

完带汤

【功效】补脾疏肝，化湿止带。

【主治】脾虚肝郁，湿浊下注之带下。带下清稀色白，舌淡苔白，脉濡缓。

【方歌】完带汤中二术陈，人参甘草车前仁，柴芍怀山黑芥穗，化湿止带此方神。

【配伍特点】扶土抑木，补中寓散，升清除湿，肝脾同治，重在治脾。

六、祛风胜湿（风湿外袭）

羌活胜湿汤

【功效】祛风胜湿止痛。

【主治】风湿犯表之痹证。头项肩背腰脊重痛，苔白，脉浮。

【方歌】羌活胜湿独防风，蔓荆藁本草川芎，风湿侵身头身痛，善治周身风湿痛。

【配伍特点】独取辛温行散之法，量小轻扬微汗蠲痹。

独活寄生汤

【功效】祛风湿，止痹痛，益肝肾，补气血。

【主治】痹证日久，肝肾两亏，气血不足证。腰膝疼痛，畏寒喜温，舌淡苔白，脉细弱。

【方歌】独活寄生芪防辛，归芎地芍桂苓均，杜仲牛膝人参草，顽痹风寒湿是寻。

【配伍特点】辛温行散与甘湿滋柔合法，纳益肝肾、补气血于祛邪蠲痹之中，邪正兼顾。

第十八单元　祛痰剂（消法）

适用范围：痰饮证。

注意事项：①辨别痰证性质，分清寒热燥湿的不同。②痰嗽咳血者，则不宜应用辛温燥烈之剂。③表邪未解或痰多者，慎用滋润之品。

一、燥湿化痰（湿痰证）

二陈汤

【功效】燥湿化痰，理气和中。

【主治】湿痰证。咳嗽痰多易咳，舌苔白腻或白润，脉缓而滑。

【方歌】二陈汤用半夏陈，苓梅姜一并存，理气祛痰兼燥湿，湿痰为患此方珍。

【配伍特点】燥化之中寓行运之法，重在治脾以消痰。

温胆汤

【功效】理气化痰，清胆和胃。

【主治】胆胃不和，痰热内扰证。舌苔白腻微黄，脉弦而滑或略见数。

【方歌】温胆夏茹枳陈劲，佐以茯草姜枣煮，理气化痰利胆胃，胆郁痰扰诸症除。

【配伍特点】化痰与理气共施，温而不燥；清胆与和胃并行，凉而不寒。

二、清热化痰（热痰证）

清气化痰丸

【功效】清热化痰，理气止咳。

【主治】痰热咳嗽。咳嗽，痰稠色黄，苔黄，脉数。

【方歌】清气化痰胆星蒌，夏苓杏陈枳实投，茯苓姜汁糊丸服，气顺火清痰热瘳。

【配伍特点】苦寒与辛燥合法，清化佐以行降，气顺火清痰消。

三、润燥化痰（燥痰证）

贝母瓜蒌散

【功效】润肺清热，理气化痰。

【主治】燥痰咳嗽。咳痰不爽，咽喉干燥，苔白而干。

【方歌】贝母瓜蒌花粉，橘红茯苓加桔梗，肺燥有痰咳难出，润肺化痰此方珍。

【配伍特点】重用甘寒，清润化痰而不伤津。

四、温化寒痰（寒痰证）

苓甘五味姜辛汤

【功效】温肺化饮。

【主治】寒饮咳嗽。咳嗽痰多，清稀色白，胸膈痞满，舌苔白滑，脉弦滑。

【方歌】苓甘五味姜辛汤，病属太阴里寒方，冲气不显胸满甚，温中逐饮祛寒凉。

【配伍特点】温散之中佐以酸收，开阖相济，温肺散饮。

五、治风化痰（风痰）

半夏白术天麻汤

【功效】化痰息风，健脾祛湿。

【主治】风痰上扰证。眩晕呕恶，舌苔白腻。

【方歌】半夏白术天麻汤，苓草橘红枣生姜，眩晕头痛风痰盛，痰化风息复正常。

【配伍特点】"二味"治痰之法伍息风之品，肝脾同调而成治风痰之剂。

第十九单元　消食剂（消法）

适用范围：饮食积滞、痞满、癥积、疮疡等。

注意事项：①辨寒热虚实，区分兼加合部。②重视疾病不同阶段的病机演变。③不宜长期或过量服用，以免损伤正气。

一、消食化滞（食积停滞）

保和丸

【功效】消食化滞，理气和胃。

【主治】食积证。脘腹胀满，嗳腐厌食，苔厚腻，脉滑。

【方歌】保和山楂莱菔曲，夏陈茯萎连翘取，炊饼为丸白汤下，消食和胃食积去。

【配伍特点】消食之中兼以行气理脾，以消为主。

二、健脾消食（脾胃虚弱，食积内停）

健脾丸

【功效】健脾和胃，消食止泻。

【主治】脾虚食积证。脘腹痞闷，食少难消，大便溏薄，苔腻微黄，脉虚弱。

【方歌】健脾参术苓草陈，肉蔻香连合砂仁，楂肉山药曲麦炒，消补兼施不伤正。

【配伍特点】消补兼施，补重于消，补而不滞，消中寓清。

第二十单元　驱虫剂（消法）

乌梅丸

【功效】温脏安蛔。

【主治】蛔厥证。腹痛时作，烦闷呕吐，常自吐蛔，手足厥冷。

【方歌】乌梅丸用细辛桂，黄连黄柏及当归，人参椒姜加附子，温肠清热久安蛔。

【配伍特点】酸苦辛并进，则蛔静伏而下；寒热佐甘温，则和肠胃扶正。

第二十一单元　治痈疡剂（消法）

适用范围：痈疽疮疡。

注意事项：辨寒热虚实，区分阴证阳证。

仙方活命饮

【功效】清热解毒，消肿溃坚，

活血止痛。

【主治】痈疡肿毒初起。局部红肿灼痛，甚者伴有身热凛寒，脉数有力。

【方歌】仙方活命君银花，归芍乳没陈皂甲，防芷贝粉甘酒煎，阳证痈疡内消法。

【配伍特点】消清并举，清解之中寓活血祛瘀之法，佐辛透散结之品。

大黄牡丹汤

【功效】泻热破瘀，消肿散结。

【主治】肠痈初起，湿热瘀滞证。少腹疼痛拒按，右足屈而不伸，舌苔黄，脉滑数。

【方歌】金匮大黄牡丹汤，桃仁芒硝瓜子襄，泻热破瘀散结肿，肠痈初起腹痛康。

【配伍特点】下消之中寓清利之能，以通为用。

方剂

中医内科学

第一单元 肺系病证

一、感冒

1. 病因病机

病因：六淫病邪，风为主因，常兼夹他邪；非时之气，时行疫毒；体质因素。

病机：外邪表束，伤及肺卫，卫表失和，肺失宣肃，肺卫功能失调。

2. 辨证论治

（1）常人感冒

①风寒束表证

【证候】恶寒重，发热轻，无汗，头痛，肢节酸痛，鼻塞声重，或鼻痒喷嚏，时流清涕，咽痒，咳嗽，咳痰稀薄色白，口不渴或渴喜热饮，舌苔薄白而润，脉浮或浮紧。

【证治】辛温解表。荆防达表汤或荆防败毒散加减。

②风热犯表证

【证候】身热较著，微恶风，汗泄不畅，头胀痛，面赤，咳嗽，痰黏或黄，咽燥，或咽喉乳蛾红肿疼痛，鼻塞，流黄浊涕，口干欲饮，舌苔薄白微黄，舌边尖红，脉浮数。

【证治】辛凉解表。银翘散或葱豉桔梗汤加减。

③暑湿伤表证

【证候】身热，微恶风，汗少，肢体酸重或疼痛，头昏重胀痛，咳嗽痰黏，鼻流浊涕，心烦口渴，或口中黏腻，渴不多饮，胸闷脘痞，泛恶，腹胀，大便或溏，小便短赤，舌苔薄黄而腻，脉濡数。

【证治】清暑祛湿解表。新加香

薷饮加减。

（2）虚体感冒

①气虚感冒

【证候】恶寒较甚，发热，无汗，头痛身楚，咳嗽，痰白，咳痰无力，平素神疲体弱，气短懒言，反复易感，舌淡苔白，脉浮而无力。

【证治】益气解表。参苏饮加减。

②阴虚感冒

【证候】身热，微恶风寒，少汗，头昏，心烦，口干，干咳少痰，舌红少苔，脉细数。

【证治】滋阴解表。加减葳蕤汤化裁。

感冒四时风邪ами，咳嗽头痛流鼻涕，恶寒发热身不适，解达法由表实立，荆防银翘香薷饮，风寒风热暑湿避，尚有气虚参苏施，加减葳蕤滋阴虚。

3. 鉴别诊断

（1）感冒与风温

风温：初起症状与感冒类似，但病势急骤，热势较高，汗出后不易迅速退，咳嗽，胸痛，头痛较剧，传入营血可见神昏、谵语、惊厥。

感冒：发热多不高，或无热，以解表宣肺药即可汗出、热退、身凉，病势轻，病程短，不传变，预后好。

（2）普通感冒与时行感冒

普通感冒——气候变化时发病率升高，但无明显流行特点。若感冒1周以上不愈，发热不退或反见加重，应考虑继发他病。

时行感冒——病情较重，发病急，全身症状显著，可发生传变，化热入里，继发或合并他病，具有广泛的传染性、流行性。

二、咳嗽

1. 病因病机

病因：外感六淫，内邪干肺，饮食不节，情志内伤，肺脏自病，他脏影响。

病机：外邪犯肺，或脏腑功能失调，导致肺失宣肃，肺气上逆。

2. 辨证论治

（1）外感咳嗽

①风寒表肺证

【证候】咳嗽声重，气急，咽痒，咳痰稀薄色白，常伴鼻塞，流清涕，头痛，肢体酸楚，或见恶寒发热、无汗等表证，舌苔薄白，脉浮或浮紧。

【证治】疏风散寒，宣肺止咳。三拗汤合止嗽散加减。

②风热犯肺证

【证候】咳嗽频剧，气粗或咳声嘶哑，喉燥咽痛，咳痰不爽，痰黏稠或黄，咳时汗出，常伴鼻流黄涕，口渴，头痛，身楚，或见恶风、身热等表证，舌苔薄黄，脉浮数或浮滑。

【证治】疏风清热，宣肺止咳。桑菊饮加减。

③风燥伤肺证

【证候】干咳，连声作呛，喉痒，咽喉干痛，唇鼻干燥，无痰或痰少而黏，不易咳出，或痰中带有血丝，口干，初起或伴鼻塞、头痛、微寒、身热等表证，舌质红干而少津，苔薄白或薄黄，脉浮数或小数。

【证治】疏风清肺，润燥止咳。桑杏汤（温燥）或杏苏散（凉燥）。

（2）内伤咳嗽

①痰湿蕴肺证

【证候】咳嗽反复发作，咳声重浊，痰多，因痰而嗽，痰出咳平，痰黏腻或稠厚成块，色白或带灰色，每于早晨或食后则咳甚痰多，进甘甜油腻食物加重，胸闷脘痞，呕恶食少，体倦，大便时溏，舌苔白腻，脉象濡滑。

【证治】燥湿化痰，理气止咳。二陈平胃散合三子养亲汤加减。

②痰热郁肺证

【证候】咳嗽，气息粗促，或喉中有痰声，痰多质黏厚或稠黄，咳吐不爽，或有热腥味，或咳血痰，胸胁胀满，咳时引痛，面赤，或有身热，口干而黏，欲饮水，舌质红，舌苔薄黄腻，脉滑数。

【证治】清热肃肺，豁痰止咳。清金化痰汤加减。

③肝火犯肺证

【证候】咳嗽呈阵发性，表现为上气咳逆阵作，咳时面赤，咽干口苦，常感痰滞咽喉而咳之难出，量少质黏，或如絮条，胸胁胀痛，咳时引痛，症状可随情绪波动而增减，舌红或舌边红，舌苔薄黄少津，脉弦数。

【证治】清肺泻肝，顺气降火。黄芩泻白散合黛蛤散加减。

④肺阴亏耗证

【证候】干咳，咳声短促，痰少黏白，或痰中带血丝，或声音逐渐嘶哑，口干咽燥，或午后潮热，颧红，盗汗，日渐消瘦，神疲，舌质红少苔，脉细数。

【证治】滋阴清热，润肺止咳。沙参麦冬汤加减。

咳为肺病气上逆，外感内伤两大纲，风寒三拗止嗽用，热燥燥杏俱有桑，二陈三子法中土，内伤痰热清金方，肝火泻白黛蛤合，肺亏沙参麦冬尝。

3. 鉴别诊断

（1）咳嗽与咳喘

咳嗽：咳嗽为主要症状，不伴喘促。

咳喘：咳而伴喘，常因咳嗽反复发作，因咳致喘，以咳为特点。

相同点：二者均兼有咳嗽，但各以哮、喘为其主要临床表现。

（2）咳嗽与肺胀

肺胀：兼有咳嗽、咳痰，但有患咳、喘、哮病史，以胸部膨满、喘咳上气、烦躁心慌，甚至面目紫暗，肢体浮肿，病程长，缠绵难愈。

（3）咳嗽与肺痨

肺痨：咳嗽为其四大主症之一，以干咳或痰中带血或咳血痰为特征，常伴有低热、盗汗、形体消瘦，X线胸部检查能明确病灶。

（4）咳嗽与肺癌

肺癌：以咳嗽、咳血主要症状，多发于40岁上吸烟男性。其咳嗽多为刺激性呛咳，病情发展迅速，易至恶病质，肺部X线检查及痰细胞学检查有助于诊断。

三、哮病

1.病因病机

病因：外邪侵袭，饮食不当，情志刺激，体虚病后。

病机：宿痰遇感引触，痰随气升，气因痰阻，相互搏结，壅塞气道，肺管挛急狭窄，通畅不利，肺气宣降失常，引动停积之痰，而致痰鸣如吼，气息喘促（痰阻气道，肺失宣降）。

2.辨证论治

（1）发作期

①冷哮证

【证候】喉中哮鸣如水鸡声，呼吸急促，喘憋气逆，胸膈满闷如塞，咳不甚，痰少，咳吐不爽，色白而多泡沫，口不渴或渴喜热饮，形寒怕冷，天冷或受寒易发，面色青晦，舌苔白滑，脉弦紧或浮紧。

【证治】宣肺散寒，化痰平喘。射干麻黄汤或小青龙汤加减。

②热哮证

【证候】喉中哮鸣如吼，喘而气粗息涌，胸高胁胀，咳呛阵作，咳痰色黄或白，黏浊稠厚，排吐不利，口苦，口渴喜饮，汗出，面赤，或有身热，甚至有好发于夏季者，舌

苔黄腻，质红，脉滑数或弦滑。

【证治】清热宣肺，化痰定喘。定喘汤或越婢加半夏汤加减。

③寒包热哮证

【证候】喉中哮鸣有声，胸膈烦闷，呼吸急促，喘咳气逆，咳痰不爽，痰黏色黄或黄白相兼，烦躁，发热，恶寒，无汗，身痛，口干欲饮，大便偏干，舌苔白腻，舌尖边红，脉弦紧。

【证治】解表散寒，清化痰热。小青龙加石膏汤或厚朴麻黄汤加减。

④风痰哮证

【证候】喉中痰涎壅盛，声如拽锯，或鸣声如吹哨笛，喘急胸满，但坐不得卧，咳痰黏稠难出，或为白色泡沫痰液，无明显寒热倾向，面色青暗，起病多急，常倏忽来去，发前自觉鼻、咽、眼、耳发痒，喷嚏、鼻塞、流涕、胸部憋塞，随之迅即发作，舌苔厚浊，脉滑实。

【证治】祛风涤痰，降气平喘。三子养亲汤加味。

⑤虚哮证

【证候】喉中哮鸣如鼾，声低，气短息促，动则喘甚，发作频繁，甚则持续喘哮，口唇、爪甲青紫，咳痰无力，痰涎清稀或质黏起沫，面色苍白或颧红唇紫，口不渴或渴喜热饮，形瘦肢冷或烦热，舌质淡或偏红，或紫暗，脉沉细或细数。

【证治】补肺纳肾，降气化痰。平喘固本汤加减。

（2）缓解期

①肺脾气虚证

【证候】有哮喘反复发作史。气短声低，喉中时有轻度哮鸣，痰多质稀，色白，自汗，怕风，常易感冒，倦怠无力，食少便溏，舌质淡，苔白，脉细弱。

【证治】健脾益气，补土生金。六君子汤加减。

②肺肾两虚证

【证候】有哮喘发作史。短气息

促，动则为甚，吸气不利，咳痰质黏起沫，脑转耳鸣，腰酸腿软，心慌，不耐劳累；或五心烦热，颧红，口干，舌质红少苔，脉细数；或畏寒肢冷，面色苍白，舌苔淡白，质胖，脉沉细。

【证治】补肺益肾。生脉地黄汤合金水六君煎加减。

哮证发作痰鸣哮喘，宿根新邪肺不宣，邪实正虚辨标本，寒哮寒痰射麻专，定喘汤方主热哮，缓解固本最相关，肺脾肾虚有主次，玉屏六君肾气丸。

3. 鉴别诊断

（1）哮病与喘证

哮病：指声响言，为喉中哮鸣有声，是一种反复发作的疾病。

喘证：指气息急，为呼吸气粗困难者，是多种急慢性肺系疾病的一个症状。

相同点：都有呼吸急促、困难；哮必兼喘，而喘未必兼哮。

（2）哮病与支饮

支饮：虽也有痰鸣气喘的症状，但多逐渐进行性加重，病势时轻时重，发作与间歇的界限不清，其咳与喘重于哮喘。

哮病：反复间歇发作，突然发病，迅速缓解，哮吼声重而咳轻或不咳。

四、喘证

1. 病因病机

病因：外邪侵袭，饮食不当，情志所伤，劳欲久病。

病机：气机升降出纳失常，肺气上逆，宣降失职；或气失所主，肾失摄纳。实证为邪气壅塞，肺气不利；虚证则为肺无所主，肾失摄纳，气机上逆而喘。

2. 辨证论治

（1）实喘

①风寒壅肺证

【证候】喘息咳逆，呼吸急促，

胸部胀闷，痰多稀薄而带泡沫，色白质黏，常有头痛，恶寒，或有发热，口不渴，无汗，苔薄白而滑，脉浮紧。

【证治】宣肺散寒。麻黄汤合华盖散加减。

②表寒肺热证

【证候】喘逆上气，胸胀或痛，息粗、鼻扇，咳而不爽，或吐稠痰，伴形寒，身热，烦闷，身痛，有汗或无汗，口渴，苔薄白或罩黄，舌边红，脉浮数或滑。

【证治】解表清里，化痰平喘。麻杏石甘汤加味。

③痰热郁肺证

【证候】喘咳气涌，胸部胀痛，痰多质黏色黄，或夹有血色，伴胸中烦闷，身热，有汗，口渴而喜冷饮，面赤，咽干，小便赤涩，大便或秘，舌质红，舌苔薄黄或腻，脉滑数。

【证治】清热化痰，宣肺平喘。桑白皮汤加减。

④痰浊阻肺证

【证候】喘而胸满闷塞，甚则胸盈仰息，咳嗽，痰多黏腻色白，咳吐不利，兼有呕恶，食少，口黏不渴，舌苔白腻，脉象滑或濡。

【证治】祛痰降逆，宣肺平喘。二陈汤合三子养亲汤加减。

⑤肺气郁痹证

【证候】每遇情志刺激而诱发，发时突然呼吸短促，息粗气憋，胸闷胸痛，咽中如窒，但喉中痰鸣不著，或无痰声。平素常多忧思抑郁，失眠，心悸。苔薄，脉弦。

【证治】开郁降气平喘。五磨饮子加减。

（2）虚喘

①肺气虚耗证

【证候】喘促短气，气怯声低，喉有鼾声，咳声低弱，痰吐稀薄，自汗畏风，或见咳呛，痰少质黏，烦热而渴，咽喉不利，面颧潮红，舌质淡红或有苔剥，脉软弱或细数。

【证治】补肺益气养阴。生脉散合补肺汤加减。

②肾虚不纳证

【证候】喘促日久，动则尤甚，呼多吸少，气不得续，形瘦神惫，跗肿，汗出肢冷，面青唇紫，舌淡苔白或黑而润滑，脉微细或沉弱；或见喘咳，面红烦躁，口咽干燥，足冷，汗出如油，舌红少津，脉细数。

【证治】补肾纳气。金匮肾气丸合参蛤散加减。

③正虚喘脱证

【证候】喘逆剧甚，张口抬肩，鼻扇气促，端坐不能平卧，稍动则咳喘欲绝，或有痰鸣，心慌动悸，烦躁不安，面青唇紫，汗出如珠，肢冷，脉浮大无根，或见歇止，或模糊不清。

【证治】扶阳固脱，镇摄肾气。参附汤送服黑锡丹，配合蛤蚧粉。

喘分虚实肺肾关，张口抬肩鼻翼扇，风寒表闭里热型，麻黄桑白麻石甘，痰浊二陈三子合，肺气郁闭五磨专，生脉补肺肺金虚，肾虚肾气参蛤散。

3. 鉴别诊断

喘证与短气

喘证：呼吸困难，张口抬肩，甚则不能平卧。

短气：亦即少气，呼吸微弱而喘促，或短气不足以息，似喘而无声，尚可平卧。

五、肺痈

1. 病因病机

病因：感受风热，痰热素盛。

病机：外热郁热伤肺气，蒸酿成痰，痰热壅阻肺络，血滞为瘀，而致痰热与瘀血互结，酝酿成痈，血败肉腐，成痈化脓，肺络损伤，脓疡内溃外泄。

2. 辨证论治

（1）初期

【证候】恶寒发热，咳嗽，咳白色黏痰，痰量日益增多，胸痛，咳则痛甚，呼吸不利，口干鼻燥，舌苔薄黄或薄白少津，脉浮数而滑。

【证治】疏风散热，清肺化痰。银翘散加减。

（2）成痈期

【证候】身热转甚，时时振寒，继则壮热，汗出烦躁，咳嗽气急，胸满作痛，转侧不利，咳吐浊痰，呈黄绿色，自觉喉间有腥味，口干咽燥，舌苔黄腻，脉滑数。

【证治】清肺解毒，化瘀消痈。千金苇茎汤合如金解毒散加减。

（3）溃脓期

【证候】咳吐大量脓痰，或如米粥，或咳血相兼，腥臭异常，甚则气喘不能卧，身热面赤，烦渴喜饮，舌苔黄腻，舌质红，脉滑数或数实。

【证治】排脓解毒。加味桔梗汤加减。

（4）恢复期

【证候】身热渐退，咳嗽减轻，咳吐脓痰渐少，臭味亦淡，痰液转为清稀，精神渐振，饮纳好转；或有胸胁隐痛，难以平卧，气短，自汗盗汗，低热，午后潮热，心烦，口燥咽干，面色无华，形体消瘦，精神萎靡，舌质红或淡红，苔薄，脉细或细数无力；或见咳嗽，咳吐脓血日久不净，或痰液一度清稀而复转稠奥浊，病情时轻时重，迁延不愈。

【证治】清热养阴，益气补肺。沙参清肺汤或桔梗杏仁煎加减。

肺吐生疮成脓胀，风热痰火瘀毒伤，咳吐腥臭脓血浓，邪盛正实辨证纲。初期清解银翘良，成痈如金苇茎汤，溃脓加味桔梗施，恢复沙参桔梗匡。

3. 鉴别诊断

（1）肺痈与痰热蕴肺证

肺痈：瘀热蕴结成痈，酿脓溃破，咳大量腥臭脓血浊痰，病情较重。

痰热蕴肺证：气分邪热动血伤络，咳吐黄稠脓痰，量多，夹血色，病情较轻。

痰热蕴肺证迁延失治，邪热进一步瘀阻肺络，也可发展为肺痈。

（2）肺痈与风温

风温：起病急，以发热、咳嗽、烦渴或伴气急胸痛，与肺痈相近。

肺痈：高热振寒，咳吐浊痰，喉中腥味明显。

风温多在气分而解，如经一周身热不退，或退而复升，咳吐浊痰，应进一步考虑肺痈之可能。

六、肺痨

1. 病因病机

病因：感染痨虫；正气虚弱，禀赋不足，酒食劳倦，病后失调，营养不良。

病机：正气虚弱，感染痨虫，侵蚀肺脏，耗损肺阴，以阴虚为主，并可导致气阴两虚，甚则阴损及阳，以致阴阳两虚。

2. 辨证论治

（1）初期肺阴亏损证

【证候】干咳，咳声短促，或咳少量黏痰，或痰中带有血丝，色鲜红，胸部隐隐闷痛，午后自觉手足心热，或见少量盗汗，皮肤干灼，口干咽燥。或近期曾有与肺痨病人接触史。苔薄白，边尖红，脉细数。

【证治】滋阴润肺。月华丸加减。

（2）中期虚火灼肺证

【证候】咳嗽，咳少质黏，或吐痰黄稠量多，时时咯血，血色鲜红，混有泡沫痰涎，午后潮热，骨蒸，五心烦热，颧红，盗汗量多，口渴心烦，失眠，性情急躁易怒，或胸胁掣痛，男子可见遗精，女子

月经不调，形体日益消瘦，舌干而红，苔薄黄而剥，脉细数。

【证治】滋阴降火。百合固金丸合秦艽鳖甲散加减。

（3）中后期气阴耗伤证

【证候】咳嗽无力，气短声低，咳痰清稀色白，量较多，偶或夹血，或咯血，血色淡红，午后潮热，伴有畏风，怕冷，自汗而出不见，纳少神疲，便溏，面色㿠白，颧红，舌质光淡，边有齿印，苔薄，脉细弱而数。

【证治】益气养阴。保真汤或参苓白术散加减。

（4）晚期阴阳两虚证

【证候】肺痨日久，咳逆喘息，少气，咳痰色白有沫，或夹血丝，血色暗淡，潮热，自汗，盗汗，声嘶或失音，面浮肢肿，心慌，唇紫，肢冷，形寒，或见五更泄泻，口舌生糜，大肉尽脱，男子遗精阳痿，女子经闭，苔黄而剥，舌质光淡隐紫，少津，脉微细而数，或虚大无力。

【证治】滋阴补阳。补天大造丸加减。

肺痨正虚痨虫罹，性属传染慢虚疾，咳嗽咯血形羸弱，潮热盗汗特征具。月华丸治肺阴虚，百合秦艽火旺滋，保真汤主气阴耗，阴阳补天大造需。

3. 鉴别诊断

（1）肺痨与虚劳

虚劳：内伤亏损，五脏阴阳气血亏损，五脏并重，以肾为主。五脏气、血、阴、阳亏损证候，是多种慢性虚损证候的总称。

肺痨：痨虫侵袭，阴虚火旺为病理特征，以肺为主，传及脾、肾等脏。咳嗽、咯血、潮热、盗汗、消瘦，具有传染性，是一个独立慢性疾病。

（2）肺痨与肺痿

肺痿：是由多种慢性疾患后期转归而成，如肺痈、肺痨、久嗽等

导致肺叶痿弱不用,以咳吐浊唾涎沫为主症。

肺痨:因于正气虚弱,感染痨虫所致,以咳嗽、咯血、潮热、盗汗、形体消瘦为特征。

相同点:病位在肺,都以虚损证候为主要临床表现。肺痨后期可以转成肺痿。

七、肺胀

1. 病因病机

病因:肺病迁延,六淫乘袭,年老体虚。

病机:病位在肺,继则影响脾、肾,后期及心。病理性质多由气虚、气阴两虚发展为阳虚,在病程中且可形成痰、饮、瘀等病理产物,标本虚实常相兼夹或互为影响,最后因邪壅正虚,而致气不摄血,痰蒙神窍,或喘脱等严重变证。

2. 辨证论治

(1)痰浊壅肺证

【证候】胸膺满闷,短气喘息,稍劳即著,咳嗽痰多,色白黏腻或呈泡沫,畏风易汗,脘痞纳少,倦怠乏力,舌暗,苔薄腻或浊腻,脉滑。

【证治】化痰降气,健脾益肺。苏子降气汤合三子养亲汤加减。

(2)痰热郁肺证

【证候】咳逆,喘息气粗,胸满,烦躁,目胀睛突,痰黄或白,黏稠难咳,或伴身热,微恶寒,有汗不多,口渴欲饮,溲黄赤,便干,舌边尖红,苔黄或黄腻,脉数或滑数。

【证治】清肺化痰,降逆平喘。越婢加半夏汤或桑白皮汤加减。

(3)痰蒙神窍证

【证候】胸部膨满,神志恍惚,表情淡漠,谵妄,烦躁不安,撮空理线,嗜睡,甚则昏迷,或伴肢体瞤动,抽搐,咳逆喘促,咳痰不爽,苔白腻或黄腻,舌质暗红或淡紫。

脉细滑数。

【证治】涤痰,开窍,息风。涤痰汤加减。

(4)肺肾气虚

【证候】胸部膨满,呼吸浅短难续,声低气怯,甚则张口抬肩,倚息不能平卧,咳嗽,痰白如沫,咳吐不利,胸闷心慌,形寒汗出,或腰膝酸软,小便清长,或尿有余沥,舌淡或暗紫,脉沉细数无力,或有结代。

【证治】补肺纳肾,降气平喘。平喘固本汤合补肺汤加减。

(5)阳虚水泛证

【证候】胸部膨满,心悸,喘咳不能平卧,咳痰清稀,面浮,下肢浮肿,甚则一身悉肿,腹部胀满有水,脘痞,纳差,尿少,怕冷,面唇青紫,苔白滑,舌胖质暗,脉沉细或结代。

【证治】温肾健脾,化饮利水。真武汤合五苓散加减。

肺气胀满多老年,喘咳上气病缠绵,苏子三子六君子,痰浊壅肺应精选。越婢桑白适痰热,痰蒙涤痰安宫丸,平喘补肺金水虚,水泛真武五苓散,寒饮小青龙加减。

(6)外寒里饮证

【证候】咳逆喘满不得卧,气短气急咳痰白稀量多,呈泡沫状,胸部膨满,口干不欲饮,面色青暗,周身酸楚,头痛恶寒,无汗,舌质暗淡,苔白滑,脉浮紧。

【证治】温肺散寒,化痰降逆。小青龙汤加减。

3. 鉴别诊断

肺胀与哮病、喘证

不同点:肺胀是多种慢性肺系疾病日久积渐而成,除咳喘外,尚有心悸、唇甲发绀、胸腹胀满、肢体浮肿等症状;哮是呈反复发作性的疾病,以喉中哮鸣有声为特征;喘是多种急慢性疾病的一个症状,以呼吸气促困难为主要表现。

相同点：肺胀与哮病、喘证均以咳而上气、喘满为主症，有其类似之处。从三者的相互关系来看，肺胀可以隶属于喘证的范畴，哮与喘病久不愈又可发展成为肺胀。

第二单元　心系病证

一、心悸

1.病因病机

病因：体虚劳倦，七情所伤，感受外邪，药食不当。

病机：虚证为气、血、阴、阳亏损，心失所养，而致心悸；实证为痰火扰心，水饮上凌，或心血瘀阻，气血运行不畅所致。

2.辨证论治

（1）虚证

①心虚胆怯证

【证候】心悸不宁，善惊易恐，坐卧不安，不寐多梦而易惊醒，恶闻声响，食少纳呆，苔薄白，脉细略数或细弦。

【证治】镇惊定志，养心安神。安神定志丸加减。

②心血不足证

【证候】心悸气短，头晕目眩，失眠健忘，面色无华，倦怠乏力，纳呆食少，舌淡红，脉细弱。

【证治】补血养心，益气安神。归脾汤加减。

③阴虚火旺证

【证候】心悸易惊，心烦失眠，五心烦热，口干，盗汗，思虑劳心则症状加重，伴耳鸣腰酸，头晕目眩，急躁易怒，舌红少津，苔少或无，脉象细数。

【证治】滋阴清火，养心安神。天王补心丹合朱砂安神丸加减。

④心阳不振证

【证候】心悸不安，胸闷气短，动则尤甚，面色苍白，形寒肢冷，舌淡苔白，脉象虚弱或沉细无力。

【证治】温补心阳，安神定悸。桂枝甘草龙骨牡蛎汤合参附汤加减。

⑤水饮凌心证

【证候】心悸，眩晕气急，胸闷痞满，渴不欲饮，小便短少，或下肢浮肿，形寒肢冷，伴恶心、流涎，舌淡胖，苔白滑，脉象弦滑或沉细而滑。

【证治】振奋心阳，化气行水，宁心安神。苓桂术甘汤加减。

（2）实证

①瘀阻心脉证

【证候】心悸不安，胸闷不舒，心痛时作，痛如针刺，唇甲青紫，舌质紫暗或有瘀斑，脉涩或结或代。

【证治】活血化瘀，理气通络。桃仁红花煎加减。

②痰火扰心证

【证候】心悸时发时止，受惊易作，胸闷烦躁，失眠多梦，口干苦，大便秘结，小便短赤，舌红，苔黄腻，脉弦滑。

【证治】清热化痰，宁心安神。黄连温胆汤加减。

心虚胆怯安神志，心血不足归脾施，阴虚火旺补心丹，阳虚不振用桂枝，苓桂术甘水凌治，桃仁红花瘀阻治，惊悸怔忡当细辨，斟酌病情分虚实。

"桂枝"即桂枝甘草龙骨牡蛎汤。

3.鉴别诊断

（1）惊悸与怔忡

惊悸：多与情绪因素有关，可由骤遇惊恐、忧思恼怒、悲哀过极、过度紧张惊扰而发，时作时止，实证居多，病情较轻。

怔忡：多由久病体虚、心脏受损所致，无精神等因素亦可发作，持续心悸，心中惕惕，不能自控，虚证居多，或虚中夹实，病情较重。

（2）心悸与奔豚

奔豚：上下冲逆，发自少腹。

心悸：心中剧烈跳动。

相同点：奔豚发作时，也有心胸躁动不安。

二、胸痹

1.病因病机

病因： 寒邪内侵，饮食失调，情志失节，劳倦内伤，年迈体虚。

病机： 心脉痹阻。

2.辨证论治证

（1）标实

①心血瘀阻证

【证候】心胸疼痛，如刺如绞，痛有定处，入夜为甚，甚则心痛彻背，背痛彻心，或痛引肩背，伴有胸闷，日久不愈，可因暴怒、劳累而加重，舌质紫暗，有瘀斑，苔薄，脉弦涩。

【证治】活血化瘀，通脉止痛。血府逐瘀汤加减。

②气滞心胸证

【证候】心胸满闷，隐痛阵发，时欲太息，遇情志不遂时容易诱发或加重，或兼有脘腹胀闷，得嗳气或矢气则舒，苔薄或薄腻，脉弦细。

【证治】疏肝理气，活血通络。柴胡疏肝散加减。

③痰浊闭阻证

【证候】胸闷重而心微痛，痰多气短，肢体沉重，形体肥胖，遇阴雨天而易发作或加重，伴有心悸眩晕，纳呆便溏，咳吐痰涎，舌体胖大且边有齿痕，苔浊腻或白滑，脉滑。

【证治】通阳泄浊，豁痰宣痹。瓜蒌薤白半夏汤合涤痰汤加减。

④寒凝心脉证

【证候】猝然心痛如绞，心痛彻背，喘不得卧，多因气候骤冷或骤感风寒而病发或加重，伴有胸痛，甚则手足不温，冷汗自出，胸闷气短，心悸，面色苍白，苔薄白，脉沉紧或沉细。

【证治】辛温散寒，宣通心阳。枳实薤白桂枝汤合当归四逆汤加减。

（2）本虚

①心肾阴虚证

【证候】心痛憋闷，心悸盗汗，虚烦不寐，腰酸膝软，头晕耳鸣，口干便秘，舌红少津，苔薄或剥，脉细数或促代。

【证治】滋阴清火，养心和络。天王补心丹合炙甘草汤加减。

②气阴两虚证

【证候】心胸隐痛，时作时休，心悸气短，动则益甚，伴倦怠乏力，声息低微，面色㿠白，易自汗出，舌质淡红，舌体胖且边有齿痕，苔薄白，脉虚细缓或结代。

【证治】益气养阴，活血通脉。生脉散合人参养荣汤加减。

③心肾阳虚证

【证候】心悸而痛，胸闷气短，动则更甚，自汗，面色㿠白，神倦怯寒，四肢欠温或肿胀，舌质淡胖，边有齿痕，苔白或腻，脉沉细迟。

【证治】温补阳气，振奋心阳。参附汤合右归饮加减。

阴寒痰浊并血瘀，本属阴阳气血虚，标实宜通虚温补，血府逐瘀活法立，瓜蒌半夏或白酒，痰瘀寒凝证有异，右归生脉合养营，参附右归从本议。

3.鉴别诊断

（1）胸痹与悬饮

胸痹：胸闷痛并向左肩或左臂内侧等部位放射，常因受寒、饱餐、情绪激动、劳累而突然发作，历时短暂，休息或用药后得以缓解。

悬饮：胸胁胀痛，持续不解。

相同点：二者均有胸痛。

（2）胸痹与胃脘痛

胸痹：以闷痛为主，为时短暂，虽与饮食有关，但休息、服药常可缓解。

胃脘痛：与饮食有关，以胀痛为主，局部有压痛，持续时间较长，常伴有泛酸、嘈杂、嗳气、呃逆等胃部症状。

相同点：心在胃上，胃在心下，故有胃脘当心而痛之称，以其部位相近。胸痹之不典型者，其疼痛可在胃脘部，易于混淆

（3）胸痹与真心痛

真心痛：为胸痹的进一步。症见心痛剧烈，甚则持续不解，伴有汗出、肢冷、面白、唇紫、手足青至节、脉微或结代等危重证候。

三、不寐

1. 病因病机

病因：情志所伤，饮食不节，劳逸失调，病后体虚。

病机：阳盛阴衰，阴阳失交。一为阴虚不能纳阳，一为阳盛不能入于阴。

2. 辨证论治

（1）实证

①肝火扰心证

【证候】不寐多梦，甚则彻夜不眠，急躁易怒，伴头晕头胀，目赤耳鸣，口干而苦，不思饮食，便秘溲赤，舌红苔黄，脉弦而数。

【证治】疏肝泻火，镇心安神。龙胆泻肝汤加减。

②痰热扰心证

【证候】心烦不寐，胸闷脘痞，泛恶嗳气，伴口苦，头重，目眩，舌偏红，苔黄腻，脉滑数。

【证治】清化痰热，和中安神。黄连温胆汤加减。

（2）虚证

①心肾不交证

【证候】心烦不寐，入睡困难，心悸多梦，伴头晕耳鸣，腰膝酸软，潮热盗汗，五心烦热，咽干少津，男子遗精，女子月经不调，舌红少苔，脉细数。

【证治】滋阴降火，交通心肾。六味地黄丸合交泰丸加减。

②心脾两虚证

【证候】不易入睡，多梦易醒，心悸健忘，神疲食少，伴头晕目眩，四肢倦怠，腹胀便溏，面色少华，舌淡苔薄，脉细无力。

【证治】补益心脾，养血安神。归脾汤加减。

③心胆气虚证

【证候】虚烦不寐，触事易惊，终日惕惕，胆怯心悸，伴气短自汗，倦怠乏力，舌淡，脉弦细。

【证治】益气镇惊，安神定志。安神定志丸合酸枣仁汤加减。

不寐虚实辨肝郁，肝火扰心龙胆泻，痰热内扰胃不和，黄连温胆妙绝伦，心脾两虚归脾施，心胆气虚安神志，心肾不交六泰治。

3. 鉴别诊断

不寐应与一时性失眠、生理性少寐、他病痛苦引起的失眠相区别。

不寐：是指单纯以失眠为主症，表现为持续的、严重的睡眠困难。

生理性少寐：因一时性情志影响或生活环境改变引起，或老年人少寐早醒。

第三单元　脑系病证

一、头痛

1. 病因病机

病因：感受外邪，情志失调，先天不足或房事不节，饮食劳倦及体虚久病，头部外伤或久病入络。

病机：外感头痛的病机为风寒湿热之邪外袭，上扰清窍，清窍不利；内伤头痛的病机为肝、脾、肾功能失调，风、火、痰、瘀上扰清窍，气血阴精亏损，清窍失养。

2. 辨证论治

（1）外感头痛

①风寒头痛

【证候】头痛连及项背，常有拘

急收紧感，或伴恶风畏寒，遇风尤剧，口不渴，舌淡红，苔薄白，脉浮紧。

【证治】疏散风寒止痛。川芎茶调散加减。

②风热头痛

【证候】头胀而痛，甚则头胀如裂，发热或恶风，面红目赤，口渴喜饮，口不畅或便秘，溲赤，舌尖红，苔薄黄，脉浮数。

【证治】疏风清热和络。芎芷石膏汤加减。

③风湿头痛

【证候】头痛如裹，肢体困重，胸闷纳呆，大便或溏，苔白腻，脉濡。

【证治】祛风胜湿通窍。羌活胜湿汤加减。

（2）内伤头痛

①肝阳头痛

【证候】头昏胀痛，两侧为重，心烦易怒，夜寐不宁，口苦面红，或兼胁痛，舌红苔黄，脉弦数。

【证治】平肝潜阳息风。天麻钩藤饮加减。

②血虚头痛

【证候】头痛隐隐，时时昏晕，心悸失眠，面色少华，神疲乏力，遇劳加重，舌质淡，苔薄白，脉细弱。

【证治】养血滋阴，和络止痛。加味四物汤加减。

③痰浊头痛

【证候】头痛昏蒙，胸脘满闷，纳呆呕恶，舌淡，舌苔白腻，脉滑或弦滑。

【证治】健脾燥湿，化痰降逆。半夏白术天麻汤加减。

④肾虚头痛

【证候】头痛且空，眩晕耳鸣，腰膝酸软，神疲乏力，滑精或带下，舌红少苔，脉细无力。

【证治】养阴补肾，填精生髓。大补元煎加减。

⑤瘀血头痛

【证候】头痛经久不愈，痛处固定不移，痛如锥刺，日轻夜重，或有头部外伤史，舌紫暗，或有瘀斑、瘀点，舌薄白，脉细或细涩。

【证治】活血化瘀，通窍止痛。通窍活血汤加减。

⑥气虚头痛

【证候】头痛隐隐，时发时止，遇劳加重，纳食减少，神疲乏力，气短懒言，舌质淡，苔薄白，脉细弱。

【证治】健脾益气升清，益气聪明汤加减。

头痛病因分内外，寒热湿邪夹风辨，风寒巢调热芎芷，湿邪需用羌活胜，内看肝肾气血瘀，肝阳天麻菊夏麻，血虚四物瘀通窍，肾虚头痛大补元，气虚益聪来加减。

3. 鉴别诊断

头痛与眩晕

不同点：头痛病因有外感与内伤两方面，眩晕则以内伤为主。临床表现，头痛以疼痛为主，实证多；而眩晕以昏眩为主，虚证较多。

相同点：二者可单独可同时出现。

二、眩晕

1. 病因病机

病因：情志失调，病后体虚，年高体弱，饮食不节，跌仆外伤。

病机：髓海不足，或气血亏虚，清窍失养；风、火、痰、瘀扰乱清空。

2. 辨证论治

（1）实证

①肝阳上亢证

【证候】眩晕，耳鸣，头目胀痛，口苦，失眠多梦，遇烦劳郁怒则加重，甚则仆倒，颜面潮红，急躁易怒，肢麻震颤，舌红苔黄，脉弦或数。

【证治】平肝潜阳，清火息风。

天麻钩藤饮加减。

②痰浊上蒙证

【证候】眩晕，头重昏蒙，或伴视物旋转，胸闷恶心，呕吐痰涎，食少多寐，舌苔白腻，脉濡滑。

【证治】化痰祛湿，健脾和胃。半夏白术天麻汤加减。

③瘀血阻窍证

【证候】眩晕时作，头痛如刺，兼见健忘，失眠，心悸，精神不振，耳鸣耳聋，面唇紫暗，舌暗有瘀斑，脉涩或细涩。

【证治】活血化瘀，通窍活络。通窍活血汤加减。

（2）虚证

①气血亏虚证

【证候】眩晕动则加剧，劳累即发，面色㿠白，神疲乏力，倦怠懒言，唇甲不华，发色不泽，心悸少寐，纳少腹胀，舌淡苔薄白，脉细弱。

【证治】补益气血，调养心脾。归脾汤加减。

②肾精不足证

【证候】眩晕日久不愈，精神萎靡，腰膝酸软，少寐多梦，健忘，两目干涩，视力减退；或遗精滑泄，耳鸣齿摇；或颧红咽干，五心烦热，舌红少苔，脉细数；或面色㿠白，形寒肢冷，舌淡嫩，苔白，脉弱尺甚。

【证治】滋养肝肾，益精填髓。左归丸加减。

诸风掉眩肝风荡，髓亏血乏痰火伤，晕眩呕泛汗自泄，急标缓本辨证起，肝阳上亢天麻潜，气血亏虚归脾汤，痰浊中阻夏白术，肾亏左归右归方。

3. 鉴别诊断

（1）眩晕与中风

中风：以猝然昏仆、不省人事，伴有口舌㖞斜、半身不遂、失语，或不经昏仆，以口舌㖞斜、半身不遂为特征。中风昏仆与眩晕之甚仆相似，且眩晕多为中风先兆，但眩

晕患者无半身不遂、昏仆不省人事、口舌㖞斜及舌强语謇等表现。

（2）眩晕与厥证

厥证：以突然昏仆、不省人事、四肢厥冷为特征，发作后一般在短时间内苏醒，醒后无偏瘫、失语、口舌㖞斜等后遗症，严重者也可一厥不复而死亡。眩晕发作重者也有欲仆或晕似仆倒的表现，与厥证相似，但一般无昏迷、不省人事的表现。

（3）眩晕与痫病

痫病：以突然仆倒、昏不知人、口吐涎沫、两目上视、四肢抽搐，或口中如作猪羊叫声、移时苏醒、醒后一如常人为特征。痫证昏仆与眩晕甚者之仆倒相似，且其发作前多有头晕、乏力、胸闷等先兆，发作日久常有神疲乏力、眩晕时作等症状，故应与眩晕相鉴别。

三、中风

1. 病因病机

病因：内伤积损，劳欲过度，饮食不节，情志所伤，气虚邪中。

病机：脏腑阴阳失调，气血逆乱，上冲犯脑。

2. 辨证论治

（1）急性期

1）中经络

①风痰瘀阻证

【证候】头晕头痛，手足麻木，突然发生口舌㖞斜，口角流涎，舌强语謇，甚则半身不遂，或兼见手足拘挛，舌质紫暗或有瘀斑，舌苔薄白，脉弦涩或有力。

【证治】息风化痰，活血通络。半夏白术天麻汤合桃仁红花煎加减。

②风阳上扰证

【证候】平素头晕头痛，耳鸣目眩，突然发生口舌㖞斜，舌强语謇，或手足重滞，甚则半身不遂，舌质红苔黄，脉弦。

【证治】平肝潜阳，活血通络。天麻钩藤饮加减。

中内

③阴虚风动证

【证候】平素头晕耳鸣，腰酸，突然发生口舌㖞斜，言语不利，手指瞤动，甚或半身不遂，舌质红，苔腻，脉弦细数。

【证治】滋阴潜阳，息风通络。镇肝熄风汤加减。

2）中脏腑

①闭证

突然昏仆，不省人事，牙关紧闭，口噤不开，两手握固，大小便闭，肢体偏瘫、拘急、抽搐，是闭证的基本特征。由于有痰火和痰浊内闭之不同，故有阳闭、阴闭之分。

A. 阳闭

【证候】除闭症主要症状外，兼见面红身热，气粗口臭，躁动不安，痰多而黏，舌质红，苔黄腻，脉弦滑有力。

【证治】清肝息风，豁痰开窍。羚羊角汤合安宫牛黄丸加减。

B. 阴闭

【证候】除闭证主要症状外，兼见面白唇暗，静卧不烦，四肢不温，痰涎壅盛，苔白腻，脉沉滑。

【证治】豁痰息风，辛温开窍。涤痰汤合苏合香丸加减。

②脱证（阴竭阳亡）

【证候】突然昏仆，不省人事，目合口张，鼻鼾息微，手撒肢冷，汗多，大小便自遗，肢体软瘫，舌萎，脉细弱或脉微欲绝。

【证治】回阳救阴，益气固脱。参附汤合生脉散加味。亦可用参麦注射液或生脉注射液静脉滴注。

（2）恢复期和后遗症期

①风痰瘀阻证

【证候】口舌㖞斜，舌强言謇或失语，半身不遂，肢体麻木，苔滑腻，舌暗紫，脉弦滑。

【证治】搜风化痰，行瘀通络。解语丹加减。

②气虚络瘀证

【证候】肢体偏枯不用，肢软无力，面色萎黄，舌质淡紫或有瘀斑，苔薄白，脉细涩或细弱。

【证治】益气养血，化瘀通络。补阳还五汤加减。

③肝肾亏虚证

【证候】半身不遂，患肢僵硬，拘挛变形，舌强不语，或偏瘫，肢体肌肉萎缩，舌红脉细，或舌淡红，脉沉细弱。

【证治】滋养肝肾。左归丸合地黄饮子加减。

中风总括：中风猝起证多端，气血虚火及风痰，肝肾阴虚为根本，真中类中外邪辨。

中经络：络脉空虚风邪袭，大秦艽汤祛风邪，肝肾阴虚窍风阳扰，镇肝熄风滋潜需。

中脏腑：中脏闭脱必须分，突然昏倒不知人，口噤手握二便闭，脱则手撒汗如淋。阳闭羚羊角汤治，至宝安宫急灌浦，阴闭涤痰苏合香，脱证参麦复阴阴。

后遗症：中风后遗治颇难，针灸推拿并锻炼，偏瘫补阳还五施，镇肝熄风病机转。语謇肾亏地黄饮，风痰阻络解语丹，口㖞天麻须加减，口舌㖞斜牵正散。

3. 鉴别诊断

（1）中风与口僻：口僻俗称吊线风，主要症状是口舌㖞斜，但常伴耳后疼痛，口角流涎，言语不清，而无半身不遂或神志障碍等表现，多因正气不足，风邪入脉络，气血痹阻所致，不同年龄均可罹患。

（2）中风与厥证：厥证也有突然昏仆、不省人事的表现。一般而言，厥证神昏时间短暂，发作时常伴四肢逆冷，移时多可自行苏醒，醒后无半身不遂、口舌㖞斜、言语不利表现。

（3）中风与痉证：痉证以四肢抽搐、项背强直，甚至角弓反张为主症，发病时也可伴有神昏，需与中风闭证相鉴别。但痉证之神昏多出现在抽搐之后，抽搐时间长，而中风患者多在起病时即有神昏，而后可以出现抽搐，且中风抽搐时间短，痉证患者无不身不遂、口舌㖞斜等症状。

（4）中风与痿证：痿证可有肢体瘫痪、活动无力等类似中风之表现；中风后半身不遂日久不能恢复者，可见肌肉瘦削、筋脉弛缓，两者应予以区别。但痿证一般起病缓慢，以双下肢瘫痪或四肢瘫痪，或肌肉萎缩为多见；而中风肢体瘫痪多起病急骤，且以偏瘫不遂为主。痿证起病时无神昏，中风则常有不同程度的神昏。

（5）中风与痫病：痫病起病急骤，突然昏仆倒地，与中风相似。但痫病为阵发性神志异常的疾病，猝发仆地，常口中作声如猪羊嘶叫，四肢频抽而口吐白沫。中风仆地无声，一般无四肢抽搐及口吐涎沫表现。痫病之神昏短暂，醒后一如常人，可再发；中风患者昏仆倒地，其神昏症状严重，持续时间长，难以自行苏醒，需及时治疗方可逐渐清醒。中风多伴半身不遂、口舌㖞斜等症，亦与痫病不同。

四、痫病

病因病机

病因：禀赋异常，情志失调，饮食不节，脑窍损伤。

病机：积痰内伏，经风火触动，痰瘀互结，上蒙清窍而发病。

五、痴呆

1. 病因病机

病因：七情内伤，年老体虚，久病耗损。

病机：髓海不足，神机失用。

2. 辨证论治

（1）髓海不足证

【证候】智能减退，记忆力、计算力、定向力、判断力明显减退，神情呆钝，词不达意，头晕耳鸣，懈惰思卧，齿枯发焦，腰酸骨软，步履艰难，舌瘦色淡，苔薄白，脉

沉细弱。

【证治】补肾益髓，填精养神。七福饮加减。

（2）脾肾两虚证

【证候】表情淡漠，沉默寡言，记忆减退，失认失算，口齿含糊，词不达意，伴腰膝酸软，肌肉消瘦，食少纳呆，气短懒言，口涎外溢，或四肢不温，腹痛喜按，鸡鸣泄泻，舌质淡白，舌体胖大，苔白，或舌红，苔少或无苔，脉沉细弱，双尺尤甚。

【证治】补肾健脾，益气生精。还少丹加减。

（3）痰浊蒙窍证

【证候】表情呆钝，智力衰退，或哭笑无常，喃喃自语，或终日无语，呆若木鸡，伴不思饮食，脘腹胀痛，痞满不适，口多涎沫，头重如裹，舌质淡，苔白腻，脉滑。

【证治】豁痰开窍，健脾化浊。洗心汤加减。

（4）瘀血内阻证

【证候】表情迟钝，言语不利，善忘，易惊恐，或思维异常，行为古怪，伴肌肤甲错，口干不欲饮，双目晦暗，舌质暗或有瘀点瘀斑，脉细涩。

【证治】活血化瘀，开窍醒脑。通窍活血汤加减。

髓海不足致痴呆，年老久病精气耗。七福饮主髓海虚，脾肾两虚还少丹，痰浊蒙蔽洗痰汤，瘀血内阻需通窍。

第四单元 脾胃系病证

一、胃痛

1. 病因病机

病因：外邪犯胃，饮食伤胃，情志不畅，脾胃素虚。

病机：胃气阻滞，胃失和降，

中内

不通则痛。

2. 辨证论治

（1）实证

①寒邪客胃证

【证候】胃痛暴作，恶寒喜暖，得温痛减，遇寒加重，口淡不渴，或喜热饮，舌淡苔薄白，脉弦紧。

【证治】温胃散寒，行气止痛。香苏散合良附丸加减。

②饮食伤胃证

【证候】胃脘疼痛，胀满拒按，嗳腐吞酸，或呕吐不消化食物，气味腐臭，吐后痛减，不思饮食，大便不爽，得矢气及便后稍舒，舌苔厚腻，脉滑。

【证治】消食导滞，和胃止痛。保和丸加减。

③肝气犯胃证

【证候】胃脘胀痛，痛连两胁，遇烦恼则痛作或痛甚，嗳气、矢气则痛舒，胸闷嗳气，喜长叹息，大便不畅，舌苔多薄白，脉弦。

【证治】疏肝解郁，理气止痛。柴胡疏肝散加减。

④湿热中阻证

【证候】胃脘疼痛，痛势急迫，脘闷灼热，口干口苦，口渴而不欲饮，纳呆恶心，小便色黄，大便不畅，舌红，苔黄腻，脉滑数。

【证治】清热化湿，理气和胃。清中汤加减。

⑤瘀血停胃证

【证候】胃脘疼痛，如针刺，似刀割，痛有定处，按之痛甚，痛时持久，食后加剧，入夜尤甚，或见吐血黑便，舌质紫暗或有瘀斑，脉涩。

【证治】化瘀通络，理气和胃。失笑散合丹参饮加减。

（2）虚证

①胃阴亏耗证

【证候】胃脘隐隐灼痛，似饥而不欲食，口燥咽干，五心烦热，消

瘦乏力，口渴思饮，大便干结，舌红少津，脉细数。

【证治】养阴益胃，和中止痛。一贯煎合芍药甘草汤加减。

②脾胃虚寒证

【证候】胃痛隐隐，绵绵不休，喜温喜按，空腹痛甚，得食则缓，劳累或受凉后发作或加重，泛吐清水，神疲纳呆，四肢倦怠，手足不温，大便溏薄，舌淡苔白，脉虚弱或迟缓。

【证治】温中健脾，和胃止痛。黄芪建中汤加减。

胃痛良附散寒凝，柴胡主疏气滞型，肝胃郁热化肝煎，保和丸消食痞停，失笑丹参活瘀血，一贯芍甘阴虚更，黄芪建中温脾胃，通则不痛含义精。

3. 鉴别诊断

（1）胃痛与真心痛

真心痛：左胸膺部疼痛程度剧烈，疼痛时间短，多为发作性，疼痛性质为刺痛、绞痛，兼有胸憋汗出、心悸气短，病情危急，预后较差。

胃痛：心下胃脘部疼痛，疼痛程度较轻，疼痛时间长，多呈持续性，疼痛性质为隐痛、胀痛，多伴胃肠道症状，病情多缓，预后较好。

（2）胃痛（肝气犯胃）与胁痛

胁痛：以胁肋部疼痛为主症，可伴发热恶寒，或面目肌肤发黄，或胸闷善太息，少有嘈杂泛酸、嗳气吐腐。

胃痛（肝气犯胃）：可攻痛连胁，但以胃脘部疼痛为主症。

（3）胃痛与腹痛

腹痛：以胃脘以下、耻骨毛际以上部位疼痛为主症。

胃痛：以上腹胃脘近心窝处疼痛为主症。

相同点：胃痛可以影响及腹，腹痛也可牵连及胃。

二、胃痞

1. 病因病机

病因：感受外邪，内伤饮食，情志失调，体虚久病。

病机：中焦气机不利，脾胃升降失职。

2. 辨证论治

（1）实痞

①饮食内停证

【证候】脘腹痞闷而胀，进食尤甚，拒按，嗳腐吞酸，恶食呕吐，或大便不调，矢气频作，味臭如败卵，舌苔厚腻，脉滑。

【证治】消食和胃，行气消痞。保和丸加减。

②痰湿中阻证

【证候】脘腹痞塞不舒，胸膈满闷，头晕目眩，身重困倦，呕恶纳呆，口淡不渴，小便不利，舌苔白厚腻，脉沉滑。

【证治】除湿化痰，理气和中。二陈平胃汤加减。

③湿热阻胃证

【证候】脘腹痞闷，或嘈杂不舒，恶心呕吐，口干不欲饮，口苦，纳少，舌红苔黄腻，脉滑数。

【证治】清热化湿，和胃消痞。连朴饮加减。

④肝胃不和证

【证候】脘腹痞闷，胸胁胀满，心烦易怒，善太息，呕恶嗳气，或吐苦水，大便不爽，舌质淡红，苔薄白，脉弦。

【证治】疏肝解郁，和胃消痞。越鞠丸合枳术丸加减。

（2）虚痞

①脾胃虚弱证

【证候】脘腹满闷，时轻时重，喜温喜按，纳呆便溏，神疲乏力，少气懒言，语声低微，舌质淡，苔薄白，脉细弱。

【证治】补气健脾，升清降浊。补中益气汤加减。

②胃阴不足证

【证候】脘腹痞闷，嘈杂，饥不欲食，恶心嗳气，口燥咽干，大便秘结，舌红少苔，脉细数。

【证治】养阴益胃，调中消痞。益胃汤加减。

胃痞辨证分虚实，中焦气机失升降。实见肝脾痰食郁，虚多脾胃气不足。肝脾不和用越鞠，痰阻二陈食保和，湿热中阻宜泻心。虚中再辨脾与胃，脾胃虚弱应补中，胃阴不足需益胃。

3. 鉴别诊断

（1）胃痞与鼓胀

相同点：均自觉腹部胀满。

胃痞：发于胃脘，自觉满闷不舒，外无胀形，按之柔软。

鼓胀：发于大腹，皮肤苍黄，青筋暴露，腹大如鼓，按之绷紧。

（2）胃痞与结胸

相同点：病位皆在胃脘部。

胃痞：心下胃脘满而不痛，触之无形。

结胸：心下至小腹硬满而痛，拒按。

三、呕吐

1. 病因病机

病因：外邪侵袭，胃失和降；饮食不节，伤食滞脾；情志失调，肝气犯胃；体虚病劳，胃虚失和。

病机：胃失和降，胃气上逆。

2. 辨证论治

（1）实证

①外邪犯胃证

【证候】突然呕吐，胸脘满闷，发热恶寒，头身疼痛，舌苔白腻，脉濡缓。

【证治】疏邪解表，化浊和中。藿香正气散加减。

②食滞内停证

【证候】呕吐酸腐，脘腹胀满，嗳气厌食，大便或溏或结，舌苔厚腻，脉滑实。

【证治】消食化滞，和胃降逆。保和丸加减。

③痰饮中阻证

【证候】呕吐清水痰涎，脘闷不食，头眩心悸，舌苔白腻，脉滑。

【证治】温中化饮，和胃降逆。小半夏汤合苓桂术甘汤加减。

④肝气犯胃证

【证候】呕吐吞酸，嗳气频繁，胸胁胀痛，舌质淡红，苔薄腻，脉弦。

【证治】疏肝理气，和胃降逆。四七汤加减。

（2）虚证

①脾胃气虚证

【证候】食欲不振，食入难化，恶心呕吐，脘部痞闷，大便不畅，舌淡胖，舌苔薄白滑，脉细。

【证治】健脾益气，和胃降逆。香砂六君子汤加减。

②脾胃阳虚证

【证候】饮食稍多即吐，时作时止，面色㿠白，倦怠乏力，喜暖恶寒，四肢不温，大便溏薄，舌质淡，脉濡弱。

【证治】温中健脾，和胃降逆。理中汤加减。

③胃阴不足证

【证候】呕吐反复发作，或时作干呕，似饥而不欲食，口燥咽干，舌红少津，脉细数。

【证治】滋养胃阴，降逆止呕。麦门冬汤加减。

胃失和降气上逆，虚实详辨定缓急，食伤外邪犯胃脘，保和丸施香正气。痰饮半夏合苓桂，疏肝夏朴左金一，理中脾胃虚寒型，麦门堪为胃阴虚。

3. 鉴别诊断

（1）呕吐与反胃

相同点：均属于胃部病变，病机都是胃失和降，气逆于上，都有呕吐的表现。

不同点：在病机上，反胃的病

机是脾胃虚寒，胃中无火，难以腐熟水谷；呕吐的病机是外感、饮食、情志等致胃气上逆。在症状上，反胃的症状是朝食暮吐，暮食朝吐，吐出宿谷不化，吐后舒适；呕吐的症状是有声有物之呕吐，吐出当餐、当日之食物，吐无定时。

（2）噎膈与呕吐

相同点：皆有呕吐的症状。

不同点：噎膈进食梗阻不畅，或食不得入，或食入即吐，病位在食道，病程长，病情重，预后差。呕吐则进食顺畅，吐无定时，病位在胃，病程短，病情轻，预后良好。

四、噎膈

1. 病因病机

病因：情志失调；饮食不节；年老体弱。

病机：气、痰、瘀交结，阻隔于食道、胃脘而致。

2. 辨证论治

（1）痰气交阻证

【证候】吞咽梗阻，胸膈痞满，甚则疼痛，情志舒畅时稍可减轻，情志抑郁时则加重，嗳气呃逆，呕吐痰涎，口干咽燥，大便艰涩，舌质红，苔薄腻，脉弦滑。

【证治】开郁化痰，润燥降气。启膈散加减。

（2）瘀血内结证

【证候】饮食难下，或虽下而复吐出，甚或呕出物如赤豆汁，胸膈疼痛，固着不移，肌肤枯燥，形体消瘦，舌质紫暗，脉细涩。

【证治】滋阴养血，破血行瘀。通幽汤加减。

（3）津亏热结证

【证候】食入格拒不下，入而复出，甚则水饮难进，心烦口干，胃脘灼热，大便干结如羊屎，形体消瘦，皮肤干枯，小便短赤，舌质光红，干裂少津，脉细数。

【证治】滋养津液，泄热散结。

沙参麦冬汤加减。

（4）气虚阳微证

【证候】水饮不下，泛吐多量黏液白沫，面浮足肿，面色㿠白，形寒气短，精神疲惫，腹胀，舌质淡，苔白，脉细弱。

【证治】温补脾肾。温脾：补气运脾汤加减。

噎即喧塞膈为拒，酒食所伤忧思郁，标本虚实当首察，启膈润燥利痰气。五汁津亏得良剂，通幽瘀血最相宜，气虚阳微实难治，补气右归延生机。

3.鉴别诊断

（1）噎膈与反胃

相同点：皆有食入即吐。

噎膈：多属阴虚。主要表现为吞咽困难，阻塞难下。

反胃：多属阳虚。主要表现为食尚能入，但终久复出。

（2）噎膈与梅核气

相同点：均见咽中梗塞。

噎膈：有形之物阻塞食道，吞咽困难。

梅核气：无形之气阻塞咽喉，无吞咽困难或饮食不下。

五、呃逆

1.病因病机

病因：外邪犯胃，饮食不当，情志不遂，病后体虚。

病机：胃失和降，膈间气机不利，胃气上逆动膈。

2.辨证论治

（1）实证

①胃寒气逆证

【证候】呃声沉缓有力，胸膈及胃脘不舒，得热则减，遇寒更甚，进食减少，口淡不渴，舌苔白润，脉迟缓。

【证治】温中散寒，降逆止呃。丁香散加减。

②胃火上逆证

【证候】呃声洪亮有力，冲逆而出，口臭烦渴，多喜冷饮，脘腹满闷，大便秘结，小便短赤，苔黄燥，脉滑数加减。

【证治】清胃泄热，降逆止呃。竹叶石膏汤加减。

③气机郁滞证

【证候】呃逆连声，常因情志不畅而诱发或加重，胸脘满闷，脘腹胀满，嗳气纳减，肠鸣矢气，苔薄白，脉弦。

【证治】顺气解郁，和胃降逆。五磨饮子加减。

（2）虚证

①脾胃阳虚证

【证候】呃声低长无力，气不得续，泛吐清水，脘腹不舒，喜温喜按，面色㿠白，手足不温，食少乏力，大便溏薄，舌质淡，苔薄白，脉细弱。

【证治】温补脾胃，降逆止呃。理中丸加减。

②胃阴不足证

【证候】呃声短促而不得续，口干咽燥，烦躁不安，不思饮食，食后饱胀，大便干结，舌质红，苔少而干，脉细数。

【证治】养胃生津，降逆止呃。益胃汤加减。

胃气上逆呃呃呃，食乖正亏志不和，实证胃寒或火逆，丁香竹叶柿蒂多。若属气机郁滞者，五磨顺气勿蹉跎，更有阳虚理中施，阴虚益胃功效卓。

3.鉴别诊断

（1）呃逆与干呕

相同点：同属胃气上逆的表现。

干呕：属于有声无物之呕吐，乃胃气上逆，冲咽而出，发出呕吐之声。

呃逆：气从膈间上逆，气冲喉间，呃呃连声，声短而频，不能自制。

（2）呃逆与嗳气

共同点：均为胃气上逆。

嗳气：胃气阻郁，气逆于上，冲咽而出，发出沉缓的嗳气声，常伴酸腐腐气味，食后多发，故张景岳称之为"饱食之息"。

呃逆：喉间气逆而发出之呃呃连声，有膈间不利因素。

六、腹痛

1. 病因病机

病因：外感时邪，饮食不节，情志失调，禀赋不足，劳倦内伤，跌仆损伤，腹部手术。

病机：脏腑气机阻滞，气血运行不畅，经脉痹阻，不痛则痛，或脏腑经脉失养，不荣而痛。

2. 辨证论治

（1）寒邪内阻证

【证候】腹痛拘急，遇寒痛甚，得温痛减，口淡不渴，形寒肢冷，小便清长，大便清稀或秘结，舌质淡，苔白腻，脉沉紧。

【证治】散寒温里，理气止痛。良附丸合正气天香散加减。

（2）湿热壅滞证

【证候】腹痛拒按，烦渴引饮，大便秘结，或溏滞不爽，潮热汗出，小便短黄，舌质红，苔黄燥或黄腻，脉滑数。

【证治】泄热通腑，行气导滞。大承气汤加减。

（3）饮食积滞证

【证候】脘腹胀满，疼痛拒按，嗳腐吞酸，厌食呕恶，痛而欲泻，泻后痛减，或大便秘结，舌苔厚腻，脉滑实。

【证治】消食导滞，理气止痛。枳实导滞丸加减。

（4）肝郁气滞证

【证候】腹痛胀闷，痛无定处，痛引少腹，或兼痛窜两胁，时作时止，得嗳气或矢气则舒，遇忧思恼怒则剧，舌淡红，苔薄白，脉弦。

【证治】疏肝解郁，理气止痛。

柴胡疏肝散加减。

（5）瘀血内停证

【证候】腹痛较剧，痛如针刺，痛处固定，经久不愈，舌质紫暗，脉细涩。

【证治】活血化瘀，和络止痛。少腹逐瘀汤加减。

（6）中虚脏寒证

【证候】腹痛绵绵，时作时止，喜温喜按，形寒肢冷，神疲乏力，气短懒言，胃纳不佳，面色无华，大便溏薄，舌质淡，苔薄白，脉沉细。

【证治】温中补虚，缓急止痛。小建中汤加减。

腹痛脏腑气血分，寒热虚实审病因，寒则良附热承气，虚则温补建中饮，实痛疏肝气不运，日久少腹除瘀痛，另有食积保和丸，通字义广法度深。

3. 鉴别诊断

（1）腹痛与胃痛

相同点：胃处于腹中，与肠相连，腹痛常伴有胃痛的症状，胃痛常伴有腹痛的症状。

胃痛：痛在心下胃脘部位，常伴恶心、嗳气等胃病症状。

腹痛：痛在胃脘以下，常兼便秘、腹泻或尿频、尿急等症状。

（2）腹痛与其他内科疾病中的腹痛症状

相同点：许多内科疾病常见腹痛的表现，此时腹痛为该病的症状。

痢疾：兼里急后重，痢下赤白脓血。

积聚：腹中包块，或痛或胀。

霍乱：兼吐泻交作。

鼓胀：腹部胀大如鼓。

（3）内科腹痛与外科、妇科腹痛

内科腹痛：先发热后腹痛，疼痛不著，痛无定处，腹软，压痛不明显。

外科腹痛：先腹痛后发热，痛剧，痛有定处，腹肌紧张，反跳痛。

妇科腹痛：可发热或不发热，多痛有定处，痛在小腹，腹肌紧张，反跳痛。

七、泄泻

1. 病因病机

病因：感受外邪，饮食所伤，情志失调，禀赋不足，体虚久病。

病机：脾虚湿盛，脾失健运，水湿不化，肠道清浊不分，传导失司。

2. 辨证论治

（1）暴泻

①寒湿内盛证

【证候】泄泻清稀，甚则如水样，脘闷食少，腹痛肠鸣，或兼外感风寒，恶寒发热，头痛，肢体酸痛，舌苔白或白腻，脉濡缓。

【证治】芳香化湿，解表散寒。藿香正气散加减。

②湿热伤中证

【证候】泄泻腹痛，泻下急迫，或泻而不爽，粪色黄褐，气味臭秽，肛门灼热，烦热口渴，小便短黄，舌质红，苔黄腻，脉滑数或濡数。

【证治】清热利湿，分利止泻。葛根芩连汤加减。

③食滞肠胃证

【证候】腹痛肠鸣，泻下粪便臭如败卵，泻后痛减，脘腹胀满，嗳腐酸臭，不思饮食，舌苔垢浊或厚腻，脉滑实。

【证治】消食导滞，和中止泻。保和丸加减。

（2）久泻

①脾胃虚弱证

【证候】大便时溏时泻，迁延反复，食少，食后脘闷不舒，稍进油腻食物则大便次数增加，含水谷不化，神疲倦怠，舌质淡，苔白，脉细弱。

【证治】健脾益气，化湿止泻。

参苓白术散加减。

②肾阳虚衰证

【证候】黎明前脐腹作痛，肠鸣即泻，完谷不化，腹部喜暖，泻后则安，形寒肢冷，腰膝酸软，舌淡苔白，脉沉细。

【证治】温肾健脾，固涩止泻。四神丸加减。

③肝气乘脾证

【证候】泄泻肠鸣，泻后痛减，腹痛攻窜，矢气频作，伴有胸胁胀闷，嗳气食少，每因抑郁恼怒或情绪紧张而发，舌淡红，脉弦。

【证治】抑肝扶脾。痛泻要方加减。

泄泻便稀更衣烦，湿胜脾虚最关键，藿香正气除寒湿，湿热葛根汤芩连。痛泻要方肝乘脾，保和食滞肠胃间，参苓白术脾胃弱，四神泻在黎明前。

3. 鉴别诊断

（1）泄泻与痢疾

相同点：两者均为大便次数增多、粪质稀薄的一种病。均有腹痛。

泄泻：大便次数增多，粪质稀薄，甚至如水样或完谷不化，腹痛；病机为脾虚湿盛。

痢疾：痢下赤白脓血，或纯下鲜血，或纯为白冻，伴肠鸣、里急后重；病机为时邪疫毒结于肠腑，脂膜血络受损，大肠传导失司。

（2）泄泻与霍乱

相同点：均有大便稀溏，便次增多。

霍乱：来势急骤，变化迅速，病情凶险，起病时先突然腹痛，继则吐泻交作，所吐之物均为未消化之食物，或伴恶寒发热，部分患者吐泻之后，津液耗伤，迅速消瘦，或发生转筋，腹中绞痛；若吐泻剧烈，可致面色苍白，目眶凹陷，汗出肢冷等津竭阳衰之危象。

泄泻：大便稀溏，次数增多，无剧烈呕吐，传变较少，预后良好。

八、痢疾

1. 病因病机

病因：外感时邪疫毒，饮食不节，脾胃虚弱。

病机：邪客肠腑，气血壅滞，肠道传导失司，脂络血络受伤，腐败化为脓血而成痢。

2. 辨证论治

（1）湿热痢

【证候】腹部疼痛，里急后重，痢下赤白脓血，黏稠如胶冻，腥臭，肛门灼热，小便短赤，舌苔黄腻，脉滑数。

【证治】清热化湿，调气和血。芍药汤加减。

（2）疫毒痢

【证候】起病急骤，痢下鲜紫脓血，腹痛剧烈，后重感特著，壮热口渴，头痛烦躁，恶心呕吐，甚者神昏惊厥，舌质红绛，舌苔黄燥，脉滑数或脉微欲绝。

【证治】清热解毒，凉血除积。白头翁汤加减。

（3）寒湿痢

【证候】腹痛拘急，痢下赤白黏冻，白多赤少，或为纯白冻，里急后重，口淡乏味，脘腹胀满，头身困重，舌质或淡，舌苔白腻，脉濡缓。

【证治】温中燥湿，调气和血。不换金正气散加减。

（4）阴虚痢

【证候】痢下赤白，日久不愈，脓血稠稀，或下鲜血，脐下灼痛，虚坐努责，食少，心烦口干，至夜转剧，舌红绛少津，苔少或花剥，脉细数。

【证治】养阴和营，清肠化湿。驻车丸加减。

（5）虚寒痢

【证候】痢下赤白清稀，无腥臭，或为白冻，甚则滑脱不禁，肛门坠胀，便后更甚，腹部隐痛，缠绵不已，喜按喜温，形寒畏冷，四肢不温，食少神疲，腰膝酸软，舌淡苔薄白，脉沉细而弱。

【证治】温补脾肾，收涩固脱。桃花汤合真人养脏汤。

（6）休息痢

【证候】下痢时发时止，迁延不愈，常因饮食不当、受凉、劳累而发，发时大便次数增多，夹有赤白黏冻，腹胀食少，倦怠嗜卧，舌质淡，苔腻，脉濡软或虚数。

【证治】温中清肠，调气化滞。连理汤加减。

痢下赤白并腹痛，里急后重夏秋生，湿热疫毒内伤伤，损伤脾胃肠澼成，疫毒清凉白头翁，湿热药应权衡，寒湿理苓重温化，阴虚驻车养阴清，真人善治虚寒痢，连理休息痢收功。

九、便秘

1. 病因病机

病因：饮食不节，情志失调，感受外邪，体虚年高。

病机：大肠传导功能失常。

2. 辨证论治

（1）实秘

①热秘

【证候】大便干结，腹胀腹痛，口干口臭，面红心烦，或有身热，小便短赤，舌红，苔黄燥，脉滑数。

【证治】泻热导滞，润肠通便。麻子仁丸加减。

②气秘

【证候】大便干结，或不甚干结，欲便不得出，或便而不爽，肠鸣矢气，腹中胀痛，嗳气频作，纳食减少，胸胁痞满，舌苔薄腻，脉弦。

【证治】顺气导滞。六磨汤加减。

③冷秘

【证候】大便艰涩，腹痛拘急，胀满拒按，胁下偏痛，手足不温，呃逆呕吐，舌苔白腻，脉弦紧。

【证治】温里散寒，通便止痛。温脾汤加减。

（2）虚秘

①气虚秘

【证候】大便并不干硬，虽有便意，但排便困难，用力努挣则汗出短气，便后乏力，面白神疲，肢倦懒言，舌淡苔白，脉弱。

【证治】益气润肠。黄芪汤加减。

②血虚秘

【证候】大便干结，面色无华，皮肤干燥，头晕目眩，心悸气短，健忘少寐，口唇色淡，舌淡苔少，脉细。

【证治】养血润燥。润肠丸。

③阴虚秘

【证候】大便干结，如羊屎状，形体消瘦，头晕耳鸣，两颧红赤，心烦少眠，潮热盗汗，腰膝酸软，舌红少苔，脉细数。

【证治】滋阴通便。增液汤加减。

④阳虚秘

【证候】大便干或不干，排出困难，小便清长，面色㿠白，四肢不温，腹中冷痛，或腰膝酸冷，舌淡苔白，脉沉迟。

【证治】温阳通便。济川煎加减。

便秘脾肾关系密，胃肠传导论病机，不通艰涩便时长，治分热冷与气虚。热结麻丸济川，气结六磨能解急，黄芪汤擅气不运，尊生润肠治血虚。

第五单元　肝胆病证

一、胁痛

1. 病因病机

病因：情志不遂，饮食不节，跌仆损伤，外感湿热，劳欲久病。

病机：肝络失和。病理变化可归结为"不通则痛"和"不荣则痛"。

2. 辨证论治

（1）肝郁气滞证

【证候】胁肋胀痛，走窜不定，甚则引及胸背肩臂，疼痛每因情志变化而增减，胸闷腹胀，嗳气频作，得嗳气脘痛稍舒，纳少口苦，舌苔薄白，脉弦。

【证治】疏肝理气。柴胡疏肝散加减。

（2）肝胆湿热证

【证候】胁肋胀痛或灼热疼痛，痛有定处，触痛明显。口苦口黏，胸闷纳呆，恶心呕吐，小便黄赤，大便不爽，或兼有身热恶寒，身目发黄，舌红苔黄腻，脉弦滑数。

【证治】清热利湿。龙胆泻肝汤加减。

（3）瘀血阻络证

【证候】胁肋刺痛，痛有定处，痛处拒按，入夜痛甚，胁肋下或见癥块，舌质紫暗，脉象沉涩。

【证治】祛瘀通络。血府逐瘀汤或复元活血汤加减。

（4）肝络失养证

【证候】胁肋隐痛，悠悠不休，遇劳加重，口干咽燥，心中烦热，头晕目眩，舌红少苔，脉细弦而数。

【证治】养阴柔肝。一贯煎加减。

胁痛病源主肝胆，实多虚少气血辨，滞瘀湿热肝阴虚，以通为主主虚滋肝。气郁当疏柴胡散，滞瘀逐瘀汤复元，肝胆湿热龙胆妙，养阴柔肝一贯煎。

3. 鉴别诊断

胁痛与悬饮：悬饮亦可见胁肋疼痛，但其表现为饮留胁下，胸胁胀痛，持续不已，伴见咳嗽、咳痰、咳嗽、呼吸时疼痛加重，常喜向病侧睡卧，患侧肋间饱满，叩诊呈浊音，或兼见发热，一般不难鉴别。

二、黄疸

1. 病因病机

病因：外感湿热疫毒，内伤饮食劳倦，病后续发。

病机：湿邪壅滞中焦，脾胃失健，肝气郁滞，疏泄不利，致胆汁输泄失常，胆液不循常道，外溢肌肤，下注膀胱，而发为目黄、肤黄、小便黄之病证。黄疸的病机关键是湿邪。

2. 辨证论治

（1）阳黄

①热重于湿证

【证候】身目俱黄，黄色鲜明，发热口渴，或见心中懊恼，腹部胀闷，口干而苦，恶心呕吐，小便短少黄赤，大便秘结，舌苔黄腻，脉象弦数。

【证治】清热通腑，利湿退黄。茵陈蒿汤加减。

②湿重于热证

【证候】身目俱黄，黄色不及前者鲜明，头重身困，脘闷痞满，食欲减退，恶心呕吐，腹胀或大便溏垢，舌苔厚腻微黄，脉象濡数或濡缓。

【证治】利湿化浊运脾，佐以清热。茵陈五苓散合甘露消毒丹加减。

③胆腑郁热证

【证候】身目发黄，黄色鲜明，上腹、右胁胀闷疼痛，牵引肩背，身热不退，或寒热往来，口苦咽干，呕吐呃逆，尿黄赤，大便秘，舌红苔黄，脉弦滑数。

【证治】疏肝泄热，利胆退黄。大柴胡汤加减。

④疫毒炽盛证（急黄）

【证候】发病急骤，黄疸迅速加深，其色如金，皮肤瘙痒，高热口渴，胁痛腹满，神昏谵语，烦躁抽搐，或见衄血、便血，或肌肤瘀斑，舌质红绛，苔黄而燥，脉弦滑或数。

【证治】清热解毒，凉血开窍。

千金犀角散加味。

（2）阴黄

①寒湿阻遏证

【证候】身目俱黄，黄色晦暗，或如烟熏，脘腹痞胀，纳谷减少，大便不实，神疲畏寒，口淡不渴，舌淡苔腻，脉濡缓或沉迟。

【证治】温中化湿，健脾和胃。茵陈术附汤加减。

②脾虚湿滞证

【证候】面目及肌肤淡黄，甚则晦暗不泽，肢软乏力，心悸气短，大便溏薄，舌质淡苔薄，脉濡细。

【证治】健脾养血，利湿退黄。黄芪建中汤加减。

（3）黄疸消退后的调治

①湿热留恋证

【证候】黄疸消退后，脘痞腹胀，胁肋隐痛，饮食减少，口中干苦，小便黄赤，苔腻，脉濡数。

【证治】清热利湿。茵陈四苓散加减。

②肝脾不调证

【证候】黄疸消退后，脘腹痞闷，肢倦乏力，胁肋隐痛不适，饮食欠香，大便不调，舌苔薄白，脉来细弦。

【证治】调和肝脾，理气助运。柴胡疏肝散或归芍六君子汤加减。

③气滞血瘀证

【证候】黄疸消退后，胁下结块，隐痛、刺痛不适，胸胁肪闷，面颈部见有赤丝红纹，舌有紫斑或紫点，脉涩。

【证治】疏肝理气，活血化瘀。逍遥散合鳖甲煎丸。

黄疸病由湿邪生，色分暗滞与鲜明，阳黄热重茵陈施，湿多甘露配五苓。急黄毒盛犀角解，阴黄术附寒湿凝，尚有木郁瘀血积，逍遥随证定。

3. 鉴别诊断

（1）黄疸与萎黄：黄疸发病与感受外邪、饮食劳倦或病后有关，其病机为湿滞脾胃，肝胆失疏，胆汁外溢；主症为身黄、目黄、小便黄。萎黄病因与饥饱劳倦、食滞虫积或病后失血有关；其病机为脾胃虚弱，气血不足，肌肤失养；主症为肌肤萎黄不泽、目睛及小便不黄，常伴头昏倦怠、心悸少寐、纳少便溏等症状。

（2）阳黄与阴黄：临床应根据黄疸的色泽，并结合症状、病史予以鉴别。阳黄黄色鲜明，发病急，病程短，常伴身热、口干苦、舌苔黄腻、脉弦数。急黄为阳黄之重症，病情急骤，色黄如金，兼见神昏、发斑、出血等危象。阴黄黄色晦暗，病程长，病势缓，常伴纳少乏力、舌淡、脉沉迟或细缓。

三、积证

1.病因病机

病因：情志失调、饮食所伤、感受外邪、他病续发所致。

病机：气机阻滞，瘀血内结。

2.辨证论治

（1）气滞血阻证

【证候】腹部积块质软不坚，固定不移，胁胀疼痛，脘腹痞满，舌暗苔薄白，脉弦。

【证治】理气消积，活血散瘀。大七气汤加减。

（2）瘀血内结证

【证候】腹部积块明显，质地较硬，固定不移，隐痛或刺痛，形体消瘦，纳谷减少，面色晦暗黧黑，面颊胸臂或有血痣赤缕，女子可见月事不下，舌质紫或有瘀斑、瘀点，脉细涩。

【证治】祛瘀软坚，佐以扶正健脾。膈下逐瘀汤合六君子汤加减。

（3）正虚瘀结证

【证候】久病体弱，积块坚硬，隐痛或剧痛，饮食大减，肌肉瘦削，神倦乏力，面色萎黄或黧黑，甚则面肢浮肿，舌质淡紫，或光剥无苔，

脉细数或弦细。

【证治】补益气血，化瘀消积。八珍汤合化积丸加减。

四、聚证

1.病因病机

病因：情志失调，食滞痰阻。

病机：气机阻滞。

2.辨证论治

（1）肝气郁结证

【证候】腹中结块柔软，时聚时散，攻窜胀痛，脘胁胀闷不适，常随情绪变化而起伏，苔薄，脉弦。

【证治】疏肝解郁，行气散结。逍遥散加味。

（2）食滞痰阻证

【证候】腹胀或痛，腹部时有条索状物聚起，按之胀痛更甚，便秘，纳呆，苔腻，脉弦滑。

【证治】理气化痰，导滞散结。六磨汤加减。

第六单元　肾系病证

一、水肿

1.病因病机

病因：风邪袭表，疮毒内犯，外感水湿，饮食不节，禀赋不足，久病劳倦。

病机：肺失通调，脾失转输，肾失开阖，三焦气化不利，水液泛溢肌肤。

2.辨证论治

（1）阳水

①风水相搏证

【证候】眼睑浮肿，继则四肢及全身皆肿，来势迅速，多有恶寒、发热，肢节酸楚，小便不利等症。偏于风热者，伴咽喉红肿疼痛，舌质红，脉浮滑数。偏于风寒者，兼恶寒、咳喘，舌苔薄白，脉浮滑或浮紧。

【证治】疏风清热，宣肺行水。

越婢加术汤加减。

②湿毒浸淫证

【证候】眼睑浮肿，延及全身，皮肤光亮，尿少色赤，身发疮痍，甚则溃烂，恶风发热，舌质红，苔薄黄，脉浮数或滑数。

【证治】宣肺解毒，利湿消肿。麻黄连翘赤小豆汤合五味消毒饮加减。

③水湿浸渍证

【证候】起病缓慢，病程较长，全身水肿，下肢明显，按之没指，小便短少，身体困重，胸闷，纳呆，泛恶，苔白腻，脉沉缓。

【证治】运脾化湿，通阳利水。五皮饮合胃苓汤加减。

④湿热壅盛证

【证候】遍身浮肿，皮肤绷急光亮，胸脘痞闷，烦热口渴，小便短赤，或大便干结，舌红，苔黄腻，脉沉数或濡数。

【证治】分利湿热。疏凿饮子加减。

（2）阴水

①脾阳虚衰证

【证候】身肿日久，腰以下为甚，按之凹陷不易恢复，脘腹胀闷，纳减便溏，面色不华，神疲乏力，四肢倦怠，小便短少，舌质淡，苔白腻或白滑，脉沉缓或沉弱。

【证治】健脾温阳利水。实脾饮加减。

②肾阳衰微证

【证候】水肿反复消长不已，面浮身肿，腰以下甚，按之凹陷不起，尿量减少或反多，腰酸冷痛，四肢厥冷，怯寒神疲，面色㿠白或灰滞，心悸胸闷，喘促难卧，腹大胀满，舌质淡胖，苔白，脉沉细或沉迟无力。

【证治】温肾助阳，化气行水。济生肾气丸合真武汤加减。

③瘀水互结证

【证候】水肿延久不退，肿势轻重不一，四肢或全身浮肿，以下肢为

主，皮肤瘀斑，腰部刺痛，或伴血尿，舌紫暗，苔白，脉沉细涩。

【证治】活血祛瘀，化气行水。桃红四物汤合五苓散。

水肿原因风水，越婢加术风水表，五味消毒麻连豆，湿毒浸淫用之宜，胃苓五皮水湿证，湿热壅盛疏凿宜，脾阳虚衰实脾饮，济生真武肾虚易。

3. 鉴别诊断

阳水和阴水：阳水病因多为风邪、疮毒、水湿，发病较急，每成于数日之间，肿多由面目开始，自上而下，继及全身，肿处皮肤绷急光亮，按之凹陷即起，兼有寒热表证，属表、属实，一般病程较短，《金匮要略》之风水、皮水多属此类。阴水病因多为饮食劳倦，先天或后天因素所致的脏腑亏损，发病缓慢，肿多由足踝开始，自下而上，继及全身，肿处皮肤松弛，按之凹陷不易恢复，甚则按之如泥，属里、属虚或虚实夹杂，病程较长，《金匮要略》之正水、石水多属此类。

二、淋证

1. 病因病机

病因：外感湿热，饮食不节，情志失调，禀赋不足或劳伤久病。

病机：湿热蕴结下焦，肾与膀胱气化不利。

2. 辨证论治

（1）热淋

【证候】小便频数短涩，灼热刺痛，溺色黄赤，少腹拘急胀痛，或有寒热，口苦，呕恶，或有腰痛拒按，或有大便秘结，苔黄腻，脉滑数。

【证治】清热利湿通淋。八正散加减。

（2）石淋

【证候】尿中夹有砂石，排尿涩痛，或排尿时突然中断，尿道窘迫疼痛，少腹拘急，往往突发，一侧腰腹绞痛难忍，甚则牵及外阴，尿中带血，舌红，苔薄黄，脉弦或

带数。

【证治】清热利湿，排石通淋。石韦散加减。

（3）血淋

【证候】小便热涩刺痛，尿色深红，或夹有血块，疼痛满急加剧，或见心烦，舌尖红，苔黄，脉滑数。

【证治】清热通淋，凉血止血。小蓟饮子加减。

（4）气淋

【证候】郁怒之后，小便涩滞，淋沥不宣，少腹胀满疼痛，苔薄白，脉弦。

【证治】理气疏导，通淋利尿。沉香散加减。

（5）膏淋

【证候】小便混浊，乳白或如米泔水，上有浮油，置之沉淀，或伴有絮状凝块物，或混有血液、血块，尿道热涩疼痛，尿时阻塞不畅，口干，苔腻腻，舌质红，脉濡数。

【证治】清热利湿，分清泄浊。程氏萆薢分清饮加减。

（6）劳淋

【证候】小便不甚赤涩，溺痛不甚，但淋沥不已，时作时止，遇劳即发，腰膝酸软，神疲乏力，病程缠绵，舌质淡，脉弱。

【证治】补脾益肾。无比山药丸加减。

淋证涩痛小便频，湿热蕴结膀胱营，热淋通利八正散，石淋石韦增三金。气淋虚证补中气，实证利气取香沉。血淋小蓟导赤散，知柏地黄虚实分。膏淋汤治膏淋清，实证草薢分清饮。劳淋无比山药丸，六淋转化要详论。

3.鉴别诊断

（1）淋证与癃闭：二者都有小便量少、排尿困难之症状，但淋证尿频而痛，每日排尿总量多正常。癃闭则无痛感，每日排尿量少于正常，严重时甚至无尿。癃闭复感湿热，常可并发淋证，而淋证日久不愈，亦可发展成癃闭。

（2）血淋与尿血：血淋与尿血都有小便出血，尿色红赤，甚至溺出纯血等症状。鉴别要点是有无尿痛，尿血多无疼痛之感，虽亦间有轻微的胀痛或热痛，但终不若血淋的小便滴沥而疼痛难忍，故一般以痛者为血淋，不痛者为尿血。

（3）膏淋与尿浊：二者在小便混浊症状上相似，但后者在排尿时无淋痛滞涩感，可资鉴别。即如《临证指南医案·淋浊》所言："大凡痛则为淋，不痛为浊"。

（4）六种淋证：六种淋证均有小便频数、滴沥刺痛、小腹拘急引痛。热淋起病多急骤，小便赤热，溲时灼痛，或伴有发热，腰痛拒按。石淋以小便排出砂石为主证，或排尿时突然中断，尿道窘迫疼痛，或腰膝绞痛难忍。气淋小腹胀满较明显，小便艰涩疼痛，尿后余沥不尽。血淋为溺血而痛。膏淋症见小便混浊如米泔水或滑腻如膏脂。劳淋小便不甚赤涩，溺痛不甚，但淋沥不已，时作时止，遇劳即发。

三、癃闭

1.病因病机

病因：外邪侵袭，饮食不节，情志内伤，尿路阻塞，体虚久病。

病机：膀胱气化功能失调。

2.辨证论治

（1）实证

①膀胱湿热证

【证候】小便点滴不通，或量极少而短赤灼热，小腹胀满，口苦口黏，或口渴不欲饮，或大便不畅，舌质红，苔黄腻，脉数。

【证治】清利湿热，通利小便。八正散加减。

②肺热壅盛证

【证候】小便不畅或点滴不通，咽干，烦渴欲饮，呼吸急促，或有咳嗽，舌红，苔薄黄，脉数。

【证治】清泄肺热，通利水道。清肺饮加减。

③肝郁气滞证

【证候】小便不通或通而不爽，情志抑郁，或多烦善怒，胁腹胀满，舌红，苔薄黄，脉弦。

【证治】疏利气机，通利小便。沉香散加减。

④浊瘀阻塞证

【证候】小便点滴而下，或尿如细线，甚则阻塞不通，小腹胀满疼痛，舌紫暗，或有瘀点，脉涩。

【证治】行瘀散结，通利水道。代抵当丸加减。

（2）虚证

①脾气不升证

【证候】小腹坠胀，时欲小便而不得出，或量少而不畅，神疲乏力，食欲不振，气短而语声低微，舌淡，苔薄，脉弱。

【证治】升清降浊，化气行水。补中益气汤合春泽汤加减。

②肾阳衰惫证

【证候】小便不通或点滴不爽，排出无力，面色㿠白，神气怯弱，畏寒肢冷，腰膝冷而酸软无力，舌淡胖，苔薄白，脉沉细或弱。

【证治】温补肾阳，化气利水。济生肾气丸加减。

癃闭似淋闭不通，上焦不外肺热壅，中清不升浊弗降，下属湿热肾不充。清肺补中上中施，八正济生下辨明，更有沉香疏肝气，尿阻代抵当堪攻。

第七单元　气血津液病证

一、郁证

1. 病因病机

病因：情志内伤，思虑劳倦，脏腑素虚。

病机：肝失疏泄，脾失健运，心失所养，脏腑阴阳气血失调。

2. 辨证论治

（1）实证

①肝气郁结证

【证候】精神抑郁，情绪不宁，胸部满闷，胁肋胀痛，痛无定处，脘闷嗳气，不思饮食，大便不畅，舌淡红，苔薄腻，脉弦。

【证治】疏肝解郁，理气畅中。柴胡疏肝散加减。

②气郁化火证

【证候】情绪不宁，急躁易怒，胸胁胀满，口苦而干，或头痛，目赤，耳鸣，或嘈杂吞酸，大便秘结，舌质红，苔黄，脉弦数。

【证治】疏肝解郁，清肝泻火。丹栀逍遥散加减。

③痰气郁结证

【证候】精神抑郁，胸部闷塞，胁肋胀满，咽中如有物梗塞，吞之不下，咳之不出，苔白腻，脉弦滑。《医宗金鉴·诸气治法》将本证称为"梅核气"。

【证治】行气开郁，化痰散结。半夏厚朴汤加减。

（2）虚证

①心神失养证

【证候】精神恍惚，心神不宁，多疑易惊，悲忧善哭，喜怒无常，或时时欠伸，或手舞足蹈，骂詈喊叫，舌质淡，脉弦。此种证候多见于女性，常因精神刺激而诱发。临床表现多种多样，但同一患者每次发作多为同样几种症状的重复。《金匮要略·妇人杂病脉证并治》称其为"脏躁"。

【证治】甘润缓急，养心安神。甘麦大枣汤加减。

②心脾两虚证

【证候】情绪不宁，多思善疑，头晕神疲，心悸胆怯，失眠健忘，纳差，面色不华，舌质淡，苔薄白，脉细。

【证治】健脾养心，补益气血。归脾汤加减。

③心肾阴虚证

【证候】虚烦少寐，惊悸多梦，头晕耳鸣，健忘，腰膝酸软，五心烦热，盗汗，口咽干燥，男子遗精，女子月经不调，舌质红，少苔或无苔，脉细数]。

【证治】滋养心肾。天王补心丹合六味地黄丸加减。

情志不舒郁证生，六郁总由气郁成，肝气郁结相化火，柴胡丹栀证不同，半夏厚朴主梅核，甘麦忧郁伤神灵，心脾两虚归脾施，阴虚火旺滋水清。

3. 鉴别诊断

（1）郁证梅核气与虚火喉痹：两者皆有咽部异感症。梅核气多见于青中年女性，因情志抑郁而起病，自觉咽中有物梗塞，并无咽痛及吞咽困难，咽中梗塞的感觉与情绪波动有关，在心情愉快、工作繁忙时，症状可减轻或消失，而当心情抑郁或注意力集中于咽部时，则梗塞感觉加重。虚火喉痹以青中年男性发病较多，多因感冒、长期吸烟饮酒及嗜食辛辣食物而引发，咽部除有异物感外，尚觉咽干、灼热、咽痒，咽部症状与情志无关，但过度辛劳或感受外邪易加剧。

（2）郁证梅核气与噎膈：两者皆有咽中有物梗塞感觉。噎膈多见于中老年人，男性居多，梗塞的感觉主要在胸骨后的部位，吞咽困难的程度日渐加重，做食管检查常有异常发现。

（3）郁证脏躁与癫证：两者均与五志过极，七情内伤有关，临床表现都有心神失常症状。脏躁多发于青中年妇女，在精神因素刺激下呈间歇性发作，不发时可如常人。癫证多发于青年，男女发病率无明显差别，病程迁延，主要表现为精神错乱，失去自控能力，心神失常症状较少自行缓解。

二、血证

1. 病因病机

病因：风热燥邪，侵犯脏腑；饮食辛热，血脉受损；情志过极，气乱血溢；体虚久病，统血无权。

病机：可分为虚实两大类。虚证主要是气虚不能摄血和阴虚火旺灼伤血络，血溢脉外而出血；实证主要是气火亢盛，血热妄行而致出血。

2. 辨证论治

（1）鼻衄

①热邪犯肺证

【证候】鼻燥衄血，口干咽燥，或兼有身热、恶风、头痛、咳嗽、痰少等症，舌质红，苔薄，脉数。

【证治】清泄肺热，凉血止血。桑菊饮加减。

②胃热炽盛证

【证候】鼻衄，或兼齿衄，血色鲜红，口渴欲饮，鼻干，口干臭秽，烦躁，便秘，舌红，苔黄，脉数。

【证治】清胃泻火，凉血止血。玉女煎加减。

③肝火上炎证

【证候】鼻衄，头痛，目眩，耳鸣，烦躁易怒，两目红赤，口苦，舌红苔黄，脉弦数。

【证治】清肝泻火，凉血止血。龙胆泻肝汤加减。

④气血亏虚证

【证候】鼻衄，血色淡红，或兼齿衄、肌衄，神疲乏力，面色㿠白，头晕，耳鸣，心悸，夜寐不宁，舌质淡，脉细无力。

【证治】补气摄血。归脾汤加减。

（2）齿衄

①胃火炽盛证

【证候】齿衄，血色鲜红，齿龈红肿疼痛，头痛，口臭，口渴，舌红，苔黄，脉洪数。

【证治】清胃泻火，凉血止血。加味清胃散合泻心汤加减。

②阴虚火旺证

【证候】齿衄，血色淡红，起病较缓，常因受热及烦劳而诱发，齿摇不坚，舌质红，苔少，脉细数。

【证治】滋阴降火，凉血止血。六味地黄丸合茜根散加减。

（3）咳血

①燥热伤肺证

【证候】喉痒咳嗽，痰中带血，口干鼻燥，或有身热，舌质红，少津，苔薄黄，脉数。

【证治】清热润肺，宁络止血。桑杏汤加减（温燥）。

②肝火犯肺证

【证候】咳嗽阵作，痰中带血或纯血鲜红，胸胁胀痛，烦躁易怒，口苦，舌质红，苔薄黄，脉弦数。

【证治】清肝泻火，凉血止血。泻白散合黛蛤散加减。

③阴虚肺热证

【证候】咳嗽痰少，痰中带血，或反复咳血，血色鲜红，口干咽燥，颧红，潮热盗汗，舌质红，脉细数。

【证治】滋阴润肺，宁络止血。百合固金汤。

（4）吐血

①胃热壅盛证

【证候】脘腹胀闷，嘈杂不适，甚则作痛，吐血色红或紫暗，常夹有食物残渣，口臭，便秘，大便黑，舌质红，苔黄腻，脉滑数。

【证治】清胃泻火，化瘀止血。泻心汤合十灰散加减。

②肝火犯胃证

【证候】吐血色淡红或紫暗，口苦胁痛，心烦易怒，寐少梦多，舌质红绛，脉弦数。

【证治】泻肝清胃，凉血止血。龙胆泻肝汤加减。

③气虚血溢证

【证候】吐血缠绵不止，时轻时重，血色暗淡，神疲乏力，心悸气短，面色苍白，舌质淡，脉细弱。

【证治】健脾益气摄血。归脾汤加减。

（5）便血

①肠道湿热证

【证候】便血色红黏稠，大便不畅或稀溏，或有腹痛，口苦，舌质红，苔黄腻，脉濡数。

【证治】清化湿热，凉血止血。地榆散合槐角丸加减。

②气虚不摄证

【证候】便血色淡红或紫暗，食少，体倦，面色萎黄，心悸，少寐，舌质淡，脉细。

【证治】益气摄血。归脾汤加减。

③脾胃虚寒证

【证候】便血紫暗，甚则黑色，腹部隐痛，喜热饮，面色不华，神倦懒言，便溏，舌质淡，脉细。

【证治】健脾温中，养血止血。黄土汤加减。

（6）尿血

①下焦湿热证

【证候】小便黄赤灼热，尿血鲜红，心烦口渴，面赤口疮，夜寐不安，舌质红，脉数。

【证治】清热利湿，凉血止血。小蓟饮子加减。

②肾虚火旺证

【证候】小便短赤带血，头晕耳鸣，神疲，颧红潮热，腰膝酸软，舌质红，苔少，脉细数。

【证治】滋阴降火，凉血止血。知柏地黄丸加减。

③脾不统血证

【证候】久病尿血，甚或兼见齿衄、肌衄，食少，体倦乏力，气短声低，面色不华，舌质淡，脉细弱。

【证治】补中健脾，益气摄血。归脾汤加减。

④肾气不固证

【证候】久病尿血，血色淡红，头晕耳鸣，精神困惫，腰脊酸痛，舌质淡，脉沉弱。

【证治】补益肾气，固摄止血。无比山药丸加减。

（7）紫斑

①血热妄行证

【证候】皮肤出现青紫斑点或斑块，或伴有鼻衄、齿衄、便血、尿血，或有发热，口渴，便秘，舌质红，苔黄，脉弦数。

【证治】清热解毒，凉血止血。十灰散加减。

②阴虚火旺证

【证候】皮肤出现青紫斑点或斑块，时发时止，常伴鼻衄、齿衄或月经过多，颧红，心烦，口渴，手足心热，或有潮热，盗汗，舌质红，苔少，脉细数。

【证治】滋阴降火，宁络止血。茜根散加减。

③气不摄血证

【证候】反复发生肌衄，久病不愈，神疲乏力，头晕目眩，面色苍白或萎黄，食欲不振，舌质淡，脉细弱。

【证治】补气摄血。归脾汤加减。

血证病机归结：血证病机归热虚，上溢下泄渗肌肤，辨清部位明脏腑，三大治川火血气。

鼻衄：鼻衄热迫肺胃肝，桑菊玉女龙胆煎，归脾汤补气血亏，局部用药效更添。

齿衄：齿衄胃火循经冲，清胃泻心合方攻，肝肾阴亏相火浮，滋水清肝茜根终。

吐血：吐血由胃呕吐出，泻心十灰胃热靠，肝火犯肝龙肝泻，气虚血溢归脾主。

咳血：咳血总由肺中来，燥热桑杏汤瓜袭，肝火泻白黛蛤合，阴虚百合固金筛。

便血：便血肠道湿热致，地榆散或槐角施，若由脾胃虚寒生，黄土汤方温而出。

尿血：尿血实热小蓟饮，虚热知柏地黄斟，脾虚归脾汤堪用，肾虚山药功中肯。

紫斑：紫斑血热妄行伤，此用十灰散最良，虚火茜根散增损，气不摄血归脾汤。

3. 鉴别诊断

（1）鼻衄

①内科鼻衄与外伤鼻衄：因碰伤、挖鼻等引起血管破裂而致鼻衄者，出血多在损伤的一侧，且经局部止血治疗后有轻，没有全身症状，与内科所论鼻衄有别。

②内科鼻衄与经行衄血：经行衄血又名倒经、逆经，其发生与月经周期有密切关系，多于经行前期或经期出现，与内科所论鼻衄机理不同。

（2）齿衄

齿衄与舌衄：齿衄为血自齿缝、牙龈溢出；舌衄为血出自舌面，舌面上常有如针眼样出血点。

（3）咳血

①咳血与吐血：血液均经口出，但两者截然不同。咳血由肺来，经气管随咳嗽而出，色多鲜红，混有痰液，咳前有咳嗽、胸闷、喉痒症状，大量咳血后，见咳中带血数天，大便一般不呈黑色。吐血是血自胃而来，经呕吐而出，血色紫暗，常夹食物残渣，吐血前多有胃脘不适或胃痛、恶心等症状，吐后无痰中带血，但大便多呈黑色。

②咳血与口腔出血：鼻咽部、齿龈及口腔其他部位出血患者，常为纯血或随唾液而出，血量少，并有口腔、鼻咽部病变的相应症状可寻，可与咳血相区别。

（4）吐血

吐血与咳腔、口腔及咽喉出血：吐血经呕吐而出，血色紫暗，夹有食物残渣，常有胃病史。鼻腔、口腔及咽喉出血，血色鲜红，不夹食物残渣，在五官科做有关检查即可明确。

（5）便血

①便血与痢疾：痢疾初起有发热、恶寒等症，其便血为脓血相兼，且有腹痛、里急后重、肛门灼热等症。便血无里急后重，无脓血相兼。

②便血与痔疮：痔疮属外科疾病，其大便下血特点为便时或便后出血，常伴有肛门异物感或疼痛，做肛肠检查时，可发现内痔或外痔。

（6）尿血

①尿血与血淋：两者均表现为血由尿液而出，以小便时痛与不痛为其鉴别要点，不痛者为尿血，痛（滴沥刺痛）者为血淋。

中内

②尿血与石淋：两者均有血随尿出。但石淋尿中时有砂石夹杂，小便涩滞不畅，时有小便中断或伴腰腹绞痛等症，若砂石从小便排出则尿血，与此血尿不同。

（7）紫斑

①紫斑与出疹：二者均有局部肤色的改变，紫斑呈点状者需与出疹的疹点区别。紫斑隐于皮内，压之不褪色，触之不碍手；疹高出于皮肤，压之褪色，摸之碍手。且二者成因、病位均有不同。

②紫斑与温病发斑：二者在皮肤表现的斑块相类似，但病情、病势、预后有别。温病发斑起病急骤，伴高热烦躁、头痛如劈、昏狂谵语、四肢抽搐、鼻衄、齿衄（紫斑），此为病位不同。杂病发斑（紫斑）不如温病发斑急骤，常有反复发作史，也有突然发生者，虽时有热毒亢盛表现，但一般舌不红绛，不具有温病发斑的特点。

③紫斑与丹毒：丹毒属外科皮肤病，以皮肤色红如红丹得名，轻者压之褪色，重者压之不褪色，但其局部皮肤灼热肿痛，与紫斑有别。

三、痰饮

1. 病因病机

病因：外感寒湿，饮食所伤，劳欲体弱。

病机：肺、脾、肾功能失调，三焦气化失宣，津液停积机体某部位而成。

2. 辨证论治

（1）痰饮

①脾阳虚弱证

【证候】胸胁支满，心下痞冈，胃中有振水音，脘腹畏温畏冷，泛吐清水痰涎，口渴不欲饮水，头晕目眩，心悸气短，食少，大便或溏，形体逐渐消瘦，舌苔白滑，脉弦细而滑。

【证治】温脾化饮。苓桂术甘汤

合小半夏加茯苓汤加减。

②饮留胃肠证

【证候】心下坚满或痛，自利，利后反快，虽利，心下续坚满，或水走肠间，沥沥有声，腹满，便秘，口舌干燥，舌苔腻，色白或黄，脉沉弦或伏。

【证治】攻下逐饮。甘遂半夏汤或己椒苈黄丸加减。

（2）悬饮

①邪犯胸肺证

【证候】寒热往来，身热起伏，汗少，或发热不恶寒，有汗而热不解，咳嗽，痰少，气短胸闷，呼吸、转侧疼痛加重，心下痞硬，干呕，口苦，咽干，舌苔薄白或黄，脉弦数。

【证治】和解宣利。柴枳半夏汤加减。

②饮停胸胁证

【证候】胸胁疼痛，咳唾引痛，痛势较前减轻，而呼吸困难加重，咳逆气喘，息促不能平卧，或仅能偏卧于停饮的一侧，病侧肋间胀满，甚则可见病侧胸廓隆起，舌苔白，脉沉弦或弦滑。

【证治】泻肺祛饮。椒目瓜蒌汤合十枣汤或控涎丹加减。

③络气不和证

【证候】胸胁疼痛，如灼如刺，胸闷不舒，呼吸不畅，或有闷咳，甚则迁延，经久不已，阴雨天更甚，可见病侧胸廓变形，舌苔薄，质暗，脉弦。

【证治】理气和络。香附旋覆花汤加减。

④阴虚内热证

【证候】胸胁满痛，咳呛时作，咳吐少量黏痰，口干咽燥，或午后潮热，颧红，心烦，手足心热，盗汗，或消瘦，舌质偏红，少苔，脉细数。

【证治】滋阴清热。沙参麦冬汤合泻白散加减。

（3）溢饮

表寒里饮证

【证候】身体沉重而疼痛，甚则肢体浮肿，恶寒，无汗，或有咳喘，痰多白沫，胸闷，干呕，口不渴，苔白，脉弦紧。

【证治】发表化饮。小青龙汤加减。

（4）支饮

①寒饮伏肺证

【证候】咳逆喘满不得卧，痰吐白沫量多，经久不愈，天冷受寒加重，甚则引起面浮跗肿。或平素伏而不作，遇寒即发，发则寒热，背痛，腰痛，目泣自出，身体振振瞤动，舌苔白滑或白腻，脉弦紧。

【证治】宣肺化饮。小青龙汤加减。

②脾肾阳虚证

【证候】喘促动则为甚，心悸，气短，或咳而气怯，痰多，食少，胸闷，怯寒肢冷，神疲，少腹拘急不仁，脐下动悸，小便不利，足跗浮肿，或吐涎沫而头目昏眩，舌体胖大，质淡，苔白润或腻，脉沉细而滑。

【证治】温脾补肾，以化水饮。金匮肾气丸合苓桂术甘汤加减。

痰饮总括：痰饮确缘水内停，医圣金匮论最精，痰悬溢支宜温化，阴盛阳虚标本明。

痰饮：饮留胃肠名痰饮，苓桂术甘半夏斟，甘遂半夏或己椒，虚实主次应细分。

悬饮：邪犯胸肺柴枳长，若停胸胁十枣良，络气不和香附使，阴虚内热沙麦尝。

溢饮：淫溢肢体溢饮名，发表化饮症能平，小青龙汤加减用，肺脾水气定可清。

支饮：支饮触发为邪实，寒邪伏肺青龙施，苓桂术甘或肾气，缓解脾肾阳虚时。

四、消渴

1. 病因病机

病因：禀赋不足，饮食失节，情志失调，劳逸失度。

病机：阴津亏损，燥热偏盛。阴虚为本，燥热为标。

2. 辨证论治

（1）上消

肺热津伤证

【证候】口渴多饮，口舌干燥，尿频量多，烦热多汗，舌边尖红，苔薄黄，脉洪数。

【证治】清热润肺，生津止渴。消渴方加减。

（2）中消

①胃热炽盛证

【证候】多食易饥，口渴，尿多，形体消瘦，大便干燥，苔黄，脉滑实有力。

【证治】清胃泻火，养阴增液。玉女煎加减。

②气阴亏虚证

【证候】口渴引饮，能食与便溏并见，或饮食减少，精神不振，四肢乏力，体瘦，舌质淡红，苔白而干，脉弱。

【证治】益气健脾，生津止渴。七味白术散加减。

（3）下消

①肾阴亏虚证

【证候】尿频量多，混浊如膏脂，或尿甜，腰膝酸软，乏力，头晕耳鸣，口干唇燥，皮肤干燥，瘙痒，舌红苔少，脉细数。

【证治】滋阴固肾。六味地黄丸加减。

②阴阳两虚证

【证候】小便频数，混浊如膏，甚至饮一溲一，面容憔悴，耳轮干枯，腰膝酸软，四肢欠温，畏寒肢冷，阳痿或月经不调，舌苔淡白而干，脉沉细无力。

【证治】滋阴温阳，补肾固涩。金匮肾气丸加减。

消渴三多体羸常，病在水金燥土伤，食乖情志劳欲过，阴虚为本燥标彰。上消肺热消渴方，中消玉女胃火炀，下消地黄肾阴亏，两虚肾气鹿茸良。

3. 鉴别诊断

（1）消渴与口渴症：口渴症是指口渴饮水的一个临床症状，可出现于多种疾病过程中，尤以外感热病为多见。但这类口渴各随其所患病证的不同而出现相应的临床症状，不伴多食、多尿、消瘦等消渴的特点。

（2）消渴与瘿病：瘿病中气郁化火、阴虚火旺的类型，以情绪激动、多食易饥、形体日渐消瘦、颈部一侧或两侧肿大为特征。其中的多食善饥、消瘦类似消渴的中消，颈前瘿肿有形则与消渴有别，且无消渴的多饮、多尿等症。

五、内伤发热

1. 病因病机

病因：久病体虚，饮食劳倦，情志失调，外伤出血。

病机：气血阴阳亏虚，脏腑功能失调。

2. 辨证论治

（1）虚证

①阴虚发热证

【证候】午后潮热，或夜间发热，不欲近衣，手足心热，烦躁，少寐多梦，盗汗，口干咽燥，舌质红，或有裂纹，苔少甚至无苔，脉细数。

【证治】滋阴清热。清骨散或知柏地黄丸加减。

②血虚发热证

【证候】发热，热势多为低热，头晕眼花，身倦乏力，心悸不宁，面白少华，唇甲色淡，舌质淡，脉细弱。

【证治】益气养血。归脾汤加减。

③气虚发热证

【证候】发热，热势或低或高，常在劳累后发作或加剧，倦怠乏力，气短懒言，自汗，易于感冒，食少便溏，舌质淡，苔薄白，脉细弱。

【证治】益气健脾，甘温除热。补中益气汤加减。

④阳虚发热证

【证候】发热而欲近衣，形寒怯冷，四肢不温，少气懒言，头晕嗜卧，腰膝酸软，纳少便溏，面色㿠白，舌质淡胖或有齿痕，苔白润，脉沉细无力。

【证治】温补阳气，引火归原。金匮肾气丸加减。

（2）实证

①气郁发热证

【证候】发热多为低热或潮热，热势常随情绪波动而起伏，精神抑郁，胁肋胀满，烦躁易怒，口干而苦，纳食减少，舌红，苔黄，脉弦数。

【证治】疏肝理气，解郁泄热。丹栀逍遥散加减。

②痰湿郁热证

【证候】低热，午后热甚，心内烦热，胸闷脘痞，不思饮食，渴不欲饮，呕恶，大便稀薄或黏滞不爽，舌苔白腻或黄腻，脉濡数。

【证治】燥湿化痰，清热和中。黄连温胆汤合中和汤或三仁汤加减。

③血瘀发热证

【证候】午后或夜晚发热，或自觉身体某些部位发热，口燥咽干，但不多饮，肢体或躯干有固定痛处或肿块，面色萎黄暗黑，或唇甲青紫或有瘀点、瘀斑，脉弦或涩。

【证治】活血化瘀。血府逐瘀汤加减。

内伤发热病缠绵，气血精亏脏腑偏，情志饮食劳倦困，孟浪发散或苦寒，阴虚内热清骨散，补中归脾气血研，血府逐瘀神方妙，丹栀逍遥热郁肝。

3. 鉴别诊断

内伤发热与外感发热：内伤发热的诊断要点已如上述，而外感发热表现的特点是：因感受外邪而起，起病较急骤，病程较短，发热初期大多伴有恶寒，其恶寒得衣被而不减。发热的热度大多较高，发热的类型随病种的不同而有所差异。初起常兼有头身疼痛、鼻塞、流涕、咳嗽、脉浮等表证。外感发热由感受外邪，正邪相争所致，属实证者居多。

六、虚劳

1. 病因病机

病因：禀赋薄弱，素质不强；烦劳过度，损伤五脏；饮食不节，损伤脾胃，大病久病，失于调理；误治失治，损耗精气。

病机：五脏功能衰退，气、血、阴、阳亏损。

2. 辨证论治

（1）气虚

①肺气虚证

【证候】咳嗽无力，痰液清稀，短气自汗，声音低怯，时寒时热，平素易于感冒，面白。

【证治】补益肺气。补肺汤加减。

②心气虚证

【证候】心悸，气短，劳则尤甚，神疲体倦，自汗。

【证治】益气养心。七福饮加减。

③脾胃气虚证

【证候】饮食减少，食后胃脘不舒，倦怠乏力，大便溏薄，面色萎黄。

【证治】健脾益气。加味四君子汤加减。

④肾气虚证

【证候】神疲乏力，腰膝酸软，小便频数而清，白带清稀，舌质淡，脉弱。

【证治】益气补肾。大补元煎加减。

（2）血虚

①心血虚证

【证候】心悸怔忡，健忘，失眠，多梦，面色不华。

【证治】养血宁心。养心汤加减。

②肝血虚证

【证候】头晕，目眩，胁痛，肢体麻木，筋脉拘急，或筋惕肉瞤，妇女月经不调甚则闭经，面色不华。

【证治】补血养肝。四物汤加减。

（3）阴虚

①肺阴虚证

【证候】干咳，咽燥，甚或失音，咯血，潮热，盗汗，面色潮红。

【证治】养阴润肺。沙参麦冬汤加减。

②心阴虚证

【证候】心悸，失眠，烦躁，潮热，盗汗，或口舌生疮，面色潮红。

【证治】滋阴养心。天王补心丹加减。

③脾胃阴虚证

【证候】口干唇燥，不思饮食，大便燥结，甚则干呕，呃逆，面色潮红。

【证治】养阴和胃。益胃汤加减。

④肝阴虚证

【证候】头痛，眩晕，耳鸣，目干畏光，视物不明，急躁易怒，或肢体麻木，筋惕肉瞤，面潮红。

【证治】滋养肝阴。补肝汤加减。

⑤肾阴虚证

【证候】腰酸，遗精，两足痿弱，眩晕，耳鸣，甚则耳聋，口干，咽痛，颧红，舌红，少津，脉沉细。

【证治】滋补肾阴。左归丸加减。

（4）阳虚

①心阳虚证

【证候】心悸，自汗，神倦嗜卧，心胸憋闷疼痛，形寒肢冷，面色苍白。

【证治】益气温阳。保元汤加减。

②脾阳虚证

【证候】面色萎黄，食少，形寒，神倦乏力，少气懒言，大便溏薄，肠鸣腹痛，每因受寒或饮食不慎而加剧。

【证治】温中健脾。附子理中汤加减。

③肾阳虚证

【证候】腰背酸痛，遗精，阳痿，多尿或不禁，面色苍白，畏寒肢冷，下利清谷或五更泄泻，舌淡胖，有齿痕。

【证治】温补肾阳。右归丸加减。

虚劳总括：五脏虚候立为目，气血阴阳大纲辨。虚劳病势多缠绵，内因外因先后天。

气虚：气虚主在肺脾脏，补肺加味四君良。

血虚：血虚须辨心与肝，养心四物汤效验。

阴虚：阴虚在肺沙麦擅，心亏天王补心丹，脾胃阴虚汤益胃，肝肾补肝左归丸。

阳虚：阳虚里寒为征象，心阳不足保元汤，附子理中温脾土，右归丸方复肾阳。

3. 鉴别诊断

虚劳与肺痨：肺痨系正气不足而被痨虫侵袭所致，主要病位在肺，具有传染性，以阴虚火旺为其病理特点，以咳嗽、咯痰、咯血、潮热、盗汗、消瘦为主要临床症状。而虚劳则由多种原因所导致，久虚不复，病程较长，无传染性，以脏腑气、血、阴、阳亏虚为其基本病机，分别出现五脏气、血、阴、阳亏虚的多种症状。

七、癌病

病因病机

病因：素体内虚，内伤七情，六淫邪毒，饮食失调。

病机：正气亏虚，脏腑功能失调，气机郁滞，痰瘀酿毒久稽而成有形之肿块。

第八单元 肢体经络病证

一、痹证

1. 病因病机

病因：正气不足，卫外不固；风寒湿热，外邪入侵。

病机：邪气痹阻经脉，即风、寒、湿、热、痰、瘀等邪气滞于

肢体筋脉、关节、肌肉、经脉，气血瘀阻不通，不通则痛。

2. 辨证论治

（1）风寒湿痹

①行痹

【证候】肢体关节、肌肉疼痛酸楚，屈伸不利，疼痛呈游走性，初起可见有恶风、发热等表证，舌苔薄白，脉浮或浮缓。

【证治】祛风通络，散寒除湿。防风汤加减。

②痛痹

【证候】肢体关节疼痛，痛势较剧，部位固定，遇寒则痛重，得热则痛缓。关节屈伸不利，局部皮肤或有寒冷感，舌质淡，舌苔薄白，脉弦紧。

【证治】散寒通络，祛风除湿。乌头汤加减。

③着痹

【证候】肢体关节、肌肉酸楚、重着、疼痛，肿胀散漫，关节活动不利，肌肤麻木不仁，舌质淡，舌苔白腻，脉濡缓。

【证治】除湿通络，祛风散寒。薏苡仁汤加减。

（2）风湿热痹

【证候】游走性关节疼痛，可涉及一个或多个关节，活动不便，局部灼热红肿，痛不可触，得冷则舒，可有皮下结节或红斑，常伴有发热、恶风、汗出、口渴、烦躁不安等全身症状，舌质红，舌苔黄或黄腻，脉滑数或浮数。

【证治】清热通络，祛风除湿。白虎加桂枝汤或宣痹汤加减。

（3）痰瘀痹阻证

【证候】痹证日久，肌肉关节刺痛，固定不移，或关节肌肤紫暗、肿胀，按之较硬，肢体顽麻或重着，或关节僵硬变形，或有硬结、瘀斑，面色暗黧，眼睑浮肿，或胸闷痰多，舌质紫暗或有瘀斑，

舌苔白腻，脉弦涩。

【证治】化痰行瘀，蠲痹通络。双合汤加减。

（4）肝肾亏虚证

【证候】痹证日久不愈，关节屈伸不利，肌肉瘦削，腰膝酸软，或畏寒肢冷，阳痿，遗精，或骨蒸劳热，心烦口干，舌质淡红，舌苔薄白或少津，脉沉细弱或细数。

【证治】培补肝肾，舒筋止痛。独活寄生汤加减。

痹证风寒湿热乘，闭而为痹痛斯名，风盛游走防风取，寒则痛剧乌头通。重着麻木薏苡仁，红肿白虎加桂临，虚久独活寄生施，内含五脏法道更，肝肾亏虚守虎潜，针灸推拿佐功成。

3. 鉴别诊断

痹证与痿证：痹证是由风、寒、湿、热之邪流注肌腠经络，痹阻筋脉关节所致。鉴别要点首先在于痛与不痛，痹证以关节疼痛为主，而痿证则为肢体力弱，无疼痛症状。其次要观察肢体的活动障碍情况，痿证是无力运动，痹证则是因痛而影响活动。再者，部分痿证病初即有肌肉萎缩，而痹证则是由于疼痛甚或关节僵直不能行动，日久废而不用导致肌肉萎缩。

二、痿证
病因病机

病因：感受温毒，湿热浸淫，饮食毒物所伤，久病房劳，跌仆瘀阻。

病机：五脏受损，精津不足，气血亏耗，肌肉筋脉失养而发。

三、颤证
1. 病因病机

病因：年老体虚，情志过极，饮食不节，劳逸失当。

病机：肝风内动，筋脉失养。

风、火、痰、瘀四端，在一定条件下相互影响、相互转化，引起气血阴精亏虚，不能濡养筋脉；或痰浊、瘀血壅阻经脉，气血运行不畅，筋脉失养；或热甚动风，扰动筋脉，而致肢体拘急牵动而发颤证。

2. 辨证论治
（1）实证

①风阳内动证

【证候】肢体颤动粗大，程度较重，不能自制，眩晕耳鸣，面赤烦躁，易激动，心情紧张时颤动加重，伴有肢体麻木，口苦而干，语言迟缓不清，流涎，尿赤，大便干，舌质红，苔黄，脉弦。

【证治】镇肝息风，舒筋止颤。天麻钩藤饮合镇肝熄风汤加减。

②痰热风动证

【证候】头摇不止，肢麻震颤，重则手不能持物，头晕目眩，胸脘痞闷，口苦口黏，甚则口吐痰涎，舌体胖大，有齿痕，舌质红，舌苔黄腻，脉弦滑数。

【证治】清热化痰，平肝息风。导痰汤合羚角钩藤汤加减。

（2）虚证

①气血亏虚证

【证候】头摇肢颤，面色㿠白，表情淡漠，神疲乏力，动则气短，心悸健忘，眩晕，纳呆，舌体胖大，舌质淡红，舌苔薄白滑，脉沉濡无力或沉细弱。

【证治】益气养血，濡养筋脉。人参养荣汤加减。

②髓海不足证

【证候】头摇肢颤，持物不稳，腰膝酸软，失眠心烦，头晕，耳鸣，善忘，老年患者常兼有神呆、痴傻，舌质红，舌苔薄白或红绛无苔，脉细数。

【证治】填精补髓，育阴息风。龟鹿二仙膏合大定风珠加减。

③阳气虚衰证

【证候】头摇肢颤，筋脉拘挛，面色㿠白，畏寒肢冷，四肢麻木，心悸懒言，动则气短，自汗，小便清长或自遗，大便溏，舌质淡，舌苔薄白，脉沉迟无力。

【证治】补肾助阳，温煦筋脉。地黄饮子加减。

颤证多因风内动，热极天麻合镇肝。痰热内壅导痰汤，气血不足用人参。肾虚髓亏二仙膏，阳气虚衰地黄饮。

四、腰痛

1. 病因病机

病因：外邪侵袭，体虚年老，跌仆闪挫。

病机：筋脉痹阻，腰府失养。

2. 辨证论治

（1）寒湿腰痛

【证候】腰部冷痛重着，转侧不利，逐渐加重，静卧病痛不减，寒冷和阴雨天则加重，舌质淡，舌苔白腻，脉沉而迟缓。

【证治】散寒行湿，温经通络。甘姜苓术汤（又名肾着汤）加减。

（2）湿热腰痛

【证候】腰部疼痛，重着而热，暑湿阴雨天气症状加重，活动后或可减轻，身体困重，小便短赤，苔黄腻，脉濡数或弦数。

【证治】清热利湿，舒筋止痛。四妙丸加减。

（3）瘀血腰痛

【证候】腰痛如刺，痛有定处，痛处拒按，日轻夜重，轻者俯仰不便，重者不能转侧，舌质暗紫或有瘀斑，脉涩。部分患者有跌仆闪挫病史。

【证治】活血化瘀，通络止痛。身痛逐瘀汤加减。

（4）肾虚腰痛

①肾阴虚

【证候】腰部隐隐作痛，酸软无力，缠绵不愈，心烦少寐，口燥咽干，面色潮红，手足心热，舌红少苔，脉弦细数。

【证治】滋补肾阴，濡养筋脉。左归丸加减。

②肾阳虚

【证候】腰部冷痛，缠绵不愈，局部发凉，喜温喜按，遇劳更甚，卧则减轻，常反复发作，少腹拘急，面色㿠白，肢冷畏寒，舌质淡，脉沉细无力。

【证治】补肾壮阳，温煦经脉。右归丸加减。

腰痛悠悠酸无力，肾着沉沉不转移，若还湿热伴热瘀，痛如锥刺属血瘀。左右归丸虚主，甘姜苓术金匮立，四妙身痛逐瘀施，综合治疗勿劳欲。

3. 鉴别诊断

（1）腰痛与背痛、尻痛、胯痛：腰痛是指腰背及其两侧部位的疼痛。背痛为背膂以上部位的疼痛。尻痛是尻骶部位的疼痛。胯痛是指尻尾以下及两侧胯部的疼痛。各自疼痛的部位不同，应于区别。

（2）腰痛与肾痹：腰痛是以腰部疼痛为主。肾痹是指腰背强直弯曲，不能屈伸，行动困难，多由骨痹日久发展而成。

中医外科学

第一单元　中医外科疾病辨证

一、阴阳辨证

局部症状辨别阴阳

辨证要点	阳证	阴证
发病缓急	急性发作	慢性发作
皮肤颜色	红活焮赤	紫暗或皮色不变
皮肤温度	灼热	微热或不热
肿形高度	肿胀形势高起	平坦下陷
肿胀范围	根脚收束	根盘散漫
肿块硬度	软硬适度	坚硬如石或柔软如棉
疼痛感觉	疼痛剧烈，拒按	疼痛和缓、隐痛、不痛、酸麻或抽痛
病位深浅	皮肤、肌肉	血脉、筋骨
脓液稀稠	脓质稠厚	脓质稀薄
溃疡形色	肉芽红活润泽	肉芽苍白或紫暗
病程长短	病程较短	病程较长
全身症状	初期常伴形寒发热、口渴纳呆、大便秘结、小便短赤，溃后渐消	初期无明显症状，酸脓时有虚热或不渴，溃后虚相更甚
舌苔脉象	舌红苔黄，脉有余	舌淡少苔，脉不足
预后顺逆	易消、易溃、易敛，预后多顺	难消、难溃、难敛，预后多逆

二、局部辨证

1. 辨肿

（1）热肿：红肿热痛。见于阳证疮疡。

（2）寒肿：得暖则舒。见于冻疮、脱疽等。

（3）风肿：发病急骤，游走不定。见于痄腮、大头瘟等。

（4）湿肿：皮肉重垂胀急，深按凹陷不起。见于股肿、湿疮。

（5）痰肿：肿势软如棉，或硬如馒。见于瘰疬、脂瘤等。

（6）气肿：按之凹陷，松手即起，似皮下藏气。见于气瘿、乳癖等。

（7）瘀血肿：色初暗褐，后转青紫。见于皮下血肿等。

（8）脓肿：按之应指。见于乳痈、肛痈等。

（9）实肿：肿势高突，根盘收束。见于正盛邪实之疮疡。

（10）虚肿：肿势平坦，根盘散漫。见于正虚不能托毒之疮疡。

2. 辨肿块结节

（1）肿块：体内比较大的或体表显而易见的肿物。

（2）结节：较小，触之可及。见于皮肤或皮下组织。

3. 辨痛

（1）热痛：皮色焮红，灼热疼痛，遇冷则痛减。见于阳证疮疡。

（2）寒痛：皮色不红，不热，酸痛，得温则痛缓。见于脱疽、寒痹等。

（3）风痛：痛无定处，忽彼忽此，走注甚速，遇风则痛剧。见于行痹等。

（4）气痛：攻痛无常，时感抽掣，喜缓怒甚。见于乳癖等。

（5）湿痛：痛而酸胀，肢体沉重，按之出现可凹性水肿或见糜烂流滋。见于臁疮、股肿等。

（6）痰痛：疼痛轻微，或隐隐作痛，皮色不变，压之酸痛。见于脂瘤、肉瘤。

（7）化脓痛：痛势急胀，痛无止时，如同鸡啄，按之中软应指。见于疮疡成脓期。

（8）瘀血痛：初起隐痛、胀痛，皮色不变或暗褐，或见皮色青紫、瘀斑。见于创伤或创伤性皮下出血。

4. 辨痒 病山①风、湿、热、虫之邪客于皮肤，皮肉间气血不和。②血虚风燥阻于皮肤，肤失濡养，内生虚热而发。

（1）风胜：走窜无定，遍体作痒，抓破血溢，随破随收，多为干性。见于牛皮癣、白疕、瘾疹。

（2）湿胜：浸淫四窜，黄水淋漓，最易沿表皮蚀烂，越腐越痒，多为湿性。见于急性湿疹、脓疱疮。

（3）热胜：皮肤瘾疹，灼热作痒，只发裸露部位，或遍布全身。见于接触性皮炎。

（4）虫淫：浸淫蔓延，黄水频流，状如虫行皮中，其痒尤甚，最易传染。见于手足癣、疥疮等。

（5）血虚：皮肤变厚、干燥、脱屑。见于牛皮癣、慢性湿疮。

（6）肿疡作痒：见于毒势炽盛，病变发展，或毒势已衰，气血通畅，病变消散之际。

（7）溃疡作痒：①脓区不洁，脓液浸渍皮肤。②乘剂、砒剂、敷贴等药引起皮肤过敏。③毒邪渐化，气血渐充，助养新肉，将要收口之象。

5. 辨脓 脓是由皮肉之间热胜肉腐蒸酿而成。疮疡出脓是正气载毒外出的现象。

（1）成脓的特点

①疼痛：阳证脓疡，灼热痛甚，拒按明显。阴证脓疡，痛热不甚，酸胀明显。

②肿胀：皮肤肿胀，皮薄光亮为有脓。深部脓肿，皮肤变化不明显，但胀感较甚。

③温度：阳证脓疡，局部温度增高。

④硬度：按之坚硬，指起不复，未有脓；按之半软半硬，已成脓；按之大软，指起即复，为脓成。

（2）确认成脓的方法

①按触法：检查时两手指腹放于相对应位置，并在上下左右四处互相垂直方向检查，应指明显者为有脓。

②透光法：适用于指、趾部甲下辨脓。

③点压法：适用于指、趾部脓液很少者。

④穿刺法：适用于脓液不多且位于组织深部时，用按触法辨脓有困难者。

⑤B超：可准确地确定脓肿部位，判断脓肿大小，引导穿刺或切开排脓。

（3）辨脓的部位深浅：为切开引流提供进刀深度。

①浅部脓疡：患部高突坚硬，中有软陷，轻按即痛且应指。

②深部脓疡：肿块散漫坚硬，按之隐隐软陷，重按方痛。

（4）辨脓的形质、色泽和气味

①脓的形质：宜稠不宜薄。

②脓的色泽：宜明净不宜污浊。

③脓的气味：脓液一般略带腥味。

6. 辨溃疡

（1）辨溃疡色泽

①阳证溃疡：色泽红活鲜润，疮面脓液稠厚黄白，腐肉易脱，新肉易生，疮口易收，知觉正常。

②阴证溃疡：疮面色泽灰暗，脓液清稀，或新肉不生，腐肉不脱，

164

或新肉不生，疮口经久难敛，疮面不知痛痒。

（2）辨溃疡形态

①化脓性溃疡：疮面边沿整齐，周围皮肤微有红肿，一般口大底小，内有少量脓性分泌物。

②压迫性溃疡（缺血性溃疡）：初期皮肤暗紫，很快变黑并坏死，滋水、液化、腐烂，脓液有臭味，可深及筋膜、肌肉、骨膜。多见于褥疮。

③疮性溃疡：疮口多凹陷形或潜行空洞或漏管，疮面肉色不鲜，脓水清稀，并夹有败絮状物，疮口愈合缓慢或反复溃破；或形如岩性溃疡：疮面多翻花如岩穴，有的在溃疡底部见有珍珠样结节，内有紫黑坏死组织，渗流血水，伴腥臭味。

④梅毒性溃疡：多呈半月形，边缘整齐，坚硬削直如凿，略微内凹，基底面高低不平，存有稀薄臭秽分泌物。

7.辨出血 便血、尿血最常见。

第二单元　中医外科疾病治法

一、内治法

1.消法 是运用不同治疗法和方药，使初起的肿疡得到消散，不使邪毒结聚成脓，是一切外科肿疡初起的治法总则。适用于尚未成脓的初期肿疡、非化脓性肿块性疾病及各种皮肤疾病等。

2.托法 是用补益气血和透脓的药物，扶助正气，托毒外出，以免邪毒扩散和内陷的治疗法则。适用于外疡中期，即成脓期。分为补托法和透托法。

（1）补托法：适用于正虚毒盛者。

（2）透托法：适用于毒气虽盛而正气未衰者。

3.补法 是用补养的药物，恢复其正气，是治疗虚证的法则。适用于溃疡后期。

二、外治法

1.膏药、油膏的临床应用

（1）膏药（古代称薄贴，现称硬膏）：用于外科疾病各个阶段。

1）太乙膏、千捶膏：适用于阳证疮疡，为肿疡、溃疡通用方。

①太乙膏：性偏清凉，消肿、清火、解毒、生肌。

②千捶膏：性偏寒凉，消肿、解毒、提脓、去腐、止痛。

2）阳和解凝膏：适用于疮形不红不热，漫肿无头之阴证疮疡未溃者。

3）咬头膏（具有腐蚀性）：适用于肿疡脓成，不能自破，以及患者不愿接受手术切开排脓者。

注：薄型膏药多适用于溃疡，宜勤换；厚型膏药多适用于肿疡，宜少换，一般3～5天调换一次。

（2）油膏（现称软膏）：适用于肿疡、溃疡、皮肤病糜烂结痂渗液多者，以及肛门病等。

1）金黄膏、玉露膏：适用于疮疡阳证。

①金黄膏：长于除湿化痰，对肿而有结块，尤其是急性炎症控制后形成的慢性迁延性炎症更适宜。

②玉露膏：性偏寒凉，对焮红灼热明显、肿势散漫者效果较佳。

2）冲和膏：适用于半阴半阳证。

3）回阳玉龙膏：适用于阴证。

4）生肌玉红膏：适用于一切溃疡，腐肉未脱，新肉未生之时，或经久不能收口者。

5）红油膏：适用于一切溃疡。

6）生肌白玉膏：适用于溃疡腐肉已净，疮口不敛者，以及乳头皲裂、肛裂等。

7）疯油膏：适用于牛皮癣、慢

性湿疮、皲裂等。

8）青黛散油膏：适用于蛇串疮、急慢性湿疮等皮肤焮红痒痛、渗液不多之症，炸腮，以及对各种油膏过敏者。

9）消痔膏、黄连膏：适用于内痔脱出、敷皮外痔、血栓外痔等出血、水肿、疼痛之症。

注：溃疡期可选用生肌玉红膏、红油膏等；凡皮肤湿烂、疮口腐肉已尽者，油膏宜薄而勿换。

2.箍围药的适应证、用法及注意点

（1）概念：箍围药古称敷贴，是药粉和液体调制成的糊剂。

（2）作用：箍集围聚，收束疮毒。

（3）适应证：外疡初起、成脓及溃后，肿势散漫不聚，而无集中之硬块者。

（4）用法：①金黄散、玉露散：用于红肿热痛明显的阳证疮疡；②冲和膏：用于疮形肿而不高，痛而不甚，微紫微热，属半阴半阳证者；③回阳玉龙膏：用于疮形不红不热，漫肿无头属阴证者。

（5）调制：以醋调者，散瘀解毒；以酒调者，助行药力；以葱、姜、韭、蒜捣汁调者，辛香散邪；以菊花汁、丝瓜叶汁、银花露调者，清凉解毒，而用丝瓜叶汁调制的玉露散治疗暑疖效果较好；以鸡子清调者，缓和刺激；以油类调者，润泽肌肤。总之，阳证多用菊花汁、金银花露或冷茶汁调制；半阴半阳证多用葱、姜、韭捣汁或用蜂蜜调制；阴证多用醋、酒调敷。

（6）注意点：凡外疡初起，肿块局限者，一般宜用消散药。箍围药敷后干燥之时，宜时时用液体湿润。

3.掺药的种类及临床应用

（1）概念：掺药古称散剂，现称粉剂，是将各种不同的药物研成粉末，根据制方规律，用时掺布于

膏药或油膏上，或直接掺布于病变部位。

（2）分类

①消散药：适用于肿疡初起，而肿势局限尚未成脓者。

②提脓去腐药：适用于溃疡初期，脓栓未溶，腐肉未脱，或脓水不净，新肉未生之际。

③腐蚀药（追蚀药）与平胬药：适用于肿疡在表未溃，或溃疡破溃以后，疮口太小，引流不畅者；疮口胬肉突出，腐肉不脱者。

④祛腐生肌药：适用于溃疡日久，腐肉难脱，肉芽暗红；或腐肉已脱，肉芽苍白，新肉不长者。

⑤生肌收口药：适用于溃疡腐肉已脱，脓水将尽时。

⑥止血药：适用于溃疡或创伤出血，用于小络损伤而出血者。

⑦清热收湿药：适用于一切急性皮肤病或亚急性皮炎而渗液不多者。

⑧酊剂：适用于疮疡未溃及皮肤病等。

⑨洗剂（混合振荡剂或振荡洗剂）：适用于急性、过敏性皮肤病，如酒渣鼻和粉刺等。

4.切开法的具体运用及注意点

（1）选择有利时机：脓肿中央出现透脓点。

（2）切口选择：脓腔最低点或最薄弱处进刀。一般疮疡宜循经直切。①乳房部应以乳头为中心，放射状切口；②肛旁位脓肿，应以肛管为中心做放射状切开；③面部脓肿应尽量沿皮肤自然纹理切开；④手指脓肿，应从侧方切开；⑤关节部附近的脓肿，切口尽量避免通过关节；⑥关节区脓肿，一般施行横切口、弧形切口或"S"形切口。

（3）切开原则：①进刀深浅以得脓为度；②切口大小应根据脓肿

范围大小及病变部位的肌肉厚薄而定，以脓液通畅为原则）。

（4）操作方法：切开时以右手握刀，刀锋向外，拇食两指夹住刀口要进刀的尺寸，其余三指把住刀柄，并把刀柄的末端顶在鱼际上 1/3 处，同时左手拇食两指按在所要进刀部位的两侧，进刀时刀刃宜向上，在脓点部位向内直刺，深入脓腔即止。

（5）注意点：辨清脓成熟的程度、脓的深浅、患部的血脉经络位置等情况，然后决定切开与否。

5. 砭镰法、挑治法、挂线法、结扎法的适应证及用法

（1）砭镰法：是用三棱针或刀锋在疮疡患处，浅刺皮肤或黏膜，放出少量血液，使内蕴热毒随血外泄的一种治疗方法。适用于急性阳证疮疡。

（2）挑治法：是在人体的腧穴、敏感点，或一定区域内，用三棱针挑破皮肤、皮下组织，挑断部分皮内纤维，通过刺激皮肤经络，使脏腑得到调理的一种治疗方法。适用于内痔出血、肛裂、脱肛、肛门瘙痒、颈部多发性疖肿等。常用的方法有点挑治、区域挑治和截根疗法三种。

（3）挂线法：是采用普通丝线，或药制丝线，或纸裹药线，或橡皮筋线等来括断瘘管或窦道的治疗方法。其机理是利用挂线的紧箍作用，促使气血阻断，肌肉坏死，最终达到切开的目的。适用于疮疡溃后，脓水不净，经治疗后无效而形成瘘管或窦道者；或不宜采用切开手术者。

（4）结扎法（缠扎法）：是将线缠扎于病变部位与正常皮肉分界处，通过结扎，促使病变部位经络阻塞、气血不通，结扎远端的病变组织失去营养而致逐渐坏死脱落，从而达到治疗目的的一种方法。适用于瘤、

赘疣、痔、脱疽等病，以及脉络断裂引起的出血之症。

6. 引流法、垫棉法、药筒拔法、针灸法、熏法、熨法、溻渍法、冷冻法、激光疗法的适应证、用法及注意点

（1）引流法：是在脓肿切开或自行溃破后，运用药线、导管或扩创等使脓液畅流，腐脱新生，防止毒邪扩散，促使溃疡愈合的一种治法。

①药线引流（俗称纸捻或药捻）：用于溃疡疮口过深过小，脓水不易排出者。

②导管引流：用于附骨疽、流痰、流注等脓腔较深，脓液多且不易畅流者。

③扩创引流：用于痈、有头疽等脓肿溃后有袋脓者、瘰疬溃后形成空腔或脂瘤染毒化脓者。

（2）垫棉法：是用棉花或纱布折叠成块以衬垫疮部的一种辅助治法。适用于溃疡不畅有袋脓者；或疮孔窦道形成，脓水不易排尽者；或溃疡脓腐已尽，新肉已生，但皮肉一时不能黏合者。

（3）药筒拔法：是采用一定的药物与竹筒若干同煎，趁热迅速扣于疮上，借助药筒吸取脓液毒水，从而达到脓毒自出、毒尽疮愈目的的方法。适用于有头疽坚硬散漫不收，脓毒不得外出；或脓疡已溃，疮口狭小，脓稠难出，有袋脓者；或蛇蟲咬伤，附骨疽迅速蔓延，毒水不出者；或反复发作的流火等。

（4）针灸法：包括针法与灸法。

（5）熏法：是把药物燃烧后，取其烟气上熏，借着药力与热力的作用，使腠理疏通、气血流畅而达到治疗目的的一种治法。适用于肿疡、溃疡。

（6）熨法：是把药物加酒、醋炒热，布包熨摩患处，使腠理疏通而达到治疗目的的一种方法。适用

于风、寒、湿、痰凝滞筋骨、肌肉等证，以及乳痈的初起或回乳。一般阳证肿疡慎用。

（7）溻渍法：溻是将饱含药液的纱布或棉絮湿敷患处；渍是将患处浸泡在药液中。溻渍法是通过湿敷、淋洗、浸泡对患处的物理作用，以及不同药物对患部的药效作用，而达到治疗目的的一种方法。适用于阳证疮疡初起、溃后；半阴半阳证及阴证疮疡；美容、保健等。

（8）冷冻法：是利用各种不同等级的低温作用于患病部位，使之冰凌凝集，气血阻滞，病变组织失去气血濡养而发生坏死脱落的一种治疗方法。适用于瘤、赘疣、痔核、痣、早期皮肤癌等。

（9）激光疗法：是用各种不同的激光治疗不同疾病的方法。目前常用的有二氧化碳激光、氦氖激光。

第三单元　疮疡

一、疖

1.概述

（1）定义：是指发生在肌肤浅表部位、范围较小的急性化脓性疾病。

（2）特点：肿势局限，范围多在3cm左右，突起根浅，色红、灼热、疼痛，易脓、易溃、易敛。

2.病因病机　常因内郁湿火，外感风邪，两相搏结，蕴阻肌肤所致；或夏秋季节感受暑毒而生；或因天气闷热，汗出不畅，暑湿热蕴蒸肌肤，引起痱子，复经搔抓，破伤染毒而成。

注意：患疖后若处理不当，疮口过小引起脓液潴留，或搔抓染毒，导致脓毒旁窜，在头顶皮肉较薄处易蔓延、窜空而成蝼蛄疖。

3.临床表现

（1）有头疖：患处皮肤上有一

红色结块，范围约3cm大小，灼热疼痛，突起根浅，中心有一脓头，出脓即愈。

（2）无头疖：皮肤上有一红色结块，范围约3cm，无脓头，表面灼热，触之疼痛，2～3天化脓，溃后多迅速愈合。

（3）蝼蛄疖：多发于儿童头部。临床常见两种类型：坚硬型、多发型。

（4）疖病：好发于项后发际、背部、臀部，几个到几十个，反复发作，缠绵不愈；也可散发全身肿，一处将愈，他处续发，或间隔месяц余（原文"匝月"）反复发作；病消易，习惯性便秘或营养不良易患本病。

4.辨证论治

（1）内治

①热毒蕴结证（常见于气实火盛患者）——清热解毒——五味消毒饮、黄连解毒汤加减。

②暑热浸淫证（发于夏秋季节，以小儿及产妇多见）——清暑化湿解毒——清暑汤加减。

③体虚毒恋，阴虚内热证（疖肿常此愈彼起）——养阴清热解毒——仙方活命饮合增液汤加减。

④体虚毒恋，脾胃虚弱证（疖肿泛发各处）——健脾和胃，清化湿热——五神汤合参苓白术散加减。

（2）外治：外敷；脓成宜切开排脓；蝼蛄疖宜作"十"字形剪引。

二、疔

1.疔的特点与种类

①特点：疮形虽小，但根脚坚硬，状如钉丁，病情变化迅速，易毒邪走散。发于颜面部的疔疮，易走窜而有生命危险；发于手足部的疔疮，易损筋伤骨而影响肢体功能。

②分类：根据发病部位和性质不同，疔可分为颜面部疔疮、手足部疔疮、红丝疔、烂疔、疫疔等。

2. 颜面部疔疮

（1）概述

①定义：是指发生于颜面部的急性化脓性疾病。

②特点：发于颜面部，病变迅速，疮形如乘，坚硬根深，状如钉丁，全身热度症状明显，易成走黄之变。

（2）病因病机：多因火热之毒为患，如饮食膏粱厚味辛辣之品，感受风热火毒，或皮肤破损染毒等。

（3）临床表现：多发于前额、颧、颊、鼻、口唇等处。

初期：在颜面部某处皮肤上忽起一粟米样脓头，或痒或麻，以后逐渐红肿热痛，肿势范围3～6cm，但根深坚硬，状如钉丁，重者有恶寒发热等症状。

中期：第5～7日，肿势逐渐增大，四周漫润明显，疼痛加剧，脓头破溃，伴发热口渴、便干溲赤等全身症状。

后期：第7～10日，肿势局限，顶周根软溃脓，脓栓（疔根）随脓外出，肿消痛止，身热减退，病程约10～14天。

若处理不当，或妄加挤压，或不慎碰伤，或过早切开等，可引起走黄，见疔疮顶陷色黑无脓，四周皮肤绀红，肿势散漫，头面、项俱肿，伴壮热烦躁、神昏谵语、舌质红绛、苔黄糙、脉洪数等。

（4）辨证论治

1）内治法

①热毒蕴结证——清热解毒——五味消毒饮、黄连解毒汤加减。

②火毒炽盛证——凉血清热解毒——犀角地黄汤、黄连解毒汤、五味消毒饮加减。

2）外治法：①初起：箍毒消肿；②脓成：提脓祛腐；③溃后：提脓祛腐，生肌收口。

3. 手足部疔疮

（1）临床表现

1）蛇眼疔：初起时多局限于指甲一侧边缘的近端处，有轻微的红肿疼痛，2～3天成脓，待脓出阻作脓自退清除，迅速愈合；若脓出不畅，则可出现甲下溃空或有胬肉突出，甚至指（趾）甲脱落。

2）蛇头疔：初起指端感觉麻痒而痛，继而刺痛，继而焮热肿胀，色红不明显，随后肿势逐渐扩大。

3）蛇肚疔：发于指腹部，整个患指红肿疼痛，呈圆柱状，形似小红萝卜，关节轻度屈曲，不能伸展，若强行扳直即觉剧痛，7～10天成脓。

4）托盘疔：初起整个手掌肿胀高突，失去正常的掌心凹陷或稍凸出，手背肿势通常更为明显，甚则延及手臂，疼痛剧烈，或伴发红丝疔，伴有恶寒发热、头痛、纳呆等症状。

5）足底疔：初起足底部疼痛，不能着地，按之坚硬。3～5天有啄痛，修去老皮后可见到白色脓点。重者肿势蔓延到足背，痛连小腿，不能行走，伴有恶寒发热、头痛、纳呆等。溃后流出黄稠脓液，肿消痛止，全身症状也随之消失。

（2）手足部疔疮成脓期切开引流的要求：①一般应尽可能循经直开。②蛇眼疔宜沿甲旁0.2cm挑开引流。③蛇头疔宜在指掌面一侧做纵形切口，务必引流通畅，必要时可对口引流，不可在指掌面直接切口，切口长度不得超过上下指关节面。⑤托盘疔应依掌横纹切开，切口应够大，保持引流通畅。

4. 红丝疔的定义、特点及治法

（1）定义：红丝疔是发于四肢，皮肤呈红丝显露、迅速向上走窜的急性感染性疾病，可伴恶寒发热，邪毒重者可发生走黄。

（2）内治法：原则是清热解毒。

（3）外治法：红丝细者，宜用砭镰法，挑破处均盖贴太乙膏掺红灵丹。初期可外敷金黄膏、玉露散；若结块成脓，则宜切开排脓，外敷红油膏；脓尽改用生肌散、白玉膏收口。

三、痈

1. 痈的定义与特点

（1）定义：痈是指气血被邪毒壅聚而发生的化脓性疾病。外痈是指发生于体表皮肉之间的急性化脓性疾病，相当于西医学的皮肤浅表脓肿、急性化脓性淋巴结炎等；内痈是指生于脏腑之间的化脓性疾患。

（2）特点：局部光软无头，红肿疼痛（少数初起皮色不变），结块范围多在 6～9cm，发病迅速，易肿、易脓、易溃、易敛，可伴有恶寒、发热、口渴等全身症状。

2. 痈的病因病机　外感六淫邪毒，或外来伤害、感染邪毒，或过食膏粱厚味，聚湿生浊，邪毒湿浊留阻肌肤，郁结不散，可使营卫不和、气血凝滞、经络壅遏、化火成毒而成痈肿。

3. 痈的辨证论治方法

（1）内治法

①火毒凝结证——清热解毒，行瘀活血——仙方活命饮加减。

②热胜肉腐证——和营清热，透脓托毒——仙方活命饮合五味消毒饮加减。

③气血两虚证——益气养血，托毒生肌——托里消毒散加减。

（2）外治法

①初起用金黄膏或金黄散，以冷开水调成糊状外敷。

②成脓宜切开排脓。

③溃后先用药线蘸八二丹插入疮口，三五日后改用九一丹，外盖金黄膏或玉露膏。

④有袋脓者，可先用垫棉法加

压包扎，如无效可扩创引流。

4. 颈痈的特点与治疗

（1）特点：颈痈是发生在颈部两侧的急性化脓性疾病，俗名痰毒，又称时毒。其特点是多见于儿童，冬春易发，初起时局部肿胀、灼热、疼痛而皮色不变，结块边界清楚，具有明显的风温外感症状。

（2）治疗：风热痰毒证——散风清热，化痰消肿——牛蒡解肌汤或银翘散加减。

四、发

1. 概述

（1）定义：发是病变范围较大的急性化脓性疾病。

（2）特点：初起无头，红肿蔓延成片，中央明显，四周较淡，边界不清，灼热疼痛，有的 3～5 日后中央色褐腐溃，周围湿烂，全身症状明显。

2. 锁喉痈

（1）特点：来势暴急，初起结喉处红肿绕喉，根脚散漫，坚硬灼热疼痛，范围较大，肿势蔓延至颈部两侧、腮、颊及胸前，可连及咽喉、舌下，并发喉风、重舌甚至痉厥等险症，伴壮热口渴、头痛项强等全身症状。

（2）辨证论治

1）内治法

①痰热蕴结证——散风清热，化痰解毒——普济消毒饮加减。

②热胜肉腐证——清热化痰，和营托毒——仙方活命饮加减。

③热伤胃阴证——清养胃阴——益胃汤加减。

2）外治法：初起用玉露散、金黄散或双柏散以金银花露或菊花露调敷。成脓后应及早切开，用九一丹药线引流，外盖金黄膏或红油膏。脓尽用生肌散、白玉膏。

3. 臀痈

（1）特点：发病来势急，病位

深，范围大，难于起发，成脓较快，但腐溃较难，收口亦慢。

（2）辨证论治

1）内治法

①湿火蕴结证——清热解毒，和营化湿——黄连解毒汤合仙方活命饮加减。

②湿痰凝滞证——和营活血，利湿化痰——桃红四物汤合仙方活命饮加减。

③气血两虚证——调补气血——八珍汤加减。

2）外治法

①未溃时红热明显的用玉露膏；红热不显的用金黄膏或冲和膏外敷。

②成脓后宜切开排脓。切口应注意低位、够大够深，并清除腐肉。

③溃后用八二丹、红油膏盖贴，脓腐深者用药线引流；脓尽用生肌散、白玉膏收口；疮口有空腔不易愈合者，用垫棉法加压。

五、丹毒

1. 概述 **特点：**①病起突然，恶寒发热。②局部皮肤忽然变赤，色如丹涂脂染，焮热肿胀。③边界清楚，迅速扩大，数日内可逐渐痊愈，但容易再发。

本病发无定处，根据其发病部位的不同又有不同的病名：①生于躯干部者，称内发丹毒。②发于头面部者，称抱头火丹。③发于小腿足部者，称流火。④新生儿多生于臀部，称赤游丹毒。

2. 病因病机 总由血热火毒为患。①凡发于头面部者，多夹风热。②发于胸腹腰胯部者，多夹肝脾郁火。③发于下肢者，多夹湿热。④发于新生儿者，多由胎热火毒所致。

3. 辨证论治

（1）内治法

①风热毒蕴证（发于头面

部）——疏风清热解毒——普济消毒饮加减。

②肝脾湿火证（发于胸腹腰胯部）——清肝泻火利湿——柴胡清肝汤、龙胆泻肝汤或化斑解毒汤加减。

③湿热毒蕴证（发于下肢部）——利湿清热解毒——五神汤合草薢渗湿汤加减。

④胎火蕴毒证（发于新生儿，多见于臀部）——凉血清热解毒——犀角地黄汤合黄连解毒汤加减。

（2）外治法

①外敷法：用玉露散或金黄散，以冷开水或鲜丝瓜叶捣汁或金银花露调敷，或鲜荷叶、鲜蒲公英、鲜地丁全草、鲜马齿苋、鲜冬青树叶等捣烂湿敷。干后调换，或以冷开水时时湿润。

②砭镰法：患处消毒后，用七星针或三棱针叩刺患处皮肤，放血泄毒。适用于下肢复发性丹毒。禁用于赤游丹毒、抱头火丹患者。

③若流火结毒成脓者，可在坏死部分做小切口引流，掺九一丹，外敷红油膏。

第四单元　乳房疾病

一、乳痈

1. 病因病机

（1）乳汁郁积——最常见的原因。

（2）肝胃蕴热。

（3）感受外邪。

2. 临床表现 多见于产后1个月以内的哺乳期妇女。

（1）初起：初起常有乳头破裂，哺乳时感觉乳头刺痛，伴有乳汁郁积或结块，乳房局部肿胀疼痛，皮色不红或微红，皮肤不热或微热。或伴有全身感觉不适，恶寒发热，食欲不振，脉滑数。

171

（2）成脓：患乳肿块逐渐增大，局部疼痛加重，或有雀啄样疼痛，皮色焮红，皮肤灼热，同侧腋窝淋巴结肿大压痛。至乳房红肿热痛第10天左右，肿块中央渐渐变软，按之应指有波动感，穿刺抽吸有脓液，有时脓液可从乳窍中流出，全身症状加剧，壮热不退，口渴思饮，小便短赤，舌红苔黄腻，脉洪数。

（3）溃后：脓肿成熟，可破溃出脓，或手术切开排脓。若脓出通畅，则肿消痛减，寒热渐退，疮口逐渐愈合。若溃后脓出不畅，肿势不消，疼痛不减，身热不退，可能形成袋脓，或脓液穿及其他乳络形成传囊乳漏。亦有溃后乳汁从疮口溢出者，久治不愈，形成乳漏。

3. 辨证论治

（1）内治法

①气滞热壅证——疏肝清胃，通乳消肿——瓜蒌牛蒡汤加减。

②热毒炽盛证——清热解毒，托里透脓——透脓散加减。

③正虚毒恋证——益气和营，托毒生肌——托里消毒散加减。

（2）外治法

①初起乳汁郁滞致乳房肿痛、结块，可用热敷加乳房按摩，以疏通乳络。

②成脓脓肿形成时，应在波动感及压痛最明显处及时切开排脓。

③溃后切开排脓后，用八二丹或九一丹提脓拔毒，并用药线插入切口内引流，切口周围外敷金黄膏。

二、乳癖（乳腺增生症）

1. 概述

（1）定义：乳癖是乳腺组织的既非炎症也非肿瘤的良性增生性疾病。

（2）特点：单侧或双侧乳房疼痛并出现肿块，乳痛和肿块与月经周期及情志变化密切相关。乳房肿块大小不等，形态不一，边界不清，

质地不硬，活动度好。本病好发于25～45岁的中青年妇女。

2. 病因病机

（1）情志不遂或受到精神刺激，导致肝气郁结，气机阻滞，蕴结于乳房胃络，乳络经脉阻塞，则疼痛而引起乳房疼痛；肝气郁久化热，热灼津液为痰，气滞痰凝血瘀即可形成乳房肿块。

（2）因冲任失调，使气血瘀滞；或阳虚痰湿内결，经脉阻塞，而致乳房结块、疼痛、月经不调。

3. 临床表现

（1）好发病年龄在25～45岁。

（2）乳房疼痛以胀痛为主，也有刺痛或牵拉痛。

（3）乳房肿块可发生于单侧或双侧，大多位于乳房的外上象限。

（4）肿块的形态有：①片块型。②结节型。③混合型。④弥漫型。

4. 辨证论治

（1）内治法

①肝郁痰凝证（多见于青壮年妇女）——疏肝解郁，化痰散结——逍遥蒌贝散加减。

②冲任失调证（多见于中年妇女）——调摄冲任，和营散结——二仙汤合四物汤加减。

（2）外治法：中药局部外敷于乳房肿块外，多为辅助疗法，如用阳和解凝膏掺黑退消或桂麝散盖贴；或以生白附子或鲜蟾蜍皮外敷，或用大黄粉以醋调敷。若对外用药过敏者，应忌用之。

三、乳核

1. 特点　乳核是乳房部最常见的良性肿瘤，相当于西医的乳腺纤维腺瘤。好发于20～25岁青年妇女，乳中结核，形如丸卵，边界清楚，表面光滑，推之活动。

2. 临床表现　肿块常单个发生，也可见多个在单侧或双侧乳房内同时或先后出现。形状呈圆形或椭圆

形，大小不一，边界清楚，质地坚实，表面光滑，按之有硬橡皮球之弹性，活动度大，触诊常有滑脱感。肿块一般无疼痛感，少数可有轻微胀痛，但与月经无关。一般生长缓慢，妊娠期可迅速增大，应排除恶变可能。

3.辨证论治

（1）内治法

①肝气郁结证——疏肝解郁，化痰散结——逍遥散加减。

②血瘀痰凝证——疏肝活血，化痰散结——逍遥散合桃红四物汤加山慈菇、海藻。月经不调兼以调摄冲任。

（2）外治法：阳和解凝膏掺黑退消外敷，7天换药1次。

四、乳岩

1.概述 女性最常见的恶性肿瘤之一。乳房部出现无痛、无热、皮色不变而质地坚硬的肿块，推之不移，表面不光滑，凹凸不平，或乳头溢血，晚期溃烂，凹如泛莲。

2.诊断

（1）临床表现：发病年龄一般在40～60岁，绝经期妇女发病率相对较高。

1）一般类型乳腺癌：常为乳房内无痛肿块，边界不清，质地坚硬，表面不光滑，不易推动，常与皮肤粘连，出现病灶中心酒涡征，个别可伴乳头溢液。

2）特殊类型乳腺癌

①炎性癌：临床少见，多发于青年妇女，半数发生在妊娠期或哺乳期。起病急骤，乳房迅速增大，皮肤水肿、充血、发红或紫红色、发热，但没有明显的肿块可扪及，转移甚广，对侧乳房往往不久即被侵及，并很早出现腋窝部、锁骨上淋巴结肿大。本病恶性程度极高，病程短促，常于1年内死亡。

②湿疹样癌：早期临床表现类

似慢性湿疮，乳头和乳晕的皮肤发红，轻度糜烂，有浆液渗出，有时覆盖着黄褐色的鳞屑状痂皮。病变的皮肤甚硬，与周围分界清楚。多数患者感到奇痒，或有轻微灼痛。中期表现为数年后病变蔓延到乳晕以外皮肤，色紫而硬，乳头凹陷。后期表现为溃后易于出血，乳头蚀落，疮口凹陷，边缘坚硬，乳房内也可出现坚硬的肿块。

（2）辅助检查：超声检查、钼靶X线摄片、磁共振等影像学检查是诊断乳腺癌的重要参考。

3.辨证论治

（1）肝郁痰凝证——疏肝解郁，化痰散结——神效瓜蒌散合开郁散加减。

（2）冲任失调证——调摄冲任，理气散结——二仙汤合开郁散加减。

（3）正虚毒盛证——调补气血，清热解毒——八珍汤加减。

（4）气血两亏证——补益气血，宁心安神——人参养荣汤加味。

（5）脾虚胃弱证——健脾和胃——参苓白术散或理中汤加减。

除以上几种常见类型外，还可见到放化疗后胃阴虚、口腔糜烂，牙龈出血等症，治宜清养胃阴，方用益胃汤加减。

第五单元 瘿

一、气瘿

1.病因病机 主要由于忧恚情志内伤，以致肝脾气逆，脏腑失和而生。其与生活地区和所饮水质有关，亦每因动气而增患。

2.临床表现 女性发病率较高。多发生在青春期，常见于入学年龄的儿童。初起时无明显不适感，甲状腺呈弥漫性肿大，腺体表面较平坦，质软不痛，皮色如常，腺体随吞咽动作而上下移动。如肿块进行性增大，可下垂，自觉沉重感，可压迫气管、食管、血管、神经等。

（1）压迫气管，比较常见。自一侧压迫，可使气管向他侧移位或弯曲；自两侧压迫，气管变为扁平，由于气管内腔变窄，呼吸发生困难。

（2）压迫食管，可引起吞咽不适感，但不会引起梗阻症状。

（3）压迫颈深部大静脉，可引起头颈部的血液回流受阻，出现颈部和胸前表浅静脉的明显扩张。

（4）压迫喉返神经，可引起声带麻痹，患者发音嘶哑。

3. 辨证论治　肝郁气滞证——疏肝解郁，化痰软坚——四海舒郁丸加减。怀孕期或哺乳期，加菟丝子、何首乌、补骨脂。

二、肉瘿（甲状腺腺瘤或囊肿，属甲状腺的良性肿瘤）

1. 特点　颈前喉结一侧或两侧结块，柔韧而圆，如肉之团，随吞咽动作而上下移动，发展缓慢。好发于中青年女性。

2. 病因病机　由于忧思郁怒，气滞、痰浊、瘀血凝结而成。

3. 辨证论治

（1）内治法

①气滞痰凝证——理气解郁，化痰软坚——逍遥散合海藻玉壶汤加减。

②气阴两虚证——益气养阴，软坚散结——生脉散合海藻玉壶汤加减。

（2）外治法：阳和解凝膏掺黑退消或桂麝散外敷。

三、瘿痈（亚急性甲状腺炎）

1. 概述　瘿痈是瘿病中一种急性炎症性疾患。其特点是结喉处生肿，色红灼热，疼痛肿胀，甚而化脓，常伴有发热、头痛等症状。

2. 诊断

（1）临床表现：发病前多有感冒、咽痛等病史。颈部肿胀多突然

发生，局部焮红灼热，按之疼痛，其痛可牵引至耳后枕部，活动或吞咽时加重，伴发热、恶寒等。严重者可有声嘶、气促、吞咽困难。少数患者可出现寒战、高热，局部胀痛、跳痛而化脓，成脓后可出现波动感。

（2）辅助检查：急性期，白细胞计数及中性粒细胞数增高，甲状腺超声波探测有助于诊断。

3. 辨证论治

（1）内治法

①风热痰凝证——疏风清热化痰——牛蒡解肌汤加减。

②气滞痰凝证——疏肝理气，化痰散结——柴胡疏肝散加减。

（2）外治法

①初期宜用箍围药，如金黄散、四黄散、双柏散，水或蜜调制外敷，每日1～2次。

②若成脓宜切开排脓，八二丹药线引流，金黄膏外敷。

四、石瘿（甲状腺癌）

1. 概述　瘿病坚硬如石不可移动者，称为石瘿。其特点是结喉处结块，坚硬如石，高低不平，推之不移。相当于西医的甲状腺癌。

2. 病因病机　情志内伤，肝脾气逆，痰湿内生，气滞则血瘀，瘀血与痰湿凝结，上逆于颈部而成。

3. 诊断

（1）临床表现：多见于40岁以上患者，女性多于男性，或既往有肉瘿病史。颈部肿块坚硬如石，生长迅速，质地坚硬如石，表面凹凸不平，推之不移，并可出现吞咽时移动受限，可伴有疼痛。

（2）辅助检查：甲状腺同位素^{131}I扫描，多显示为凉结节（或冷结节）；进行B型超声、CT检查，以明确诊断。

4. 治疗原则　一旦确诊，宜早期手术切除。

第六单元　瘤、岩

一、血瘤（血管瘤）

诊断 （1）毛细血管瘤：多在出生后1～2个月内出现，部分在5岁左右自行消失，多发生在颜面、颈部，可单发，也可多发。多数表现为在皮肤上有红色丘疹或小的红斑，逐渐长大，界限清楚，大小不等，质软可压缩，色泽为鲜红色或紫红色，压之可褪色，抬手复原。

（2）海绵状血管瘤：表现为质地柔软似海绵，常呈局限性半球形、扁平或高出皮面的隆起物，肿物有很大压缩性，可因体位下垂而充盈，或随患肢自然下垂而缩小，在瘤内有时可扪及颗粒状的静脉石硬结，外伤后可引起出血，继发感染，可形成慢性出血性溃疡。

二、肉瘤（脂肪瘤）

1.概述

（1）定义：肉瘤是发于皮里膜外、由脂肪组织过度增生而形成的良性肿瘤。

（2）特点：软似棉，肿似馒，皮色不变，不紧不宽，如肉之隆起。

2.临床表现　多见于成年女性，可发于身体各部，好发于肩、背、腹、臀及前臂皮下。大小不等，边界清楚，皮色不变，生长缓慢，触之柔软，呈扁平团块状或分叶状，推之可移动，基底较广阔，一般无疼痛。

第七单元　皮肤及性传播疾病

一、概述

1.病因病机

（1）外因：风、湿、热、虫、毒。

（2）内因：七情内伤、饮食劳倦、肝肾亏损。

（3）病机：因气血失和、脏腑失调、邪毒结聚而致生风、生湿、化燥、致虚、致瘀、化热、伤阴等。

（4）性传播疾病主要由性接触染毒致病。

2.辨证论治

（1）内治法

①祛风法：疏风清热——风热证（银翘散、桑菊饮、消风散）；疏风散寒——风寒证（麻黄汤、桂枝麻黄各半汤）；祛风胜湿——风湿证（独活寄生汤）；祛风潜镇——风邪久羁证或顽癣类皮肤病。

②清热法：清热解毒——实热证（五味消毒饮、黄连解毒汤）；清热凉血——血热证（犀角地黄汤、化斑解毒汤）。

③祛湿法：清热利湿——湿热证和暑湿证（茵陈蒿汤、龙胆泻肝汤、萆薢渗湿汤）；健脾化湿——脾湿证（除湿胃苓汤）；滋明除湿——渗利伤阴证（滋阴除湿汤）。

④润燥法：养血润燥——血虚风燥（四物汤、当归饮子）；凉血润燥——血热风燥证（凉血消风散）。

⑤活血法：理气活血——气滞血瘀（桃红四物汤）；活血化瘀——瘀血凝结证（通窍活血汤、血府逐瘀汤）。

⑥温通法：温阳通络——寒湿阻络（当归四逆汤）；通络除痹——寒凝皮痹证（阳和汤）。

⑦软坚法：消痰软坚——痰核证（海藻玉壶汤）；活血软坚——瘀阻结块证（活血散瘀汤）。

⑧补肾法：滋阴降火——阴虚内热证或肝肾阴虚证（知柏地黄丸、大补阴丸）；温补肾阳——脾肾阳虚证（肾气丸、右归丸）。

（2）外治法

①根据病情阶段正确选择剂型。

②根据疾病性质合理选择药物。

③用药宜先温而后强烈。

④用药浓度宜先低后高。

⑤随时注意用药反应。

二、蛇串疮（带状疱疹）

1. 概述

（1）定义：蛇串疮是一种皮肤上出现成簇水疱，多呈带状分布，痛如火燎的急性疱疹性皮肤病。

（2）特点：皮肤上出现红斑、水疱或丘疱疹，累累如串珠，排列成带状，沿一侧周围神经分布区出现，局部刺痛或伴瘰核肿大。

2. 辨证论治

（1）肝经郁热证——清泻肝火，解毒止痛——龙胆泻肝汤加紫草、板蓝根、延胡索等。

（2）脾虚湿蕴证——健脾利湿，解毒止痛——除湿胃苓汤加减。

（3）气滞血瘀证——理气活血，通络止痛——柴胡疏肝散合桃红四物汤加减。

三、疣

1. 概述

因其皮损形态及发病部位不同而名称各异：①发于手掌、手指、头皮等处者，称千日疮、疣目、枯筋箭或瘊子。②发于颜面、手背、前臂等处者，称扁疣。③生于胸背部有脐窝的赘疣，称鼠乳。④发于足跖部者，称跖疣。⑤发于颈周围及眼睑部位，呈细软丝状突起者，称丝状疣或线瘊。

2. 辨证论治

（1）内治法

1）寻常疣（疣目）

①风热血燥证——养血活血，清热解毒——治瘊方加板蓝根、夏枯草。

②湿热血瘀证——清化湿热，活血化瘀——马齿苋合剂加薏苡仁、冬瓜仁。

2）扁平疣（扁瘊）

①风热蕴结证——疏风清热，解毒散结——马齿苋合剂去桃仁、红花，加木贼草、郁金、浙贝母、板蓝根。

②热瘀互结证——活血化瘀，清热散结——桃红四物汤加生黄芪、板蓝根、紫草、马齿苋、浙贝母、薏苡仁。

（2）外治法：各种疣均可选用木贼草、板蓝根、马齿苋、香附、苦参、白鲜皮、薏苡仁等中药，煎汤趁热洗涤患处，每天2～3次，可使部分皮疹脱落。

①疣目：可选用推疣法、鸦胆子散敷贴法、荸荠或菱蒂摩擦法。

②扁瘊：可选用洗涤法、涂法。

③鼠乳：用消毒针尖挑破患处，挤压白色乳酪样物，再用碘酒或浓石炭酸溶液点患处。若损害较多，应分批治疗，注意保护周围皮肤。

四、癣

1. 临床特点

（1）头癣

①白秃疮（白癣）：本病是头癣的一种，多见于学龄儿童，男性多于女性。皮损特征是在头皮有圆形或不规则的覆盖灰白鳞屑的斑片。青春期可自愈，秃发也能再生，不遗留瘢痕。

②肥疮（黄癣）：本病为头癣中最常见的一种，多见于农村，好发于儿童。其特征是有黄癣痂堆积，质脆易粉碎，有特殊的鼠尿臭，久之毛囊被破坏而成永久性脱发。

（2）手足癣

①鹅掌风（手癣）：皮损特点是初起为掌心或指缝水疱或掌部皮肤角化脱屑，水疱，水疱多透明如晶，散在或簇集，瘙痒难忍。

②脚湿气（足癣）：本病以脚丫糜烂瘙痒伴有特殊臭味而得名。

（3）体癣：本病因皮损多呈钱币状、圆形，故名圆癣，亦称铜钱癣。发于股胯、外阴等处者，称阴癣（股癣）。以青壮年男性多见，多发于夏季，好发于面部、颈部、躯干及四肢近端。

（4）花斑癣：本病常发于多汗体质青年，可在家庭中互相传染。皮损好发于颈项、躯干，尤其是多汗部位及四肢近心端，为大小不一、边界清楚的圆形或不规则的无炎症性斑块，色淡褐、灰褐至深褐色，或轻度色素减退，或附少许糠秕状细鳞屑，常融合成片。

2. 诊断 根据典型的皮损特征，结合真菌镜检及培养，可明确诊断。

3. 治疗

（1）白秃疮、肥疮：采用拔发疗法。

（2）鹅掌风、脚湿气：按水疱型、糜烂型、脱屑型而采取不同治法。

五、白屑风

1. 概述

（1）定义：白屑风是发生在皮脂溢出部位的慢性炎症性皮肤病。

（2）特点：以毛囊棘状隆起、糠状鳞屑为特征，一般无自觉症状，或有轻度瘙痒。本病病程长，青壮年患者为多，亦在乳儿期发生。

2. 辨证论治

（1）肠胃湿热证——健脾除湿，清热止痒——参苓白术散合茵陈蒿汤。

（2）风热血燥证——祛风清热，养血润燥——消风散合当归饮子加减。

六、油风

1. 概述

（1）定义：油风是一种头发突然发生斑块状脱落的慢性皮肤病。因头发脱落之处头皮光亮而得名，又称鬼舐头、鬼剃头。

（2）特点：突然发生斑片状脱

发，脱发区皮肤变薄，多无自觉症状。可发生于任何年龄，多见于青年，男女均可发病。

2. 辨证论治

（1）血热风燥证——凉血息风，养阴护发——四物汤合六味地黄汤加减。

（2）气滞血瘀证——通窍活血，祛瘀生发——通窍活血汤加减。

（3）气血两虚证——益气补血——八珍汤加减。

（4）肝肾不足证——滋补肝肾——七宝美髯丹加减。

七、虫咬皮炎

1. 概述

（1）定义：虫咬皮炎是被致病虫类叮咬，接触其毒液或虫体的毒毛而引起的一种皮肤病。

（2）特点：皮肤上呈丘疹样风团，上有针尖大小的瘀点、丘疹或水疱，呈散在性分布。

2. 辨证论治 治法主要是清热解毒法。外治是关键。

（1）内治法：热毒蕴结证——清热解毒，消肿止痒——五味消毒饮合黄连解毒汤加地肤子、白鲜皮、紫荆皮。

（2）外治法

① 初起有红斑、丘疹、风团等皮损，用1%薄荷三黄洗剂外搽。

② 生于毛发处者，剃毛后外搽50%百部酊杀虫止痒。

③ 感染邪毒、水疱破后糜烂红肿者，可用马齿苋煎汤湿敷，再用青黛散油调涂搽；或外用颠倒散洗剂外搽。

④ 松毛虫、桑毛虫皮炎可用橡皮膏药黏去毛刺，外涂5%碘酒。

⑤ 蜂螫皮炎应先拔去毒刺，火罐吸出毒汁，消毒后外用紫金锭磨水外涂。

八、疥疮

1.病因病机 疥疮是由人型疥虫通过密切接触而传染。其传染性很强。

2.临床特点 夜间剧痒，在皮损处有灰白色、浅黑色或普通皮色的隧道，可找到疥虫。继发感染者，称脓窝疥。

3.疥疮的治疗 外治杀虫，硫黄治疗疥疮。

九、湿疮

1.临床特点 皮损对称分布，多形损害，剧烈瘙痒，有渗出倾向，反复发作，易成慢性。

临床病程可分为急性、亚急性、慢性三类：急性湿疮以丘疱疹为主，炎症明显，易渗出；慢性湿疮以苔藓样变为主，易反复发作。

2.病因病机 急性者以湿热为主；亚急性者多与脾虚湿恋有关；慢性者则多因病久耗伤阴血，血虚风燥，乃至肌肤甲错。本病的发生与心、肺、肝、脾的病变有密切的关系。

3.辨证论治 急性者以清热利湿为主；慢性者以养血润肤为主。外治宜用温和的药物，以免加重病情。

（1）内治法

①湿热蕴肤证——清热利湿止痒——龙胆泻肝汤合萆薢渗湿汤加减。

②脾虚湿蕴证——健脾利湿止痒——除湿胃苓汤或参苓白术散加紫荆皮、地肤子、白鲜皮。

③血虚风燥证——养血润肤，祛风止痒——当归饮子或四物消风饮加丹参、鸡血藤、乌梢蛇。

（2）外治法

①急性湿疮：初起仅有潮红、丘疹，或少数水疱而无渗液时，外治宜清热安抚，避免刺激，可选用清热止痒的中药苦参、黄柏、地肤

子、荆芥等煎汤湿敷，或用三黄洗剂、炉甘石洗剂外搽。若水疱糜烂、渗出明显时，外治宜收敛、消炎，促进表皮恢复，可选用生地榆、马齿苋、野菊花等煎汤，或10%黄柏溶液，或2%～3%硼酸溶液冷敷，再用青黛散麻油调搽。急性湿疮后期滋水减少时，外治宜保护皮损，避免刺激，促进角质新生，清除残余炎症，可选黄连膏、青黛膏外搽。

②亚急性湿疮：外治原则为消炎、止痒、燥湿、收敛，选用三黄洗剂、3%黑豆馏油等外搽。

③慢性湿疮：可选用各种软膏剂、乳剂，根据瘙痒及皮肤肥厚程度加入不同浓度的止痒剂、角质促成剂和溶解剂。一般可外搽5%硫黄软膏、10%～20%黑豆馏油软膏。

十、接触性皮炎

1.诊断要点 发病前有明显的接触史，均有一定的潜伏期。一般急性发病，常见于暴露部位，如面、颈、四肢。

2.辨证论治

（1）风热蕴肤证——疏风清热止痒——消风散加紫荆皮（花）、僵蚕。

（2）湿热毒蕴证——清热祛湿，凉血解毒——龙胆泻肝汤合化斑解毒汤加减。

（3）血虚风燥证——养血润燥，祛风止痒——当归饮子合消风散加减。

3.鉴别诊断

（1）急性湿疮：无明显接触史，皮损呈多形性，多对称分布，易反复发作。

（2）颜面丹毒：无异物接触史；全身症状严重，常有寒战、高热、头痛、恶心等症状；皮疹以水肿性红斑为主，形如云片，色若涂丹，自感灼热、疼痛而无瘙痒。

十一、药毒

1.病因病机

禀赋不耐，邪毒侵犯所致。

2.诊断

（1）临床表现：①发病前有用药史。②有潜伏期，第一次发病多在用药后5～20天内，重复用药常在24小时内发生，短者甚至在用药后瞬间或数分钟内发生。③突然发病，自觉灼热瘙痒，重者伴有发热、倦怠、纳差、大便干燥、小便黄赤等全身症状。④皮损形态多样，颜色鲜艳，分布为全身性、对称性，可泛发或仅限于局部。

（2）常见类型：①固定红斑型；②荨麻疹样型；③麻疹样或猩红热样型；④湿疹皮炎样型；⑤多形红斑型；⑥紫癜型；⑦大疱性表皮松解型；⑧剥脱性皮炎型。

3.治疗

（1）辨证论治

①湿毒蕴肤证——清热利湿，解毒止痒——革薢渗湿汤加减。

②热毒入营证——清热凉血，解毒护阴——清营汤加减。

③气阴两虚证——益气养阴清热——增液汤合益胃汤加减。

（2）外治疗法：可选用中药漱渍、中药熏洗、中药涂擦等。

（3）西医治疗：①一般药疹，使用抗组胺药物、维生素C和钙剂。②重症药疹，宜早期足量使用皮质类固醇激素。

十二、瘾疹

1.临床表现

（1）急性荨麻疹：皮疹为大小不等的风团，色鲜红，也可为苍白色，孤立、成片或融合成片，数小时内风团减轻，变为红斑而渐消失。

（2）慢性荨麻疹：全身症状一般较轻，风团时多时少，反复发生，病程在6周以上。大多数患者不能找到病因，有约50%的患者在5年内病情减轻，约20%患者病程可长达20年以上。

（3）特殊类型荨麻疹

①皮肤划痕症：亦称人工荨麻疹。用钝器划或用手搔抓皮肤后，沿着划痕发生条状隆起，并有瘙痒，不久即消退。

②寒冷性荨麻疹：较常见。可分为家族性（较罕见）和获得性两种。好发于面部、手背等暴露部位，在接触冷物、冷空气、冷风或食冷物后，发生红斑、风团，有轻到中等度瘙痒。

③胆碱能性荨麻疹：即小丘疹状荨麻疹。在热水浴、进食辛辣的食物、饮料，饮酒，情绪紧张，工作紧张，剧烈运动等刺激后数分钟发生风团。

④压迫性荨麻疹：身体受压部位如臀部、上肢、掌跖等处受一定压力后，4～8小时局部发生肿胀性斑块，累及真皮和皮下组织，多数有痒感，或灼痛、刺痛等。

2.治疗

（1）内治法

①风寒束表证——疏风散寒止痒——麻黄桂枝各半汤加减。

②风热犯表证——疏风清热止痒——消风散加减。

③胃肠湿热证——疏风解表，通腑泄热——防风通圣散加减。

④血虚风燥证——养血祛风，润燥止痒——当归饮子加减。

（2）外治疗法：①中药熏洗。②中药保留灌肠。

（3）其他疗法

①西药治疗：急性荨麻疹可选用1～2种抗组胺药物。严重者可短期内应用皮质类固醇激素。

慢性荨麻疹应积极寻找病因，一般以抗组胺药物治疗为主，可根据风团发生的时间决定给药的时间。特殊类型荨麻疹常选用兼有抗5-羟色胺、抗乙酰胆碱的抗组胺药物，或与肥大细胞膜稳定剂联合应用。

②针灸疗法。

十三、牛皮癣

1.概述 皮损多为圆形或多角形的扁平丘疹融合成片,自觉阵发性瘙痒,搔抓后皮损肥厚,皮沟加深,皮嵴隆起,极易形成苔藓样变。

2.辨证论治
（1）内治法
①肝郁化火证——疏肝理气,清肝泻火——龙胆泻肝汤加减。
②风湿蕴肤证——祛风除湿,清热止痒——消风散加减。
③血虚风燥证——养血润燥,息风止痒——当归饮子加减。
（2）外治法:①中药熏洗。②中药熏蒸治疗。③中药涂搽。④封包疗法。

十四、白疕

1.概述 皮损初起为针头大小的丘疹,逐渐扩大为绿豆、黄豆大小的淡红色或鲜红色丘疹或斑丘疹,可融合成形态不同的斑片,边界清楚,表面覆盖多层干燥银白色鳞屑,有薄膜和点状出血现象。

2.辨证论治
（1）血热内蕴证——清热凉血,解毒消斑——犀角地黄汤加减。
（2）血虚风燥证——养血滋阴,润肤息风——当归饮子加减。
（3）气血瘀滞证——活血化瘀,解毒通络——桃红四物汤加减。
（4）湿毒蕴阻证——清利湿热,解毒通络——萆薢渗湿汤加减。
（5）火毒炽盛证——清热泻火,凉血解毒——清瘟败毒饮加减。

十五、淋病

1.病因病机 因宿娼恋色或误用污染之器具,湿热秽浊之气由下焦前阴窍口入侵,阻滞于膀胱及肝经,局部气血运行不畅,湿热熏蒸,精败肉腐,气化失司而成本病;病久及肾,导致肾虚阴亏,瘀结于内,

由实转虚,形成虚证或虚实夹杂之证。

2.诊断
（1）临床表现:有不洁性交或间接接触传染史。潜伏期一般为2～10天,平均3～5天。
1）男性淋病:一般症状和体征较明显。
①急性淋病:尿道口红肿、发痒及轻度刺痛,继而有稀薄黏液流出,引起排尿不适,24小时后症状加剧,尿道口溢脓。全身症状一般较轻,少数患者可伴有发热(38℃左右),全身不适,食欲不振等。
②慢性淋病:尿痛轻微,排尿时仅感尿道灼热或轻度刺痛,常可终末血尿。尿道外口不见排脓。
2）女性淋病:急性淋病的主要类型有三种。
①淋菌性宫颈炎:表现为大量脓性白带,宫颈充血、触痛,若阴道脓性分泌物较多,常有外阴刺痒和烧灼感。因常与尿道炎并见,故也可有尿频、尿急等症状。
②淋菌性尿道炎:表现为尿道口充血、压痛,并有脓性分泌物,轻度尿频、尿急、尿痛,有烧灼感,挤压尿道旁腺有脓性分泌物。
③淋菌性前庭大腺炎:表现为前庭大腺红、肿、热、痛,严重时形成脓肿,触痛明显。全身症状有高热、畏寒等。
慢性淋病常由急性转变而来。一般症状较轻,部分患者有下腹坠胀、腰酸背痛、白带较多、下腹疼痛、月经过多,少数可引起不孕、宫外孕等。
（2）辅助检查:采取病损处分泌物或穿刺液涂片做革兰染色,在多形核白细胞内找到革兰染色阴性的淋球菌,可作初步诊断,经培养检查即可确诊。

3.辨证论治
①湿热毒蕴证（急性淋病）——

清热利湿，解毒化浊——龙胆泻肝汤酌加土茯苓、大血藤、草薢等。

②阴虚毒恋证（慢性淋病）——滋阴降火，利湿祛浊——知柏地黄丸酌加土茯苓、草薢等。

十六、尖锐湿疣

1.病因病机 本病主要为性滥交或房室不洁，感受秽浊之毒，毒邪凝聚，酿生湿热，湿热下注皮肤黏膜而产生赘生物。

2.诊断

（1）临床表现：潜伏期一般为2周～8个月，平均3个月。外生殖器及肛门周围皮肤黏膜湿润区为好发部位，少数患者可见于肛门生殖器以外部位（如口腔、腋窝、乳房、趾间等）。基本损害为淡红色或污秽色柔软的表皮赘生物。

（2）辅助检查：醋酸白试验，阳性者局部变白，病灶稍隆起。组织病理学检查有特异性。

3.辨证论治

（1）湿毒下注证——利湿化浊，清热解毒——草薢化毒汤酌加黄柏、土茯苓、大青叶。

（2）湿热毒蕴证——清热解毒，化浊利湿——黄连解毒汤加苦参、草薢、土茯苓、大青叶、马齿苋等。

第八单元　肛门直肠疾病

一、痔

1.概述

（1）定义：痔是直肠末端黏膜下和肛管皮下的静脉丛扩大曲张所形成的柔软静脉团。好发于20岁以上的成年人。

（2）分类

①内痔：是发生于齿线上，由直肠上静脉丛瘀血、扩大、屈曲所形成的柔软静脉团，好发于肛门右前、右后和左侧正中部位即膀胱截石位3、7、11点处，以便血、痔核

脱出为主要临床表现。

②外痔：是发生于齿线下，由痔外静脉丛扩大、曲张，或痔外静脉丛破裂，或反复发炎纤维增生所形成的疾病，以自觉坠胀、疼痛和有异物感为主要临床表现。常见外痔有结缔组织性外痔、静脉曲张性外痔、血栓性外痔、炎性外痔。

③混合痔：是直肠上、下静脉丛瘀血、扩张、屈曲、相互沟通吻合而形成的静脉团。其位于齿线上下同一点位，表面分别为直肠黏膜和肛管皮肤所覆盖。内痔发展到Ⅱ期以上时多形成混合痔。

2.病因病机 痔的发生主要是由于先天性静脉壁薄弱，兼因饮食不节，燥热内生，下迫大肠，以及血行不畅，血液瘀积，热与血相搏，则气血纵横，筋脉交错，结滞不散而成。

3.诊断

（1）内痔分期

①Ⅰ期内痔：无明显自觉症状，痔核小，便时粪便带血，或滴血，量少，无痔核脱出，镜检痔核小，质软，色红。

②Ⅱ期内痔：周期性、无痛性便血，呈滴血或射血状，量较多，痔核较大，便时痔核能脱出肛外，便后自行还纳。

③Ⅲ期内痔：便血少或无便血，痔核大，呈灰白色，便时痔核经常脱出肛外，甚至行走、咳嗽、喷嚏、站立时也会脱出肛门，不能自行还纳，须用手托、平卧休息或热敷后方能复位。

④Ⅳ期内痔：平时或腹压增大时痔核时脱出肛外，手托亦常不能复位，痔核经常位于肛外，易感染，形成水肿、糜烂和坏死，疼痛剧烈。

（2）外痔分类：①结缔组织性外痔。②静脉曲张性外痔。③血栓性外痔。

（3）临床表现

①症状：便血、脱出、疼痛、肿胀、异物感、黏液外溢、瘙痒、便秘等。

②体征：可见肛门缘周围有暗紫色椭圆形肿块突起，表面水肿。

③检查：主要靠肛门直肠检查诊断。首先做肛门视诊，内痔除Ⅰ期外，其余三期均可在视诊中见到；血栓性外痔表现为肛周暗紫色椭圆形肿物，表面皮肤水肿、质硬，触痛明显。

4. 治疗

（1）治疗原则

①对静止、无症状状态的痔无须治疗，只需注意调控饮食，保持大便通畅，预防并发症的出现。

②有症状的痔如并发出血、血栓、痔核脱出及嵌顿时，仅需积极对症处理，无须力求根治。

③以非手术治疗为主，症状严重、反复发作者手术治疗。

（2）一般治疗：在痔的初期或无症状静止期的痔，只需注意多摄入纤维性食物，养成良好的排便习惯，保持大便通畅，无须特殊治疗。热水坐浴可改善局部血液循环而减轻症状，血栓性外痔有时经局部坐浴、热敷、外敷消炎止痛药物，血痔可缓解而不需手术，嵌顿性痔初期可用手法复位使脱出的痔块还纳肛门内，并防止其再脱出。

（3）辨证论治

1）内治法

①风伤肠络证——清热凉血祛风——凉血地黄汤加减。

②湿热下注证——清热利湿止血——脏连丸加减。

③气滞血瘀证——清热利湿，祛风活血——止痛如神汤加减。

④脾虚气陷证——补中益气——补中益气汤加减。

2）外治法：①熏洗法。②外敷法。③塞药法。④枯痔法。⑤挑治法。

二、息肉痔

1. 概述

息肉痔是指直肠内黏膜上的赘生物，是一种常见的直肠良性肿瘤。其临床特点为：肿物蒂小质嫩，其色鲜红，便后出血。

2. 病因病机

本病多因湿热下迫大肠，以致肠道气机不利，经络阻滞，瘀血浊气凝聚而成。

3. 诊断

（1）临床表现：因息肉的大小及位置高低而不同。位置较高的小息肉一般无症状；低位带蒂息肉，大便时可脱出肛外，小的能自行回纳，大的便需用手推回，常伴有排便不畅、下坠，或有里急后重感。多发性息肉常伴腹痛、腹泻，排出血性黏液便，久之则体重减轻、体弱无力、消瘦、贫血等。

（2）专科检查：肛门指诊对低位息肉有重要诊断价值。可扪及圆形柔软肿物，表现光滑，活动度大，有长蒂时常有肿物出没不全的情况。多发性息肉则可触及直肠腔内有葡萄串样大小不等的球形肿物，指套染血或附有血性黏液。

4. 辨证论治

（1）内治法

①风伤肠络证——清热凉血，祛风止血——槐角丸加减。

②气滞血瘀证——活血化瘀，软坚散结——少腹逐瘀汤加减。

③脾气亏虚证——补益脾胃——参苓白术散加减。

（2）外治法

①灌肠法——适用于多发性息肉。

②注射疗法——适用于小儿无蒂息肉。

③结扎法——适用于低位带蒂息肉。

④电烙法——适用于较高位的小息肉。

⑤内镜下息肉切除术——适用于中高位直肠息肉及结肠息肉。

⑥直肠结肠切除术——适用于高位多发性腺瘤。

三、肛痈

1.定义　肛痈是指肛管直肠周围间隙发生急慢性感染而形成的脓肿。相当于西医学的肛门直肠周围脓肿。

2.病因病机　多因过食肥甘、辛辣、醇酒等物，湿热内生，下注大肠，蕴阻肛门；或肛门破损染毒，致经络阻塞，气血凝滞而成；也有因肺、脾、肾亏损，湿热乘虚下注而成。

3.诊断

（1）临床表现：发病男性多于女性，尤以青壮年为多，主要表现为肛门周围疼痛、肿胀、有结块，伴有不同程度发热、倦怠等全身症状。

（2）实验室和其他辅助检查：①血常规。②超声波检查。

4.治疗

（1）内治法

① 热毒蕴结证——清热解毒——仙方活命饮、黄连解毒汤加减。

②火毒炽盛证——清热解毒透脓——透脓散加减。

③阴虚毒恋证——养阴清热，祛湿解毒——青蒿鳖甲汤合三妙丸加减。

（2）外治法

①初起：实证用金黄膏、黄连膏外敷。

②成脓：宜早期切开引流，并根据脓肿部位深浅和病情缓急选择手术方法。

③溃后：用九一丹纱条引流，脓尽改用生肌散纱条。日久成漏者，按肛漏处理。

（3）手术方法

①脓肿一次切开法——浅部脓肿。

②一次切开挂线法——高位脓肿。

③分次手术——体质虚弱或不愿住院治疗的深部脓肿。

注意：①定位要准确。②切口要小。③引流要彻底。④预防肛漏形成。

四、肛漏

1.病因病机　肛痈溃后，余毒未尽，蕴结不散，血行不畅，疮口日久成漏；或因肺、脾、肾亏损，亦有虚劳久嗽、肺、脾、肾亏损，邪乘于下，郁久肉腐成脓，溃后成漏。

2.诊断

（1）临床表现

1）肛漏的主要症状：本病可发生于各种年龄和不同性别，但以成年人为多见。通常有肛痈反复发作史，并有自行溃破或曾作切开引流的病史。

①流脓：局部间歇性或持续性流脓，久不收口。

②疼痛：当漏管通畅时，一般不觉疼痛，而仅有局部坠胀感。

③瘙痒：由于脓液不断刺激肛门周围皮肤而引起瘙痒，有时可伴发肛周湿疹。

2）分类：①单纯性肛漏。②复杂性肛漏。

（2）实验室和其他辅助检查：X线碘油造影术可为手术提供可靠依据。

五、肛裂（钩肠痔、裂痔）

1.概述

（1）定义：肛管的皮肤全层纵行裂开形成感染性溃疡者称肛裂。本病好发于青壮年，女性多于男性。临床上以肛门周期性疼痛、出血、便秘为主要特点。

（2）病因病机：阴虚津乏，或热结肠燥，而致大便秘结，排便努责，而使肛门皮肤裂伤，然后染毒而逐渐形成慢性溃疡。

2.诊断

（1）主要症状：疼痛、出血、便秘，主要表现为便时疼痛，呈阵发性刀割样疼痛或灼痛，排便后数分钟到十余分钟内疼痛减轻或消失。

（2）专科检查：以肛门视诊为主，用两拇指将肛门皮肤向两侧轻轻分开，并嘱患者放松肛门，可见肛管有纵行裂口或纵行梭形溃疡。必要时可在局麻下行直肠指诊及肛门镜检查。

（3）临床分类

①早期肛裂：发病时间较短，仅在肛管皮肤见一个小的溃疡，创面浅而色鲜红，边缘整齐而有弹性。

②陈旧性肛裂：裂口边缘变硬变厚，裂口周围组织发炎、充血、水肿或结缔组织增生，形成赘皮性外痔。

3. 辨证论治

（1）血热肠燥证——清热润肠通便：凉血地黄汤合脾约麻仁丸。

（2）阴虚津亏证——养阴清热润肠——润肠汤。

（3）气滞血瘀证——理气活血，润肠通便——六磨汤加红花、桃仁、赤芍等。

4. 肛裂手术治疗的不同方法及其适应证

（1）扩肛法：用于早期肛裂，无结缔组织外痔、肛乳头肥大等合并症者。

（2）切开疗法：用于陈旧性肛裂，伴有结缔组织外痔、肛乳头肥大等。

（3）肛裂侧切术：用于不伴有结缔组织外痔、皮下瘘等的陈旧性肛裂。

（4）纵切横缝法：用于陈旧性肛裂伴有肛管狭窄者。

六、脱肛（直肠脱垂）

1. 概述　脱肛是直肠黏膜、肛管、直肠全层和部分乙状结肠向下移位，脱出肛门外的一种疾病。其特点是以直肠黏膜或直肠反复脱出肛门外，伴肛门松弛。

2. 病因病机　中气不足，气虚下陷，固摄失司，以致肛管直肠向外脱出。

3. 临床表现　脱肛又称为直肠脱垂。多见于幼儿、老年人、久病体弱者及身高瘦弱者。女性因骨盆口口较大及多次分娩等因素，发病率高于男性。

4. 分类　直肠脱垂可分为三度：

（1）一度脱垂：脱出物长3～5cm，触之柔软，无弹性，不易出血，便后可自行回纳。

（2）二度脱垂：脱出物长5～10cm，呈圆锥状，淡红色，表面为环状而有层次的黏膜皱襞，触之较厚，有弹性，肛门松弛，便后有时需用手回复。

（3）三度脱垂：脱出物长达10cm以上，呈圆柱形，触之很厚，肛门松弛无力。

5. 辨证论治

（1）脾虚气陷证——补气升提，收敛固涩——补中益气汤加减。

（2）湿热下注证——清热利湿——萆薢渗湿汤加减。

七、锁肛痔（肛管直肠癌）

1. 临床表现　①便血（直肠癌最常见的早期症状）。②排便习惯改变。③大便变形。④转移征象。

2. 治疗原则　本病一经诊断，应及早采取根治性手术治疗。根据情况术前、术后应用中医药疗法、放疗或化疗可以提高疗效。

3. 辨证论治

（1）湿热蕴结证——清热利湿——槐角地榆丸加减。

（2）气滞血瘀证——行气活血——桃红四物汤合失笑散加减。

（3）气阴两虚证——益气养阴，清热解毒——四君子汤合增液汤加减。

第九单元　泌尿男性疾病

一、子痈（急慢性附睾炎或睾丸炎）

1. 概述　中医称睾丸和附睾为

肾子。子痈是指睾丸及附睾的化脓性疾病。临证中分急性子痈与慢性子痈，以睾丸或附睾肿胀疼痛为特点。

2. 病因病机　湿热下注、气滞痰凝。

3. 诊断

（1）临床表现

①急性子痈：附睾或睾丸肿痛，突然发作，疼痛程度不一，行动或站立时加重。疼痛可沿输精管放射至腹股沟及下腹部。伴有恶寒发热、口渴欲饮、尿黄便秘等症状。附睾可触及肿大、肿块，触痛明显。化脓后阴囊红肿，有时有波动感。溃破或切开引流后，脓出浊消，症状消退迅速，疮口容易愈合。

②慢性子痈：临床较多见。患者常有阴囊部隐痛、发胀、下坠感，疼痛可放射至下腹部及同侧大腿根部，可有急性子痈发作史。检查可触及附睾增大、变硬，伴轻度压痛，同侧输精管增粗。

（2）辅助检查：急性子痈者，血白细胞计数增高，尿中可有白细胞。

4. 治疗

（1）内治法

①湿热下注证——清热利湿，解毒消肿——枸橘汤或龙胆泻肝汤加减。

②气滞痰凝证——疏肝理气，化痰散结——橘核丸加减。

（2）外治法

①急性子痈：未成脓者，可用金黄散或玉露散水调匀，冷敷。病灶有波动感，穿刺有脓者，可切开引流。脓稠、腐肉较多时，可选用九一丹或八二丹药线引流。脓液已净，外用生肌白玉膏。

②慢性子痈：葱归溻肿汤坐浴，或冲和膏外敷。

（3）其他疗法：急性子痈主张早期应用抗生素。

二、子痰（附睾结核）

1. 概述　子痰是发于肾子的疮痨性疾病。其特点是附睾有慢性结节，逐渐增大，形成脓肿，溃破后脓液稀薄如痰，并夹有败絮样物质，易成窦道，经久不愈。

2. 病因病机　因肝肾亏损，脉络空虚，浊痰乘虚下注，结于肾子；或阴虚内热，相火偏旺，灼津为痰，阻于经络，痰瘀互结而成。浊痰日久，郁而化热，热盛肉腐成脓。

3. 诊断

（1）临床表现：本病多发于中青年，以20～40岁居多。初起自觉阴囊坠胀，附睾尾部有不规则的局限性结节、质硬，触痛不明显，结节常与阴囊皮肤粘连。日久结节逐渐增大，可形成脓肿，溃破后脓液清稀，或夹有豆腐渣样状物，易形成反复发作、经久不愈的窦道。输精管增粗变硬，呈串珠状。常有五心烦热、午后潮热、盗汗、倦怠乏力等症状。

（2）辅助检查：尿常规、脓液培养。

4. 治疗

（1）内治法

①浊痰凝结证（见于初起硬结期）——温经通络，化痰散结——阳和汤加减，配服小金丹。

②阴虚内热证（见于中期成脓期）——养阴清热，除湿化痰，佐以透脓解毒——滋阴除湿汤合透脓散加减。

③气血两亏证（见于后期溃脓期）——益气养血，化痰消肿——十全大补汤加减，兼服小金丹。

（2）外治法：①未成脓者，宜消肿散结，外敷冲和膏，每天1～2次。②已成脓者，宜切开引流。③窦道形成者，选用腐蚀平胬药物制成药线或药条外用。

三、尿石症

1.病因病机
本病多由肾虚和下焦湿热引起，病位在肾、膀胱和溺窍，肾虚为本，湿热为标。

2.诊断

（1）临床表现

①上尿路结石：典型的临床症状是突然发生的肾或输尿管绞痛和血尿。

②膀胱结石：典型症状为排尿中断，并引起疼痛，放射至阴茎头和远端根部。此时患者常手握男茎，蹲坐哭叫，经变换体位又可顺利排尿。

③尿道结石：主要表现为排尿困难，排尿费力，呈点滴状，或出现尿流中断及急性尿潴留。当尿道结石时，可放射至阴茎头部，后尿道结石可伴有会阴和阴囊部疼痛。

（2）辅助检查：尿路 X 线平片能显示结石大小、形态和位置。排泄性尿路造影、B 超、膀胱镜、CT 等检查有助于诊断。

3.辨证论治

（1）内治法

①湿热蕴结证——清热利湿，通淋排石——三金排石汤加减。

②气血瘀滞证——理气活血，通淋排石——金铃子散合石韦散加减。

③肾气不足证——补肾益气，通淋排石——济生肾气丸加减。

（2）总攻疗法：结石横径＜1cm，表面光滑；双肾功能基本正常；无明显尿路狭窄或畸形。

（3）其他疗法：根据病情选择使用体外震波碎石或手术治疗。

四、精浊（前列腺炎）

1.病因病机
相火妄动，所愿不遂，或忍精不泄，肾火郁而不散，离位之精化成白浊；或房事不洁，精室空虚，湿热从精道内侵，湿热壅滞，气血瘀阻而成；病久伤阴，肾阴暗耗，可出现阴虚火旺证候；亦有体质偏阳虚者，久则火势衰微，易见肾阳不足之象。

2.诊断

（1）临床表现：临床症状表现不一，患者可出现轻微的尿频、尿急、尿痛、尿道内灼热不适或排尿不净之感；有的在排尿终末或大便用力时，自尿道滴出少量乳白色的前列腺液。

（2）直肠指检：前列腺多为正常大小，或稍大或稍小，触诊可有轻度压痛。

（3）实验室及其他辅助检查：如前列腺分泌物涂片检查、尿三杯试验、前列腺液培养。

（4）鉴别诊断

①慢性子痈（附睾炎）：阴囊、腹股沟部隐痛不适，类似慢性前列腺炎。但慢性子痈（附睾炎）附睾部可触及结节，并伴轻度压痛。

②前列腺增生症：大多在老年人群中发病，尿频且伴排尿困难，尿线变细，残余尿增多；B 超、肛诊检查可进行鉴别。

③精囊炎：精囊炎和慢性前列腺炎多同时发生，除有类似前列腺炎症状外，还有血精及射精疼痛的特点。

3.辨证论治

（1）内治法

①湿热蕴结证——清热利湿——八正散或龙胆泻肝汤加减。

②气滞血瘀证——活血祛瘀，行气止痛——前列腺汤加减。

③阴虚火旺证——滋阴降火——知柏地黄汤加减。

④肾阳虚损证（多见于中年人）——补肾助阳——济生肾气丸加减。

（2）外治法

①温水坐浴，每次15分钟，每

186

日1次。

②野菊花栓或前列安栓塞入肛门内3～4cm，每次1枚，每日2次。

第十单元　周围血管疾病

一、青蛇毒（血栓性浅静脉炎）

1. 病因病机

（1）病因：本病多由湿热蕴结，寒湿凝滞，痰浊瘀阻、脾虚失运，外伤血瘀等因素致使气血运行不畅，留滞脉中而发病。

（2）病机：本病外由湿邪为患，与热而蕴结，与寒而凝滞，与内湿相合，困脾而生瘀，是病之标；经脉受损，气血不畅，络道瘀阻，为病之本。

2. 临床表现

发病多见筋瘤后期，部位则以四肢多见（尤其多见于下肢），亦为胸腹壁等处。

（1）初期（急性期）：在浅层脉络（静脉）径路上出现条索状柱，患处疼痛，皮肤发红，触之较硬，扪之发热，按压疼痛明显，肢体沉重。一般无全身症状。

（2）后期（慢性期）：患处遗有一条索状物，其色黄褐，按之如弓弦，可有按压疼痛，或结节破溃形成臁疮。

3. 辨证论治

（1）内治法

①湿热瘀阻证——清热利湿，解毒通络——二妙散合茵陈赤豆汤加减。

②血瘀湿阻证——活血化瘀，行气散结——活血通脉汤加减。

③肝郁蕴结证——疏肝解郁，活血解毒——柴胡清肝汤或复元活血汤。

（2）外治法

①初期：消炎软膏或金黄散软膏外敷，每日换药1次。局部红肿渐消，可选用拔毒膏贴敷。

②后期：可用熏洗疗法。

二、筋瘤（下肢静脉曲张）

1. 概述

（1）定义：筋瘤是以筋脉色紫、盘曲突起状如蚯蚓、形成团块为主要表现的浅表静脉病变。相当于西医的下肢静脉曲张。

（2）特点：筋瘤者，坚而色紫，累累青筋，盘曲甚者结若蚯蚓。

2. 辨证论治

（1）内治法

①劳倦伤气证——补中益气，活血舒筋——补中益气汤加减。

②寒湿凝筋证——暖肝散寒，益气通脉——暖肝煎合当归四逆汤加减。

③外伤瘀滞证——活血化瘀，和营消肿——活血散瘀汤加减。

（2）外治法：患肢穿医用弹力袜或用弹力绷带包扎，有助于使肢体缩小或停止发展。并发青蛇毒、湿疮、臁疮者，参考有关章节治疗。

（3）其他疗法

①手术疗法：凡是诊断明确的筋瘤，无手术禁忌证者，都可手术治疗。

②硬化剂注射疗法：适用于程度较轻的单纯性下肢静脉曲张，亦可作为手术的辅助疗法，处理残留或复发的曲张静脉。

三、臁疮（下肢慢性溃疡）

1. 病因病机

本病多由久站或过度负重而致小腿筋脉横解，青筋显露，瘀停脉络，久而化热，或小腿久站难起损染毒，湿热下注而成，疮口经久不愈。

2. 局部辨证

根据臁疮的局部特点临床中将其分为结核性、放射性、瘀滞性等范畴。本病的后期如果经久不愈，则有发生恶变的可能。

3.辨证论治

（1）内治法

①湿热下注证——清热利湿，和营解毒——二妙丸合五神汤加减。

②气虚血瘀证——益气活血，祛瘀生新——补阳还五汤合四妙汤加减。

（2）外治法

①初期：局部红肿，溃破渗液较多者，宜用洗药。如马齿苋60g，黄柏20g，大青叶30g，煎水温湿敷，日3～4次。局部红肿，渗液量少者，宜金黄膏薄敷，日1次。亦可加少量九一丹撒布于疮面上，再盖金黄膏。

②后期：久不收口，皮肤乌黑，疮口凹陷，疮面腐肉不脱，出流污水，用八二丹麻油调后，摊贴疮面，并用绷带缠缚，每周2次换药。腐肉已脱，露新肉者，用生肌散外盖生肌玉红膏。周围有湿疹者，用青黛散调麻油涂贴。

四、脱疽

1.概述

（1）定义：脱疽是指发于四肢末端，严重时趾（指）节坏死脱落的周围血管疾病，又称脱骨疽。

（2）临床特点：好发于四肢末端，以下肢多见，初起患肢末端发凉、怕冷、苍白、麻木，可伴间歇性跛行，继则疼痛剧烈，日久患趾（指）坏死变黑，甚至趾（指）节脱落。

2.病因病机

（1）病因：脾气不健，肾阳不足，复又外受寒冻，寒湿之邪入侵而致病。本病的发生还与长期吸烟、饮食不节、环境、遗传及外伤等因素有关。

（2）病机：脾气不健，化生不足，气血亏虚，气阴两伤，内不能荣养脏腑，外不能充养四肢。脾肾

阳气不足，不能温养四肢，复受寒湿之邪，则气血凝滞，经络阻塞，不通则痛，四肢气血不充，失于濡养则肌肉枯槁，坏死脱落。若寒邪久蕴，则郁而化热，湿热浸淫，则患趾（指）红肿溃脓。热邪伤阴，阴虚火旺，病久可致阴血亏虚，肢节失养，坏疽脱落。本病的发生以脾肾亏虚为本，寒湿外伤为标，气血凝滞、经脉阻塞为其主要病机。

3.诊断

（1）临床表现：血栓闭塞性脉管炎多发于寒冷季节，以20～40岁男性多见。常先一侧下肢发病，继而累及对侧，少数患者可累及上肢。患者多有受冷、潮湿、嗜烟、外伤等病史。本病病程较长，常在寒冷季节加重，治愈后又可复发。

根据疾病的发展过程，临床一般可分为三期：

一期（局部缺血期）：患肢末端发凉、怕冷、麻木、酸痛，间歇性跛行。患肢可出现轻度肌肉萎缩，皮肤干燥，皮温稍低于健侧，皮肤指压试验可见充盈缓慢，足背动脉、胫后动脉搏动减弱，部分患者小腿可出现游走性红硬条索（游走性血栓性浅静脉炎）。

二期（营养障碍期）：患肢发凉、怕冷、麻木、坠胀疼痛，间歇性跛行加重，并出现静息痛。患肢肌肉明显萎缩，皮肤干燥，汗毛脱落，趾甲增厚且生长缓慢，皮肤苍白或潮红或发绀，患侧足背动脉、胫后动脉搏动消失。

三期（坏死期或坏疽期）：坏疽可先一趾或数趾，逐渐向上发展，合并感染时，足趾紫红肿胀、溃烂坏死，趾甲增厚，或足趾发黑、干瘪，呈干性坏疽。病程日久，患者可出现疲乏无力、不欲饮食、口干、形体消瘦，甚则壮热神昏。

根据肢体坏死的范围，将坏疽

荣养脏腑，外不能充养四肢。脾肾

分为3级：1级坏疽局限于足趾或手指部位；2级坏疽局限于足跖部位；3级坏疽发展至足背、足跟、踝关节及其上方。

4.辅助检查 肢体动脉彩色多普勒超声、血流图、甲皱微循环、计算机扫描血管三维成像（CTA）、动脉造影等影像学检查及血脂、血糖等实验室检查。

4.辨证论治

（1）内治法

①寒凝阻络证——温阳散寒，活血通络——阳和汤加减。

②血脉瘀阻证——活血化瘀，通络止痛——桃红四物汤加减。

③湿热毒盛证——清热利湿，解毒活血——四妙勇安汤加减。

④热毒伤阴证——清热解毒，养阴活血——顾步汤加减。

⑤气阴两虚证——益气养阴——黄芪鳖甲汤加减。

（2）外治法

①未溃者：可选用冲和膏、红灵丹油膏外敷；亦可用当归15g，独活30g，桑枝30g，威灵仙30g，煎水熏洗，每日1次；或用附子、干姜、吴茱萸各等份研末，醋调敷于患足涌泉穴，每日换药1次，如发生药疹即停用；或用红灵酒少许揉擦患肢足背、小腿，每次20分钟，每日2次。

②已溃者：溃疡面积较小者，可用上述中药熏洗后，外敷生肌玉红膏；溃疡面积较大，坏死组织难以脱落者，可先用冰片锌氧油（冰片2g，氧化锌油98g）软化创面硬结痂皮，按疏松程度，依次清除坏死腐皮，先除软组织，后除腐骨，彻底的清创术必须待炎症完全消退后方可施行。

第十一单元 其他外科疾病

一、烧伤

1.烧伤面积的计算

（1）手掌法：伤员本人五指并拢时，一只手掌的面积占体表面积的1%。此法常用于小面积或散在烧伤的计算。

（2）中国九分法：将全身体表面积分为11个9等份。成人头、面、颈部为9%；双上肢为2×9%；躯干前后包括外阴部为3×9%；双下肢包括臀部为5×9%＋1%＝46%。

（3）儿童烧伤面积计算法：小儿的躯干和双上肢的体表面积所占百分比与成人相似。特点是头大下肢小，随着年龄的增长，其比例也不同。计算公式如下：

头颈面部：9＋（12－年龄）

双下肢：46－（12－年龄）

2.烧伤深度的计算
烧伤深度一般采用三度四分法，即Ⅰ°、Ⅱ°（又分浅Ⅱ°、深Ⅱ°）和Ⅲ°烧伤。

分度		深度	创面表现	创面无感染时的愈合过程
Ⅰ°（红斑）		达表皮角质层	红肿热痛，感觉过敏，表面干燥	2～3天后脱屑痊愈，无瘢痕
Ⅱ°（水疱）	浅Ⅱ°	达真皮浅层，一部分生发层健在	剧痛，感觉过敏，有水疱，基底部呈均匀红色，潮湿，局部肿胀	1～2周愈合，有色素沉着
	深Ⅱ°	达真皮深层，有皮肤附件残存	痛觉丧失，有水疱，基底苍白，间有红色斑点，潮湿	3～4周愈合，可有瘢痕

189

Ⅲ°(焦痂)	达皮肤全层，甚至伤及皮下组织、肌肉和骨骼	痛觉丧失，无弹力，坚硬如皮革样，蜡白焦黄或炭化，干燥。干后皮下静脉阻塞如树枝状	2～4周焦痂脱落，形成肉芽创面。小面积可自行愈合，一般均需植皮才能愈合，可形成瘢痕愈合或瘢痕挛缩

3.中小面积烧伤创面的正确处理

（1）一般四肢部位、中小面积烧伤创面多采用包扎疗法。

（2）头面、颈部、会阴部和大面积创面多采用暴露疗法。

（3）中小面积Ⅰ°、Ⅱ°烧伤可外涂京万红烫伤药膏、清凉膏、紫草膏、万花油等，暴露或包扎；或用地榆粉、大黄粉各等份，麻油调敷后包扎，隔日换药一次。

二、毒蛇咬伤

1.概述

（1）常见毒蛇种类：①神经毒者有银环蛇、金环蛇、海蛇；②血循毒者有蝰蛇、尖吻蝮蛇、竹叶青蛇和烙铁头蛇；③混合毒者有眼镜蛇、眼镜王蛇和蝮蛇。

（2）毒蛇与无毒蛇的区别：①有毒蛇咬伤后，患部一般有粗大而深的毒牙痕，一般有2～4个毒牙痕。②无毒蛇咬伤后牙痕呈锯齿状或弧形，数目多，浅小，大小一致，间距密。

2.治疗措施

（1）局部处理：早期结扎、扩创排毒、烧灼、针刺、火罐排毒、封闭疗法、局部用药等。

（2）辨证论治：分为风毒证、火毒证、风火毒证、蛇毒内陷证四个证型。

（3）抗蛇毒血清治疗：抗蛇毒

血清又名蛇毒抗毒素。抗蛇毒血清特异性较高，效果确切，应用越早，疗效越好。

三、肠痈

1.病因病机　饮食不节。

2.诊断

（1）临床表现

①初期：腹痛多起于脐周或上腹部，数小时后腹痛转移并固定在右下腹部，疼痛呈持续性、进行性加重。一般可伴有轻度发热，恶心纳减，舌苔白腻，脉弦滑或弦紧等。

②酿脓期：若病情发展，渐至化脓，则腹痛加剧，右下腹明显压痛、反跳痛，局限性腹皮挛急；或右下腹可触及包块；壮热不退，恶心呕吐，纳呆，口渴，便秘或腹泻，舌红苔黄腻，脉弦数或滑数。

③溃脓期：腹痛扩展至全腹，腹皮挛急，全腹压痛、反跳痛；恶心呕吐，大便秘结或似痢不爽，壮热自汗，口干唇燥，舌质红或绛，苔黄腻，脉洪数或细数等。

（2）实验室和其他辅助检查：包括血常规检查、尿常规检查。

3.辨证论治

（1）内治法

①瘀滞证——行气活血，通腑泻热——大黄牡丹汤合红藤煎剂加减。

②湿热证——通腑泄热，解毒利湿透脓——复方大柴胡汤加减。

③热毒证——通腑排脓，养阴清热——大黄牡丹汤合透脓散加减。

（2）外治法：包括中药外敷、中药灌肠。

（3）其他疗法：包括液体疗法、胃肠减压、应用抗生素。

（4）手术疗法。

（5）针刺疗法。

中医妇科学

第一单元　女性生殖器官

一、外生殖器

1. 阴户的位置　阴户，又称廷孔、四边，指阴道口。

2. 阴户的功能　阴户是抵御外邪的第一道关口，具有保护女性生殖器官的作用。玉门，是阴道口的总称，包括处女膜的部位，系指尚未经历性生活女性的阴道口。玉门是排出月经、分泌带下，也是娩出胎儿、排出恶露的关口。

二、内生殖器

1. 阴道的位置及功能　阴道又称产道，是连接胞宫与阴户的通道。阴道的功能首先是保护胞宫免受外邪的侵犯；其次是排出月经、带下和恶露的通道，也是阴阳交媾与娩出胎儿的通道。

2. 子门的位置及功能　子门即子宫颈口，是预防外邪入侵的第二道关口，是排泄月经、分泌带液、娩出胎儿的通道。

3. 子宫的位置形态及功能和特性　子宫，又称胞宫、女子胞。胞宫位于小腹正中，带脉之下，前为膀胱，后为直肠，是直接胞宫免受外邪的侵犯，如倒置的梨形。胞宫是奇经之脐，具有亦藏亦泻、定期藏泻的特点。胞宫的主要功能是排出月经、孕育胎儿，其生理特点具有周期性、节律性。

第二单元　女性生殖生理

一、月经的生理

1. 月经的生理现象

（1）月经初潮：妇女一生中第一次月经来潮，称为初潮。初潮年龄一般为13～15岁，平均14岁。

（2）月经周期：月经有明显的节律性。出血的第1天为月经周期的开始，两次月经第1天的间隔时间为一个月经周期，一般为21～35天，平均28天。

（3）经期：每次月经的持续时间称为经期，正常为2～8天，多数在4～6天。

（4）月经的量、色、质：一般在经期第2～3天经量较多。月经量为一次月经的失血量，常难以准确测量，一般20～60mL。经质稀稠适中，不凝固，无血块，无臭气。

（5）月经期表现：行经前，可出现胸乳略胀、小腹略坠、腰微酸、情绪易波动，一般经来自消，不作病论，大多数妇女可自我调节而无特殊症状。

（6）绝经：妇女到49岁左右月经自然停止12个月称为绝经。绝经年龄一般为45～55岁，平均49.5岁。绝经表明行将步入老年期。

（7）月经的特殊生理现象：如定期两月一至者，称为"并月"；三月一至者，称为"居经"或"季经"；一年一至者，称为"避年"；终生不行经而能受孕者，称为"暗经"。妊娠初期，有的妇女仍然会在以往月经周期时出现少量阴道流血不伴有腹痛和腰酸，亦无损于胎儿者，称为"激经"，又称"盛胎"或"垢胎"。

2. 月经产生的机理

（1）脏腑与月经：月经产生的机理与肾、心、肝、脾关系尤为密切。

（2）天癸与月经：天癸，男女皆有，是肾精、肾气充盛到一定程度时体内出现的具有促进人体生长、发育和生殖的一种精微物质。天癸是肾主生殖的物质基础。天癸源于先天肾气。天癸至，月事以时下。天癸竭，地道不通，故无子也。天癸主宰月经的潮与止。

（3）气血与月经：妇人以血为本，月经的主要成分是血。

（4）经络与月经：月经与冲、任、督、带关系最密切。

（5）胞宫与月经：胞宫是化生月经和受孕育胎的内生殖器官。

脏腑、天癸、气血、冲、任、督、带与胞宫是月经产生的生理基础。其中肾、天癸、冲任、胞宫是产生月经的中心环节，各环节之间互相联系，不可分割，称为肾-天癸-冲任-胞宫生殖轴。

3. 月经的周期变化与调节

（1）月经周期节律：月经具有周期性、节律性，是女性生殖生理过程中肾阴阳消长、气血盈亏规律性变化的体现。月经周期包括：①行经期：行经第1～4天。②经后期：第5～13天。③经间期：第14～15天。此时正值两次月经中间，故称之为经间期，是重阴转阳、阴盛阳动之际，正是种子之时（即西医之排卵期）。④经前期：第15～28天。

（2）月经周期的调节机理：在月经周期的调节中，肾为元阴元阳，心为五脏六腑之大主，脑主神明。其共同作用产生天癸、气血，输注冲任，任通冲盛，气血和调，作用

于胞宫，依时行经，发生周期性的变化。

4. 绝经机理

中医认为，"七七"之年，肾气虚，任虚冲衰，天癸竭，最终导致自然绝经。

三、带下生理

1. 带下的生理现象及作用

①带下属津液：就生理性带下的性状和作用而言，属液为多。②带下有周期性月节律：在月经前后、经间期，带下的量稍有增多。③带下量随妊娠期增多。④带下濡泽胞宫、阴道。

2. 带下产生的机理

带下的产生是脏腑、津液、经络协调作用于胞宫的结果。由肾精所化，由任脉总司，督脉温化，带脉约束。

四、妊娠生理

1. 受孕机理

受孕的机理在于肾气充盛，天癸成熟，冲任脉通盛，男女之精适时相合，使可构成胎孕。

2. 妊娠的生理现象

①月经停闭。②脉滑。③妊娠反应：3个月内逐渐适应或消失。④子宫增大：子宫容量非孕时至妊娠足月时约增加1000倍。子宫重量非孕时至足月妊娠时约增加20倍。⑤乳房变化：妊娠4～5个月，挤压乳头有少量乳汁。⑥下腹膨隆：妊娠3个月以后，可于下腹部手测子宫底高度以候胎之长养。每次妊娠一般一胎，若一孕二胎者称"双胎"或"骈胎"，一孕三胎称"品胎"。

3. 预产期的计算方法

妊娠全程40周，即280天。现代推算的公式是：从末次月经的第一天算起，月数加9（或减3）、日数加7（阴历则加14）。

五、产褥生理

1. 临产先兆

（1）释重感：妊娠末期胎头入

盆后，孕妇骤然释重，呼吸变得轻松，但可能感到行走不便和尿频。

（2）弄胎（假官缩）：《医宗金鉴·妇科心法要诀》云："若月数已足，腹痛或作或止，腰不痛者，此名弄胎。"月数不足，称为试胎，即妊娠八九月时，或腹中痛，痛定仍如常者。

2. 正产现象

（1）见红：接近分娩发动或分娩已发动时，阴道有少量血性分泌物和黏液。

（2）离经脉：临产时可打得产妇中指本节有脉搏跳动，称为离经脉。

（3）阵痛：从有规律的宫缩开始至产门开全（子宫颈口完全扩张）的腹部阵发性疼痛，称阵痛，开始时阵痛间隔时间约15分钟，逐渐缩短为5～6分钟，最后为3～2分钟，这一现象称开口期，分娩正式发动。

3. 产褥期生理

分娩结束后，产妇逐渐恢复到孕前状态，需要6～8周，此期称为"产褥期"，又称"产后"。产褥期的生理特点是"多虚多瘀"。

恶露是产后自子宫排出的余血浊液，先是暗红色的血性恶露，也称红恶露，持续3～4天干净；后渐变淡红，量由多渐少，称为浆液性恶露，7～10天干净；继后渐为不含血色的白恶露，2～3周干净。如果血性恶露10天以上仍未干净，应考虑子宫复旧不好或感染，当予以诊治。

六、哺乳生理

乳汁由精血、津液所化，赖气以行。哺乳次数应按需供给。顺产者，产后30分钟即可在产床上开始哺乳。哺乳时间一般以8个月为宜。3个月后婴儿适当增加辅食。必须指出的是，在停止哺乳后，务必

用药物回乳，以免长期溢乳发生经、乳疾病。

第三单元　月经病

一、概述

1. 月经病的定义　月经病是以月经的周期、经期、经量异常为主症，或伴随月经周期，或以绝经前后出现明显症状为特征的疾病。

2. 月经病的病因病机　月经病多因寒热湿邪侵袭、情志因素、房劳所伤、饮食失宜、劳倦过度等引起脏腑功能失常，气血失调，间接或直接地损伤冲、任、督、带和胞宫、胞脉、胞络，以至肾 - 天癸 - 冲任 - 胞宫生殖轴功能失调而致。

3. 月经病的辨证　着重注意月经的期、量、色、质的异常及伴随月经周期或经断前后出现明显不适的症状，同时结合全身证候，运用四诊八纲辨其脏腑、气血、经络的寒热虚实。

4. 月经病的治疗原则　①重在治本以调经。②分清先病与后病的论治原则。③本着"急则治其标，缓则治其本"的原则。

5. 治疗中应注意的问题　①顺应月经周期中阴阳气血的变化规律。②顺应不同年龄阶段论治的规律，如青春期少年重治肾、生育期中年重治肝、更年期或老年重治脾。③掌握虚实补泻规律，治疗虚证月经病多以补肾扶脾养血为主，治疗实证月经病多以疏肝理气活血为主。

二、月经先期

1. 概述　月经周期提前7天以上，甚至10余日一行，连续两个周期以上者，称为月经先期。

2. 病因病机　本病的病因，主要是气虚和血热。气虚则统摄无权，冲任不固；血热则热伏冲任，伤

子宫，血海不宁，均可使月经先期而至。

3.辨证论治 治疗原则是益气固冲，清热调经。

（1）气虚证

①脾气虚证——补脾益气，摄血调经——补中益气汤。

②肾气虚证——补益肾气，固冲调经——固阴煎。

（2）血热证

①阳盛血热证——清热凉血调经——清经散。

②阴虚血热证——养阴清热调经——两地汤。

③肝郁血热证——疏肝清热，凉血调经——丹栀逍遥散。

三、月经后期

1.概述 月经周期延长7天以上，甚至3～5个月一行，连续出现3个周期以上者，称为月经后期。

2.病因病机 虚者多因肾虚、血虚、虚寒导致精血不足，冲任不充，血海不能按时满溢而妊迟；实者多因血寒、气滞等导致血行不畅，冲任受阻，血海不能如期满溢，致使月经后期而至。

3.辨证论治 治疗原则是重在调理冲任、疏通胞脉以调经，虚者补之，实者泻之，寒者温之，滞者行之，瘀者化之。

（1）肾虚证——补肾养血调经——当归地黄饮。

（2）血虚证——补血益气调经——大补元煎。

（3）血寒证

①虚寒证——扶阳祛寒调经——温经汤（《金匮要略》）。

②实寒证——温经散寒调经——温经汤（《妇人大全良方》）。

（4）气滞证——理气行滞调经——乌药汤。

（5）痰湿证——燥湿化痰，活血调经——苍附导痰丸。

四、月经先后无定期

1.概述 月经周期或提前或延后7天以上，连续3个周期以上者，称为月经先后无定期。

2.病因病机 主要是肝、肾、脾功能失调，冲任功能紊乱，血海蓄溢失常。其病因多为肝郁、肾虚。

3.辨证论治 治疗原则是疏肝补肾，调和冲任。

（1）肝郁证——疏肝理气调经——逍遥散。

（2）肾虚证——补肾调经——固阴煎。

（3）肝郁肾虚证——补肾疏肝调经——定经汤。

五、月经过多

1.概述 一般认为月经量以20～60mL为适宜，超过80mL为月经过多。

2.病因病机 月经过多的主要病机是冲任不固，经血失于制约。常见的病因有气虚、血热、血瘀。

3.辨证论治 治疗原则经期重在固冲调经，平时重在调理气血。

（1）气虚证——补气摄血固冲——举元煎（《景岳全书》）。

（2）血热证——清热凉血，固经止血——保阴煎加地榆、茜草。

（3）血瘀证——活血化瘀止血——失笑散加益母草、三七、茜草。

六、月经过少

1.概述 一般认为月经量少于20mL为月经过少。

2.病因病机 虚者多因精亏血少，冲任血海亏虚，经血乏源；实者多由瘀血内停，或痰湿阻滞，冲任壅塞，血行不畅而月经过少。

3.辨证论治 治疗原则重在补肾养血，活血调经，虚者补之，实者泻之。

（1）肾虚证——补肾益精，养血调经——归肾丸。

（2）血虚证——养血益气调经——滋血汤（《女科证治准绳》）。

（3）血瘀证——活血化瘀调经——桃红四物汤。

（4）痰湿证——化痰燥湿调经——苍附导痰丸。

七、经期延长

1. 概述　月经周期基本正常，行经时间超过7天，甚或淋沥半月方净者，称为经期延长。

2. 病因病机　本病的发病机理多由气虚冲任不固；或热扰冲任，血海不宁；或湿热蕴结冲任，扰动血海；或瘀阻冲任，血不循经所致。临床常见病因有气虚、虚热、血瘀等。

3. 辨证论治　治疗原则重在调经止血，缩短经期。

（1）气虚证——补气摄血，固冲调经——举元煎加阿胶、炒艾叶、乌贼骨。

（2）虚热证——养阴清热止血——两地汤合二至丸。

（3）血瘀证——活血祛瘀止血——桃红四物汤合失笑散加味。

八、经间期出血

1. 概述　两次月经中间，即氤氲之时，出现周期性的少量阴道出血者，称为经间期出血。

2. 病因病机　若肾阴不足，或脾气虚弱，或湿热内蕴，或瘀阻胞络，当阳气内动之时，阴阳转化不协调，阴络易伤，损及冲任，血海固藏失职，血溢于外，酿成经间期出血。

2. 辨证论治

（1）肾阴虚证——滋肾养阴，固冲止血——两地汤合二至丸或加减一阴煎。

（2）脾气虚证——健脾益气，

固冲摄血——归脾汤。

（3）湿热证——清利湿热，固冲止血——清肝止淋汤去阿胶、红枣，加小蓟、茯苓。

（4）血瘀证——化瘀止血——逐瘀止血汤。

九、崩漏

1. 概述　崩漏是指经血非时暴下不止或淋沥不尽，前者谓之崩中，后者谓之漏下。

2. 病因病机　崩漏的病因较为复杂，但可概括为热、虚、瘀三个方面。其主要发病机理是劳伤血气，脏腑损伤，血海蓄溢失常，冲任二脉不能约制经血，以致经血非时而下。

3. 崩漏治疗原则及塞流、澄源、复旧的含义

（1）治疗原则："急则治其标，缓则治其本"。

（2）塞流、澄源、复旧的含义

①塞流：即止血，用于暴崩之际，急当塞流止血治标。

②澄源：即正本清源，亦是求因治本。一般用于出血减缓后的辨证论治。

③复旧：即固本善后，用于止血后恢复健康，调整月经周期使之恢复旧有的正常状态。

4. 辨证论治

（1）脾虚证——补气摄血，固冲止崩——固本止崩汤。

（2）肾虚证

①肾气虚证——补肾益气，固冲止血——加减苁蓉菟丝子丸加党参、黄芪、阿胶。

②肾阳虚证——温肾益气，固冲止血——右归丸，加党参、黄芪。

③肾阴虚证——滋肾益阴，固冲止血——左归丸合二至丸。

（3）血热证

①虚热证——养阴清热，固冲止血——上下相资汤（《石室

秘录》)。

②实热证——清热凉血，固冲止血——清热固经汤。

（4）血瘀证——活血化瘀，固冲止血——逐瘀止血汤。

十、闭经

1.概述　原发性闭经是指女性年逾16岁，虽有第二性征发育但无月经来潮，或年逾14岁，尚无第二性征发育及月经。继发性闭经是指月经来潮后停止3个周期或6个月以上。

2.病因病机　闭经的病因病机首分虚实两类。虚者多因精血匮乏，冲任不充，血海空虚，无血可下；实者多为邪气阻隔，冲任瘀滞，脉道不通，经不得下。

3.辨证论治

（1）气血虚弱证——益气养血调经——人参养荣汤。

（2）肾气亏虚证——补肾益气，调理冲任——加减苁蓉菟丝子丸加淫羊藿、紫河车。

（3）阴虚血燥证——养阴清热调经——加减一阴煎加丹参、黄精、女贞子、制香附。

（4）气滞血瘀证——理气活血，祛瘀通经——血府逐瘀汤。

（5）痰湿阻滞证——健脾燥湿化痰，活血通经——苍附导痰丸。

（6）寒凝血瘀证——温经散寒，活血调经——温经汤（《妇人大全良方》）。

十一、痛经

1.概述　痛经是指妇女正值经期或经行前后，出现周期性小腹疼痛，或伴腰骶酸痛，甚至剧痛晕厥，影响正常工作及生活的疾病。

2.病因病机　痛经病因有生活所伤、情志不和、六淫为害。痛经的病位在冲任与胞宫。病机可概括为"不荣则痛"或"不通则痛"，其

证重在明辨虚实寒热。

3.辨证论治

（1）气滞血瘀证——理气行滞，化瘀止痛——膈下逐瘀汤。

（2）寒凝血瘀证——温经散寒，化瘀止痛——少腹逐瘀汤。

（3）湿热瘀阻证——清热除湿，化瘀止痛——清热调血汤加车前子、败酱草、薏苡仁或银甲丸。

（4）气血虚弱证——益气养血，调经止痛——圣愈汤。

（5）肝肾亏损证——补肾填精，养血止痛——益肾调经汤或调肝汤。

（6）阳虚内寒证——温经扶阳，暖宫止痛——温经汤（《金匮要略》）加附子、艾叶、小茴香。

十二、经行乳房胀痛

1.概述　每于行经前后，或正值经期，出现乳房作胀，或乳头胀痒疼痛，甚至不能触衣者，称为经行乳房胀痛。

2.病因病机　肝气郁结，不通则痛；或肝行不盛，不荣则痛；或脾胃虚弱，运化失职，水湿聚而成痰，冲气夹痰湿阻络，乳络不畅，遂作乳房胀痛或痒痛。

3.辨证论治　治疗以疏肝、养肝，通络止痛为原则。

（1）肝气郁结证——疏肝理气，和胃通络——紫胡疏肝散。

（2）肝肾亏虚证——滋肾养肝，和胃通络——一贯煎。

（3）胃虚痰滞证——健胃祛痰，活血止痛——四物汤合二陈汤去甘草。

十三、经行头痛

1.概述　每遇经期或行经前后，出现以头痛为主要症状，经后辄止者，称为经行头痛。

2.病因病机　本病属内伤性头痛范畴，其发作与月经密切相关。因头为诸阳之会，脏腑之气皆上荣

于头，足厥阴肝经上行颠顶。肝为藏血之脏，经行时气血下注冲任而为月经，阴血相对不足，故凡外感、内伤均可在此时引起脏腑气血失调而为痛。常见的病因有情志内伤，肝郁化火，上扰清窍；或瘀血内阻，络脉不通；或痰湿上扰，阻滞脑络；或素体血虚，经行时阴血益感不足，脑失所养。

3.辨证论治 以调理气血、通经活络为主。

（1）肝火证——清热平肝，息风止痛——羚角钩藤汤。

（2）血瘀证——活血化瘀，通窍止痛——通窍活血汤。

（3）血虚证——养血益气，活络止痛——八珍汤加蔓荆子、何首乌。

（4）痰湿中阻证——燥湿化痰，通络止痛——半夏白术天麻汤加葛根、丹参。

十四、经行感冒

1.概述 每值经行前后或正值经期，出现感冒症状，经后逐渐缓解者，称经行感冒。

2.病因病机 本病以感受风邪为主，夹寒则为风寒，夹热则为风热。

3.辨证论治

（1）风寒证——解表散寒，和血调经——荆穗四物汤。

（2）风热证——疏风清热，和血调经——桑菊饮加当归、川芎。

（3）邪入少阳证——和解表里——小柴胡汤。

十五、经行身痛

1.概述 每遇经行前后或正值经期，出现以身体疼痛为主症者，称经行身痛。

2.病因病机 素体正气不足，营卫失调，筋脉失养（血虚）不荣则痛；或素有寒湿凝滞，经行

时则乘虚而发（血瘀）——不通则痛。

3.辨证论治

（1）血虚证——养血益气，柔筋止痛——当归补血汤加白芍、鸡血藤、丹参、玉竹。

（2）血瘀证——活血通络，益气散寒止痛——趁痛散。

十六、经行泄泻

1.概述 每值行经前后或经期，大便溏薄，甚或水泻，日解数次，经净自止者，称为经行泄泻。

2.病因病机 本病的发生主要责之于脾肾虚弱。脾主运化，肾主温煦，为胃之关，主司二便，经行时脾肾更虚，遂致泄泻。

3.辨证论治

（1）脾虚证——健脾渗湿，理气调经——参苓白术散。

（2）肾虚证——温肾扶阳，健脾止泻——健固汤（《傅青主女科》）合四神丸（《证治准绳》）。

十七、经行浮肿

1.概述 每逢经行前后或正值经期，头面四肢浮肿者，称为经行浮肿。

2.病因病机 本病多因素体脾肾阳虚，正值经期，气血下注胞宫，脾肾益虚，水湿不运；或肝郁气滞，血行不畅，滞而作胀。

3.辨证论治

（1）脾肾阳虚证——温肾化气，健脾利水——肾气丸（《金匮要略》）合苓桂术甘汤（《伤寒论》）。

（2）气滞血瘀证——理气行滞，养血调经——八物汤加泽泻、益母草。

十八、经行吐衄

1.概述 每逢经行前后或正值经期，出现周期性的吐血或衄血者，称为经行吐衄。常伴经量减少，

类似月经倒行逆上，故亦有"倒经""逆经"之称。本病相当于西医学的"代偿性月经"。

2.病因病机 本病主要病机为血热circuit冲气上逆，迫血妄行所致。出于口者为吐，出于鼻者为衄。临床以鼻衄为多。常由肝经郁火、肺肾阴虚所致。

3.辨证论治 治疗原则为"热者清之""逆者平之"。

（1）肝经郁火证——清肝调经——清肝引经汤。

（2）肺肾阴虚证——滋阴养肺——顺经汤（《傅青主女科》）。

十九、经行情志异常

1.概述 每值行经前后，或正值经期，出现烦躁易怒，悲伤啼哭，或情志抑郁，喃喃自语，或彻夜不眠，言或狂躁不安，经后复如常人者，称为经行情志异常。

2.病因病机 本病多由于情志内伤，肝气郁结，痰火内扰，遇经行气血骤变，扰动心神所致。常见病因有心血不足、肝经郁热、痰火上扰。

3.辨证论治

（1）心血不足证——补血养心，安神定志——甘麦大枣汤合养心汤去川芎、半夏前。

（2）肝经郁热证——疏肝泄热，解郁安神——丹栀逍遥散酌加川楝子、生龙齿、赭石。

（3）痰火上扰证——清热化痰，宁心安神——生铁落饮加郁金、川连。

二十、绝经前后诸证

1.概述 妇女在绝经期前后，出现烘热汗出，烦躁易怒，潮热面红，失眠健忘，精神倦怠，头晕目眩，耳鸣心悸，腰膝酸痛，手足心热，或伴月经紊乱等与绝经有关的症状，称为绝经前后诸证。

2.病因病机 本病之本在肾，常累及心、肝、脾等脏，致其证候复杂。本病的主要病机以肾虚为主，常见的有肾阴虚、肾阳虚、肾阴阳两虚及心肾不交。

3.辨证论治

（1）肾阴虚证——滋肾益阴，佐以潜阳——左归丸加减。

（2）肾阳虚证——温肾壮阳，填精养血——右归丸加减。

（3）肾阴阳俱虚证——阴阳双补——二仙汤加减。

（4）心肾不交证——滋阴补血，养心安神——天王补心丹。

第四单元 带下病

一、概述

1.定义 带下病是指带下量明显增多或减少，色、质、气味发生异常，或伴有全身或局部症状者。

2.治疗原则

（1）带下过多：带下俱是湿证，故治疗以祛湿止带为基本原则。

（2）带下过少：治疗重在滋补肝肾之阴精，佐以养血、化瘀等。用药不可肆意攻伐，过用辛燥苦寒之品，以免耗津伤阴，犯虚虚之戒。

二、带下过多

1.概述 带下过多是指带下量明显增多，色、质、气味异常，或伴有局部及全身症状者。古代有"白沃""赤白沥""下白物"等名称。

2.病因病机 带下过多系湿邪为患，而脾肾功能失常是发生的内在条件，感受湿热、湿毒之邪是重要的外在病因。任脉不固，带脉失约是带下过多的核心病机。

3.辨证论治

（1）脾虚证——健脾益气，升阳除湿——完带汤（《傅青主女科》）。若脾虚湿蕴化热——健脾祛湿，清热止带——易黄汤。

（2）肾阳虚证——温肾培元，固涩止带——内补丸。

（3）阴虚夹湿证——滋肾益阴，清热利湿——知柏地黄汤。

（4）湿热下注证——清热利湿，佐以解毒杀虫——止带方（《世补斋医书》）。若肝经湿热下注——清肝利湿止带——龙胆泻肝汤。若湿浊偏甚——清热利湿，疏风化浊——萆薢渗湿汤加苍术、薏苡。

（5）热毒蕴结证——清热解毒——五味消毒饮《医宗金鉴》加土茯苓、薏苡仁、败酱草、鱼腥草。

三、带下过少

1. 概述　带下过少是指带下量明显减少，导致阴中干涩痒痛，甚至阴部萎缩者。

2. 病因病机　本病的主要病机是阴液不足，不能润泽阴道。其病因有二：一是肝肾亏损，阴精津液亏少，不能润泽阴户；二是瘀血阻滞冲任，阴液不能运达阴窍，均可导致带下过少。

3. 辨证论治

（1）肝肾亏损证——滋补肝肾，养精益血——左归丸《景岳全书》加知母、肉苁蓉、紫河车、麦冬。

（2）血枯瘀阻证——补血益精，活血化瘀——小营煎《景岳全书》加丹参、桃仁、川牛膝。

第五单元　妊娠病

一、概述

1. 妊娠病的定义　妊娠期间，发生与妊娠有关的疾病，称为妊娠病。

2. 妊娠病的诊断　首先要明确妊娠诊断。根据停经史、早孕反应、

脉滑等临床表现，结合辅助检查，如妊娠试验、基础体温、B超等判断是否妊娠。

3. 妊娠病的发病机理

（1）阴血虚：阴血素虚，孕后阴血下聚以养胎元，阴血益虚，可致阴虚阳亢而发病。

（2）脾肾虚：脾虚则气血生化乏源，胎失所养，若脾虚湿聚，则泛溢肌肤或水停胞中为病。肾虚则精匮乏，胎失所养；或肾气虚弱，胎为所系，胎元不固。

（3）冲气上逆：孕后经血不泻，聚于冲任、子宫以养胎，冲脉气盛。冲脉隶于阳明，胃气亦盛，冲气上逆犯胃，胃失和降则呕恶。

（4）气郁：素多忧郁，气机不畅，腹中胎体渐大，易致气机升降失常，冲脉则血瘀水停而致病。

4. 妊娠病的治疗原则　以胎元的正常与否为前提。胎元正常者，宜治病与安胎并举。安胎之法，以补肾健脾、调理气血为主。若胎元不正，胎堕难留，或胎死不下，或孕妇有病不宜继续妊娠者，则宜从速下胎以益母。

5. 妊娠期间用药的注意事项

凡峻下、滑利、祛瘀、破血、耗气、散气及一切有毒药品，都应慎用或禁用。如果病情确实需要，必须适当选用，但须严格掌握剂量，"衰其大半而止"，以免动胎伤胎。

二、妊娠恶阻

1. 概述　妊娠早期出现恶心呕吐、头晕倦怠，甚至食入即吐者，称为恶阻。

2. 病因病机　恶阻的发生，主要是冲脉之气上逆，胃失和降所致。

3. 辨证论治

（1）脾胃虚弱证——健脾和中，降逆止呕——香砂六君子汤。

（2）肝胃不和证——清肝和胃，降逆止呕——橘皮竹茹汤或苏

叶黄连汤加姜半夏、枇杷叶、竹茹、乌梅。

（3）痰滞证——化痰除湿，降逆止呕——青竹茹汤（《济阴纲目》）。

三、异位妊娠

1. 概述 异位妊娠是指受精卵在子宫体腔以外着床发育，俗称"宫外孕"。但两者含义有所不同。宫外孕是指子宫以外的妊娠，如输卵管妊娠、卵巢妊娠、腹腔妊娠、阔韧带妊娠等；异位妊娠较"宫外孕"的含义更广。

输卵管妊娠破裂或流产是妇科临床上最常见的急腹症，处理不当可危及生命。

2. 病因病机 输卵管妊娠的主要病因病机是冲任不畅，少腹血瘀。

3. 异位妊娠的临床表现

（1）多有停经史及早孕反应。

（2）未破损型多无明显腹痛，或仅有下腹一侧隐痛。

（3）已破损型可有腹痛、阴道不规则出血、晕厥与休克等表现。

（4）当输卵管破裂时患者突感下腹一侧撕裂样剧痛，可波及下腹或全腹，有的还引起肩胛部放射性疼痛。

4. 辨证论治

（1）未破损期——活血化瘀，消癥杀胚——宫外孕Ⅱ号方加蜈蚣、全蝎、紫草。

（2）已破损期

①休克型——益气固脱，活血祛瘀——生脉散合宫外孕Ⅰ号方。

②不稳定型——活血祛瘀，佐以益气——宫外孕Ⅰ号方。

③包块型——活血祛瘀消癥——宫外孕Ⅱ号方。

四、胎漏、胎动不安

1. 概述 妊娠期间，阴道不时有少量出血，时出时止，或淋漓不断，而无腰酸、腹痛下坠者，称为胎漏。妊娠期间出现腰酸、腹痛、小腹下坠，或伴有少量阴道出血者，称为胎动不安。

2. 病因病机 胎漏、胎动不安主要发病机理是冲任气血失调，胎元不固。而胎漏以气虚、血虚兼见血热、肾虚、血瘀更多见。

3. 辨证论治 胎漏、胎动不安是妊娠病，临床应首辨胚胎、胎儿是否存活。本病以补肾固冲为治疗大法，并依据不同证型采用固肾、益气、养血、清热、利湿、化瘀等法。

（1）肾虚证——补肾健脾，益气安胎——寿胎丸加减。（《医学衷中参西录》）。

（2）气血虚弱证——益气养血，固冲安胎——胎元饮加减。

（3）血热证——清热凉血，养血安胎——保阴煎加减。

（4）跌仆伤胎证——补气和血，安胎——圣愈汤合寿胎丸。

（5）癥瘕伤胎证——祛瘀消癥，固冲安胎——桂枝茯苓丸合寿胎丸。

五、滑胎

1. 概述 凡堕胎或小产连续发生3次或3次以上者，称为滑胎，亦称数堕胎。

2. 病因病机 本病主要的发病机制是冲任损伤，胎元不固；或胎元不健，不能成形，故而屡孕屡堕。病因主要有肾虚、气血虚弱、血瘀。

3. 辨证论治 孕前需"预培其损"。

（1）肾虚证

①肾气不足——补肾健脾，固冲安胎——补肾固冲丸。

②肾阳亏虚证——温补肾阳，固冲安胎——肾气丸去泽泻，加菟丝子、杜仲、白术。

③肾精亏虚证——补肾填精，固冲安胎——育阴汤。

（2）气血虚弱证——益气养血，固冲安胎——泰山磐石散。

（3）血热证——清热养血，滋肾安胎——保阴煎合二至丸加白术。

（4）血瘀消癥，固冲安胎——桂枝茯苓丸合寿胎丸。

孕后，立即参照"胎动不安"辨证安胎治疗。对于宫颈功能不全者，可在孕前或孕后行宫颈内口环扎术，配合补肾健脾、益气固冲治疗。

六、子肿

1. 概述 子肿又称"妊娠肿胀"，其主症是妊娠中晚期，孕妇出现肢体面目肿胀。子气：自膝至足肿，小水长者。皱脚：两脚肿而肤厚者。脆脚：两脚肿而皮薄者。

2. 病因病机 脾肾阳虚、水湿不化，气滞湿停为妊娠肿胀的主要发病机理。

3. 辨证论治 子肿的治疗原则以利水化湿为主，脾虚者健脾利水，肾虚者温肾利水，气滞者理气化湿。并根据"治病与安胎并举"的原则，随症加入养血安胎之品。

（1）脾虚证——健脾利水——白术散（《全生指迷方》）加砂仁。

（2）肾虚证——补肾温阳，化气利水——真武汤或肾气丸。

（3）气滞证——理气行滞，除湿消肿——天仙藤散或正气天香散（《证治准绳》）。

七、妊娠小便淋痛

1. 概述 妊娠期间出现尿频、尿急、淋沥涩痛等症，称"妊娠小便淋痛"，俗称"子淋"。

2. 病因病机 本病主要的发病机制是膀胱郁热，气化失司。其热有虚实之分，虚者阴虚津亏，实者由心火亢盛、湿热下注所致。

3. 辨证论治 本病治疗上以清润为主，不宜过于苦寒通利，

免重耗阴液，损伤胎元。

（1）阴虚津亏证——滋阴清热，润燥通淋——知柏地黄丸加麦冬、五味子、车前子。

（2）心火亢盛证——清心泻火，润燥通淋——导赤散加玄参、麦冬。

（3）湿热下注证——清热利湿，润燥通淋——加味五苓散（《医宗金鉴》）。

第六单元　产后病

一、概述

1. 产后病的定义 产妇在产褥期内发生的与分娩或产褥有关的疾病，称为产后病。产后 7 日内，称为"新产后"。

2. 产后"三冲""三病""三急"的含义 产后三病，即病痉、病郁冒、大便难。产后三冲，即冲心、冲肺、冲胃；产后三急，即呕吐、盗汗、泄泻。

3. 产后病的病因病机 一是亡血伤津；二是元气受损；三是血瘀内阻；四是外感六淫或饮食房劳所伤。

4. 产后病的诊断与产后"三审" 在应用四诊采集病史、体征资料，进行八纲、脏腑、气血病证相理外，还须根据新产后的生理、病因病机特点进行"三审"，即先审小腹痛与不痛，以辨有无恶露的停滞；次审大便通与不通，以验津液之盛衰；三审乳汁的行与不行及饮食之多少，以察胃气的强弱。

5. 产后病的治疗原则 "勿拘于产后，亦勿忘于产后"。

6. 产后用药"三禁""三禁" 即禁大汗以防亡阳，禁峻下以防亡阴，禁通利小便以防亡津液。

二、产后发热

1. 概述 产褥期内，尤以新产

后出现发热为主，表现为持续发热，或突然寒战高热，或发热恶寒，或乍寒乍热，或低热缠绵等症状者，称为产后发热。若产后24小时至10天内出现体温超过38℃，大多数情况下表示有产褥感染）。除发热之外，常伴有恶露异常和小腹疼痛，尤其以恶露异常为辨证要点。

2. 病因病机　与本病关系密切的主要病因病机有感染邪毒，正邪交争；外邪表实，营卫不和；阴血骤虚，阳气外散；败血停滞，营卫不通。

3. 急症处理　感染邪毒所致的产后发热，是产科危急重症，此时应参照"产褥感染"，积极进行中西医结合救治。

4. 辨证论治

（1）感染邪毒证——清热解毒，凉血化瘀——五味消毒饮合失笑散加减或解毒活血汤加减《医林改错》。若热毒与瘀血互结胞中——清热逐瘀，排脓通腑——大黄牡丹皮汤加败酱草、大血藤、益母草。有盆腔脓肿，则要切开引流；胎盘残留宫腔者，在抗炎下清宫。

（2）外感证——养血祛风，疏解表邪——荆防四物汤加减。若外感风热——辛凉解表，疏风清热——银翘散。若协少阳和解少阳——小柴胡汤。若外感暑热，气津两伤——清暑益气，养阴生津——王氏清暑益气汤。

（3）血瘀证——活血化瘀，和营退热——生化汤加味《傅青主女科》或桃红消瘀汤。

（4）血虚证——补血益气，和营退热——八珍汤加减。

三、产后腹痛

1. 概述　产后腹痛于产后1～2日出现，持续2～3日消失，属生理现象，一般不需治疗。

2. 病因病机　本病主要病机是

气血运行不畅，不荣则痛；或不通则痛，主要由气血两虚、瘀滞子宫。

3. 辨证论治

（1）气血两虚证——补血益气，缓急止痛——肠宁汤《傅青主女科》。

（2）瘀滞子宫证——活血化瘀，温经止痛——生化汤加益母草。

四、产后身痛

1. 概述　产妇在产褥期内，出现肢体或关节酸楚、疼痛、麻木、重者，称为产后身痛，又称"产后辨证""产后痛风"，俗称"产后风"。

2. 病因病机　主要病机为产后气血虚弱，风、寒、湿之邪乘虚而入，经脉痹阻，"不通则痛"；或经脉失养，"不荣则痛"。

3. 辨证论治

（1）血虚证——补血益气，温经通络——黄芪桂枝五物汤加当归、秦艽、丹参、鸡血藤。

（2）外感证——养血祛风，散寒除湿——独活寄生汤。

（3）血瘀证——养血活血，化瘀祛湿——身痛逐瘀汤《医林改错》加毛冬青、忍冬藤、益母草、木瓜。

（4）肾虚证——补肾养血，强腰壮骨——养荣壮肾汤《叶氏女科证治》加熟地黄、秦艽。

五、产后恶露不绝

1. 概述　产后血性恶露持续10天以上，仍淋漓不尽者，称为产后恶露不绝。

2. 病因病机　产后恶露不绝的主要病机是胞宫藏泻失度，冲任不固，血海不宁。常见病因有气虚、血热、血瘀。

3. 辨证论治

（1）气虚证——补气摄血固冲——补中益气汤加艾叶、阿胶、益母草。

（2）血瘀证——活血化瘀止血——生化汤加益母草、炒蒲黄。

（3）血热证——养阴清热止血——保阴煎加益母草、七叶一枝花、贯众。

六、缺乳

1. 概述 产后哺乳期内，产妇乳汁甚少或无乳可下者，称"缺乳"，又称"产后乳汁不行"。

2. 病因病机 缺乳的主要病机为乳汁化源不足，无乳可下；或乳汁运行受阻，乳不得下。主要病因有气血虚弱、肝郁气滞、痰浊阻滞。此外，精神紧张、劳逸失常、营养不良或哺乳方法不当等，均可造成乳汁分泌不足。

3. 辨证论治

（1）气血虚弱证——补气养血，佐以通乳——通乳丹。

（2）肝郁气滞证——疏肝解郁，通络下乳——下乳涌泉散。

（3）痰浊阻滞证——健脾化痰通乳——苍附导痰丸合漏芦散。

第七单元 妇科杂病

一、概述

1. 妇科杂病的定义 凡不属经、带、胎、产和前阴疾病范畴，而又与女性解剖、生理特点有密切关系的疾病，称为"妇科杂病"。

2. 妇科杂病的范围 常见的妇科杂病有癥瘕、盆腔炎、不孕症、阴痒、阴疮、子宫脱垂、妇人脏躁。

3. 病因病机 其一，起居不慎，感受外邪；其二，脏腑气血阴阳失调；其三，房事，或情志因素、心理因素、环境刺激等导致疾病的产生。

4. 妇科杂病的治疗 治疗必须以脏腑、经络、气血为核心辨证施治。

二、癥瘕

1. 概述 妇人下腹结块，伴有或胀、或痛、或满，或异常出血，并常致月经或带下异常，甚至影响生育的疾病，称为癥瘕。

2. 病因病机 本病的发生主要是机体正气不足，风寒湿热之邪内侵，或七情、房事、饮食所伤，脏腑功能失调，致体内气滞、瘀血、痰湿、湿热等病理产物聚结于冲任、胞宫、胞脉，久而聚成癥瘕。

3. 辨证论治

（1）气滞血瘀证——行气活血，化瘀消癥——香棱丸或大黄䗪虫丸。

（2）痰湿瘀结证——化痰除湿，活血消癥——苍附导痰丸合桂枝茯苓丸。

（3）肾虚血瘀证——补肾活血，消癥散结——补肾祛瘀方或益肾调经汤。

（4）湿热瘀阻证——清热利湿，化瘀消癥——大黄牡丹汤。

三、盆腔炎

1. 概述 盆腔炎性疾病是指女性上生殖道及其周围组织的一组感染性疾病，主要包括子宫内膜炎、输卵管炎、输卵管卵巢脓肿、盆腔腹膜炎。可分为急性盆腔炎和慢性盆腔炎。

2. 病因病机

（1）急性盆腔炎：本病的主要病机为湿、热、毒交结，邪正相对于胞宫、胞脉，或在胞中结块，蕴积成脓。主要病因有热毒炽盛、湿热蕴结。

（2）慢性盆腔炎：本病病因较为复杂，但可概括为湿、热、瘀、寒、虚五个方面。湿热是本病主要的致病因素，瘀血阻滞为本病的根本病机。主要病因有湿热瘀结、气滞血瘀、寒湿凝滞、气虚血瘀、虚血瘀。

3. 辨证论治

（1）急性盆腔炎

①热毒炽盛证——清热解毒，利湿排脓——五味消毒饮合大黄牡丹汤。

②湿热蕴结证——清热利湿，化瘀止痛——仙方活命饮加薏苡仁、冬瓜仁。

（2）慢性盆腔炎

①湿热瘀结证——清热利湿，化瘀止痛——银甲丸或当归芍药散加丹参、毛冬青、忍冬藤、田七。

②气滞血瘀证——疏肝行气，化瘀止痛——膈下逐瘀汤。

③寒湿瘀滞证——祛寒除湿，化瘀止痛——少腹逐瘀汤。

④气虚血瘀证——益气健脾，化瘀散结——理冲汤。

四、不孕症

1. 概述　女子婚后未避孕，有正常性生活，同居1年，而未受孕；或曾有过妊娠，而后未避孕，又连续1年未再受孕者，称为"不孕症"。前者为原发性不孕，古称"全不产"；后者为继发性不孕，古称"断绪"。

2. 病因病机　本病主要病机为肾气不足，冲任气血失调。主要病因有肾虚、肝气郁结、痰湿内阻、瘀滞胞宫。

3. 辨证论治

（1）肾虚证

①肾气虚证——补肾益气，温养冲任——毓麟珠。

②肾阳虚证——温肾助阳，调补冲任——温胞饮或右归丸。

③肾阴虚证——滋肾养血，调补冲任——养精种玉汤。

（2）肝气郁结证——疏肝解郁，理血调经——开郁种玉汤加减。

（3）瘀滞胞宫证——逐瘀荡胞，调经助孕——少腹逐瘀汤加减。

（4）痰湿内阻证——燥湿化痰，

理气调经——苍附导痰丸。

五、阴痒

1. 概述　妇女外阴及阴道瘙痒，甚则痒痛难忍，坐卧不宁，或伴带下增多等，称为"阴痒"。

2. 病因病机　本病主要发病机制有虚实两个方面。因肝肾阴虚、精血亏损、外阴阴户失养而致阴痒者，属虚证。因肝经湿热下注，带下浸渍阴部；或湿热生虫，虫蚀阴中以致阴痒者，为实证。

3. 辨证论治

（1）肝肾阴虚证——清肝止痒，滋阴补肾——知柏地黄汤酌加当归、栀子、白鲜皮。

（2）肝经湿热证——清热利湿，杀虫止痒——龙胆泻肝汤或萆薢渗湿汤（《疡科心得集》），外用蛇床子散。

4. 阴痒的外治法　选用蛇床子、苦参、花椒等煎水，趁热先熏后坐浴，每日1次，每次20分钟，10次为一疗程。若阴痒破溃者，则去花椒。

六、阴疮

1. 概述　妇人阴户生疮，结块红肿、热痛，或化脓腐烂，黄水淋沥，甚则溃疡如虫蚀，或者肿块位于阴道边沿，如有蚕茧，称为"阴疮""阴蚀""阴蛋"。本病多见于西医的"外阴溃疡""前庭大腺脓肿"。

2. 病因病机　多由热毒炽盛或寒湿凝滞，侵蚀外阴部肌肤所致。常见病因有热毒、寒湿。

3. 辨证论治

（1）热毒证——清热利湿，解毒消疮——龙胆泻肝汤。

（2）寒湿证——温经散寒，除湿消疮——阳和汤（《外科全生集》）或托里消毒散。

七、阴挺

1. 概述　子宫从正常位置沿阴道下降，宫颈外口达坐骨棘水平以下，甚至子宫全部脱出于阴道口以外，称"阴挺"，亦有"阴菌""阴痔""产肠不收"之称。

2. 病因病机　本病主要病机为气虚下陷与肾虚不固致胞络受损，带脉提摄无力，而子宫脱出。主要病因有气虚、肾虚。

3. 子宫脱垂的诊断与分度

（1）病史：多有分娩损伤史；产后过早操劳；产育过多史；慢性疾病，如长期咳嗽、便秘史。

（2）症状：有物自阴道下坠，甚至脱出阴道口外，卧床休息可变小或消失，站立过久或劳累后症状明显。伴腰骶部酸痛，小腹下坠，排尿困难、尿频或癃闭、失禁，大便秘结。若摩擦日久，可致宫颈和阴道壁溃疡，带下量多，黄水淋沥。

（3）妇科检查：患者取膀胱截石位，检查判断子宫脱垂的程度、阴道前后壁膨出及会阴撕裂的程度。以患者平卧用力向下屏气时子宫下降最低点为分度标准，将子宫脱垂分为3度。

Ⅰ度　轻型：宫颈外口距处女膜缘＜4cm，未达处女膜缘。

重型：宫颈已达处女膜缘，阴道口可见子宫颈。

Ⅱ度　轻型：宫颈脱出阴道口，宫体仍在阴道内。

重型：部分宫体脱出阴道口。

Ⅲ度　宫颈与宫体全部脱出阴道口外。

4. 辨证论治

（1）气虚证——补中益气，升阳举陷——补中益气汤加金樱子、杜仲、续断。

（2）肾虚证——补肾固脱，益气升提——大补元煎加黄芪。

第八单元　计划生育

一、避孕

1. 工具避孕　宫内节育器、阴茎套、阴道隔膜。

2. 药物避孕

（1）适应证：凡身体健康、愿意避孕且月经基本正常的育龄妇女均可使用。

（2）禁忌证：严重高血压、糖尿病、肝肾疾病及甲状腺功能亢进者不宜应用；生殖系统、心力衰竭、血液病及哺乳期妇女不宜应用；子宫肌瘤、恶性肿瘤或乳房内有肿块者不宜应用。

二、人工流产

1. 人工流产的适应证和禁忌证

（1）适应证：妊娠10周内要求终止妊娠而无禁忌证者；妊娠10周内因某种疾病而不宜继续妊娠者。

（2）禁忌证：生殖器官急性炎症，如阴道炎、宫颈炎、盆腔炎等（治疗后方可手术）；各种疾病的急性期，或严重的全身性疾病不能耐受手术者；术前相隔4小时两次体温在37.5℃以上者。

2. 人工流产并发症的诊断与防治

（1）术中出血：可在扩官后，注射缩宫素促进子宫收缩，同时尽快钳取或吸取胎盘及胚胎。

（2）子宫穿孔：器械进入宫腔突然出现"无底"感觉，或其深度明显超过检查时子宫的大小，提示子宫穿孔。应立即停止手术，给予缩宫素和抗生素，严密观察患者生命体征、腹痛、阴道流血及腹腔内出血征象。

（3）人流综合征：指受术者在人工流产术中或结束时，出现恶心、呕吐、心动过缓、心律失常、面色苍白、出冷汗、头晕、胸闷，甚至血压下降、晕厥和抽搐等迷走神经兴奋症状。出现症状应立即停止手术，给予吸氧，一般能自行恢复，重者静脉注射阿托品 0.5～1mg。

（4）吸宫不全：宫腔内部分妊娠组织物残留，术后阴道流血时间长，血量过多或流血停止后又有多量流血，应考虑为吸宫不全。B超检查有助于诊断。如无明显感染征象，尽早行诊刮术，刮出物送病理检查，术后用抗生素预防感染。伴感染者，应控制感染后再行刮宫术。

（5）漏吸：确定为宫内妊娠，术中未能吸到胚胎及胎盘绒毛，术中吸出物过少，尤其未见胚囊时，应复查子宫位置、大小及形状，并重新探查宫腔。确属漏吸，应再次行负压吸引术。

（6）羊水栓塞：偶可发生在人工流产钳刮术中。

（7）感染：术后2周内出现下腹疼痛、发热、腰痛、阴道分泌物混浊、白细胞增高、中性为主，B超示宫体稍大而软、压痛，双侧附件增厚或有包块，压痛明显。严格把握适应证，术中注意无菌操作，术后注意外阴卫生，禁性交1个月，同时予广谱抗生素1周以上治疗等。

（8）远期并发症：宫颈粘连、宫腔粘连、慢性盆腔炎、月经失调、继发性不孕等。

3. 药物流产的适应证和禁忌证

（1）适应证：正常宫内妊娠，孕龄7周以内，本人自愿，18～40岁的健康育龄妇女，超声确诊为宫内妊娠且胎囊最大径线≤2.5cm。高危人流对象，如有瘢痕子宫、哺乳期、多次人工流产及严重骨盆畸形等；对手术流产有恐惧或顾虑心理者。

（2）禁忌证：①有使用米非司酮的禁忌证。②有使用前列腺素药物禁忌证。③其他，如过敏体质、带器妊娠、异位妊娠或可疑异位妊娠、妊娠剧吐，或长期服用抗结核、抗癫痫、抗抑郁、抗前列腺素药物等。

三、经腹输卵管结扎术

绝育手术的适应证和禁忌证

（1）适应证：①自愿接受绝育手术而无禁忌证者。②患有严重全身疾病而不宜生育而行治疗性绝育术。

（2）禁忌证：①24小时内体温两次高于37.5℃或以上。②全身情况不良不能胜任手术者。③严重的神经官能症或对绝育手术有顾虑者。④感染，如全身性急性感染性疾病、急慢性盆腔炎、腹壁皮肤感染等。

第九单元 妇产科特殊检查与常用诊断技术

1. 妇科检查

（1）双合诊：检查者一手的两指或一指放入阴道，另一手在腹部配合检查，称为双合诊。目的在于检查阴道、宫颈、宫体、输卵管、卵巢、宫旁结缔组织及盆腔内壁有无异常。

（2）三合诊：即腹部、阴道、直肠联合检查。目的是弥补双合诊的不足。

2. 妇科特殊诊断技术

（1）基础体温测定：在月经后及卵泡期基础体温较低，排卵后有黄体形成，产生的孕酮作用于下丘脑体温调节中枢，使体温上升0.3～0.5℃，一直持续到经前1～2日月经来潮第1日，体温又降至原来水平。

①适应证：指导避孕与受孕，协助诊断妊娠，协助诊断月经失调。

②方法：早晨醒后用口表测体温，记录并绘成基础体温曲线图，以了解卵巢功能，有无排卵、排卵

日期及卵巢黄体功能。

（2）常用女性内分泌激素测定：①下丘脑促性腺激素释放激素（GnRH）测定。②垂体促性腺激素测定：FSH、LH是腺垂体分泌的促性腺激素，均为糖蛋白。育龄期妇女此类激素随月经周期变化。③垂体催乳素测定。④卵巢性激素测定：雌激素、孕激素。⑤雄激素测定。⑥人绒毛膜促性腺激素测定。

（3）诊断性刮宫

①适应证：异常子宫出血或阴道排液，需证实或排除子宫内膜癌、宫颈管癌，或其他病变如流产、子宫内膜炎等；不孕症需了解有无排卵或疑有子宫内膜结核者；月经失调如排卵障碍性异常子宫出血或闭经，需了解子宫内膜变化及其对性激素的反应；因宫腔内有组织残留或排卵障碍性异常长期多量出血时，

刮宫不仅有助于诊断，还有止血作用。

②方法：用专用活检钳，以取到适量的子宫内膜组织为标准。如果没有专用活检钳，可用小刮匙代替，由内向外沿宫腔四壁及两侧宫角有次序地将内膜刮除，并注意宫腔壁有无变形及高低不平。夹出组织，置于无菌纱布上。收集全部组织固定于10%甲醛溶液或95%乙醇中，送病理检查。

（4）输卵管通畅检查

①输卵管通液术：适用于不孕症，男方精液正常，疑输卵管堵塞者；或检查和评价输卵管绝育术、输卵管再通术或输卵管形成术的效果；对输卵管黏膜轻度粘连有疏通作用。

②输卵管造影术（HSG）。

③妇产科内镜输卵管通畅检查。

中医儿科学

第一单元　儿科学基础

一、小儿年龄分期

1.胎儿期　从男女生殖之精相结合而受孕，直至分娩断脐，胎儿出生，称为胎儿期。

（1）妊娠早期12周的胚胎期，从受精卵细胞至基本形成胎儿，最易受到各种病理因素伤害，造成流产、死胎或先天畸形。

（2）妊娠中期15周，胎儿各器官迅速增长，功能逐渐成熟。

（3）妊娠晚期13周，胎儿以肌肉发育和脂肪积累为主，体重增长快。

2.新生儿期　自出生后脐带结扎时起至生后满28天，称为新生儿期。常有产伤、感染、窒息、出血、溶血及先天畸形等。

3.婴儿期　出生28天后至1周岁为婴儿期，亦称乳儿期。易发生肺系疾病、脾系疾病及各种传染病。

4.幼儿期　从1周岁至满3周岁，称为幼儿期。易发生各种脾系疾病，传染病发病率增高，易发生中毒、烫伤等意外事故。

5.学龄前期　3周岁后至7周岁为学龄前期，也称幼童期，是小儿性格特点形成的关键时期，也是智能发育的重要时期。本期儿童还容易发生溺水、烫伤、坠床、误服药物等各种意外事件。

6.学龄期　7周岁后至青春期来临（一般为女12岁，男13岁），称为学龄期。这一时期儿童的发病率下降，但应注意防治龋齿，保护视力，注意身心健康。

7.青春期　女孩自11～12岁到17～18岁，男孩自13～14岁到18～20岁，为青春期。青春期形体增长出现第二次高峰，精神发育由不稳定趋向成熟，是人生观和世界观形成的关键时期。本期突出特点为生殖系统迅速发育成熟。此期女孩乳房隆起、月经来潮；男孩喉结显现、变音、长胡须、遗精等。应做好此期生理卫生教育，进行正确的心理引导，保障青春期的身心健康。

二、小儿生长发育

1.体重测量方法、正常值及临床意义

（1）测量方法及正常值：测量体重，应在清晨空腹、排空大小便、仅穿单衣的状况下进行。

≤6个月	体重（kg）=出生时体重（kg）+0.7×月龄
7～12个月	体重（kg）=6+0.25×月龄
2岁以上	体重（kg）=8+2×年龄

（2）临床意义：体重是衡量小儿体格生长和营养状况的指标之一。体重是临床计算用药量的主要依据之一。体重增长过速可能为肥胖症；体重低于正常均值的85%者为营养不良。

2.身长（高）测量方法、正常值及临床意义

（1）测量方法及正常值：3岁以下小儿仰卧位以量床测量从头顶至足底的长度，称身长。3岁以上可用身高计或固定于墙上的软尺测量身高。

身高（cm）=75+7×年龄

（2）临床意义：身高（长）是反映骨骼发育的重要指标之一，其增长与种族、遗传、体质、营养、运动、疾病等因素有关。身高的显著异常是疾病的表现，如身高低于正常均值的70%，应考虑侏儒症、克汀病、营养不良等。

3.囟门测量方法、闭合时间及临床意义

（1）测量方法及正常值：前囟是额骨和顶骨之间的菱形间隙；后囟是顶骨和枕骨之间的三角形间隙。前囟的大小是指囟门对边中点间的连线距离。

（2）临床意义：①囟门早闭且头围明显小于正常者，为头小畸形。②囟门迟闭及头围大于正常者，常见于解颅（脑积水）、佝偻病等。③囟门凹陷，多见于腹泻或反复高热阴伤液竭之失水。④囟门凸出，多见于热炽气营之脑炎、脑膜炎等。

4.头围的测量方法、正常值及临床意义

（1）测量方法及正常值：自双眉弓上缘处，经过枕骨结节，绕头一周的长度为头围。

足月儿出生时头围为33～34cm，出生后前3个月和后9个月各增长6cm，1周岁时约为46cm，2周岁时约为48cm，15岁时接近成人。

（2）临床意义：头围的大小与脑和颅骨的发育有关。头围小者提示脑发育不良。头围增长过速常提示为解颅。

5.胸围的测量方法、正常值及临床意义

（1）测量方法及正常值：用软尺由乳头下缘（乳腺已发育的女孩，固定于胸骨中线第4肋间）向背后绕两侧肩胛角下缘1周，取呼气和吸气的平均值。

新生儿胸围约32cm，1岁时约44cm，2岁后胸围渐大于头围。

（2）临床意义：胸围反映胸廓、胸背的肌肉、皮下脂肪及肺的发育程度。营养不良或缺少锻炼的小儿胸廓发育差，胸围超过头围的时间较晚；反之，营养状况良好的小儿，胸围超过头围的时间较早。

6.乳牙和恒牙的萌出时间、数目正常值及临床意义

（1）牙齿萌出时间及正常值：乳牙出生后4～10个月开始萌出，2～2.5岁出齐，出齐为20颗。恒牙6岁开始萌出，出齐为32颗。

（2）临床意义：出牙时间推迟或出牙顺序混乱，常见于佝偻病、呆小病、营养不良等。

7.呼吸、脉搏、血压的正常值及与年龄增长的关系

呼吸、脉搏与年龄的关系：年龄越小，呼吸及脉搏越快。

年龄	呼吸（次/分）	脉搏（次/分）	呼吸:脉搏
新生儿	45～40	140～120	1:3
＜1岁	40～30	130～110	1:（3～4）
1⁺～3岁	30～25	120～100	1:（3～4）
3⁺～7岁	25～20	100～80	1:4
7⁺～14岁	20～18	90～70	1:4

血压与年龄的关系
收缩压（mmHg）=80+2×年龄
舒张压（mmHg）=收缩压×2/3

三、小儿生理、病因、病理特点

1.生理特点及临床意义

（1）脏腑娇嫩，形气未充——稚阴稚阳：小儿脏腑娇嫩，五脏六腑的形与气皆属不足，其中肺、脾、肾三脏不足更为突出。形气未充表现为五脏六腑的功能不够稳定、尚未完善。

（2）生机蓬勃，发育迅速——纯阳：指小儿在生长发育过程中，无论机体的形态结构方面，还是在

各种生理活动方面，都是在迅速地、不断地发育完善。

"纯阳"学说，"纯"指小儿初生，未经太多的外界因素影响，胎元之气尚未耗散；"阳"指以阳为用，即生机。小儿在生长发育过程中，表现出生机旺盛、发育迅速的生理现象。

2.病理特点及临床意义

（1）发病容易，传变迅速：①肺常不足：肺系疾病发病率最高；②脾常不足：脾系病发病率居第二位；③肾常虚：先天禀赋不足疾病；④易虚易实，易寒易热。

（2）脏气清灵，易趋康复（来得快，去得快）。

四、儿科四诊特点

1.望诊特点及临床意义

（1）望形态

①头颅：头小畸形——头顶尖小，颅缝闭合过早；五迟证——头方发稀，囟门宽大，当闭不闭；解颅——头大额阔，前囟宽大，头缝开解，目睛下垂；婴幼儿泄泻阴伤液脱——前囟及眼窝凹陷，皮肤干燥。

②毛发：头发稀细，色枯无泽——肾气亏虚或阴血内亏；发结穗，色黄不荣——气血亏虚，积滞血瘀；头发脱落，见于枕部——气虚多汗之枕秃。

③面容：面容瘦削，气色不华——气血不足；面部浮肿，睑肿如蚕——水湿泛溢；耳下腮部肿胀——邪毒窜络之痄腮或发颐；颌下肿胀热痛——热毒壅结之瘰核肿大；五官不正，眼眶凹缩，鼻梁扁平，口张舌伸——先天禀赋异常之痴呆；口眼㖞斜，眼睑不合，偏侧留涎，表情不对称——风邪留络之面瘫；面呈苦笑貌——风毒从创口内侵之破伤风；面肌抽搐——风邪走窜经络之惊风或痫证；小儿面部表情异常，或眨眼，或撷鼻，或咧嘴，或龇牙，或多咽——抽动障碍。

④躯体：胸廓前凸形如鸡胸——佝偻病、哮喘；腹部膨大，肢体瘦弱，发稀，额上有青筋显现——疳积。

（2）辨斑疹：发热3～4天出疹，疹形细小，状如麻粒，口腔黏膜出现"麻疹黏膜斑"者——麻疹；若低热出疹，分布稀疏，色泽淡红，出没较快，常为风疹；若发热3～4天后热退疹出，疹细稠密，如玫瑰红色，常为奶麻；若壮热，肤布疹点，舌绛如草莓，常为丹痧或皮肤黏膜淋巴结综合征；若斑丘疹大小不一，如云出没，瘙痒难忍，常见于瘾疹；若丘疹、疱疹、结痂并见，疱疹内有水液色清，为水痘。

（3）察二便：初生婴儿的胎粪呈暗绿色或赤褐色，黏稠而无臭；母乳喂养儿，大便呈卵黄色，稠而不成形，常发酸臭气；牛奶、羊奶喂养儿，大便呈淡黄白色，质地较硬，有臭气；婴幼儿大便呈果酱色，伴阵发性哭闹，为肠套叠；大便色灰白不黄，多系胆道阻滞。

（4）察指纹：正常小儿指纹大多淡紫色隐隐在风关之内。浮沉分表里、红紫辨寒热、淡滞定虚实、三关测轻重。

2.切诊特点及临床意义

按诊

①按头囟：囟门凹陷为囟陷，多见于阴伤液竭之失水或极度消瘦者；囟门隆凸，按之紧张，为囟填，多见于热炽气营之脑炎、脑膜炎；颅骨开解，头缝四破，头大额缩，囟门宽大者，为解颅，多属先天肾气不足或后天髓热膨胀之故。

②按颈腋：耳下腮部肿胀疼痛，咀嚼障碍者，多是痄腮；触及质地较硬之圆形肿块，推之可移，头面口咽有炎症感染者，属热地壅结之瘰核肿痛；若仅见增大，按之不痛，

质坚成串，则为瘰疬。

③按胸腹：胸骨高突，按之不痛者，为"鸡胸"；脊背高突，弯曲隆起，按之不痛，为"龟背"；胸胁触及串珠，两胁外翻，为佝偻病；脐周疼痛，按之痛减，并可触及条索状包块者，多为蛔虫病。

④按四肢：四肢厥冷，多属阳虚；手足心热，多属阴虚内热或内伤乳食；高热时四肢厥冷，为热深厥甚。

⑤按皮肤：肤热无汗，为热炽所致；肌肤肿胀，按之随手而起，为阳水水肿；肌肤肿胀，按之凹陷难起，属阴水水肿。

第二单元　新生儿疾病

胎黄（新生儿黄疸）

1. 概述　胎黄以婴儿出生后皮肤、面目出现黄疸为主要特征，因其产生的原因与胎禀有关，故称"胎黄"或"胎疸"。

2. 病因病机　病因为湿热郁蒸、寒湿阻滞、气滞血瘀。病变脏腑在肝胆、脾胃。病机关键为胎禀湿蕴。

3. 病理性黄疸的诊断

（1）病史：孕母可有内蕴湿热之毒或阳虚寒湿，或滥用药物病史，或患儿胎产之时有感受湿热或寒湿病史。

（2）临床表现：出现早（出生后24小时以内）、发展快（血清总胆红素每天增加超过85μmol/L）、程度重（足月儿总胆红素超过221μmol/L，早产儿总胆红素超过257μmol/L）、消退迟（超过2～3周）或黄疸退而复现，血清胆红素超过342μmol/L可引起胆红素脑病（核黄疸），损害中枢神经系统，遗留后遗症。

4. 辨证论治

（1）湿热郁蒸证——清热利湿

退黄——茵陈蒿汤。

（2）寒湿阻滞证——温中化湿退黄——茵陈理中汤。

（3）气滞血瘀证——行气化瘀消积——血府逐瘀汤。

（4）胎黄动风证——平肝息风，利湿退黄——羚角钩藤汤。

（5）胎黄虚脱证——大补元气，温阳固脱——参附汤合生脉散。

第三单元　肺系病证

一、感冒

1. 概述　感冒是以发热、恶寒、鼻塞、流涕、喷嚏、咳嗽、头痛、全身酸痛等肺卫表证为主要临床表现的肺系外感疾病，俗称"伤风"。本病一年四季均可发生，气候骤变和冬春时节发病率较高。

2. 病因病机　病因以感受风邪为主，常兼夹寒、热、暑、湿、燥邪等，亦有感受实邪疫毒所致者。病变部位在肺卫。病机为肺卫失宣。

3. 诊断要点

（1）病史：气候骤变，冷暖失调，感受外邪，或与感冒患者接触，有感受外邪病史。

（2）临床表现：发热、恶寒、鼻塞流涕、喷嚏、微咳、头痛、全身酸痛为主症。

4. 辨证论治

（1）风寒感冒证——辛温解表，疏风散寒——荆防败毒散。

（2）风热感冒证——辛凉解表，疏风清热——银翘散。

（3）暑邪感冒证——清暑解表，化湿和中——新加香薷饮。

（4）时邪感冒证——清瘟解表——银翘散合普济消毒饮。

（5）感冒夹痰证

①风寒夹痰者——辛温解表，宣肺化痰——在疏风解表基础上加二陈汤、三拗汤。

②风热夹痰者——辛凉解表，清肺化痰——在疏风解表基础上加桑菊饮、黛蛤散。

（6）感冒夹滞证——解表兼以消食导滞——在疏风解表基础上加用保和丸。

（7）感冒夹惊证——解表兼以清热镇惊——在疏风解表基础上加用镇惊丸。

二、乳蛾

1.概述 乳蛾是以咽喉两侧喉核（即腭扁桃体）红肿疼痛，形似乳头，状如蚕蛾为主要症状的病病。

2.病因病机 本病的发生多因风热侵袭、脾胃积热、肺肾阴亏、虚火上炎所致。病位在肺、胃。病机为热毒壅结咽喉。

3.诊断要点

（1）病史：常有受凉、疲劳、烟酒过度、外感或咽痛反复发作史。

（2）临床症状：发病急者，咽部剧烈疼痛，痛连耳窍，吞咽时加剧，伴见高热、恶寒、头身疼痛。病久不愈者，干痒、哽哽不利，咽部异物感，或咽痛、发热反复发作。

（3）局部检查：喉核红肿，连及喉关，喉核上可有黄白色脓点，甚者喉核表面脓点融合片如伪膜，不超出喉核，且易拭去，颌下有臖核。迁延日久可见喉关暗红，喉核肥大或触之石硬，表面凹凸不平，色暗红，上有白星点，挤压喉核有白色腐物自喉核隐窝口溢出。

4.辨证论治

（1）风热搏结证——疏风清热，消肿利咽——银翘马勃散。

（2）热毒炽盛证——清热解毒，利咽消肿——牛蒡甘桔汤。

（3）肺胃阴虚证——养阴润肺，软坚利咽——养阴清肺汤。

三、咳嗽

1.概述 咳嗽是小儿常见的肺系病证，以咳嗽为主症。临床上以外感咳嗽为多见。

本病一年四季均可发生，冬春季多见。小儿年龄越小，患病率越高。

2.病因病机 病因为外邪犯肺、痰浊内生、脏腑亏虚。病位在肺，常涉及脾。病机为肺脏受邪，失于宣降，肺气上逆。

3.辨证论治

（1）风寒咳嗽证——疏风散寒，宣肺止咳——杏苏散、金沸草散。

（2）风热咳嗽证——疏风清热，宣肺止咳——桑菊饮。

（3）风燥咳嗽证——疏风清肺，润燥止咳——清燥救肺汤、桑杏汤。

（4）痰热咳嗽证——清热化痰，宣肺止咳——清金化痰汤、清气化痰汤。

（5）痰湿咳嗽证——燥湿化痰，宣肺止咳——二陈汤。

（6）气虚咳嗽证——健脾补肺，益气化痰——六君子汤。

（7）阴虚咳嗽证——滋阴润燥，养阴清肺——沙参麦冬汤。

四、肺炎喘嗽

1.概述 肺炎喘嗽是小儿时期常见的肺系疾病之一，以发热、咳嗽、气促、痰鸣为主要临床特征，俗称"马脾风"。本病一年四季均可发生，多于冬春季节发病，任何年龄均可患病，年龄越小，发病率越高，病情越重。

2.病因病机 外因为感受风邪或由其他疾病传变而来；内因为小儿肺脏娇嫩，卫外不固。

病变部位在肺，常累及于脾，重者可内窜心肝。病机关键为肺气郁闭。

3. 诊断要点

（1）病史：患儿病前常有感冒、咳嗽，或麻疹、水痘等病史。

（2）临床表现：①起病急、有气喘、咳嗽、发热等症。肺部可闻及中细湿啰音。②新生儿常以不乳、精神萎靡、口吐白沫等症状为主，无上述典型表现。

（3）辅助检查：胸部X线检查、血常规检查、病原学检查。

4. 辨证论治

（1）风寒闭肺证——辛温宣肺，化痰降逆——华盖散。

（2）风热闭肺证——辛凉宣肺，降逆化痰——麻杏石甘汤。

（3）痰热闭肺证——清热涤痰，开肺定喘——麻杏石甘汤合葶苈大枣泻肺汤。

（4）毒热闭肺证——清热解毒，泻肺开闭——黄连解毒汤合麻杏甘石汤。

（5）阴虚肺热证——养阴清肺，润肺止咳——沙参麦冬汤。

（6）肺脾气虚证——补肺健脾，益气化痰——人参五味子汤。

（7）心阳虚衰证——温补心阳，救逆固脱——参附龙牡救逆汤。

（8）邪陷厥阴证——平肝息风，清心开窍——羚角钩藤汤合牛黄清心丸。

五、哮喘

1. 概述　哮喘是小儿时期常见的一种反复发作的哮喘性肺系疾病。临床以反复发作性喘促气急，喉间哮鸣，呼气延长，严重者不能平卧、张口抬肩、摇身撷肚、唇口青紫为特征。常在清晨或夜间发作或加剧。

2. 病因病机　内因为正虚肺伏、禀赋因素；诱因有外感六淫、接触异物、饮食不慎、劳倦所伤、情志失调。病机为外因诱发，触动伏痰，痰随气升，气因痰阻，相互搏结，阻塞气道，宣肃失常，气逆而上，出现咳嗽、气喘、哮鸣、呼吸困难。

3. 诊断要点

（1）病史：多有婴儿期湿疹史、过敏史、家族哮喘史。有反复发作史，发作多与某些诱因有关，如气候骤变、受凉受热、进食或接触某些过敏物质等。

（2）临床表现：常突然发作，发作前多有喷嚏、咳嗽等先兆症状。发作时喘促、气急、哮鸣、咳嗽，甚者不能平卧、烦躁不安、口唇青紫。查体可见桶状胸、三凹征，发作时两肺闻及哮鸣音，以呼气时显著，呼气延长。支气管哮喘如有继发感染，可闻及中细湿啰音。

（3）辅助检查：血常规检查、肺功能检查、胸部X线检查、过敏原测试。

4. 辨证论治

（1）发作期

①寒性哮喘证——温肺散寒，涤痰定喘——小青龙汤合三子养亲汤。

②热性哮喘证——清肺涤痰，止咳平喘——麻杏石甘汤合苏葶丸。

③外寒内热证——散寒清热，降气平喘——大青龙汤。

④肺实肾虚证——泻肺平喘，补肾纳气——偏于肺实者，苏子导气汤；偏于肾虚者，射干麻黄汤合都气丸。

（2）缓解期

①肺脾气虚证——补肺固表，健脾益气——玉屏风散合人参五味子汤。

②脾肾阳虚证——健脾温肾，固摄纳气——金匮肾气丸。

③肺肾阴虚证——养阴纳气，敛肺补肾——麦味地黄丸。

六、反复呼吸道感染

1. 概述　反复呼吸道感染是指一年内发生呼吸道感染次数过于频

繁，超过一定的范围的疾病。多见于6个月~6岁的小儿，其中1~3岁的幼儿发病率最高，学龄期前后发病次数明显减少。

2.病因病机 病因为禀赋不足、喂养不当、顾护失宜、不耐寒热。病位在肺，常涉及脾、肾。

病机责之于虚实两端。

3.诊断要点 按不同年龄每年呼吸道感染的次数诊断。

年龄（岁）	上呼吸道感染（次/年）	下呼吸道感染（次/年）	
		气管支气管炎	肺炎
0~2	7	3	2
2~5	6	2	2
5~14	5	2	2

4.辨证论治

（1）肺脾气虚证——健脾补肺——玉屏风散合六君子汤。

（2）肺脾阴虚证——益气养阴——生脉散合沙参麦冬汤。

（3）肺胃实热证——清泻肺胃——凉膈散加减。

（4）营卫失调证——调和营卫，益气固表——黄芪桂枝五物汤。

（5）脾肾两虚证——温补肾阳，健脾益气——金匮肾气丸合理中丸。

第四单元　脾系病证

一、鹅口疮

1.概述 鹅口疮是以口腔黏膜、舌上散在或满布白屑为主要临床特征的一种口腔疾病。本病一年四季均可发生，多见于新生儿及久病体虚婴幼儿。

2.病因病机 病因为心脾积热、虚火上浮。主要病变部位在心、脾、肾。病机关键是火热之邪循经上炎，熏灼口舌。

3.诊断要点

（1）病因：多见于新生儿，或久病体虚，久泻儿，或有长期使用广谱抗生素或肾上腺糖皮质激素或免疫抑制剂者。

（2）临床表现：口腔黏膜上出现乳白色斑膜，形似奶块。常见于颊黏膜、舌、上腭及唇内黏膜，可蔓延至咽部。初起呈点状和小片状，逐渐融合成大片状，擦去斑膜后，可见红色创面。婴幼儿常表现为拒食，吮乳时啼哭。本病常累及食管、气管、喉、气管、肺等，可出现呕吐、吞咽困难、声音嘶哑、呼吸困难而危及生命。

（3）辅助检查：取白屑少许涂片，置显微镜下可见白色念珠菌芽孢及菌丝。

4.辨证论治

（1）心脾积热证——清心泻脾——清热泻脾散。

（2）虚火上浮证——滋阴降火——知柏地黄丸。

二、口疮

1.概述 口疮，小儿较为常见，是以口腔黏膜、舌体及齿龈等处出现大小不等的淡黄色或灰白色溃疡，局部灼热疼痛，或伴发热、流涎为特征的口腔疾病。

2.病因病机 病因为风热乘脾、心脾积热、虚火上浮。病位主要在心、脾、肾。病机关键为心、脾、肾三经素蕴积热，或阴虚火旺，复感邪毒熏蒸口舌所致。

3.诊断要点

（1）病史：有护养过温，或喂养不当，或过食炙煿厚味，或外感发热病史。

（2）临床表现：常见于齿龈、舌体、两颊、上腭等黏膜处出现黄色溃疡，大小不等，甚则满口糜痛，疼痛流涎，进食困难，可伴发热或有颌下臖核肿大、疼痛。口疮整个病程为7~10天。

4.辨证论治

（1）风热乘脾证——疏风散火，

清热解毒——银翘散。

（2）心火上炎证——清心凉血，泻火解毒——泻心导赤散。

（3）虚火上浮证——滋阴降火，引火归原——六味地黄丸加肉桂。

三、泄泻

1. 概述 泄泻是以大便次数增多，粪质稀薄或如水样为特征的小儿常见病证。本病一年四季均可发病，夏秋季节发病率高，2 岁以下小儿发病率高。

2. 病因病机 病因为感受外邪、伤于饮食、脾胃虚弱、脾肾阳虚。病位主要在脾胃。病机关键为脾困湿盛，升降失司，水反为湿，谷反为滞，清浊合而下降，形成泄泻。

3. 诊断要点

（1）病史：有乳食不节、饮食不洁或感受外邪病史。

（2）临床表现：大便次数较平时明显增多，严重者达每天 10 次以上。粪便呈淡黄色或清水样，或夹奶块、不消化物，或黄绿稀溏，或色褐而臭，或少夹黏液。同时可伴有恶心、呕吐、纳减、腹痛、发热、口渴等症。重症泄泻可见小便短少、高热烦渴、神疲委顿、皮肤干瘪、囟门凹陷、目眶下陷、啼哭无泪等脱水症状，或口唇樱红、呼吸深长、腹胀、四肢厥冷等症。

（3）辅助检查：大便常规检查、大便病原学检查。

4. 辨证论治

（1）常证

①湿热泻证——清肠解热，化湿止泻——葛根黄芩黄连汤。

②风寒泻证——疏风散寒，化湿和中——藿香正气散。

③伤食泻证——运脾和胃，消食化滞——保和丸。

④脾虚泻证——健脾益气，助运止泻——参苓白术散。

⑤脾肾阳虚泻证——温补脾肾，

固涩止泻——附子理中丸合四神丸。

（2）变证

①气阴两伤证——健脾益气，酸甘敛阴——人参乌梅汤。

②阴竭阳脱证——回阳固脱——生脉散合参附龙牡救逆汤。

四、厌食

1. 概述 厌食是以较长时期厌恶进食、食量减少为特征的一种小儿常见病证。可发生于任何季节，夏季暑湿当令之时，症状可加重。各年龄儿童均可发病，以 1～6 岁多见。

2. 病因病机 病因为喂养不当、病传药害、外邪直中、情志失调、先天胎禀不足。病变脏腑主要在脾胃。病机关键为脾胃失健，纳化失和。

3. 诊断要点

（1）病史：有喂养不当、病后失调、先天不足或情志失调史。

（2）临床表现：长期食欲不振，厌恶进食，食量明显少于同龄儿童，面色少华，形体偏瘦，精神尚好，活动如常。

4. 辨证论治

（1）脾失健运证——调和脾胃，运脾开胃——不换金正气散。

（2）脾胃气虚证——健脾益气，佐以助运——异功散。

（3）脾胃阴虚证——滋脾养胃，佐以助运——养胃增液汤。

五、积滞

1. 概述 积滞是小儿内伤乳食，停聚中焦，积而不化，气滞不行所形成的一种胃肠疾病。以不思乳食，食而不化，脘腹胀满或疼痛，嗳气酸腐或呕吐，大便酸臭溏薄或秘结为临床特征。各年龄均可发病，婴幼儿最多见。

2. 病因病机 病因为乳食内积，脾虚夹积。病位在脾、胃。基本病

机为乳食停聚不消，积而不化，气
滞不行。

3.诊断要点
（1）病史：有乳伤、伤食史。
（2）临床表现：不思乳食，食
而不化，脘腹胀满，大便溏泄、酸
臭或臭如败卵，或便秘。

4.辨证论治
（1）乳食内积证——消乳化食，
和中导滞——乳积者，消乳丸；食
积者，保和丸。
（2）脾虚夹积证——健脾助运，
消食化滞——健脾丸。

六、疳证

1.概述 疳证是由喂养不当或
多种疾病影响，导致脾胃受损，气
液耗伤，不能濡养脏腑、经脉、筋
骨、肌肤而形成的一种慢性消耗性
疾病。临床以形体消瘦、面色无华、
毛发干枯、精神萎靡或烦躁、饮食
异常、大便不调为特征。多见于5
岁以下小儿。

2.病因病机 病因为喂养不当、
疾病影响及先天禀赋不足。病变部
位主要在脾、胃，可涉及五脏。病
机关键为脾胃亏损，津液耗伤。

3.诊断要点
（1）病史：有喂养不当或病后
饮食失调及长期消瘦病史。
（2）临床表现：形体消瘦，体
重比正常同龄儿童平均值低15%以
上，面色不华，毛发稀疏，有饮食
异常、大便干稀不稠、脘腹胀满等
明显脾胃功能失调症状，兼有精神
不振、烦躁易怒、喜揉眉擦眼、吮
指磨牙等症。

4.辨证论治
（1）疳证——调和脾胃，益
气助运——资生健脾丸。
（2）疳积证——消积理脾，和
中清热——肥儿丸。
（3）干疳证——补脾益气，养

血活血——八珍汤。

（4）眼疳证——养血柔肝，滋
阴明目——石斛夜光丸。
（5）口疳证——清心泻火，滋
阴生津——泻心导赤散。
（6）疳肿胀证——健脾温阳，
利水消肿——防己黄芪汤合五苓散。

七、腹痛

1.概述 腹痛是指胃脘以下、
脐之两旁及耻骨以上部位的疼痛。
其中发生在胃脘以下、脐部以上部
位的疼痛称为大腹痛；发生在脐周
部位的疼痛，称为脐腹痛；发生在
小腹两侧或一侧部位的疼痛，称为
少腹痛；发生在下腹部正中部位的
疼痛，称为小腹痛。

2.病因病机 病因为腹部中寒、
乳食积滞、胃肠热结、脾胃虚寒和
瘀血内阻。病位主要在脾、胃、大
肠，亦与肝有关。病机关键为脾胃
肠腑气滞，不通则痛。

3.诊断要点
（1）病史：患儿可有外感寒邪、
伤于乳食、脾胃虚寒、情志不畅等
病史或诱因。
（2）临床表现：胃脘部、脐腹
部位、小腹两侧或一侧部位、下腹
部正中部位疼痛；腹痛时作时止、
时轻时重，常有反复发作，或痛处
自行缓解的特点；疼痛的性质可有
隐痛、钝痛、胀痛、刺痛、掣痛，
伴随腹痛出现的症状不多，可有啼
哭不宁、腹胀等。

4.辨证论治
（1）腹部中寒证——温中散寒，
理气止痛——养脏汤。
（2）乳食积滞证——消食导滞，
行气止痛——香砂平胃散。
（3）胃肠积热证——通腑泄热，
行气止痛——大承气汤。
（4）脾胃虚寒证——温中理脾，
缓急止痛——小建中汤合理中丸。
（5）气滞血瘀证——活血化瘀，
行气止痛——少腹逐瘀汤。

八、便秘

1. 概述 便秘是指大便秘结不通，排便次数减少或间隔时间延长，或便意频而大便艰涩排出困难的病证。可见于任何年龄，一年四季均可发病。

2. 病因病机 病因为乳食积滞、邪热伤津、气机郁滞、气血亏虚。主要病位在大肠，与脾、肝、肾三脏相关。病机关键是大肠传导功能失常。

3. 诊断要点

（1）病史：患儿可有喂养不当、挑食、偏食、外感时邪、情志不畅、脏腑虚损等病史。

（2）临床表现：不同程度的大便干燥，轻者仅大便前部干硬，重者大便坚硬，状如羊屎。排便次数减少，间隔时间延长，常2～3日排便1次，甚者可达6～7日1次；或虽排便间隔时间如常，但排便艰涩或时间延长，或便意频频，难以排出或排净。伴有腹胀、腹痛、食欲不振、排便哭闹等症。可因便秘而发生肛裂、便血、痔疮。部分患儿左下腹部可触及粪块。

4. 辨证论治

（1）食积便秘证——消积导滞通便——枳实导滞丸。

（2）燥热便秘证——清热润肠通便——麻子仁丸。

（3）气滞便秘证——理气导滞通便——六磨汤。

（4）气虚便秘证——益气润肠通便——黄芪汤。

（5）血虚便秘证——养血润肠通便——润肠丸。

九、营养性缺铁性贫血

1. 概述 营养性缺铁性贫血是由于体内贮存铁缺乏，导致血红蛋白合成减少所致。临床以皮肤黏膜苍白或苍黄、倦怠乏力、食欲不振、烦躁不安为特征。具有小细胞低色素性、血清铁和转铁蛋白饱和度降低、铁剂治疗效果良好等特点。多见于婴幼儿，尤以6个月～3岁常见。

2. 病因病机 病因为先天禀赋不足、脾胃虚弱、心脾两虚、肝肾阴虚、脾肾阳虚、精血丢失。病位主要在脾、胃，涉及心、肝、肾。病机关键在脾为气血不足，血虚不荣。

3. 诊断要点

（1）病史：具有明确的缺铁病史，如铁供给不足、吸收障碍、需要增多或慢性失血等。

（2）临床表现：轻度贫血者常无自觉症状；中重度以上贫血者，皮肤、黏膜逐渐苍白或苍黄，以唇、口腔黏膜、甲床及手掌最为明显，容易神疲乏力、烦躁不安或萎靡不振，注意力不集中，记忆力减退，理解力降低，对周围环境不感兴趣，食欲减退，不喜活动，呕吐，腹泻，口炎，舌炎，贫血较重时心率增快，心脏扩大，重者可出现心力衰竭。年长儿有头晕、眼前发黑、耳鸣等症状。部分患儿可有肝、脾及淋巴结肿大。年龄越小，病程越久，贫血越重，肝脾肿大越明显。

（3）实验室检查：血气分析、骨髓象、铁代谢。

（4）铁剂治疗有效：用铁剂治疗6周后，血红蛋白上升20g/L以上。

（5）病情分度

①轻度：血红蛋白，6个月～6岁90～110g/L，6岁以上90～120g/L；红细胞（3～4）×10^{12}/L。

②中度：血红蛋白60～90g/L，红细胞（2～3）×10^{12}/L。

③重度：血红蛋白30～60g/L，红细胞（1～2）×10^{12}/L。

④极重度：血红蛋白＜30g/L，红细胞＜10^{12}/L。

4. 辨证论治

（1）脾胃虚弱证——健运脾胃，益气养血——六君子汤。

（2）心脾两虚证——补脾养心，益气生血——归脾汤。

（3）肝肾阴虚证——滋养肝肾，调补精血——左归丸。

（4）脾肾阳虚证——温补脾肾，填精养血——右归丸。

第五单元　心肝病证

一、汗证

1. 概述　汗证是指小儿由于阴阳失调、腠理不固，而致汗液外泄异常的一种病证。多发生于5岁以内的小儿。

2. 病因病机　病因为先天禀赋不足，后天调护失宜。病机为肌表疏松，腠理开泄，或汗液不能自藏而外泄，或热迫津外泄。

3. 诊断要点

（1）病史：先天禀赋不足，后天调护失宜，患儿素体虚弱，或在热性病后，或有久病病史，或长期使用易致汗的药物。

（2）临床表现：小儿在安静状态下及正常环境中，全身或局部汗出过多，甚则大汗淋漓。寐则汗出，醒时汗止，称为盗汗；不分寤寐而汗出过多者，称为自汗。排除因环境、活动等客观因素及风湿热、结核病等疾病引起的汗出。

4. 辨证论治

（1）肺卫不固证——益气固表敛汗——玉屏风散合牡蛎散。

（2）营卫不和证——调和营卫——黄芪桂枝五物汤。

（3）气阴亏虚证——益气养阴——生脉散、当归六黄汤。

（4）湿热迫蒸证——清心泻脾——泻黄散。

二、病毒性心肌炎

1. 概述　病毒性心肌炎是由病毒侵犯心脏，引起的以局限性或弥漫性心肌炎性病变为主的疾病，部分可累及心包或心内膜。临床可见心悸、胸闷、乏力、气短、面色苍白、肢冷、多汗等症。发病以3～10岁小儿为多。

2. 病因病机　病因为正气不足，或外感风温、湿热邪毒。病机为心脉痹阻，气阴耗伤。

3. 诊断要点

（1）病史：发病前有感冒、泄泻、风疹等病史。

（2）临床表现：心功能不全、心源性休克或心脑综合征。有明显心悸、胸闷、乏力、气短、面色苍白、肢冷、多汗、脉结代等表现。心脏听诊可有心音低钝、心率加快、心律不齐、奔马律等。

（3）辅助检查：①X线或超声心动图示心脏扩大。②心电图改变。③血清肌酸激酶同工酶（CK-MB）升高，心肌肌钙蛋白（cTnI或cTnT）阳性。

（4）分期：急性期（半年以内）、迁延期（半年以上）、慢性期（1年以上）。

4. 辨证论治

（1）风热犯心证——清热解毒，宁心复脉——银翘散。

（2）湿热侵心证——清热化湿，宁心通脉——葛根黄芩黄连汤。

（3）气阴两虚证——益气养阴，宁心安神——炙甘草汤合生脉散。

（4）痰瘀互结证——活血化瘀，豁痰开痹——瓜蒌薤白半夏汤合失笑散。

（5）心阳虚衰证——温振心阳，宁心复脉——桂枝甘草龙骨牡蛎汤。

三、注意力缺陷多动障碍

1. 概述　注意力缺陷多动障碍，

是一种较常见的儿童时期行为障碍性疾病。临床以与年龄不相应的注意缺陷、多动、冲动为主要特征。本病多见于学龄期儿童，男孩多与女孩。

2. 病因病机　病因为先天禀赋不足、后天护养不当、教育不当、环境影响等。病位主要在心、肝、脾、肾。病机关键为脏腑阴阳失调，阴失内守，阳躁于外。

3. 诊断要点

（1）病史：有多动、品行障碍、精神障碍等病史及家族史；有铅中毒、锌缺乏等病史。

（2）临床表现：活动过多，注意力不集中，情绪不稳，冲动任性，学习困难。

（3）辅助检查：体格检查动作不协调，翻手试验、对指试验、指鼻试验、指指试验可呈阳性。注意力测试常呈阳性。

4. 辨证论治

（1）痰火内扰证——清热泻火，化痰宁心——黄连温胆汤。

（2）肝肾阴虚证——滋养肝肾，平肝潜阳——杞菊地黄丸。

（3）心脾两虚证——养心安神，健脾益气——归脾汤合甘麦大枣汤。

四、惊风

（一）急惊风

1. 概述　来势急骤，以高热、抽风、昏迷为主要表现，痰、热、惊、风四证俱备。

2. 病因病机　病因为外感风热、感受疫毒及暴受惊恐。病位主要在心、肝。病机关键为邪陷厥阴，蒙蔽心窍，引动肝风。

3. 诊断要点

（1）病史：患儿常有感受风热、疫毒之邪或暴受惊恐病史。

（2）临床表现：3岁以下婴幼儿多见，5岁以上逐渐减少；以高热、抽风、昏迷为主要表现；可有原发

性疾病的特征表现。

4. 辨证论治

（1）风热动风证——疏风清热，息风镇惊——银翘散。

（2）邪陷心肝证——平肝息风，清心开窍——羚角钩藤汤。

（3）气营两燔证——清气凉营，开窍息风——清瘟败毒饮。

（4）湿热疫毒证——清热化湿，解毒息风——黄连解毒汤合白头翁汤。

（5）惊恐惊风证——镇惊安神，平肝息风——琥珀抱龙丸。

（二）慢惊风

1. 概述　慢惊风以来势缓慢，抽搐无力，时作时止，反复难愈为特征，常伴昏迷、瘫痪等症。

2. 病因病机　病因为大病、久病，如暴吐、暴泻、久吐、久泻等。病位主要在脾、肾，病性以虚为主。病机为脾胃虚弱、脾虚肝旺；或脾肾阳虚，失于温煦；或热病伤阴，筋脉失养。

3. 诊断要点

（1）病史：具有反复呕吐、长期泄泻、急惊风、佝偻病等病史。

（2）临床表现：起病缓慢，病程较长。症见面色苍白、嗜睡无神、抽搐无力、时作时止、两手颤动、筋惕肉𥆧、脉细无力。

4. 辨证论治

（1）脾虚肝亢证——温中补虚，缓肝理脾——缓肝理脾汤。

（2）脾肾阳衰证——温补脾肾，回阳救逆——固真汤合逐寒荡惊汤。

（3）阴虚风动证——育阴潜阳，滋肾养肝——大定风珠。

第六单元　肾系病证

一、水肿

1. 概述　水肿为小儿时期常见的病证，以头面、眼睑、四肢，甚

至全身浮肿及小便短少为特征，有阳水、阴水之分。急性肾炎可发病于任何年龄，以3～12岁多见，2岁以下少见，常于感染后发病，多由溶血性链球菌感染引起。

2. 病因病机 病因为感受风邪、湿热内侵、肺脾气虚、脾肾两虚。病位主要在肺、脾、肾。病机关键为外邪诱发肺、脾、肾功能失调，气化失常，水液内停，泛溢肌肤。

3. 急性肾小球肾炎与肾病综合征的诊断

（1）急性肾小球肾炎

①病史：急性起病，1～3周前有呼吸道感染或皮肤感染史。

②临床表现：典型表现为血尿、少尿、非指凹性水肿、高血压。

③辅助检查 尿常规见红细胞、蛋白；抗"O"升高，补体 C_3 规律性改变。

（2）肾病综合征（原发性）

①病史：部分患儿有感染史。

②临床表现：水肿是最常见的临床表现，可从眼睑、颜面浮肿，甚至全身浮肿，水肿为凹陷性；重者累及浆膜腔，出现胸水、腹水、阴囊水肿。水肿明显时尿量减少，尿液有较多泡沫。③辅助检查：尿液检查显示尿蛋白在（+++）以上，24小时尿蛋白定量≥50mg/kg。血液检查显示血清总蛋白降低，血浆白蛋白＜25g/L，白球比值倒置，血浆胆固醇＞5.7mmol/L。

4. 辨证论治

（1）常证

①风水相搏证——疏风宣肺，利水消肿——麻黄连翘赤小豆汤合五苓散。

②湿热内侵证——清热解毒，凉血止血——五味消毒饮合小蓟饮子。

③肺脾气虚证——健脾益气，利水消肿——参苓白术散合玉屏风散。

④脾肾阳虚证——温肾健脾，利水消肿——真武汤。

⑤气阴两虚证——益气养阴，利水消肿——六味地黄汤加黄芪。

（2）变证

①水凌心肺证——泻肺逐水，温阳扶正——己椒苈黄丸合参附汤。

②邪陷心肝证——平肝息风，泻火利水——龙胆泻肝汤合羚角钩藤汤。

③水毒内闭证——辛开苦降，辟秽解毒——温胆汤合附子泻心汤。

二、尿频

1. 概述 尿频是儿科临床常见病症，以小便频数为特征。临床以泌尿系感染和白天尿频综合征（神经性尿频）最为常见。

2. 病因病机 病因为湿热下注、脾肾两虚、阴虚内热。病位在肾与膀胱。主要病机为膀胱气化功能失常。

3. 诊断要点 本病常见尿路感染、白天尿频综合征两种疾病。

（1）泌尿系感染

①病史：有外阴不洁或坐地嬉戏等湿热外侵病史。

②临床表现：起病急，以小便频数、淋沥涩痛，或伴发热、腰痛等为特征。小婴儿往往尿急、尿痛等症状不突出，可见排尿时哭闹，或以发热等全身症状为主。慢性患儿症状不典型，多见面色苍白、消瘦、发育缓慢等。

③实验室检查：尿常规白细胞增多或见脓细胞，可见白细胞管型。中段尿细菌培养阳性。

（2）白天尿频综合征

①病史：多发生在婴幼儿时期。

②临床表现：醒时尿频，点滴淋沥，但入眠消失，反复发作为特征。一般无其他痛苦，精神、饮食均正常。

③实验室检查：尿常规、尿培

养无阳性发现。

4. 辨证论治

（1）湿热下注证——清热利湿，通利膀胱——八正散。

（2）脾肾两虚证——温补脾肾，升提固摄——缩泉丸。

（3）阴虚内热证——滋肾补肾，清热降火——知柏地黄丸。

三、遗尿

1. 概述 遗尿是指5岁以上的小儿不能自主控制排尿，经常睡中小便自遗，醒后方觉的一种病证，又称尿床、遗溺。本病多见于10岁以下的儿童，男孩多于女孩，部分有家族遗传倾向。

2. 病因病机 病因为下元虚寒、肺脾气虚、心肾失交、肝经湿热。病位主要在膀胱，与肾、脾、肺密切相关。病机为三焦气化失司，膀胱约束不利。

3. 诊断要点

（1）病史：可有不良排尿习惯及过度疲劳、精神紧张等病史。

（2）临床表现：发病年龄在5岁以上，寐中小便自出，醒后方觉。每周至少有2次出现症状，持续3个月以上；或自幼遗尿，没有连续6个月以上的不尿床期。

（3）辅助检查：尿常规及尿培养无异常发现。部分患儿腰骶部X线摄片显示隐性脊柱裂。

4. 辨证论治

（1）肾气不足证——温补肾阳，固摄止遗——菟丝子散。

（2）肺脾气虚证——补肺健脾，固摄小便——补中益气汤合缩泉丸。

（3）心肾不交证——清心滋肾，安神固肾——交泰丸合导赤散。

（4）肝经湿热证——清利湿热，泻肝止遗——龙胆泻肝汤。

第七单元 传染病

一、麻疹

1. 概述 麻疹是感受麻疹时邪（麻疹病毒）引起的急性出疹性时行疾病。临床以发热、咳嗽、鼻塞流涕、泪水汪汪、口腔两颊黏膜可见麻疹黏膜斑、周身皮肤按序布发红色斑丘疹、疹退时皮肤有糠麸样脱屑和棕色色素着斑为特征。本病一年四季均可发病，好发于冬春季节；任何年龄均可发病，6个月～5岁小儿多见。其传染性较强，常可引起流行。

2. 病因病机 病因为感受麻疹时邪。病机为邪犯肺脾，肺脾热炽，外发肌肤。

3. 诊断要点

（1）病史：易感儿，流行季节，近期有麻疹接触史。

（2）临床表现：典型麻疹临床分为三期。

①初热期：为2～4天。表现为发热、咳嗽、喷嚏、鼻塞流涕、泪水汪汪，畏光羞明，口腔两颊黏膜近白齿处可见多个0.5～1mm大小的白色斑点，周围有红晕，为麻疹黏膜斑，同时可伴有腹泻、呕吐等症。

②出疹期：为3～5天。表现为热盛出疹，皮疹按序透发，一般多起于耳后发际，沿头面颈项、躯干四肢、手足心，最准部透发，3～4天出齐。皮疹初为淡红色斑丘疹，后转为暗红色，疹间皮肤颜色正常。邪毒深重者，皮疹稠密，融合成片，疹色紫暗，疹内陷者，可见疹骤没，或疹稀色淡。

③收没期：为3～5天。表现为皮疹透齐后身热渐平，皮疹渐退，皮肤留下糠麸样脱屑和棕色色素沉着斑。

（3）辅助检查：血常规检查、血清抗体检测、细胞学检查和病毒抗原检查。

4. 辨证论治

（1）邪犯肺卫证（初热期）——辛凉透表，清宣肺卫——宣毒发表汤。

（2）邪入肺胃证（出疹期）——清热解毒，透疹达邪——清解透疹汤。

（3）阴津耗伤证（收没期）——养阴益气，清解余邪——沙参麦冬汤。

二、奶麻

1. 概述 即幼儿急疹，是外感幼儿急疹时邪引起的一种急性出疹性时行疾病。临床以突然高热，持续3～4天后体温骤降，同时全身出现玫瑰红色斑丘疹，疹退后无痕迹遗留为特征。

2. 辨证论治

（1）邪郁肌表证——疏风清热，宣透邪毒——银翘散。

（2）毒透肌肤证——清热生津，以助康复——银翘散合养阴清肺汤。

三、风痧

1. 概述 即风疹，是由感受风痧时邪（风疹病毒）引起的急性出疹性时行疾病。临床以轻度发热，咳嗽，全身皮肤出现淡红色细小斑丘疹，耳后及枕部臖核肿大为特征。风痧多见于1～5岁小儿，冬春季节好发，有一定传染性，易在托幼机构中流行。

2. 病因病机 病因为感受风痧时邪。病机为邪犯肺卫，与气血相搏，邪毒外泄，发于肌肤。

3. 诊断要点

（1）病史：本病流行期间，患儿有风痧接触史。

（2）临床表现：初期类似感冒，发热1天左右，皮肤出现淡红色细

小斑丘疹；再1天后皮疹布满全身；出疹1～2天后，发热渐退，皮疹逐渐隐没；皮疹消退后，可有皮肤脱屑，但无色素沉着。一般全身症状较轻，但伴耳后及枕部臖核肿大、左胁下硬块（脾脏轻度肿大）。

4. 辨证论治

（1）邪犯肺卫证——疏风清热透邪——银翘散。

（2）邪入气营证——清气凉营解毒——透疹凉解汤。

四、丹痧

1. 概述 即猩红热，是感受猩红热时邪引起的急性出疹性时行疾病。临床以发热，咽喉肿痛或伴腐烂，全身布发猩红色皮疹，疹后脱屑脱皮为特征。本病一年四季都可发生，但以冬春两季为多。任何年龄都可发病，3～7岁儿童发病率较高。

2. 病因病机 病因为感受猩红热时邪。病变部位主要在肺、胃，可累及心、肝、肾。病机为邪侵肺胃，毒炽气营，上蒸咽喉，外透肌肤，内迫营血，疹后可致肺胃阴伤。

3. 诊断要点

（1）病史：流行季节，易感儿童有猩红热接触史。

（2）临床表现：典型病例的临床表现可分为三期。

①疹前期：一般不超过24小时，少数可达2天。起病急骤，高热，畏寒，咽痛，吞咽时加剧，可及扁桃体有脓性渗出物。软腭充血，有细小红疹或出血点，称为黏膜内疹，每先于皮疹出现。舌苔白，舌尖和边缘红肿，突出的舌乳头也呈白色，称为"白草莓舌"。

②出疹期：多在发热24小时内出疹，皮疹最早见于耳后、颈部、上胸部、腋下，然后迅速由上而下波及全身。皮疹特点是全身皮肤弥漫性发红，其上有红色细小丘疹，

呈鸡皮样，抚摸时似砂纸感，压之褪色。皮疹密集，疹间皮肤红晕，偶可见正常皮肤，用手指按压皮疹，恢复原状，称"贫血性皮肤划痕"。皮肤皱褶处如腋窝、肘窝、腹股沟等处，皮疹密集成线状排列，可夹有出血点，形成明显的横纹线，称为"帕氏线"。起病4～5天时，白苔脱落，舌面光滑鲜红，舌乳头红肿突起，称"红草莓舌"。面部潮红，无皮疹分布，口唇周围苍白，形成"环口苍白圈"。颈及颌下淋巴结肿大、压痛。

②恢复期：皮疹于3～5天后颜色转暗，逐渐消退，体温渐下降，一般情况好转。皮疹消退后1周，开始按出疹先后脱皮，先从面部糠屑样蜕皮，渐及躯干，最后四肢，重症可见大片状脱皮，以指甲间最明显，约2周脱尽，蜕皮后无色素沉着。

（3）实验室检查：血常规检查、细胞学检查等

4. 辨证论治

（1）邪侵肺卫证——辛凉宣透，清热利咽——解肌透痧汤。

（2）毒炽气营证——清气凉营，泻火解毒——凉营清气汤。

（3）疹后阴伤证——养阴生津，清热润喉——沙参麦冬汤。

五、水痘

1. 概述　水痘是由水痘时邪（水痘-带状疱疹病毒）引起的一种以皮肤出疹为主的急性呼吸道传染病。临床以发热，皮肤黏膜分批出现红色斑丘疹、疱疹、结痂，且同时存在为主要特征。一年四季均可发生，以冬春两季发病多见。任何年龄皆可发病，以6～9岁学龄儿童最为多见。

2. 病因病机　病因为感受水痘时邪。病位在肺、脾。病机为时邪

蕴郁肺脾，湿热蕴蒸，透于肌表。

3. 诊断要点

（1）病史：常在发病前2～3周有水痘接触病史。

（2）临床表现：典型的水痘分为疹前期和出疹期。

①疹前期：起病急，初起发热，体温大多不高，有咳嗽、清涕、食少等。

②出疹期：全身皮疹常在1～2天内出现，始见于头皮、面部，为红色斑丘疹，很快变成疱疹，疱疹呈椭圆形，大小不一，内含水液，疱浆清亮，周围红晕，常伴有瘙痒，继而结痂，痂盖脱落后不留瘢痕。皮疹以躯干部较多，四肢较少，分批出现，此起彼落，在同一时期，斑丘疹、疱疹、干痂并见。

（3）辅助检查：血常规检查示白细胞计数正常或稍高。

4. 辨证论治

（1）常证

①邪伤肺卫证——疏风清热，利湿解毒——银翘散。

②邪炽气营证——清气凉营，解毒化湿——清胃解毒汤。

（2）变证

①邪毒闭肺证——清热解毒，开肺化痰——麻杏石甘汤。

②邪毒内陷心肝证——清热解毒，镇惊开窍——清瘟败毒饮合安宫牛黄丸。

六、手足口病

1. 概述　手足口病是由感受手足口时邪引起的急性发疹性传染病。临床以手掌、足跖、口腔及臀等部位出现斑丘疹、疱疹，或伴发热为特征。本病一年四季均可发生，夏秋季多见。好发于学龄前儿童，以3岁以下发病率最高。本病传染性强，易暴发流行。

2. 病因病机　病因为感受手足口病时邪。病位在肺、脾。病机为

邪蕴肺脾，外透肌表。

3. 诊断要点

（1）病史：流行季节发病，常在发病前1～2周有与手足口病患者接触史。

（2）临床表现

①普通病例：发热伴手掌、足跖、口腔、臀部疱疹。起病急，发热多在38℃左右，伴头痛、咳嗽、流涕、口痛、纳差、恶心、呕吐等症。发热同时口腔黏膜出现疱疹，继而手足、臀部出现斑丘疹、疱疹。疱疹手足部多见，部分患儿腿、臀等部位也可见到疱疹，呈离心性分布，躯干及颜面部极少。疱疹一般7～10天消退，疹退后无瘢痕及色素沉着。

②重症病例：可见高热不退，头痛烦躁，嗜睡易惊，肢体抖动，甚至喘憋发绀，昏迷抽搐，汗出肢冷、脉微欲绝等症。

（3）辅助检查：血常规检查、血生化检查、病原学检查、血清学检查。

4. 辨证论治

（1）常证

①邪犯肺脾证——宣肺解表，清热化湿——甘露消毒丹。

②湿热蒸盛证——清热凉营，解毒祛湿——清瘟败毒饮。

（2）变证

①邪毒内陷厥阴心肝——解毒清热，息风开窍——送服安宫牛黄丸或紫雪丹。

②胸闷心悸，咳嗽气急，口唇发绀，咳吐粉红色泡沫痰——泻肺逐水，温阳扶正——己椒苈黄丸合参附汤。

七、痄腮

1. 概述　流行性腮腺炎，是由腮腺炎时邪（流行性腮腺炎病毒）引起的一种时行疾病。临床以发热、耳下腮部肿胀、疼痛为主要临床特

征。本病一年四季均可发生，冬春季易于流行。多见于3岁以上儿童，尤以学龄期儿童高发。

2. 病因病机　病因为外感腮腺炎时邪。病机为腮腺炎时邪壅阻少阳经脉，凝滞腮部。

3. 诊断要点

（1）病史：好发于冬春季，发病前2～3周有流行性腮腺炎患者接触史。

（2）临床表现：病初可有发热、头痛、呕吐等症状。腮腺肿胀常先起于一侧，2～3天后对侧亦肿大，其肿胀范围以耳垂为中心，向前后、下扩展，边缘不清。表皮不红，触之有弹性及压痛。腮腺管口可见红肿，可有颌下腺、舌下腺肿大。可并发脑膜脑炎、睾丸炎、卵巢炎、胰腺炎等。

4. 辨证论治

（1）常证

①邪犯少阳证——疏风清热，消肿散结——柴胡葛根汤。

②热毒蕴结证——清热解毒，软坚散结——普济消毒饮。

（2）变证

①邪陷心肝证——清热解毒，息风开窍——清瘟败毒饮。

②毒窜睾腹证——清肝泻火，活血止痛——龙胆泻肝汤。

第八单元　虫证

蛔虫病

1. 概述　蛔虫病是感染蛔虫卵引起的小儿常见肠道寄生虫病。临床表现以反复发作的脐周疼痛，时作时止，饮食异常，面色苍黄，大便下虫，或粪便镜检有蛔虫卵为主要特征。

2. 诊断要点

（1）病史：可有吐蛔、排蛔史。

（2）临床表现：脐周疼痛反复

发作，腹部按之可有条索状物或团块，轻揉可散，食欲异常，形体消瘦，可见挖鼻、咬指甲、寐中龂齿、面部白斑。

3. 辨证论治

（1）肠虫证——驱蛔杀虫，调理脾胃——使君子散。

（2）蛔厥证——安蛔定痛，继则驱虫——乌梅丸。

（3）虫瘕证——行气通腑，驱虫下蛔——驱蛔承气汤。

第九单元　其他病证

一、紫癜

1.概述　紫癜亦称紫斑，是小儿时期常见的出血性疾病之一。临床以皮肤溢于皮肤、黏膜之下，出现瘀点瘀斑，压之不褪色为特征。常伴有鼻衄、齿衄、尿血、呕血、便血等症状。

2.病因病机　内因为小儿素体正气亏虚，外因为外感风热时邪及其他邪气。病位在心、肝、脾、肾。病机为外感风热邪毒与异气之邪，蕴阻肌表血分，迫血妄行，外溢肌肤；或素体心脾气血不足，气阴亏损，虚火上炎，血不归经，外溢肌肤，发为本病。

3. 辨证论治

（1）风热伤络证——疏风散邪，清热凉血——银翘散。

（2）血热妄行证——清热解毒，凉血止血——犀角地黄汤。

（3）气不摄血证——健脾养心，益气摄血——归脾汤。

（4）阴虚火旺证——滋阴降火，凉血化瘀——知柏地黄丸。

二、维生素D缺乏性佝偻病

1.概述　维生素D缺乏性佝偻病简称佝偻病，是由于儿童体内维生素D不足，而使钙磷代谢失常的

一种慢性营养缺乏性疾病。临床以正在生长的骨骺端软骨板不能正常钙化，造成骨骼病变为特征，以多汗、夜啼、烦躁、枕秃、囟门迟闭，甚至鸡胸肋翻、下肢弯曲等为主要临床表现，是小儿时期常见的疾病之一。2岁以下婴幼儿，特别是1岁以内小婴儿，体格生长快，户外活动少，是易发本病的高危人群。

2.病因病机　病因为先天禀赋不足，后天调护失宜。病位主要在脾、肾，先天之本不足，后天化生无力，病变亦可涉及五脏。病机为脾肾亏虚，常累及心、肺、肝。

3. 诊断要点

（1）病史：有维生素D缺乏史，多见于3个月～2岁户外活动少的婴幼儿。

（2）临床表现：临床上按活动程度将本病分为4期，即初期、激期、恢复期、后遗症期。

①初期：多见6个月以内，特别是3个月以内的小婴儿。多为神经兴奋性增高的表现。血液生化改变轻微，一过性血钙下降，血磷降低，碱性磷酸酶正常或稍高。此期常无骨骼病变，骨骼X线可正常或钙化带稍模糊。

②激期：多汗、夜惊、易激惹等症状更加明显。体征方面主要是骨骼的改变，表现部位与该年龄骨骼生长速度较快的部位相一致。6月龄以内婴儿以颅骨改变为主，即颅骨软化；6月龄以后可出现方颅、佝偻病串珠、佝偻病手镯或脚镯样改变；1岁左右的小儿可见鸡胸、郝氏沟；小儿开始站立与行走后可出现股骨、胫骨、腓骨弯曲，形成"O"形或"X"形腿，有时有"K"形下肢畸形；患儿会坐与站立后可出现脊柱畸形。严重低血磷使肌肉糖代谢障碍，出现全身肌肉松弛、肌张力降低和肌力减弱。此期血生化除

血钙稍低外，其余指标改变更加显著，25-（OH）D_3 < 8ng/mL。X线摄片有明显改变。

③恢复期：患儿经治疗或日光照射后，临床症状和体征逐渐减轻或消失。X线示临时钙化带重现，血生化恢复正常。

④后遗症期：重症患儿常残留不同程度的骨骼畸形或运动功能障碍，多见于2岁以上小儿，临床症状消失，血生化正常，骨骼X线摄片干骺端病变消失。

（3）辅助检查：血液生化检查、X线摄片检查。

4. 辨证论治

（1）肺脾气虚证——健脾补肺，益气固表——人参五味子汤。

（2）脾虚肝旺证——健脾助运，平肝息风——益脾镇惊散。

（3）脾肾亏损证——补肾填精，佐以健脾——补肾地黄丸。

三、传染性单核细胞增多症

1. 概述 传染性单核细胞增多症简称"传单"，是由EB病毒引起的急性感染性疾病。临床表现多样化，以发热、咽峡炎、淋巴结及肝脾肿大、周围血象异型淋巴细胞和单核细胞增多为主要特征。本病秋冬季发病率稍高，多为散发，偶见流行。

2. 病因病机 病因为外感温热病邪。病机为热毒内传，灼津为痰，熬血成瘀，痰瘀互结，耗气伤阴。

3. 诊断要点

（1）病史：发病前1～2周有传单接触史。

（2）临床表现：①起病初始，可有轻重不同的前驱症状，如全身不适、畏寒发热、乏力、恶心呕吐、食欲不振等。②发病期典型表现为不规则发热、淋巴结肿大、咽峡炎、肝脾肿大、皮疹。③本病常累及心、肺、肾、脑等器官，可出现咳喘、惊厥、血尿、水肿、失语、偏瘫等症状。

（3）辅助检查：血常规白细胞计数增高，淋巴细胞和单核细胞增多，异型淋巴细胞10%以上；嗜异性凝集试验阳性；EB病毒特异性抗体阳性。

4. 辨证论治

（1）邪犯肺卫证——疏风清热，宣肺利咽——银翘散。

（2）气营两燔证——清气凉营，解毒利咽——普济消毒饮。

（3）痰热流注证——清热化痰，通络散瘀——清肝化痰丸。

（4）湿热蕴毒证——清热解毒，行气化湿——甘露消毒丹。

（5）正虚邪恋证——益气生津，清解余热——气虚邪恋，竹叶石膏汤；阴虚邪恋，青蒿鳖甲汤、沙参麦冬汤。

针灸学

第一单元　经络系统

一、经络系统的组成

1. 经脉包括十二经脉、奇经八脉，以及附属于十二经脉的十二经别、十二经筋、十二皮部。

2. 络脉包括十五络脉和难以计数的浮络、孙络等。

二、十二经脉

十二经脉是手三阴经（肺、心包、心）、手三阳经（大肠、三焦、小肠）、足三阳经（胃、胆、膀胱）、足三阴经（脾、肝、肾）的总称，是经络系统的主体，又称为"正经"。

1. 十二经脉的名称　十二经脉的名称分别为手太阴肺经、手阳明大肠经、足阳明胃经、足太阴脾经、手少阴心经、手太阳小肠经、足太阳膀胱经、足少阴肾经、手厥阴心包经、手少阳三焦经、足少阳胆经和足厥阴肝经。

十二经脉的名称是根据手足、脏腑、阴阳来命名的。阴气最盛为太阴，其次为少阴，再次为厥阴；阳气最盛为阳明，其次为太阳，再次为少阳。

2. 十二经脉的分布规律

（1）十二经脉左右对称地分布于头面、躯干和四肢，纵贯全身。

六阴经——脏，分布于四肢内侧和胸腹，如：手三阴经、足三阴经。

六阳经——腑，分布于四肢外侧和头面、躯干，如：手三阳经、足三阳经。

（2）十二经脉在四肢的分布呈现一定规律，具体表述如下：

①阳经为阳明在前、少阳在中、太阳在后（阳明少太阳）。

②阴经为太阴在前、厥阴在中、少阴在后（太阴厥少阴）。

注：足三阴经在足内踝上8寸以下为厥阴在前、太阴在中、少阴在后，至内踝上8寸以上，太阴交出于厥阴之前。

3. 十二经脉的属络表里关系

（1）阴经属脏络腑主里，阳经属腑络脏主表。

（2）十二经脉之间存在着表里配对关系，即中医基础理论之五脏六腑之表里（注意心包与三焦相表里）。

4. 十二经脉的循行走向与交接规律

（1）循行走向规律：手三阴经从胸走手，手三阳经从手走头，足三阳经从头走足，足三阴经从足走腹胸。

（2）循行交接规律

①相表里的阴经与阳经在手足末端交接。

②同名的阳经与阳经在头面部交接，如手足阳明经交接于鼻旁，手足太阳经皆通于目内眦，手足少阳经皆通于目外眦。

③相互衔接的阴经与阴经在胸中交接，如足太阴经与手少阴经交接于心中，足少阴经与手厥阴经交接于胸中，足厥阴经与手太阴经交接于肺中。

三、奇经八脉

1. 奇经八脉的名称 奇经八脉是指督脉、任脉、冲脉、带脉、阴维脉、阳维脉、阴跷脉、阳跷脉8条经脉，因与十二经脉不同而别道奇行，故称为奇经八脉。

2. 奇经八脉的循行分布和作用 奇经八脉纵横交错地循行分布于十二经脉之间，主要作用体现在两个方面：其一，沟通了十二经脉之间的联系，将部位相近、功能相似的经脉联系起来，达到统帅有关经脉气血，协调阴阳的作用。其二，对十二经脉气血有着蓄积和渗灌的调节作用。

四、十五络脉

十二经脉和任、督二脉各自别出一络，加上脾之大络，总称十五络脉，或十五别络。十五络脉分别以其所别出处的腧穴命名。

十五络脉的分布 ①十二络脉在四肢肘膝关节以下本经络穴分出后，均走向其相表的经脉。②任脉的别络，从胸骨剑突下鸠尾分出后，散布于腹部。③督脉的别络，从尾骨下长强分出后，散布于头部，并走向背部两侧的足太阳经。④脾的大络，出于腋下大包穴，散布于胸胁部。

五、十二经筋

十二经筋是十二经脉之气濡养筋肉骨节的体系，是附属于十二经脉的筋肉系统。

十二经筋的分布 十二经筋均起于四肢末端，上行头面胸腹部。行于体表，不入内脏。具有结、聚、散、络的特点。①三阳经筋分布于项背和四肢外侧：足三阳经筋起于足趾，循股外上行结于颃（面）；手三阳经筋起于手指，循臑外上行结于角（头）。

（2）三阴经筋分布于胸腹和四肢内侧：足三阴经筋起于足趾，循股内上行结于阴器（腹）；手三阴经筋起于手指，循臑内上行结于贲（胸）。

（3）足厥阴肝经除结于阴器外，还能总络诸筋（肝主筋）。

第二单元　经络的作用和经络学说的临床应用

经络学说的临床应用

1. 诊断方面

（1）确定疾病所属经脉。

（2）帮助诊断疾病：经络按诊的部位多为背俞穴，其次是募穴、原穴、郄穴、合穴或阿是穴等。

2. 治疗方面

（1）指导针灸临床选穴：《四总穴歌》所载"肚腹三里留，腰背委中求，头项寻列缺，面口合谷收"就是循经取穴的具体体现。

（2）指导药物归经：金元四大家中的张洁古（名元素）、李杲（字东垣）还根据经络学说，创立了"引经报使药"理论。

第三单元　腧穴的分类

1. 十四经穴 是指分布在十二经脉和任督二脉上的腧穴，即归属于十四经的穴位，总称"十四经穴"，简称"经穴"。其具有固定的名称和位置，分布在十四经循行路线上，有明确的主治病证，是腧穴的主要组成部分。经穴共有362穴。

2. 经外奇穴 是指未归属于十四经穴范围，但有固定名称和位置的经验效穴，统称"经外奇穴"，简称"奇穴"。

3. 阿是穴 既无具体名称，又无固定位置，而是以压痛点或其他反应点作为针灸施术的部位，叫作"阿是穴"，又称"天应穴""不定穴""压痛点"。

第四单元 腧穴的主治特点和规律

一、主治特点

1. 近治作用 腧穴所在，主治所在。

2. 远治作用 经脉所过，主治所及。

3. 特殊作用 某些腧穴具有双向良性调节作用。腧穴还具有相对的特异性，可特异地治疗某些疾病，如大椎穴退热、至阴穴矫正胎位。

二、主治规律

大体上，四肢部经穴以分经主治为主，头身部经穴以分部主治为主。

分经主治规律 治疗该经循行部位及其相应脏腑的病证。

第五单元 特定穴

特定穴是指十四经中具有特殊治疗作用，并有特定称号的腧穴。根据其不同的分布特点、含义和治疗作用，将特定穴分为五输穴、原穴、络穴、郄穴、下合穴、背俞穴、募穴、八会穴、八脉交会穴和交会穴等10类。

一、原穴

十二经脉在腕、踝关节附近各有一个腧穴，是脏腑原气经过和留止的部位，称为原穴，又名"十二原"。

原穴分布在腕、踝关节附近的十二经上。阴经以输为原。

二、络穴

络穴是指络脉从本经别出的部位。

1. 部位 十二经的络穴都位于肘膝关节以下。任脉之络穴鸠尾散于腹，督脉之络穴长强散于头上，脾之大络大包穴布于胸胁。共十五穴，故称为"十五络穴"。

2. 临床应用 因络穴能沟通表里两经，故有"一络通二经"，即可治疗本经及相表里之经的病证。临床上，把先病经脉的原穴和后病的相表里经脉的络穴相配合，称为"原络配穴法"或"主客原络配穴法"，是表里经配穴法的典型用法。

手太阴肺经太渊列缺，手厥阴心包经大陵内关，手少阴心经神门通里，足太阴脾经太白公孙，足厥阴肝经太冲蠡沟，足少阴肾经太溪大钟，手阳明大肠经合谷偏历，手少阳三焦经阳池外关，手太阳小肠经腕骨支正，足阳明胃经冲阳丰隆，足少阳胆经丘墟光明，足太阳膀胱经京骨飞扬。

三、背俞穴、募穴

背俞穴是脏腑之气输注于背腰部的腧穴。募穴是脏腑之气结聚于胸腹部的腧穴。

1. 分布特点与组成 背俞穴分布于背腰部的膀胱经第1侧线上（后正中线旁开1.5寸）。募穴分布在胸腹部相关经脉上，又称为"腹募穴"，多位于脏腑附近的部位。

2. 临床应用

（1）脏病用背俞穴：脏为阴，阴病求阳，故取属阳性的背俞穴（背为阳）。

（2）腑病用募穴：腑为阳，阳病求阴，故取属阴性的募穴（腹为阴）。

（3）俞、募穴密切联系脏腑之气，所以临床上常用俞募配穴法。

229

是前后配穴法的实例。

三椎肺俞厥阴四，心五肝九十胆俞，十一脾俞十二胃，十三三焦椎旁居，肾俞却与命门平，十四椎外穴是真，大肠十六小十八，膀胱俞与十九平。

四、八脉交会穴

1. 分布特点与组成 八脉交会穴均分布于肘膝以下，包括公孙、内关、后溪、申脉、足临泣、外关、列缺、照海。

2. 临床应用

穴名	主治	相配合主治
公孙	冲脉病证	心、胸、胃疾病
内关	阴维脉病证	
后溪	督脉病证	目内眦、颈项、耳、肩部疾病
申脉	阳跷脉病证	
足临泣	带脉病证	目锐眦、耳后、颊、颈、肩部疾病
外关	阳维脉病证	
列缺	任脉病证	肺系、咽喉、胸膈疾病
照海	阴跷脉病证	

五、八会穴

八会穴分布在躯干和四肢部，其中脏、腑、气、血、骨之会穴位于躯干部，筋、脉、髓之会穴位于四肢部。

腑会中脘脏章门，髓会绝骨筋阳陵，骨会大杼血膈俞，脉会太渊气膻中。

第六单元　腧穴的定位方法

1. 骨度分寸定位法。
2. 体表解剖标志定位法。
3. 手指同身寸定位法。

第七单元　手太阴肺经、腧穴

1. 经脉循行

（1）《灵枢·经脉》：肺手太阴之脉：起于中焦，下络大肠，还循胃口，上膈，属肺。从肺系，横出腋下，下循臑内，行少阴、心主之前，下肘中，循臂内上骨下廉，入寸口，上鱼，循鱼际，出大指之端。

其支者，从腕后，直出次指内廉，出其端。

（2）循行方向：胸→手。

（3）起止穴：中府→少商。

（4）联系脏腑器官：胃、肺、大肠、喉咙。

2. 主治概要

（1）胸、肺、咽喉部与肺系相关病证：咳嗽、气喘、咯血、咽喉肿痛、胸痛等。

（2）经脉循行部位的其他病证：肩背痛、肘臂挛痛、手腕痛等。

3. 常用腧穴的定位、主治要点和操作

（1）尺泽（LU 5） 合穴

【定位】在肘区，肘横纹上，肱二头肌腱桡侧缘凹陷中。

【主治】①咳嗽、气喘、咽喉肿痛、咯血等肺系证；②肘臂挛痛、小儿惊风、急性腹痛、吐泻等急症。

【操作】直刺 0.8 ～ 1.2 寸，或点刺出血。

（2）列缺（LU 7） 络穴；八脉交会穴，通任脉

【定位】在前臂，腕掌侧远端横纹上 1.5 寸，拇短伸肌腱与拇长展肌腱之间，拇长展肌腱沟的凹陷中。简便取穴法：两手虎口自然平直交叉，一手食指按在另一手桡骨茎突上，指尖下凹陷中是穴。

【主治】①咳嗽、气喘、咽喉肿痛等肺系病证；②外感头痛、项强、齿痛、口㖞等头面五官疾患；③手腕痛。

【操作】向肘部斜刺 0.5 ～ 0.8 寸。

（3）太渊（LU 9） 输穴；原穴；八会穴之脉会

【定位】在腕前区，桡骨茎突

与手舟骨之间，拇长展肌腱尺侧凹陷中。

【主治】①咳嗽、气喘、咳血、喉痹等肺系证；②无脉症；③胸痛、缺盆中痛，腕臂痛。

【操作】避开桡动脉，直刺0.3～0.5寸。

（4）鱼际（LU 10） 荥穴

【定位】在手外侧，第1掌骨桡侧中点赤白肉际处。

【主治】①咳嗽、气喘、咳血、失音、喉痹、咽干等肺系证；②外感发热，掌中热；③小儿疳积。

【操作】直刺0.5～0.8寸。

（5）少商（LU 11） 井穴

【定位】在手指，拇指末节桡侧，指甲根角侧上方0.1寸。

【主治】①咳嗽、气喘、咽喉肿痛、鼻衄等肺系实热病证；②中暑，发热；③昏迷、癫狂；④指肿、麻木。

【操作】浅刺0.1寸，或点刺出血。

第八单元　手阳明大肠经、腧穴

1. 经脉循行

（1）《灵枢·经脉》：大肠手阳明之脉，起于大指次指之端，循指上廉，出合谷两骨间，上入两筋之中，循臂上廉，入肘外廉，上臑外前廉，上肩，出髃骨之前廉，上出于柱骨之会上，下入缺盆，络肺，下膈，属大肠。

其支者，从缺盆上颈，贯颊，入下齿中；还出夹口，交人中——左之右、右之左，上夹鼻孔。

（2）循行方向：手→头。

（3）起止穴：商阳→迎香。

（4）联系脏腑器官：肺、大肠、下齿、鼻。

2. 主治概要

（1）头面五官病证：头痛、鼻

衄、齿痛、咽喉肿痛、口眼㖞斜、耳聋等。

（2）肠腑病证：腹胀、腹痛、肠鸣、泄泻等。

（3）皮肤病证：风疹、湿疹、瘾疹、荨麻疹、痤疮等。

（4）神志病证：昏迷、癫狂等。

（5）热病：发热、热病汗出等。

（6）经脉循行部位的其他病证：手臂、肩部酸痛麻木、不遂等。

3. 常用腧穴的定位、主治要点和操作

（1）商阳（LI 1） 井穴

【定位】在手指，食指末节桡侧，指甲根角侧上方0.1寸。

【主治】①热病，昏迷；②耳聋、青盲、咽喉肿痛、颐颔肿、齿痛等五官病证；③手指麻木。

【操作】浅刺0.1寸，或点刺出血。

（2）合谷（LI 4） 原穴

【定位】在手背，第2掌骨桡侧的中点处。

【主治】①头痛、齿痛、目赤肿痛、咽喉肿痛、牙关紧闭、鼻衄、耳聋、痄腮等头面五官病证；②发热恶寒等外感病证；③热病；④无汗或多汗；⑤经闭、滞产、月经不调、痛经、胎衣不下、恶露不止、乳少等妇科病证；⑥上肢疼痛、不遂；⑦皮肤瘙痒、荨麻疹等皮肤科病证；⑧小儿惊风、痉证；⑨腹痛、痢疾、便秘等肠腑病证；⑩牙拔出术、甲状腺手术等面口五官及颈部手术针麻常用穴。

【操作】直刺0.5～1.0寸。孕妇不宜针。

（3）手三里（LI 10）

【定位】在前臂，肘横纹下2寸，阳溪与曲池连线上。

【主治】①手臂麻痛、肘挛不伸、上肢不遂等上肢病证；②腹胀、泄泻等肠腑病证；③齿痛颊肿。

【操作】直刺0.8～1.2寸。

（4）曲池（LI 11） 合穴

【定位】在肘区，尺泽与肱骨外上髁连线的中点处。

【主治】①目赤肿痛、齿痛、咽喉肿痛等五官热性病证；②热病；③手臂肿痛、上肢不遂等上肢病证；④风疹、瘾疹、湿疹、丹毒、瘰疬等皮肤科病证；⑤腹痛、吐泻、痢疾等肠腑病证；⑥头痛、眩晕；⑦癫狂等神志病。

【操作】直刺 1.0～1.5 寸。

（5）肩髃（LI 15） 手阳明经与阳跷脉的交会穴

【定位】在三角肌区，肩峰外侧缘前端与肱骨大结节两骨间凹陷中。

【主治】①肩痛不举，上肢不遂；②瘰疬；③瘾疹。

【操作】直刺或向下斜刺 0.8～1.5 寸。

（6）迎香（LI 20）

【定位】在面部，鼻翼外缘中点旁，鼻唇沟中。

【主治】①鼻塞、鼻衄、鼻渊等鼻病；②口喎、面痒、面肿等口面部证证；③胆道蛔虫病。

【操作】略向内上方斜刺或平刺 0.3～0.5 寸。

第九单元　足阳明胃经、腧穴

1. 经脉循行

（1）《灵枢·经脉》：胃足阳明之脉，起于鼻，交頞中，旁约太阳之脉，下循鼻外，入上齿中，还出夹口，环唇，下交承浆，却循颐后下廉，出大迎，循颊车，上耳前，过客主人，循发际，至额颅。

其支者，从大迎前下人迎，循喉咙，入缺盆，下膈，属胃，络脾。

其直者，从缺盆下乳内廉，下夹脐，入气街中。

其支者，起于胃口，下循腹里，下至气街中而合，以下髀关，抵伏兔，下膝膑中，下循胫外廉，下

足跗，入中指（"指"通"趾"，以下足经均同）内间（指中趾与次趾间）。

其支者，下膝三寸而别，下入中指外间。

其支者，别跗上，入大指间，出其端。

（2）循行方向：头→足。

（3）起止穴：承泣→厉兑。

（4）联系脏腑器官：胃、脾、鼻、眼、口、上齿、乳房。

2. 主治概要

（1）脾胃病证：胃痛、呕吐、腹痛、腹胀、肠鸣、泄泻、便秘等。

（2）头面五官病证：头痛、眩晕、面痛、口喎、眼睑眴动、齿痛、目赤肿痛、近视等。

（3）神志病证：癫狂、谵语、吐舌等。

（4）热病。

（5）经脉循行部位的其他病证：下肢痿痹、中风瘫痪、足背肿痛、乳痈等。

3. 常用腧穴的定位、主治要点和操作

（1）地仓（ST 4） 手、足阳明经与任脉的交会穴

【定位】在面部，口角旁开 0.4 寸（指寸）。

【主治】口喎、眼睑眴动、流涎、齿痛、颊肿等面部五官病证。

【操作】斜刺或平刺 0.3～0.8 寸，可向颊车穴透刺。

（2）颊车（ST 6）

【定位】在面部，下颌角前上方一横指（中指）。

【主治】口喎、口噤、齿痛、面痛等面口病证。

【操作】直刺 0.3～0.5 寸，或向地仓穴透刺 1.5～2 寸。

（3）下关（ST 7）

【定位】在面部，颧弓下缘中央与下颌切迹之间凹陷中。

【主治】①牙关不利、面痛、齿

痛、口喝等面口病证；②耳鸣、耳聋、聘耳等耳部病证。

【操作】直刺 0.5 ～ 1 寸。

（4）天枢（ST 25） 大肠募穴

【定位】在腹部，横平脐中，前正中线旁开 2 寸。

【主治】①绕脐腹痛、腹胀、便秘、泄泻、痢疾等脾胃肠病证；②癥瘕、月经不调、痛经等妇科病证。

【操作】直刺 1 ～ 1.5 寸。

（5）归来（ST 29）

【定位】在下腹部，脐中下 4 寸，前正中线旁开 2 寸。

【主治】①小腹胀痛、疝气；②月经不调、经闭、痛经、带下、阴挺等妇科病证。

【操作】直刺 1 ～ 1.5 寸。

（6）足三里（ST 36） 合穴；胃下合穴

【定位】在小腿外侧，犊鼻下 3 寸，犊鼻与解溪连线上。

【主治】①胃痛、呕吐、腹胀、泄泻、痢疾、便秘、肠痈等脾胃肠病证；②下肢痿痹、中风瘫痪等下肢病证；③癫狂、不寐等神志病证；④气喘、痰多；⑤乳痈；⑥虚劳诸证，为强壮保健要穴。

【操作】直刺 1 ～ 2 寸。

（7）上巨虚（ST 37） 大肠下合穴

【定位】在小腿外侧，犊鼻下 6 寸，犊鼻与解溪连线上。

【主治】①肠鸣、腹中切痛、泄泻、便秘、肠痈等肠腑病证；②下肢痿痹、中风瘫痪等下肢病证。

【操作】直刺 1 ～ 2 寸。

（8）条口（ST 38）

【定位】在小腿外侧，犊鼻下 8 寸，犊鼻与解溪连线上。

【主治】①下肢痿痹、跗肿、转筋等下肢病证；②肩臂痛；③脘腹疼痛。

【操作】直刺 1 ～ 1.5 寸。

（9）丰隆（ST 40） 络穴

【定位】在小腿外侧，外踝尖上 8 寸，胫骨前肌的外缘。

【主治】①头痛、眩晕等头部病证；②癫狂；③咳嗽、哮喘、痰多等肺系病证；④下肢痿痹。

【操作】直刺 1 ～ 1.5 寸。

（10）内庭（ST 44） 荥穴

【定位】在足背，第 2、3 趾间，趾蹼缘后方赤白肉际处。

【主治】①胃痛、吐酸、泄泻、痢疾、便秘等胃肠病证；②足背肿痛；③齿痛、咽喉肿痛、鼻衄等五官病证；④热病。

【操作】直刺或斜刺 0.5 ～ 0.8 寸，可灸。

第十单元　足太阴脾经、腧穴

1. 经脉循行

（1）《灵枢·经脉》：脾足太阴之脉：起于大指之端，循指内侧白肉际，过核骨后，上内踝前廉，上腨内，循胫骨后，交出厥阴之前，上循膝股内前廉，入腹，属脾，络胃，上膈，夹咽，连舌本，散舌下。

其支者，复从胃别，上膈，注心中。

脾之大络，名曰大包，出渊腋下三寸，布胸胁。

（2）循行方向：足→腹。

（3）起止穴：隐白→大包。

（4）联系脏腑器官：脾、胃、心、咽、舌。

2. 主治概要

（1）脾胃病证：腹满、腹胀、食不化、胃痛、呕吐、腹痛、泄泻、痢疾等。

（2）妇科病证：月经不调、痛经、经闭、崩漏等。

（3）前阴病证：阴挺、遗尿、癃闭、阳痿、疝气等。

（4）经脉循行部位的其他病证：胸胁胀痛、下肢痿痹、足踝肿痛等。

233

3. 常用腧穴的定位、主治要点和操作

（1）隐白（SP 1）井穴

【定位】在足趾，大趾末节内侧，趾甲根角侧后方0.1寸（指寸）。

【主治】①月经过多、崩漏等妇科病证；②鼻衄、便血、尿血等出血证；③腹满、呕吐、泄泻等脾胃病证；④癫狂、多梦等神志病证；⑤惊风。

【操作】浅刺0.1寸。

（2）公孙（SP 4）络穴；八脉交会穴，通冲脉

【定位】在跖区，第1跖骨底的前下缘赤白肉际处。

【主治】①胃痛、呕吐、肠鸣腹胀、腹痛、痢疾等脾胃病证；②心烦不寐、狂证等神志病证；③逆气里急、气上冲心（奔豚气）等冲脉病证。

【操作】直刺0.6～1.2寸。

（3）三阴交（SP 6）足三阴经的交会穴

【定位】在小腿内侧，内踝尖上3寸，胫骨内侧缘后际。

【主治】①肠鸣腹胀、泄泻、便秘等脾胃肠病证；②月经不调、经闭、痛经、带下、阴挺、不孕、滞产等妇产科病证；③心悸、不寐、癫狂等神志病证；④小便不利、遗尿、遗精、阳痿等生殖、泌尿系统病证；⑤下肢痿痹；⑥湿疹、荨麻疹等皮肤病证；⑦阴虚诸证。

【操作】直刺1～1.5寸。孕妇禁针。

（4）阴陵泉（SP 9）合穴

【定位】在小腿内侧，胫骨内侧髁下缘与胫骨内侧缘之间的凹陷中。

【主治】①腹痛、泄泻、水肿、黄疸等脾湿证；②小便不利、遗尿、癃闭等泌尿系统病证；③遗精、阴茎痛等男科病证；④带下、妇人阴痛等妇科病证；⑤膝痛、下肢痿痹。

（5）血海（SP 10）

【定位】在股前区，髌底内侧端上2寸，股内侧肌隆起处。

【主治】①月经不调、痛经、经闭、崩漏等妇科病证；②湿疹、瘾疹、丹毒、皮肤瘙痒等皮外科病证；③膝股内侧痛。

【操作】直刺1～1.5寸。

第十一单元　手少阴心经、腧穴

1. 经脉循行

（1）《灵枢·经脉》：心手少阴之脉，起于心中，出属心系，下膈，络小肠。

其支者，从心系，上夹咽，系目系。

其直者，复从心系，却上肺，下出腋下，下循臑内后廉，行太阴、心主之后，下肘内，循臂内后廉，抵掌后锐骨之端，入掌内后廉，循小指之内，出其端。

（2）循行方向：胸→手。

（3）起止穴：极泉→少冲。

（4）联系脏腑器官：心、小肠、肺、心系、咽、目。

2. 主治概要

（1）心系病证：心痛、心悸、怔忡等。

（2）神志病证：癫狂痫、癔症、不寐等。

（3）经脉循行部位的其他病证：肩臂疼痛、胸胁痛、肘臂挛痛、小指疼痛等。

3. 常用腧穴的定位、主治要点和操作

（1）少海（HT 3）合穴

【定位】在肘前区，横平肘横纹，肱骨内上髁前缘。

【主治】①心痛、癔症、癫狂痫证等心疾、神志病证；②肘臂挛

痛、麻木，手颤；③腋胁痛，头项痛；④瘰疬。

【操作】直刺 0.5～1 寸。

（2）通里（HT 5） 络穴

【定位】在前臂前区，腕掌侧远端横纹上 1 寸，尺侧腕屈肌腱的桡侧缘。

【主治】①心悸、怔忡等心疾；②暴喑、舌强不语等舌窍病证；③肘臂挛痛、麻木，手颤等上肢病证。

【操作】直刺 0.5～1 寸。

（3）阴郄（HT 6） 郄穴

【定位】在前臂前区，腕掌侧远端横纹上 0.5 寸，尺侧腕屈肌腱的桡侧缘。

【主治】①心痛、心悸、惊恐等心疾；②吐血、衄血等血证；③骨蒸盗汗。

【操作】直刺 0.3～0.5 寸。

（4）神门（HT 7） 输穴；原穴

【定位】在腕前区，腕掌侧远端横纹尺侧端，尺侧腕屈肌腱的桡侧缘。

【主治】①心痛、心烦、惊悸、怔忡等心疾；②不寐、健忘、痴呆、癫狂痫等神志病证；③胸胁痛。

【操作】直刺 0.3～0.5 寸。

（5）少冲（HT 9） 井穴

【定位】在手指，小指末节桡侧，指甲根角侧上方 0.1 寸（指寸）。

【主治】①心悸、心痛等心疾；②癫狂、昏迷等神志病证；③目赤；④热病；⑤胸胁痛。

【操作】浅刺 0.1 寸，或点刺出血。

第十二单元　手太阳小肠经、腧穴

1. 经脉循行

（1）《灵枢·经脉》：小肠手太阳之脉，起于小指之端，循手外侧上腕，出踝中，直上循臂骨下廉，

出肘内侧两骨之间，上循臑外后廉，出肩解，绕肩胛，交肩上，入缺盆，络心，循咽，下膈，抵胃，属小肠。

其支者，从缺盆循颈，上颊，至目锐眦，却入耳中。

其支者，别颊上䪼，抵鼻，至目内眦（斜络于颧）。

（2）循行方向：手→头。

（3）起止穴：少泽→听宫。

（4）联系脏腑器官：心、小肠、胃、咽、鼻、耳、目。

2. 主治概要

（1）头面五官病证：头痛、眩晕、目翳、耳鸣、耳聋、咽喉肿痛等。

（2）热病。

（3）神志病：癫、狂、痫等。

（4）经脉循行部位的其他病证：肩臂酸痛、肘臂疼痛、颈项强痛、小指麻木疼痛等。

3. 常用腧穴的定位、主治要点和操作

（1）少泽（SI 1） 井穴

【定位】在手指，小指末节尺侧，指甲根角侧上方 0.1 寸（指寸）。

【主治】①肩臂后侧痛、小指麻木疼痛等上肢病证；②乳痈、乳少、产后缺乳等乳房病证；③昏迷、癫狂等神志病证；④头痛、咽喉肿痛、目翳、胬肉攀睛、耳聋、耳鸣等头面五官病证。

【操作】斜刺 0.1 寸或点刺出血。孕妇慎用。

（2）后溪（SI 3） 输穴；八脉交会穴，通督脉

【定位】在手内侧，第 5 掌指关节尺侧近端赤白肉际凹陷中。

【主治】①头项强痛、腰背痛、手指及肘臂挛痛等痛证；②耳聋、目赤、咽喉肿痛等五官病证；③癫、狂、痫等神志病证；④疟疾。

【操作】直刺 0.5～1 寸。治手指挛痛可透刺合谷穴。

（3）养老（SI 6） 郄穴

【定位】在前臂后区，腕背横纹上1寸，尺骨头桡侧凹陷中。

【主治】①肩、背、肘、臂酸痛，项强等经脉循行所过部位病证；②急性腰痛。

【操作】直刺或斜刺0.5～0.8寸。

（4）天宗（SI 11）

【定位】在肩胛区，肩胛冈中点与肩胛骨下角连线的上1/3与下2/3交点凹陷中。

【主治】①肩胛疼痛；②气喘；③乳痈、乳癖等乳房病证。

【操作】直刺或斜刺0.5～1寸。遇到阻力不可强行进针。

（5）听宫（SI 19）

【定位】在面部，耳屏正中与下颌骨髁状突之间的凹陷中。

【主治】①耳鸣、耳聋、聤耳等耳部病证；②齿痛等口面病证；③癫、狂、痫等神志病证。

【操作】微张口，直刺0.5～1寸。

第十三单元　足太阳膀胱经、腧穴

1.经脉循行

（1）《灵枢·经脉》：膀胱足太阳之脉，起于目内眦，上额交巅。

其支者，从巅至耳上角。

其直者，从巅入络脑，还出别下项，循肩髆内，夹脊抵腰中，入循膂，络肾，属膀胱。

其支者，从腰中，下夹脊，贯臀，入腘中。

其支者，从髆内左右别下贯胛，夹脊内，过髀枢，循髀外后廉下合腘中，以下贯腨内，出外踝之后，循京骨至小指外侧。

（2）循行方向：头→足。

（3）起止穴：睛明→至阴。

（4）联系脏腑器官：膀胱、肾、脑、目、耳。

2.主治概要

（1）脏腑证：背部第一侧线的背俞穴及第二侧线的腧穴，主治与其相关的脏腑病证和有关的组织器官病证。

（2）神志病证：癫、狂、痫等。

（3）头面五官病证：头痛、鼻塞、鼻衄等。

（4）经脉循行部位的其他病证：项、背、腰、下肢痹痛等。

3.常用腧穴的定位、主治要点和操作

（1）睛明（BL 1）

【定位】在面部，目内眦内上方眶内侧壁凹陷中。

【主治】①目赤肿痛、流泪、视物不明、目眩、近视、夜盲、色盲、目翳等眼病；②急性腰痛；③心悸、怔忡等心疾。

【操作】嘱患者闭目，医者左手轻推眼球向外侧固定，右手缓慢进针，紧靠眶缘直刺0.5～1寸。遇到阻力时，不宜强行进针，应改变进针方向或退针。不捻转，不提插，或只轻微地捻转和提插。出针后按压针孔片刻，以防出血。针具宜细，消毒宜严。禁灸。

（2）攒竹（BL 2）

【定位】在面部，眉头凹陷中，额切迹处。

【主治】①头痛、面痛、眉棱骨痛、面瘫等头面病证；②眼睑眴动、眼睑下垂、目视不明、流泪、目赤肿痛等眼疾；③呃逆；④急性腰扭伤。

【操作】可向眉中或向眼眶内缘平刺或斜刺0.5～0.8寸，或直刺0.2～0.3寸。禁灸。

（3）肺俞（BL 13）肺之背俞穴

【定位】在脊柱区，第3胸椎棘突下，后正中线旁开1.5寸。

【主治】①鼻塞、咳嗽、气喘、咯血等肺系病证；②骨蒸潮热、盗

汗等阴虚病证；③背痛；④皮肤瘙痒，瘾疹。

【操作】斜刺0.5～0.8寸。热证宜点刺放血。

（4）心俞（BL 15）　心之背俞穴

【定位】在脊柱区，第5胸椎棘突下，后正中线旁开1.5寸。

【主治】①心痛、惊悸、不寐、健忘、癫痫等心神病证；②胸闷、胸痛、咳嗽、吐血等胸肺病证；③遗精、白浊等男科病证；④盗汗。

【操作】斜刺0.5～0.8寸。

（5）膈俞（BL 17）　八会穴之血会

【定位】在脊柱区，第7胸椎棘突下，后正中线旁开1.5寸。

【主治】①胃痛；②呕吐、呃逆、咳嗽、气喘等气逆之证；③贫血、吐血、便血等血证；④瘾疹、皮肤瘙痒等皮肤病证；⑤潮热、盗汗等阴虚证。

【操作】斜刺0.5～0.8寸。

（6）肝俞（BL 18）　肝之背俞穴

【定位】在脊柱区，第9胸椎棘突下，后正中线旁开1.5寸。

【主治】①胁痛、黄疸等肝胆病证；②目赤、目视不明、夜盲、迎风流泪等目疾；③眩晕、癫狂痫；④脊背痛，角弓反张，转筋。

【操作】斜刺0.5～0.8寸。

（7）脾俞（BL 20）　脾之背俞穴

【定位】在脊柱区，第11胸椎棘突下，后正中线旁开1.5寸。

【主治】①腹胀、纳呆、呕吐、泄泻、痢疾、便血、多食善饥、身体消瘦等脾胃病证；②黄疸，水肿；③背痛。

【操作】斜刺0.5～0.8寸。

（8）肾俞（BL 23）　肾之背俞穴

【定位】在脊柱区，第2腰椎棘突下，后正中线旁开1.5寸。

【主治】①头晕、耳鸣、耳聋、慢性腹泻、气喘、腰酸痛、阳痿、不育等肾虚病证；②遗尿、癃闭等前阴病证；③月经不调、带下、不孕等妇科病证；④消渴。

【操作】直刺0.5～1寸。

（9）大肠俞（BL 25）　大肠之背俞穴

【定位】在脊柱区，第4腰椎棘突下，后正中线旁开1.5寸。

【主治】①腰痛；②腹胀、泄泻、便秘等肠腑病证。

【操作】直刺0.8～1.2寸。

（10）次髎（BL 32）

【定位】在骶区，正对第2骶后孔中。

【主治】①月经不调、痛经、阴挺、带下等妇科病证；②遗精、阳痿等男科病证；③小便不利、癃闭、遗尿、疝气等前阴病证；④腰骶痛，下肢痿痹。

【操作】直刺1～1.5寸。

（11）委阳（BL 39）　三焦下合穴

【定位】在膝部，腘横纹上，股二头肌腱的内侧缘。

【主治】①腹满，癃闭；②腰脊强痛，腿足挛痛。

【操作】直刺1～1.5寸。

（12）委中（BL 40）　合穴；膀胱下合穴

【定位】在膝后区，腘横纹中点。

【主治】①腰背痛、下肢痿痹等；②急性腹痛、急性吐泻等急症；③癃闭、遗尿等泌尿系病证；④丹毒、瘾疹、皮肤瘙痒、疔疮等血热病证。

【操作】直刺1～1.5寸，或用三棱针点刺腘静脉出血。针刺不宜过快、过强、过深，以免损伤血管和神经。

（13）承山（BL 57）

【定位】在小腿后区，腓肠肌两肌腹与肌腱交角处。

【主治】①腰腿拘急、疼痛；②痔疾、便秘；③腹痛、疝气。

【操作】直刺1～2寸。不宜过强地刺激，以免引起腓肠肌痉挛。

（14）昆仑（BL 60）经穴

【定位】在踝区，外踝尖与跟腱之间的凹陷中。

【主治】①后头痛、目眩、项强等头项病证；②腰骶疼痛，足踝肿痛；③癫痫；④滞产。

【操作】直刺0.5～0.8寸。孕妇禁用，经期慎用。

（15）申脉（BL 62）八脉交会穴，通阳跷脉；足太阳经与阳跷脉的交会穴

【定位】在踝区，外踝尖直下，外踝下缘与跟骨之间凹陷中。

【主治】①头痛、眩晕等头部疾病；②癫、狂、痫等神志病证；③嗜睡、不寐等眼睛开合不利病证；④腰腿酸痛，下肢运动不利。

【操作】直刺0.3～0.5寸。

（16）至阴（BL 67）井穴

【定位】在足趾，小趾末节外侧，趾甲根角侧后方0.1寸（指寸）。

【主治】①胎位不正、滞产、胞衣不下等胎产病证；②头痛、目痛、鼻塞、鼻衄等头面五官病证。

【操作】浅刺0.1寸。胎位不正用灸法。

第十四单元　足少阴肾经、腧穴

1. 经脉循行

（1）《灵枢·经脉》：肾足少阴之脉，起于小指之下，斜走足心，出于然谷之下，循内踝之后，别入跟中，以上腨内，出腘内廉，上股内后廉，贯脊属肾，络膀胱。

其直者，从肾上贯肝膈，入肺中，循喉咙，夹舌本。

其支者，从肺出，络心，注胸中。

（2）循行方向：足→腹。

（3）起止穴：涌泉→俞府。

（4）联系脏腑器官：肾、膀胱、肝、肺、心、喉、舌根。

2. 主治概要

（1）头及五官病证：头痛、目眩、咽喉肿痛、齿痛、耳聋、耳鸣等。

（2）妇科病证、前阴病证：月经不调、遗精阳痿、小便频数等。

（3）经脉循行部位的其他病证：下肢厥冷、内踝肿痛等。

3. 常用腧穴的定位、主治要点和操作

（1）太溪（KI 3）输穴；原穴

【定位】在踝区，内踝尖与跟腱之间的凹陷中。

【主治】①头晕目眩、不寐、健忘、遗精、阳痿、月经不调等肾虚证；②咽喉肿痛、齿痛、耳聋、耳鸣等阴虚性五官病证；③咳嗽、胸痛、咳血等肺系病证；④消渴，小便频数、便秘；⑤腰脊痛，足跟痛，下肢厥冷。

【操作】直刺0.5～0.8寸。

（2）照海（KI 6）八脉交会穴，通阴跷脉

【定位】在踝区，内踝尖下1寸，内踝下缘边际凹陷中。

【主治】①月经不调、痛经、阴痒、赤白带下等妇科病证；②痫病、不寐、嗜卧、癫症等神志病证；③咽喉干痛，目赤肿痛；④小便频数、癃闭；⑤便秘。

【操作】直刺0.5～0.8寸。

（3）复溜（KI 7）经穴

【定位】在小腿内侧，内踝尖上2寸，跟腱前缘。

【主治】①腹胀、泄泻、癃闭、水肿；②盗汗、汗出不止或热病无汗等津液输布失调病证；③下肢痿痹，腰脊强痛。

【操作】直刺 0.5～1 寸。

第十五单元　手厥阴心包经、腧穴

1. 经脉循行

（1）《灵枢·经脉》：心主手厥阴心包之脉，起于胸中，出属心包，下膈，历络三焦。

其支者，循胸出胁，下腋三寸，上抵腋下，循臑内，行太阴、少阴之间，入肘中，下臂，行两筋之间，入掌中，循中指，出其端。

其支者，别掌中，循小指次指出其端。

（2）循行方向：胸→手。

（3）起止穴：天池→中冲。

（4）联系脏腑器官：心包、三焦。

2. 主治概要

（1）心胸、神志病证：心痛、心悸、心烦、胸闷、癫狂病等。

（2）胃腑病证：胃痛、呕吐等。

（3）经脉循行部位的其他病证：上臂内侧痛、肘臂挛痛、腕痛、掌中热等。

3. 常用腧穴的定位、主治要点和操作

（1）曲泽（PC 3）　合穴

【定位】在肘前区，肘横纹上，肱二头肌腱的尺侧缘凹陷中。

【主治】①心痛、心悸、善惊等心疾；②胃痛、呕吐、泄泻等胃肠热性病证；③热病，中暑；④肘臂挛痛，上肢颤动。

【操作】直刺 1～1.5 寸，或三棱针点刺出血。

（2）郄门（PC 4）　郄穴

【定位】在前臂前区，腕掌侧远端横纹上 5 寸，掌长肌腱与桡侧腕屈肌腱之间。

【主治】①心痛、心悸、心烦、胸痛等心胸病证；②咳血、呕血、衄血等血证；③疔疮；④癫痫。

【操作】直刺 0.5～1 寸。

（3）内关（PC 6）　络穴；八脉交会穴，通阴维脉

【定位】在前臂前区，腕掌侧远端横纹上 2 寸，掌长肌腱与桡侧腕屈肌腱之间。

【主治】①心痛、心悸、胸闷等心胸病证；②胃痛、呕吐、呃逆等胃腑病证；③不寐、郁病、癫狂痫等神志病证；④中风，眩晕，偏头痛；⑤胁痛，胁下痞块，肘臂挛痛。

【操作】直刺 0.5～1 寸。注意穴位深层有正中神经。

（4）劳宫（PC 8）　荥穴

【定位】在掌区，横平第 3 掌指关节近端，第 2、3 掌骨之间偏于第 3 掌骨。简便取穴：握拳，中指尖下是穴。

【主治】①中风昏迷、中暑等急症；②心痛、烦闷等心疾；③癫狂痫等神志病证；④口疮，口臭；⑤鹅掌风。

【操作】直刺 0.3～0.5 寸。为急救要穴之一。

第十六单元　手少阳三焦经、腧穴

1. 经脉循行

（1）《灵枢·经脉》：三焦手少阳之脉，起于小指次指之端，上出两指之间，循手表腕，出臂外两骨之间，上贯肘，循臑外上肩，而交出足少阳之后，入缺盆，布膻中，散络心包，下膈，遍属三焦。

其支者，从膻中，上出缺盆，上项，系耳后，直上出耳上角，以屈下颊至颅。

其支者，从耳后入耳中，出走耳前，过客主人，前交颊，至目锐眦。

（2）循行方向：手→头。

（3）起止穴：关冲→丝竹空。

（4）联系脏腑器官：心包、三焦、耳、目。

2. 主治概要

（1）头面五官病证：头、目、耳、颊、咽喉病等。

（2）热病。

（3）经脉循行部位的其他病证：胸胁痛，肩臂外侧痛，上肢挛急、麻木、不遂等。

3. 常用腧穴的定位、主治要点和操作

（1）中渚（TE 3） 输穴

【定位】在手背，第 4、5 掌骨间，第 4 掌指关节近端凹陷中。

【主治】①手指屈伸不利，肘臂肩背痛；②头痛、耳鸣、耳聋、聘耳、耳痛、目赤、咽喉肿痛等头面五官病证；③热病，疟疾。

【操作】直刺 0.3 ～ 0.5 寸。

（2）外关（TE 5） 络穴；八脉交会穴，通阳维脉

【定位】在前臂后区，腕背侧远端横纹上 2 寸，尺骨与桡骨间隙中点。

【主治】①耳鸣、耳聋、耳痛、目赤肿痛、目生翳膜、目眩、咽喉肿痛、口㖞、口喝、齿痛、面痛等头面五官病证；②头痛、颈项及肩部疼痛，肘部痹痛，上肢痹痛；③热病，疟疾，伤风感冒；④瘰疬。

【操作】直刺 0.5 ～ 1.0 寸。

（3）支沟（TE 6） 经穴

【定位】在前臂后区，腕背侧远端横纹上 3 寸，尺骨与桡骨间隙中点。

【主治】①便秘；②热病；③耳鸣、耳聋、咽喉肿痛、暴喑、头痛等头面五官病证；④肘臂痛，胁肋痛，落枕；⑤瘰疬。

【操作】直刺 0.5 ～ 1.0 寸。

（4）肩髎（TE 14）

【定位】在三角肌区，肩峰角与肱骨大结节两骨间凹陷中。

【主治】①肩臂挛痛，不遂；②风疹。

【操作】直刺 0.8 ～ 1.5 寸。

（5）翳风（TE 17） 手、足少阳经的交会穴

【定位】在颈部，耳垂后方，乳突下端前方凹陷中。

【主治】①耳鸣、耳聋、聘耳等耳病；②眼睑䐃动、颊肿、口㖞、牙关紧闭、齿痛等面口病证；③瘰疬。

【操作】直刺 0.5 ～ 1.0 寸。

（6）丝竹空（TE 23） 手、足少阳经的交会穴

【定位】在面部，眉梢凹陷中。

【主治】①头痛、眩晕、目赤肿痛、眼睑䐃动、视物不清等头目病证；②癫痫；③齿痛，牙关拘急，口喝。

【操作】平刺 0.3 ～ 0.5 寸；不灸。

第十七单元 足少阳胆经、腧穴

1. 经脉循行

（1）《灵枢·经脉》：胆足少阳之脉，起于目锐眦，上抵头角，下耳后，循颈，行手少阳之前，至肩上，却交出手少阳之后，入缺盆。

其支者，从耳后入耳中，出走耳前，至目锐眦后。

其支者，别锐眦，下大迎，合于手少阳，抵于䪼，下加颊车，下颈，合缺盆。以下胸中，贯膈，络肝，属胆，循胁里，出气街，绕毛际，横入髀厌中。

其直者，从缺盆下腋，循胸，过季胁，下合髀厌中。以下循髀阳，出膝外廉，下外辅骨之前，直下抵绝骨之端，下出外踝之前，循足跗上，入小指次指之间。

其支者，别跗上，入大指之间，循大指歧骨内，出其端；还贯爪甲，出三毛。

（2）循行方向：头→足。

（3）起止穴：瞳子髎→足窍阴。

（4）联系脏腑器官：肝、胆、耳、目。

2. 主治概要

（1）头面五官病证：侧头、目、耳、咽喉病等。

（2）肝胆病证：黄疸、口苦、胁痛等。

（3）神志病证：癫狂等。

（4）热病。

（5）经脉循行部位的其他病证：胁肋痛，下肢痹痛、麻木、不遂等。

3.常用腧穴的定位、主治要点和操作

（1）阳白（GB 14）　足少阳经与阳维脉的交会穴

【定位】在头部，眉上1寸，瞳孔直上。

【主治】①头痛，眩晕；②视物模糊、目痛等目疾；③眼睑眴动、眼睑下垂等目疾。

【操作】平刺0.3～0.5寸。

（2）风池（GB 20）　足少阳经与阳维脉的交会穴

【定位】在颈后区，枕骨之下，胸锁乳突肌上端与斜方肌上端之间的凹陷中。

【主治】①中风、头痛、眩晕、不寐、癫痫等内风所致病证；②恶寒发热、口眼㖞斜等外风所致病证；③目赤肿痛、视物不明、鼻塞、鼻鼽、鼻渊、耳鸣、咽喉肿痛等五官病证；③颈项强痛。

【操作】向鼻尖方向斜刺0.8～1.2寸。

（3）肩井（GB 21）　手、足少阳经与阳维脉的交会穴

【定位】在肩胛区，第7颈椎棘突与肩峰最外侧点连线的中点。

【主治】①头痛、眩晕、颈项强痛等头项病证；②肩背疼痛，上肢不遂；③瘰疬、乳痈、乳少、难产、胞衣不下等妇科病证。

【操作】直刺0.3～0.5寸，切忌深刺、捣刺。孕妇禁用。

（4）环跳（GB 30）　足少阳经与足太阳经的交会穴

【定位】在臀区，股骨大转子最凸点与骶管裂孔连线的外1/3与内2/3交点处。

【主治】①下肢痿痹，半身不遂，腰腿痛；②风疹。

【操作】直刺2～3寸。

（5）风市（GB 31）

【定位】在股部，髌底上7寸；直立垂手，掌心贴于大腿时，中指尖所指凹陷中，髂胫束后缘。

【主治】①下肢痿痹；②遍身瘙痒。

【操作】直刺1～2寸。

（6）阳陵泉（GB 34）合穴；胆下合穴；八会穴之筋会

【定位】在小腿外侧，腓骨头前下方凹陷中。

【主治】①黄疸、口苦、呕吐、胁痛等胆腑病证；②下肢痿痹、膝髌肿痛、肩痛等筋病；③小儿惊风。

【操作】直刺1～1.5寸。

（7）丘墟（GB 40）　原穴

【定位】在踝区，外踝的前下方，趾长伸肌腱的外侧凹陷中。

【主治】①偏头痛，胸胁胀痛；②下肢痿痹，外踝肿痛，足下垂，脚气；③疟疾。

【操作】直刺0.5～0.8寸。

（8）足临泣（GB 41）　输穴；八脉交会穴，通带脉

【定位】在足背，第4、5跖骨底结合部的前方，第5趾长伸肌腱外侧凹陷中。

【主治】①偏头痛、眩晕、目赤肿痛、目涩、耳鸣、耳聋等头面五官病证；②乳痈、乳胀、月经不调等妇科病证；③胁肋胀痛，足跗肿痛；④瘰疬；⑤疟疾。

【操作】直刺0.3～0.5寸。

第十八单元　足厥阴肝经、腧穴

1.经脉循行

（1）《灵枢·经脉》：肝足厥阴之脉，起于大指丛毛之际，上循足跗上廉，去内踝一寸，上踝八寸，交出太阴之后，上腘内廉，循股阴，

入毛中，环阴器，抵小腹，夹胃，属肝，络胆，上贯膈，布胁肋，循喉咙之后，上入颃颡，连目系，上出额，与督脉会于巅。

其支者，从目系下颊里，环唇内。

其支者，复从肝别贯膈，上注肺。

（2）循行方向：足→腹。

（3）起止穴：大敦→期门。

（4）联系脏腑器官：胃、肺、肝、胆、喉、目、唇内。

2. 主治概要

（1）肝胆病证：黄疸、胸胁胀痛、呕逆、中风、头痛、眩晕、惊风等。

（2）妇科病和前阴病证：月经不调、痛经、崩漏、带下、遗尿、小便不利等。

（3）经脉循行部位的其他病证：下肢痹痛、麻木、不遂等。

3. 常用腧穴的定位、主治要点和操作

（1）大敦（LR 1）　井穴

【定位】在足趾，大趾末节外侧，趾甲根角侧后方 0.1 寸（指寸）。

【主治】①疝气，少腹痛；②遗尿、癃闭、淋证等泌尿系病证；③月经不调、经闭、崩漏、阴挺等妇科病证；④癫痫。

【操作】浅刺 0.1 ～ 0.2 寸，或点刺出血。

（2）行间（LR 2）　荥穴

【定位】在足背，第 1、2 趾之间，趾蹼缘后方赤白肉际处。

【主治】①头痛、目眩、目赤肿痛、青盲、口㖞等头面五官热性病证；②月经过多、崩漏、痛经、经闭、带下等妇科病证；③阴中痛，疝气；④小便不利，癃闭，尿痛；⑤胁痛，黄疸。

【操作】直刺 0.5 ～ 0.8 寸。

（3）太冲（LR 3）　输穴；原穴

【定位】在足背，第 1、2 跖骨

间，跖骨底结合部前方凹陷中，或触及动脉搏动处。

【主治】①中风、癫狂痫、头痛、眩晕、口眼㖞斜、小儿惊风等内风所致病证；②目赤肿痛、口㖞、青盲、咽喉干痛、耳鸣、耳聋等头面五官热性病证；③月经不调、崩漏、痛经、难产等妇科病证；④黄疸、胁痛、腹胀、呕逆等肝胃病证；⑤下肢痿痹，足跗肿痛。

【操作】直刺 0.5 ～ 1 寸。

（4）期门（LR 14）　肝募穴；足厥阴经与足太阴经的交会穴

【定位】在胸部，第 6 肋间隙，前正中线旁开 4 寸。

【主治】①胸胁胀痛；②腹胀、呃逆、吞酸等肝胃病证；③郁病，奔豚气；④乳痈。

【操作】斜刺 0.5 ～ 0.8 寸。

第十九单元　督脉、腧穴

1. 经脉循行　督脉者，起于下极之输，并于脊里，上至风府，入脑，上巅，循额，至鼻柱。

2. 主治概要

（1）脏腑病证：胸背腰段的腧穴主治与其相关的脏腑病证和有关的组织器官病证。

（2）神志病：癫狂痫等。

（3）热病。

（4）头面五官病证：头痛、口㖞、面肿等。

（5）经脉循行部位的其他病证：腰骶、背项疼痛等。

3. 常用腧穴的定位、主治要点和操作

（1）腰阳关（GV 3）

【定位】在脊柱区，第 4 腰椎棘突下凹陷中，后正中线上。

【主治】①月经不调、带下等妇科病证；②遗精、阳痿等男科病证；③腰骶疼痛，下肢痿痹。

【操作】直刺或向上斜刺 0.5 ～

1寸。

（2）大椎（GV 14） 督脉与足三阳经的交会穴

【定位】在脊柱区，第7颈椎棘突下凹陷中，后正中线上。

【主治】①恶寒发热、疟疾等外感病证；②热病，骨蒸潮热；③咳嗽、气喘等肺气失于宣降证；④癫狂痫、小儿惊风等神志病证；⑤风疹、痤疮等皮肤疾病；⑥项强、脊痛等脊柱病证。

【操作】直刺0.5～1寸。

（3）哑门（GV 15） 督脉与阳维脉的交会穴

【定位】在颈后区，第2颈椎棘突上际凹陷中，后正中线上。

【主治】①暴喑，舌强不语，聋哑；②癫狂痫、癔症等神志病证；③头痛，项强。

【操作】伏案正坐位，头微前倾，项肌放松，向下颌方向缓慢刺入0.5～1寸。不可向上斜刺或深刺，以免伤及枕骨大孔，伤及延髓。

（4）百会（GV 20） 督脉与足太阳经的交会穴

【定位】在头部，前发际正中直上5寸。

【主治】①晕厥、中风、失语、痴呆等脑病；②癫狂、不寐、健忘等神志病证；③头风、颠顶痛、眩晕、耳鸣等头面病证；④脱肛、阴挺、胃下垂等气虚下陷证。

【操作】平刺0.5～0.8寸，升阳固脱多用灸法。

（5）水沟（GV 26） 督脉与手、足阳明经的交会穴

【定位】在面部，人中沟的上1/3与中1/3交点处。

【主治】①昏迷、晕厥、中风、中暑、脱证等急症，为急救要穴之一；②癫狂痫、癔症、急慢惊风等神志病；③闪挫腰痛，脊背强痛；④口喝、面肿、鼻塞、牙关紧闭等头面五官病证。

【操作】向上斜刺0.3～0.5寸，强刺激；或指甲按掐。

（6）印堂（GV 29）

【定位】在头部，两眉毛内侧端中间的凹陷中。

【主治】①不寐、健忘、痴呆、痫证、小儿惊风等神志病；②头痛、眩晕、鼻渊、鼻衄、鼻鼽等头面五官病证；③小儿惊风，产后血晕，子痫。

【操作】平刺0.3～0.5寸，或三棱针点刺出血。

第二十单元 任脉、腧穴

1. 经脉循行

任脉者，起于中极之下，以上毛际，循腹里，上关元，至咽喉，上颐，循面，入目。

2. 主治概要

（1）脏腑病：腹部、胸部相关脏腑病。

（2）妇科病、男科病及前阴病：月经不调、痛经、带下、遗精、阳痿、遗尿、小便不利等。

（3）神志病：癫痫、失眠等。

（4）虚证：部分腧穴具有强壮作用，主治各种虚证、虚劳、虚脱等。

（5）经脉循行部位的其他病证：颈、头、胸、腹的局部病证。

3. 常用腧穴的定位、主治要点和操作

（1）中极（CV 3） 膀胱之募穴；任脉与足三阴经的交会穴

【定位】在下腹部，脐中下4寸，前正中线上。

【主治】①遗尿、癃闭、尿频、尿急等泌尿系病证；②遗精、阳痿、不育等男科病证；③崩漏、月经不调、痛经、经闭、不孕、带下等妇科病证。

【操作】直刺1～1.5寸，应在排尿后针刺，以免伤及深部膀胱。孕妇慎用。

（2）关元（CV 4）小肠之募穴；任脉与足三阴经的交会穴

【定位】在下腹部，脐中下3寸，前正中线上。

【主治】①中风脱证、虚劳羸瘦、脱肛、阴挺等元气虚损所致病证；②遗精、阳痿、早泄、不育等男科病证；③崩漏、月经不调、痛经、闭经、不孕、带下等妇科病证；④遗尿、癃闭、尿频、尿急等泌尿系病证；⑤腹痛、泄泻、脱肛、便血等肠腑病证；⑥保健要穴。

【操作】直刺1～1.5寸，应在排尿后针刺，以免伤及深部膀胱。孕妇慎用。

（3）气海（CV 6）

【定位】在下腹部，脐中下1.5寸，前正中线上。

【主治】①中风脱证、虚劳羸瘦、脱肛、阴挺等气虚证；②遗精、阳痿、疝气、不育等男科病证；③崩漏、月经不调、痛经、经闭、带下等妇科病证；④遗尿、癃闭等泌尿系病证；④水谷不化、绕脐疼痛、便秘、泄泻等肠腑病证；⑤保健要穴。

【操作】直刺1～1.5寸，孕妇慎用。

（4）神阙（CV 8）

【定位】在脐区，脐中央。

【主治】①中风脱证、虚脱、脱肛、阴挺、胃下垂等元气虚损证；②腹胀、腹痛、肠鸣、泄泻、痢疾、便秘、水肿等脾肾虚损所致病证；③保健要穴。

【操作】此穴禁针，多用艾条灸或隔盐灸。

（5）中脘（CV 12）胃之募穴；八会穴之腑会；任脉与手少阳经、手太阳经、足阳明经的交会穴

【定位】在上腹部，脐中上4寸，前正中线上。

【主治】①胃痛、呕吐、完谷不化、食欲不振、腹胀、泄泻、小儿

疳积等脾胃病证；②癫痫、不寐等神志病；③黄疸。

【操作】直刺1～1.5寸。

（6）膻中（CV 17）心包之募穴；八会穴之气会

【定位】在胸部，横平第4肋间隙，前正中线上。

【主治】①咳嗽、气喘、胸闷等胸中气机不畅病证；②心痛、心悸等心疾；③产后乳少、乳痈、乳癖等乳病；④呕吐、呃逆等胃气上逆证。

【操作】直刺0.3～0.5寸，或平刺。

（7）廉泉（CV 23）任脉与阴维脉的交会穴

【定位】在颈前区，喉结上方，舌骨上缘凹陷中，前正中线上。

【主治】中风舌强不语、舌缓流涎、舌下肿痛、咽喉肿痛、暴喑、吞咽困难、喉痹等咽喉口舌病证。

【操作】向舌根斜刺0.5～0.8寸。

（8）承浆（CV 24）任脉与督脉及手、足阳明经的交会穴

【定位】在面部，颏唇沟的正中凹陷处。

【主治】①口喎、流涎、齿龈肿痛、口舌生疮等面口舌病证；②癫狂；③暴喑。

【操作】斜刺0.3～0.5寸。

第二十一单元　经外奇穴

常用奇穴的定位、主治要点和操作

1.四神聪

【定位】在头部，百会前后左右各旁开1寸，共4穴。

【主治】①头痛、眩晕、健忘等头脑病证；②不寐、癫痫等神志病证。

【操作】平刺0.5～0.8寸。

2. 太阳

【定位】在头部，眉梢与目外眦之间，向后约一横指的凹陷中。

【主治】①头痛；②目赤肿痛，眼睑瞤动，色盲；③面瘫。

【操作】直刺 0.3 ～ 0.5 寸，或点刺出血。

3. 夹脊

【定位】在脊柱区，第 1 胸椎至第 5 腰椎棘突下两侧，后正中线旁开 0.5 寸，一侧 17 穴。

【主治】上背部的夹脊穴治疗心肺及上肢病证，下背部的夹脊穴治疗胃肠病证，腰部的夹脊穴治疗腰腹及下肢病证。

【操作】直刺 0.5 ～ 1 寸，或梅花针叩刺。

4. 十宣

【定位】在手指，十指尖端，距指甲游离缘 0.1 寸（指寸），左右共 10 穴。

【主治】①中风、昏迷、晕厥等神志病；②中暑、高热等急症；③咽喉肿痛；④手指麻木。

【操作】直刺 0.1 ～ 0.2 寸，或点刺出血。

5. 外劳宫

【定位】在手背，第 2、3 掌骨间，掌指关节后 0.5 寸（指寸）凹陷中。

【主治】①落枕；②手背红肿，手指麻木；③脐风。

【操作】直刺 0.5 ～ 0.8 寸。

6. 内膝眼

【定位】在膝部，髌韧带内侧凹陷处的中央。

【主治】①膝痛，腿痛；②脚气等下肢病证。

【操作】向膝中斜刺 0.5 ～ 1 寸，或透刺对侧膝眼。

7. 胆囊

【定位】在小腿外侧，腓骨小头直下 2 寸。

【主治】①胁痛、胆道蛔虫症等胆道病证；②下肢痿痹。

【操作】直刺 1 ～ 1.5 寸。

8. 阑尾

【定位】在小腿外侧，髌韧带外侧凹陷下 5 寸，胫骨前嵴外一横指（中指）。

【主治】①腹痛，胃痛，消化不良；②下肢痿痹。

【操作】直刺 1 ～ 1.5 寸。

9. 八风

【定位】在足背，第 1 ～ 5 趾间，趾蹼缘后方赤白肉际处，左右共 8 穴。

【主治】①足跗肿痛，足趾麻木无力；②毒蛇咬伤；③脚气。

【操作】斜刺 0.5 ～ 0.8 寸，或点刺出血。

第二十二单元 毫针刺法

一、针刺准备

1. 消毒

（1）针具的消毒：①高压蒸汽灭菌法；②药液浸泡消毒法；③煮沸消毒法。

（2）医生手指消毒：用肥皂水洗净后使用 75% 酒精棉球擦拭。

（3）针刺部位消毒：75% 酒精棉球擦拭消毒；或先用 2% 碘酊涂擦，稍干后再用 75% 酒精棉球擦拭脱碘（擦拭时应从腧穴中心点向外绕圈消毒）。

（4）治疗室消毒。

2. 体位 仰卧位、侧卧位、俯卧位、仰靠坐位、俯伏坐位、侧伏坐位。

注意：对初诊、精神紧张或年老、体弱、病重的患者，应尽量采取卧位，以防患者感到疲劳或晕针；对患有严重心脏病和严重呼吸系统疾病的患者应慎用俯卧位。

针灸

二、进针方式

一般将持针的手称为"刺手"，辅助针刺的手称为"押手"。

1. 指切进针法 用于短针的进针。

2. 夹持进针法 用于长针的进针。

3. 舒张进针法 用于皮肤松弛部位的腧穴。

4. 提捏进针法 用于皮肉浅薄部位的腧穴，如印堂。

三、针刺的方向、角度和深度

1. 方向 针刺的方向是指进针时针尖的朝向，一般依经脉循行的方向、腧穴部位的特点和治疗的需要而确定。

2. 角度

（1）直刺：针身与皮肤表面呈90°刺入。适用于大部分腧穴。

（2）斜刺：针身与皮肤表面约呈45°刺入。适于肌肉浅薄处，或者内有重要脏器，或不宜深刺、直刺的腧穴。

（3）平刺：针身与皮肤表面约呈15°或沿皮以更小角度刺入。适于皮薄肉少的部位，如头部腧穴。

3. 深度

（1）把握针刺深度的原则：既要得气，又不能伤及脏腑组织器官。

（2）不同季节对针刺深浅的要求也不同，一般原则是春夏宜浅，秋冬宜深。

（3）深刺多用直刺，浅刺多用斜刺、平刺（头面、胸腹、皮薄肉少处）。

四、行针手法

基本手法

（1）提插法：刺入腧穴一定深度后，施以上提下插的操作手法。

注意：以3～5分钟为宜，频率不宜过快，每分钟60次左右。

（2）捻转法：刺入腧穴一定深度后，使针向前向后捻转使针反复旋转的行针手法。

注意：不能单向捻针，否则针身易被肌纤维等缠绕。

五、得气

1. 概念 得气，古称"气至"，近称"针感"。

①患者体会：当针刺得气时，患者的针刺部位有酸、麻、胀、重等自觉反应。

②医者体会：医者的刺手亦能体会到针下沉紧、涩滞或针体颤动等反应。

2. 临床意义 得气是施行针刺产生治疗作用的关键。在临床上针刺不得气时，要分析原因，并重新调整腧穴的针刺部位、角度、深度和相应手法。

六、针刺补泻

1. 捻转补泻 顺时针为补，逆时针为泻。

2. 提插补泻 重插轻提为补，轻插重提为泻。

3. 平补平泻 进针得气后，施行均匀的提插、捻转手法。

七、针刺异常情况

1. 晕针

处理措施：停针并起出所有针。患者平卧，注意保暖；应给温开水或糖水；重者针刺人中穴等。

预防：安抚好初次针刺或紧张者。

2. 滞针

处理措施：紧张者，可稍延留针时间；或循按叩弹针柄，或在滞针附近刺针；行针不当，捻转太过造成者，可反向捻转。

预防：安抚好紧张者；注意行针手法。

3. 血肿

处理措施：微量皮下出血而局部小块青紫，不必处理。如疼痛剧烈，青紫块大，先冷敷止血，再热敷。

预防：检查针具；避开血管针刺；出针时立即用消毒干棉球揉按压迫针孔。

4. 刺伤内脏

处理措施：损伤轻者，卧床休息一段时间后可自愈；损伤较重或有持续出血倾向者，应用止血药等对症处理，并严密观察病情及血压变化。

预防：术者应熟悉人体解剖学、腧穴学；掌握腧穴结构，明确腧穴下脏器组织。

5. 刺伤脑与脊髓

处理措施：及时出针。轻者需安静休息，经过一段时间后，可自行恢复。重者应配合神经外科进行及时抢救。

预防：针刺头项及背腰部腧穴时，注意掌握正确的针刺角度和方向，不宜大幅度提插。禁深刺。

6. 周围神经损伤

处理措施：勿继续提插捻转，应缓慢出针，做相应处理。可应用B族维生素等药物治疗。如在相应经络腧穴上用B族维生素类药物穴位注射，严重者可根据病情需要进行临床救治。

预防：针刺神经干附近穴位时，手法宜轻；出现触电感时，不可再使用强刺激手法。

八、针刺注意事项

1. 施术部位的宜忌 ①避开重要脏器。②避开重要组织器官。③避开某些特殊部位。

2. 患者状态的宜忌 ①体质状态。②机能状态。

3. 病情性质的宜忌 ①病情程度。②疾病性质。

第二十三单元 灸法

一、灸法的作用

①温经散寒。②扶阳固脱；③消瘀散结。④防病保健（关元、气海、命门、足三里）。⑤引热外行。

二、灸法的种类

1. 艾炷灸

（1）直接灸

①瘢痕灸：用于治疗哮喘、肺痨、瘰疬等慢性顽疾。

②无瘢痕灸。

（2）间接灸

①隔姜灸（温胃止呕，散寒止痛）：用于因寒而致的呕吐、腹痛，以及风寒痹痛等病证。

②隔蒜灸（清热解毒，杀虫）：用于肺痨、瘰疬、肿疡初起等病证。

③隔盐灸（回阳救逆，固脱）：用于伤寒阴证或吐泻并作、中风脱证等病证。

④隔附子饼灸（温补肾阳）：用于命门火衰之阳痿、早泄，或疮疡久溃不敛等病证。

2. 艾条灸

（1）悬起灸：①温和灸。②雀啄灸。③回旋灸。

（2）实按灸：①太乙针灸。②雷火神灸。

3. 温针灸 适用于既需要留针而又适宜用艾灸的病证。

三、灸法的注意事项

1. 施灸的禁忌

（1）对实热证、阴虚发热者，一般不适宜灸治。

（2）对颜面、五官和大血管部位及关节部位，不宜采用瘢痕灸。

（3）孕妇的腹部和腰骶部也不宜施灸。

（4）一般空腹、过饱、极度疲劳和对灸法恐惧者，应慎施灸。

（5）对于体弱患者，灸治时艾炷不宜过大，刺激量不可过强，以防晕灸。一旦发生晕灸，应立即停止施灸，并做出及时处理，其方法同晕针。

2.灸后处理 施灸过量，时间过长，局部会出现水疱，只要不擦破，可任其自然吸收；如水疱较大，可用消毒毫针刺破，放出水液，再涂以烫伤油或消炎药膏等。

第二十四单元　拔罐法

1.拔罐的操作方法

（1）留罐法：一般留罐5～15分钟。

（2）走罐法：适于面积大、肌肉丰厚部位。

（3）闪罐法：多用于局部皮肤麻木疼痛或功能减退者，尤其适于不宜留罐的部位。

（4）刺血拔罐法：多用于热证、实证、瘀血证及某些皮肤病。

（5）留针拔罐法：针罐配合。

2.拔罐的作用和适用范围

（1）拔罐法具有通经活络、行气活血、消肿止痛、祛风散寒等作用。

（2）拔罐法适用范围较为广泛，一般多用于风寒湿痹、腰背肩臀腿痛、软组织损伤、扭伤、伤风感冒、头痛、咳嗽、哮喘、胃脘痛、呕吐、腹痛、痛经、中风偏枯、瘀血痹阻等。此外可用于防病保健、消除疲劳。

3.拔罐的注意事项

（1）留罐过程中，若出现疼痛可减压放气或立即起罐。

（2）起罐时不可强拉或旋转罐具，以免引起疼痛或损伤。

（3）不宜拔罐的情况：①皮肤过敏、溃疡、水肿及心脏大血管分布部位。②孕妇的腹部、腰骶部位。③有自发性出血倾向疾患、高热、抽搐等禁止拔罐。

第二十五单元　其他针法

一、电针法

（1）连续波：①疏波：用于痿证、慢性疼痛和各种肌肉、关节韧带、肌腱的损伤。②密波：用于止痛、镇静、缓解肌肉和血管痉挛等。

（2）疏密波：用于扭挫伤、关节炎、坐骨神经痛、面瘫、肌无力、局部冻伤等。

（3）断续波：用于痿证、瘫痪。

二、三棱针法

三棱针法又名"刺血络""刺络""络刺""赞刺""豹纹刺"。

（1）点刺法：多用于指趾末端的十宣、十二井穴，耳尖，以及头面的攒竹、上星、太阳等穴。

（2）散刺法：多用于局部瘀血、血肿或水肿、顽癣。

（3）刺络法：多用于曲泽、委中等穴，治疗急性吐泻、疼痛、中暑、发热等。

（4）挑刺法：用于肩周炎、胃痛、颈椎综合征、失眠、支气管哮喘、血管神经性头痛等。

第二十六单元　针灸治疗总论

一、针灸治疗原则

1.补虚泻实

（1）虚则补之（背俞穴、原穴），陷下则灸之（百会、神阙、气海、关元）。

（2）实则泻之（井穴、募穴），菀陈则除之（清除瘀血的刺血疗法，如三棱针、皮肤针）。

（3）不盛不虚，以经取之（本

经自病，不涉他脏，虚实表现不明显者，则取本经之穴，平补平泻）。

2. 清热温寒

（1）热则疾之：浅刺疾出或点刺放血，手法宜轻而快。

（2）寒则留之：深刺而久留针。

3. 治病求本

（1）则治标：标病急于本病，先治标病。

（2）缓则治本：适用于慢性病和急性病的恢复期。

（3）标本同治：当标病和本病处于俱甚或俱缓的状态时，应标本同治。

4. 三因制宜 因人制宜、因时制宜、因地制宜。

二、针灸治疗作用

①疏通经络。②调和阴阳。③扶正祛邪。

三、针灸处方

1. 选穴原则

（1）近部选穴：腧穴所在，主治所在。

（2）远部选穴：经脉所通，主治所及。

（3）辨证选穴：证候所见，对应选穴。

（4）对症选穴：经验效穴。

经验效穴总结

病证	效穴	病证	效穴
痰证	丰隆	水湿	阴陵泉
高血压	曲池	瘀血	血海、膈俞
汗证心	复溜	外感有汗或无汗	合谷
调经	三阴交	呕吐	内关
安胎	至阴（便秘效穴）	心绞痛	内关
少乳	少泽	痛经	次髎
疳积	鱼际	清热	曲池、大椎
牙痛	合谷	胆道蛔虫病	迎香
舌强不语	通里	奔豚气	期门、公孙、涌泉

病证	效穴	病证	效穴
双向调节大便	天枢	咽喉肿痛	少商
滞产	合谷、三阴交、至阴（孕妇忌用）	息风止痉	合谷、太冲

辨证配穴总结

辨证	
祛风	带风字的穴位：合谷、列缺、外关
风热	曲池、大椎、外关
痰热	丰隆、曲池、大椎
阴虚	太溪、三阴交、肾俞
里热	井穴、荥穴
血瘀	血海、膈俞、三阴交
风寒	风池、风门、合谷、列缺
痰湿	丰隆、阴陵泉、中脘
肝阳上	太冲、太溪
气血虚	脾俞、膏肓、足三里、气海、血海
阳虚	肾俞、命门、关元
寒湿	命门、腰阳关
食积	足三里、中脘

2. 配穴方法

（1）按部配穴：①远近配穴。②上下配穴（八脉交会穴配对应用）。③前后配穴（俞募配穴）。④左右配穴。

（2）按经配穴：①本经配穴。②表里经配穴。③同名经配穴。

第二十七单元　内科病证的针灸治疗

一、头痛

1. 头痛的辨证要点 病位在头，与手足三阳经、足厥阴经、督脉密切相关。

（1）经络辨证

①太阳头痛：枕部痛或下连于项者。

②阳明头痛：额痛或兼眉棱、鼻根部痛者。

③少阳头痛：两侧头部疼痛者。

④厥阴头痛：颠顶痛或连于目系者。

（2）八纲辨证

①外感头痛：风寒头痛、风热头痛、风湿头痛。

②内伤头痛：肝阳上亢头痛、痰浊头痛、瘀血头痛、血虚头痛。

2.头痛的治法　调和气血，通络止痛——循经取穴和阿是穴。

3.头痛的选穴

（1）主穴：百会、风池、太阳、合谷、阿是穴。

（2）配穴：太阳头痛——天柱、昆仑、后溪。阳明头痛——印堂、内庭。少阳头痛——率谷、足临泣、外关。厥阴头痛——四神聪、太冲、内关。风寒头痛——风门、列缺。风热头痛——曲池、大椎。风湿头痛——头维、阴陵泉。肝阳头痛——太溪、太冲。痰浊头痛——中脘、丰隆。瘀血头痛——血海、膈俞。肾虚头痛——脾俞、足三里。

4.头痛的治疗操作　毫针补实泻法。寒证加灸；瘀血头痛可在阿是穴点刺出血；头痛剧烈者，阿是穴可采用强刺激并久留针。

二、面痛

1.面痛的辨证要点　病位在面部，与手、足三阳经密切相关。

（1）主症：面部突发疼痛，呈闪电样、刀割样、针刺样、电灼样剧痛，痛时可引起面部肌肉抽搐，多伴有面部潮红、流涎、流泪、流涕等。常因说话、吞咽、刷牙、洗脸、冷刺激、情绪变化等诱发。轻触鼻翼、颊部和舌可以诱发，称为扳机点。

（2）经络辨证

①足太阳经病证：眼部痛，为三叉神经第1支，即眼支痛。

②手足阳明经病证：上颌部痛，

为三叉神经第2支，即上颌支痛。

③手太阳经病证：下颌部痛，为三叉神经第3支，即下颌支痛。

（3）八纲辨证：外感风寒、外感风热、气血瘀滞、肝胃郁热、阴虚阳亢。

2.面痛的治法　疏通经络，祛风止痛——手、足阳明和足太阳经穴为主。

3.面痛的选穴

（1）主穴：四白、攒竹、合谷、地仓、太冲、内庭、下关。

（2）配穴：眼部疼痛——丝竹空、阳白、外关。上颌支痛——颧髎、迎香。下颌支痛——承浆、颊车、翳风。外感风寒——风池、列缺。外感风热——曲池、外关。气血瘀滞——内关、三阴交。肝胃郁热——行间、内庭。阴虚阳亢——风池、太溪。

4.面痛的治疗操作　毫针泻法。针刺时宜先取远端穴，重刺激。面部腧穴在急性期宜轻刺。风寒证可酌情加灸。

三、腰痛

1.腰痛的辨证要点　病位在腰部，与足少阴肾经及足太阳膀胱经、督脉等关系密切。

（1）经络辨证

①督脉病证：疼痛在腰脊中部者。

②足太阳经证：疼痛在腰脊两侧者。

（2）八纲辨证：寒湿腰痛、瘀血腰痛、肾虚腰痛。

2.腰痛的治法　通经止痛——局部阿是穴及足太阳经穴为主。

3.腰痛的选穴

（1）主穴：大肠俞、委中、阿是穴。

（2）配穴：督脉病证——后

溪。足太阳经证——申脉。腰椎病变——腰夹脊。寒湿腰痛——命门、腰阳关。瘀血腰痛——膈俞、次髎。肾虚腰痛——肾俞、太溪。

4.腰痛的治疗操作 毫针虚补实泻法。寒湿腰痛或肾虚腰痛，加灸法；瘀血腰痛，阿是穴用刺络拔罐；痛势较急者，委中点刺出血。

四、痹证

1.痹证的辨证要点 病位在肉、筋、骨。

（1）主症：关节肌肉疼痛，屈伸不利。

（2）分类

①行痹：痛无定处。

②痛痹：疼痛剧烈，痛有定处，遇寒痛剧。

③着痹：疼痛重着，或肿胀麻木。

④热痹：红肿热痛。

2.痹证的治法 通络止痛——局部穴位为主，配合循经取穴及辨证选穴。

3.痹证的选穴

（1）主穴：阿是穴、局部经穴。

（2）配穴：行痹——血海、膈俞。痛痹——肾俞、关元。着痹——阴陵泉、足三里。热痹——大椎、曲池。

4.痹证的治疗操作 毫针泻法或平补平泻。痛痹、着痹者，加灸法；大椎、曲池可点刺放血；局部腧穴可加拔罐法。

五、坐骨神经痛

1.坐骨神经痛的辨证要点 坐骨神经痛病位主要在足太阳、足少阳经脉和经筋。

（1）经络辨证

①足太阳经证：疼痛以下肢后侧为主者。

②足少阳经证：疼痛以下肢外侧为主者。

（2）八纲辨证：寒湿、瘀血阻络、气血不足。

2.坐骨神经痛的治法 通经止痛——足太阳、足少阳经穴为主。

3.坐骨神经痛的选穴

（1）主穴

①足太阳经证：承山、昆仑、腰夹脊、委中、秩边。

②足少阳经证：腰夹脊、环跳、丘墟、悬钟、阳陵泉。

（2）配穴：寒湿——命门、腰阳关。瘀血阻络——血海、阿是穴。气血不足——足三里、三阴交。

4.坐骨神经痛的治疗操作 毫针虚补实泻法。秩边、环跳以针感沿腰腿部足太阳、足少阳经向下传导为佳，但不宜多次重复。

六、中风

1.中风的辨证要点 病位在脑，与心、肝、脾肾关系密切。病机为脏腑阴阳失调，气血逆乱。

2.中经络

（1）主症：意识清楚，半身不遂，口角㖞斜，语言不利。

（2）治法：疏通经络，醒脑调神——督脉、手厥阴及足太阴经穴为主。

（3）选穴

①主穴：水沟、内关、三阴交、委中、尺泽、极泉。

②配穴：肝阳暴亢（目赤口苦、脉弦）——太冲、太溪。风痰阻络（肢体麻木拘急、苔腻脉滑）——丰隆、合谷。痰热腑实（痰多、便秘、舌红、脉弦滑）——曲池、内庭、丰隆。气虚血瘀（体软、半身麻木）——气海、血海、足三里。阴虚风动（肢麻拘挛、舌红少苔、脉细数）——太溪、风池。上

肢拘挛——肩髃、曲池、手三里、合谷。下肢拘挛——环跳、足三里、风市、阳陵泉、悬钟、太冲。口角㖞斜——地仓、颊车、合谷、太冲。语言謇涩——廉泉、通里、哑门。吞咽困难——廉泉、金津、玉液。病侧肢体屈曲拘挛者——肘（曲泽）、腕（大陵）、膝（曲泉）、踝（太溪）、足内翻（丘墟透照海）、足外翻（太溪、中封）、足下垂（解溪）。

3. 中脏腑

（1）主症　突然昏仆，不省人事，或神志恍惚、嗜睡，兼半身不遂，口角㖞斜。

（2）治法

①闭证：平肝息风，醒脑开窍——督脉、手厥阴经穴和十二井穴为主。

②脱证：回阳固脱——任脉经穴为主。

（3）选穴

①闭证：十二井、水沟、太冲、丰隆、劳宫。

②脱证：关元、神阙。

4. 中风的治疗操作

①水沟向上方斜刺，用雀啄法，以眼球湿润为度。

②内关用泻法；三阴交用补法。

③刺极泉时，在原穴位置下1寸心经上取穴，避开动脉，直刺进针，用提插泻法。

④尺泽、委中直刺，用提插法使肢体有抽动感。

⑤十二井穴用三棱针点刺出血；太冲、丰隆、劳宫用泻法。

⑥神阙用隔盐灸；关元用大艾炷灸，至四肢转温为止。

七、眩晕

1. 眩晕的辨证要点　本病病位在脑，与肝、脾、肾相关。

（1）主症：头晕目眩，视物旋转。

（2）辨证分型：肝阳上亢、痰湿中阻、气血两虚、肾精不足。

2. 眩晕的治法

（1）实证：平肝潜阳，化痰定眩——足少阳、足厥阴经穴及督脉穴为主。

（2）虚证：益气养血，填精定眩——督脉穴和相应背俞穴为主。

3. 眩晕的选穴

（1）实证

①主穴：百会、风池、太冲、内关。

②配穴：肝阳上亢——行间、侠溪、太溪。痰湿中阻——头维、中脘、丰隆。

（2）虚证

①主穴：肝俞、肾俞、百会、足三里、风池。

②配穴：气血两虚——气海、脾俞、胃俞。肾精不足——太溪、悬钟、三阴交。

4. 眩晕的治疗操作　实证，用毫针用泻法。虚证，百会、风池用平补平泻法，余穴用补法，可灸。

八、面瘫

1. 面瘫的辨证要点　本病病位在面部，与太阳、阳明经相关。

（1）主症：以口眼㖞斜为特点。常急性发作，睡眠时发现额纹消失，露睛流泪，鼻唇沟变浅，口角下垂歪向健侧，病侧不能皱眉、蹙额、闭目、露齿、鼓颊。

（2）经络辨证

①眼睑不能闭合者——足太阳、足阳明经。

②口㖞者——手太阳、手足阳明经。

2. 面瘫的治法　祛风通络，疏调经筋——局部穴、手足阳明经穴为主。

3. 面瘫的选穴

（1）主穴：阳白、四白、攒竹、合谷、地仓、颧髎、颊车、太冲。

（2）配穴：风寒外袭——风池、风府。风热侵袭——外关、关冲。气血不足——足三里、气海。眼睑闭合不全——鱼腰、丝竹空、申脉。鼻唇沟变浅——迎香。人中沟㖞斜——人中（水沟）。颏唇沟㖞斜——承浆。乳突部疼痛——翳风。舌麻、味觉减退——廉泉。

4. 面瘫的治疗操作 面部腧穴均行平补平泻法，恢复期可加灸法。发病初期，面部腧穴手法不宜过重，针刺不宜过深；肢体远端腧穴行泻法且手法宜重。恢复期，足三里行补法，合谷、太冲行平补平泻法。

九、不寐

1. 不寐的辨证要点 病位在心，与肝、脾、肾等脏腑功能失调密切相关。

（1）主症：轻者入寐困难或寐而易醒，醒后不寐；重者彻夜难眠。

（2）辨证分型：心脾两虚、心肾不交、心胆气虚、肝火扰神、脾胃不和。

2. 不寐的治法 舒脑宁心，安神利眠——督脉穴、手少阴、足太阴经穴及八脉交会穴为主。

3. 不寐的选穴

（1）主穴：三阴交、照海、百会、神门、申脉、安眠。

（2）配穴：心脾两虚——心俞、脾俞。心肾不交——太溪、肾俞。心胆气虚——心俞、胆俞。肝火扰神——行间、侠溪。脾胃不和——足三里、内关。噩梦多——厉兑、隐白。头晕——风池、悬钟。重症不寐——夹脊、四神聪。

4. 不寐的治疗操作 毫针平补

平泻法。配穴则虚补实泻；照海用补法，申脉用泻法；心胆气虚者可配合灸法。

十、感冒

1. 感冒的辨证要点 病位在肺卫。

（1）主症：恶寒发热（表证），鼻塞流涕、咳嗽，头痛，周身酸楚不适。

（2）辨证分型：风寒感冒、风热感冒、夹湿、夹暑、体虚感冒。

2. 感冒的治法 祛风解表——手太阴、手阳明经穴及督脉穴为主。

3. 感冒的选穴

（1）主穴：合谷、大椎、风池、列缺、太阳。

（2）配穴：风寒感冒——风门、肺俞。风热感冒——曲池、尺泽。夹湿——阴陵泉。夹暑——委中。体虚感冒——足三里。咽喉肿痛——少商、商阳。

4. 感冒的治疗操作 主穴用毫针泻法。配穴中足三里用补法，尺泽、委中、少商、商阳可点刺出血。风寒感冒，可加灸法；风热感冒，大椎可行刺络拔罐法。

十一、哮喘

1. 哮喘的辨证要点 病位在肺，与脾、肾关系密切。病机为痰壅气道，肺失宣降。

2. 实喘

（1）主症：病程短，或当发作期，哮喘声高气粗，呼出为快，体质强，脉象有力。

（2）辨证分型：风寒外袭、痰热阻肺。

（3）治法：祛邪肃肺，化痰平喘——手太阴经穴及相应背俞穴为主。

（4）选穴

①主穴：肺俞、中府、列缺、尺泽、定喘。

②配穴：风寒外表——风门、合谷。痰热阻肺——丰隆、曲池。喘甚——天突。

（5）治疗操作：毫针常规刺，用泻法。风寒者可酌情加灸或拔罐。

3.虚喘

（1）主症：病程长，反复发作或当缓解期，哮喘声低气怯，深吸为快，体质虚弱，脉弱无力。

（2）辨证分型：肺气虚、肾气虚。

（3）治法：补益肺肾，止哮平喘——相应背俞穴和手太阴、足少阴经穴为主。

（4）选穴

①主穴：太渊、太溪、足三里、膏肓、肾俞、肺俞、定喘。

②配穴：肺气虚——气海。肾气虚——关元。

（5）治疗操作：毫针常规刺，用补法。肺肾气虚者，可酌加灸或拔罐。

十二、呕吐

1.呕吐的辨证要点　病位在胃，与肝、脾有关。病机为胃失和降，胃气上逆。

（1）主症

①实证：一般发病急，呕吐量多，吐出物多酸臭味。

②虚证：病程较长，发病较缓，时作时止，吐出物不多，腐臭味不甚。

（2）辨证分型：寒邪客胃、热邪内蕴、饮食停滞、肝气犯胃、痰饮内停、脾胃虚寒。

2.呕吐的治法　和胃理气，降逆止呕——胃的募穴及足阳明、手厥阴经穴为主。

3.呕吐的选穴

（1）主穴：足三里、中脘、内关。

（2）配穴：寒邪客胃——上脘、胃俞。热邪内蕴——合谷、金津、玉液。饮食停滞——梁门、天枢。肝气犯胃——期门、太冲。痰饮内停——丰隆、公孙。脾胃虚寒——脾俞、胃俞。

4.呕吐的治疗操作　主穴毫针平补平泻法。寒气客胃或脾胃虚寒者，宜配合灸法；热邪内蕴者，金津、玉液点刺出血。

十三、胃痛

1.胃痛的辨证要点　病位在胃，与肝、脾有关。

（1）主症

①实证：病势较急，痛势较剧，痛处拒按，食后痛增。

②虚证：病势较缓，痛势较轻，痛处喜按，空腹痛甚。

（2）辨证分型：寒邪客胃、饮食伤胃、肝气犯胃、瘀血停胃、脾胃虚寒、胃阴不足。

2.胃痛的治法　和胃止痛——胃的募穴、下合穴为主。

3.胃痛的选穴

（1）主穴：足三里、中脘、内关。

（2）配穴：寒邪客胃——胃俞。饮食伤胃——梁门、下脘。肝气犯胃——期门、太冲。瘀血停胃——膈俞、三阴交。脾胃虚寒——关元、脾俞、胃俞。胃阴不足——胃俞、三阴交、内庭。

4.胃痛的治疗操作　虚补实泻。寒邪客胃、脾胃虚寒者，宜加用灸法。疼痛发作时可适当加强刺激，持续运针1～3分钟。中脘等局部穴以捻转为主，中等刺激。

十四、便秘

1. 便秘的辨证要点 病位在肠，与脾、胃、肺、肝的功能失调有关。病机为大肠传导失司，气机不畅，糟粕内停。

（1）主症：大便秘结不通，排便艰涩难解。

（2）辨证分型：热秘、气秘、冷秘、虚秘。

2. 便秘的治法 理肠通便——大肠的背俞穴、募穴及下合穴为主。

3. 便秘的选穴

（1）主穴：天枢、支沟、大肠俞、上巨虚。

（2）配穴：热秘——合谷、曲池。气秘——太冲、中脘。冷秘——神阙、关元。虚秘——足三里、脾俞、气海。阴伤津亏——照海、太溪。

4. 便秘的治疗操作 毫针实泻虚补。冷秘、虚秘宜配合灸法。

第二十八单元 妇儿科病证的针灸治疗

一、月经不调

月经不调的辨证要点：病位在胞宫，与冲任二脉及肾、肝、脾关系密切。

（一）月经先期

1. 主症 月经周期提前7天以上，连续2个周期以上。

2. 病机 热扰血海，或虚热扰动冲任，或气虚不能统血。

3. 辨证分型 实热证、虚热证、气虚证。

4. 治法 调理冲任，清热调经——任脉、足太阴经穴为主。

5. 选穴

（1）主穴：关元、三阴交、血海。

（2）配穴：实热证——行间。虚热证——太溪。气虚证——足三里、脾俞。月经过多——隐白。

6. 治疗操作 毫针刺，实证用泻法，虚证可加灸法。

（二）月经后期

1. 主症 月经周期推迟7天以上，连续2个周期以上。

2. 病机 寒凝血脉，或血虚冲乏源。

3. 辨证分型 寒凝证、血虚证。

4. 治法 温经散寒，行血调经——任脉、足太阴经穴为主。

5. 选穴

（1）主穴：归来、气海、三阴交。

（2）配穴：寒凝证——关元、命门。血虚证——足三里、血海。

6. 治疗操作 毫针补法，可加灸法。关元穴，隔姜灸，适用于月经后期。

（三）月经先后无定期

1. 主症 月经周期或提前或延后7天以上，连续2个周期以上。

2. 病机 肝郁扰动冲任，或肾虚精血不足。

3. 辨证分型 肝郁证、肾虚证。

4. 治法 补益肝肾，理血调经——任脉、足太阴经穴为主。

5. 选穴

（1）主穴：关元、肝俞、三阴交。

（2）配穴：肝郁证——期门、太冲。肾虚证——肾俞、太溪。

6. 治疗操作 毫针虚补实泻法。

二、痛经

痛经的辨证要点：病位在胞宫、冲任，与肝、肾关系密切。

（一）实证

1. 主症 疼痛发于经前或经行

之初，以绞痛、灼痛、刺痛为主，拒按。

2.辨证分型 气滞血瘀、寒凝血瘀。

3.治法 行气活血，调经止痛——任脉、足太阴经穴为主。

4.选穴

（1）主穴：三阴交、次髎、中极、地机、十七椎。

（2）配穴：气滞血瘀——太冲、血海。寒凝血瘀——关元、归来。

5.治疗操作 毫针泻法，寒凝者加艾灸。

（二）虚证

1.主症 月经将净或经后始作痛者，喜按。

2.辨证分型 气血虚弱、肾气亏虚。

3.治法 调补气血，温养冲任——任脉、足太阴、足阳明经穴为主。

4.选穴

（1）主穴：三阴交、关元、足三里、十七椎。

（2）配穴：气血虚弱——气海、脾俞。肾气亏虚——太溪、肾俞。

5.治疗操作 毫针补法，可加灸。关元、气海穴，隔附子饼灸3～5壮，隔日1次，用于虚证、寒凝血瘀证。

三、崩漏

崩漏的辨证要点：病位在胞宫，与冲、任二脉及肝、脾、肾关系密切。病机为子宫藏泻失常，冲任不固，不能制约经血。

（一）实证

1.主症 经血非时暴下，量多势急，经色深红质稠。

2.辨证分型 血热、血瘀、湿热、气郁。

3.治法 清热利湿，固经止血——任脉、足太阴经穴为主。

4.选穴

（1）主穴：关元、三阴交、隐白。

（2）配穴：血热——中极、血海。血瘀——血海、膈俞。湿热——中极、阴陵泉。气郁——膻中、太冲。

5.治疗操作 毫针刺，关元用平补平泻法，其余穴位用泻法，隐白灸艾炷灸。

（二）虚证

1.主症 久崩久漏，淋漓难尽，经血色淡质稀。

2.辨证分型 脾虚、肾虚。

3.治法 健脾补肾，固冲止血——任脉穴及足太阴、足阳明经穴为主。

4.选穴

（1）主穴：肾俞、气海、足三里、三阴交。

（2）配穴：脾虚——百会、脾俞。肾虚——太溪、肾俞。

5.治疗操作 毫针补法，可灸。

四、绝经前后诸证

1.绝经前后诸证的辨证要点 病位在肾，与肝、脾、心关系密切。

（1）主症：月经紊乱，潮热汗出，心悸，情绪不稳定。

（2）辨证分型：肾阴虚、肾阳虚、肝阳上亢、痰气郁结。

2.绝经前后诸证的治法 滋补肝肾，调理冲任——任脉穴、足太阴经穴及相应背俞穴为主。

3.绝经前后诸证的选穴

（1）主穴：三阴交、太溪、气海、肾俞、肝俞。

（2）配穴：肾阴虚——照海、阴谷。肾阳虚——关元、命门。肝阳上亢——风池、太冲。痰气郁结——中脘、丰隆。烦躁失眠——心俞、神门。纳少便溏——中脘、阴陵泉。

4.绝经前后诸证的治疗操作
毫针补法或平补平泻法。

五、遗尿

1.遗尿的辨证要点 病位在膀胱，与任脉及肾、肺、脾、肝关系密切。

（1）主症：睡中经常遗尿，多则一夜数次，醒后方觉（3周岁以下小儿属生理现象）。

（2）辨证分型：肾气不足、肺脾气虚、肝经郁热。

2.遗尿的治法 调理膀胱，温肾健脾——任脉、足太阴经穴及膀胱的背俞穴、募穴为主。

3.遗尿的选穴

（1）主穴：膀胱俞、中极、三阴交、关元。

（2）配穴：肾气不足——肾俞、命门、太溪。肺脾气虚——肺俞、气海、足三里。肝经郁热——行间、阳陵泉。夜梦多——百会、神门。

4.遗尿的治疗操作 毫针补法或平补平泻法，可灸。下腹部穴位针尖向下斜刺，以针感到达前阴部为佳。

第二十九单元 皮外伤科病证的针灸治疗

一、瘾疹

1.瘾疹的辨证要点 瘾疹病位在肌肤腠理，与感受风邪及脏腑气血盛衰关系密切。

（1）主症：起病急骤，皮肤突发瘙痒不止，可见大小不等、形状各异的风团，淡红或白色，边界清楚，此起彼伏。

（2）辨证分型：风热犯表、风寒束表、胃肠积热、血虚风燥。

2.瘾疹的治法 疏风和营——手阳明、足太阴经穴为主。

3.瘾疹的选穴

（1）主穴：合谷、曲池、三阴交、膈俞、血海。

（2）配穴：风热犯表——大椎、风门。风寒束表——风门、肺俞、胃肠积热——天枢、足三里。血虚风燥——脾俞、足三里。呼吸困难——天突。恶心呕吐——内关。

4.瘾疹的治疗操作 毫针泻法。膈俞可点刺出血。风寒束表者可灸；血虚风燥者只针不灸。

二、蛇串疮

1.蛇串疮的辨证要点 病位在皮部，主要与肝、脾相关。

（1）主症：初起时患部皮肤灼热刺痛、发红，继则出现簇集性粟粒大小丘状疱疹，多呈带状排列，多发生于身体一侧腰、胁部（相当于带状疱疹）。

（2）辨证分型：肝胆火盛、脾胃湿热、瘀血阻络。

2.蛇串疮的治法 泻火解毒，清热利湿——局部阿是穴及相应夹脊穴为主。

3.蛇串疮的选穴

（1）主穴：局部阿是穴、相应夹脊穴。

（2）配穴：肝胆火盛——行间、侠溪。脾胃湿热——阴陵泉、内庭。瘀血阻络——血海、三阴交。便秘——天枢。心烦——神门。

4.蛇串疮的治疗操作 毫针泻法，强刺激。皮损局部阿是穴用围针法，即在疱疹带的头、尾各刺一针；两旁可根据疱疹带的大小选取数点，向疱疹带中央沿皮平刺。

三、颈椎病

1.颈椎病的辨证要点 病位在颈部筋骨，与督脉及手足太阳、少阳经脉关系密切。基本病机是筋骨受损，经络气血阻滞不通。

（1）主症：头枕、颈项、肩背、上肢等部位疼痛，以及进行性肢体感觉和运动功能障碍。

（2）经络辨证

①太阳经：后项部疼痛。

②少阳经：颈项侧后方疼痛。

③阳明经：颈项侧部疼痛。

④督脉：后项正中疼痛。

（3）八纲辨证：外邪内侵、气滞血瘀、肝肾不足。

2.颈椎病的治法　通经止痛——局部腧穴和手、足三阳经穴、督脉穴为主。

3.颈椎病的选穴

（1）主穴：风池、曲池、悬钟、颈夹脊、天柱、阿是穴。

（2）配穴：太阳经——申脉。少阳经——外关。阳明经——合谷。督脉——后溪。外邪内侵——合谷、列缺。气滞血瘀——膈俞、合谷。肝肾不足——肝俞、肾俞。上肢麻痛——合谷、手三里。头晕头痛——百会或四神聪。恶心呕吐——中脘、内关。耳鸣耳聋——听宫、外关。

4.颈椎病的治疗操作　夹脊宜直刺或向颈椎斜刺，得气后行平补平泻法；余穴用泻法。

四、落枕

1.落枕的辨证要点　病位在颈项部经筋，与督脉、手足太阳经和足少阳经密切相关。基本病机是经筋受损，筋络拘急，气血阻滞不通。

（1）经络辨证

①督脉与太阳经：项背部强痛，低头加重，项背部压痛明显。

②少阳经：肩项部疼痛，头颈歪向患侧，颈肩部压痛明显。

（2）八纲辨证：风寒袭络、气滞血瘀。

2.落枕的治法　疏经活络，调和气血——局部阿是穴和手太阳、

足少阳经穴为主。

3.落枕的选穴

（1）主穴：天柱、后溪、悬钟、外劳宫、阿是穴。

（2）配穴：督脉、太阳经——大椎、束骨。少阳经——风池、肩井。风寒袭络——风池、合谷。气滞血瘀——内关、合谷。肩痛——肩髃。背痛——天宗。

4.落枕的治疗操作　毫针泻法。

五、漏肩风

1.漏肩风的辨证要点　病位在肩部经筋。手三阳经及手太阴经循行于肩前、肩外、肩后及肩内侧。

（1）经络辨证

①手阳明经：疼痛以肩前外部为主。

②手少阳经：疼痛以肩外侧为主。

③手太阳经：疼痛以肩后部为主。

④手太阴经：疼痛以肩前部为主。

（2）八纲辨证：外邪内侵、气滞血瘀、气血虚弱。

2.漏肩风的治法　通经活络，舒筋止痛——局部穴位为主，配合循经远端取穴。

3.漏肩风的选穴

（1）主穴：肩贞、阳陵泉、条口透承山、肩髃、肩髎、阿是穴。

（2）配穴：手阳明经——合谷。手少阳经——外关。手太阳经——后溪。手太阴经——列缺。外邪内侵——合谷、风池。气滞血瘀——内关、膈俞。气血虚弱——足三里、气海。

4.漏肩风的治疗操作　毫针泻法或平补平泻法。先刺远端穴，行针后让患者运动肩关节。局部穴可加灸法。

六、扭伤

1.扭伤的辨证要点　本病多发于腰、踝、膝、腕、肘、髋等部位，

病位在经筋。新伤疼痛肿胀，活动不利者为气滞血瘀。若为陈伤，遇天气变化反复发作者为寒湿侵袭，瘀血阻络。

2. 扭伤的治法 祛瘀消肿，舒筋通络——扭伤局部腧穴为主。

3. 扭伤的选穴

主穴：阿是穴、局部腧穴。

腰部：腰痛点、阿是穴、大肠俞、委中。

颈部：阿是穴、后溪、风池、绝骨。

肩部：阿是穴、肩贞、肩髃、肩髎。

肘部：阿是穴、天井、小海、曲池。

腕部：阿是穴、阳池、阳溪、阳谷。

髋部：阿是穴、秩边、居髎、环跳。

膝部：阿是穴、膝阳关、梁丘、膝眼。

踝部：申脉、解溪、丘墟、阿是穴。

4. 扭伤的治疗操作 毫针泻法。陈旧性损伤留针加灸法，或用温针灸。急性扭伤者，常先针刺远端穴位，并令患者同时活动患部，常有针入痛止之效。

第三十单元 五官科病证的针灸治疗

一、目赤肿痛

1. 目赤肿痛的辨证要点 病位在目。六阳经除手阳明大肠经外，其余五条阳经皆直接联系眼睛，但与肝、胆两经关系最为密切。

（1）主症：目赤肿痛，羞明，流泪，眵多。

（2）辨证分型：外感风热、肝胆火盛。

2. 目赤肿痛的治法 疏风散热，消肿止痛——近部取穴及手阳明、足厥阴经穴为主。

3. 目赤肿痛的选穴

（1）主穴：睛明、太阳、合谷、风池、太冲。

（2）配穴：外感风热——少商、外关。肝胆火盛——行间、侠溪。

4. 目赤肿痛的治疗操作 毫针泻法。太阳、少商点刺出血。

二、耳鸣耳聋

耳鸣耳聋的辨证要点：病位在耳，与肝、胆、肾关系密切。

（一）实证

1. 主症 暴病耳聋，或耳中觉胀，耳鸣如潮，鸣声隆隆不断，按之不减。

2. 辨证分型 外感风邪、肝胆火盛、痰火郁结。

3. 治法 疏风泻火，通络开窍——局部腧穴及手、足少阳经穴为主。

4. 选穴

（1）主穴：侠溪、听会、中渚、翳风。

（2）配穴：外感风邪——外关、合谷。肝胆火盛——行间、丘墟。痰火郁结——丰隆、阴陵泉。

（二）虚证

1. 主症 久病耳聋，耳鸣如蝉，时作时止，劳累则加剧，按之鸣声减弱。

2. 辨证分型 肾精亏虚、脾胃虚弱。

3. 治法 补肾养窍——局部腧穴及足少阴经穴为主。

4. 选穴

（1）主穴：肾俞、听宫、太溪、翳风。

（2）配穴：脾胃虚弱——气海、足三里。

5. 耳鸣耳聋的治疗操作 听会、听宫、翳风的针感以向耳底或耳周传导为佳，余穴常规针刺，虚证可加灸。

三、牙痛

1. 牙痛的辨证要点 病位在齿。手、足阳明经分别入下齿、上齿，故本病与胃、肾关系密切。

（1）主症：牙齿疼痛。

（2）辨证分型：风火牙痛、胃火牙痛、虚火牙痛。

2. 牙痛的治法 祛风泻火，通络止痛——手、足阳明经穴为主。

3. 牙痛的选穴

（1）主穴：合谷、下关、颊车。

（2）配穴：风火牙痛——外关、风池。胃火牙痛——内庭、二间。虚火牙痛——太溪、行间。

4. 牙痛的治疗操作 毫针泻法或平补平泻法。循经远取可左右交叉刺，合谷持续行针1～2分钟。虚火牙痛者，太溪可用补法。

四、咽喉肿痛

咽喉肿痛的辨证要点：病位在咽喉，与肺、胃、肾等脏腑关系密切。基本病机是火热或虚火上灼咽喉（实火、虚火）。

主症：咽喉部红肿疼痛、吞咽不适。

（一）实证

1. 辨证分型 外感风热、肺胃热盛。

2. 治法 清热利咽，消肿止痛——手太阴、手阳明经穴为主。

3. 选穴

（1）主穴：合谷、尺泽、关冲、少商。

（2）配穴：外感风热——外关、风池。肺胃热盛——内庭、鱼际。

4. 治疗操作 实证用泻法。少商、关冲点刺出血。

（二）虚证

1. 辨证分型 阴虚火旺。

2. 治法 滋阴降火，利咽止

痛——手太阴、足少阴经穴为主。

3. 处方 主穴：照海、太溪、列缺、鱼际。

4. 治疗操作 虚证用补法或平补平泻法。列缺、照海行针时可配合做吞咽动作。

第三十一单元 急症及其他病证的针灸治疗

一、晕厥

1. 晕厥的辨证要点 病位在脑，与肝、心、脾关系密切。

（1）主症：突然昏倒，不省人事，四肢厥冷，少时苏醒。

（2）辨证分型：实证、虚证。

2. 晕厥的治法 苏厥醒神——督脉穴为主。

3. 晕厥的选穴

（1）主穴：百会、内关、水沟、足三里。

（2）配穴：虚证——气海、关元。实证——合谷、太冲。

4. 晕厥的治疗操作 毫针虚补实泻法。

二、内脏绞痛

（一）心绞痛

1. 辨证要点 病位在心。病机为心脉痹阻。

2. 辨证分型 气滞血瘀、寒邪凝滞、痰浊阻络、阳气虚衰。

3. 治法 通阳行气，活血止痛——手厥阴、手少阴经穴为主。

4. 选穴

（1）主穴：郄门、阴郄、膻中、内关。

（2）配穴：气滞血瘀——太冲、血海。寒邪凝滞——神阙、至阳。痰浊阻络——中脘、丰隆。阳气虚衰——心俞、至阳。

5.治疗操作 毫针泻法。寒证、虚证加艾灸。

（二）胆绞痛

1.辨证要点 病位在胆。病机为胆腑气机壅阻，不通则痛。

2.辨证分型 肝胆湿热、肝胆气滞、蛔虫妄动。

3.治法 疏肝利胆，行气止痛——足少阳经穴、胆的俞募穴为主。

4.选穴

（1）主穴：胆囊穴、胆俞、阳陵泉。

（2）配穴：肝胆湿热——内庭、阴陵泉。肝胆气滞——太冲、丘墟。蛔虫妄动——迎香透四白。

5.治疗操作 毫针泻法。日月、胆俞注意针刺方向，勿深刺。

（三）肾绞痛

1.辨证要点 病位在肾，与膀胱、脾关系密切。病机为湿热蕴结下焦，煎熬尿液成石，阻于水道，通降失利。

2.辨证分型 下焦湿热、肾气不足。

3.治法 清利湿热，通淋止痛——足太阴经穴与相应背俞穴为主。

4.选穴

（1）主穴：肾俞、膀胱俞、中极、三阴交、阴陵泉。

（2）配穴：下焦湿热——委阳、合谷。肾气不足——气海、关元。

5.治疗操作 毫针泻法。。

诊断学基础

第一单元 症状学

一、发热

1.病因

（1）感染性发热。

（2）非感染性发热：①无菌性坏死物质的吸收；②抗原-抗体反应；③体温调节中枢功能障碍；④内分泌与代谢障碍；⑤皮肤散热减少；⑥自主神经功能紊乱。

2.临床表现

（1）发热的临床分度：以口测法为准，可将发热分为：①低热：37.3～38.0℃；②中等度热：38.1～39.0℃；③高热：39.1～41.0℃；④超高热：41.0℃以上。

（2）热型：①稽留热（39～40℃），24小时波动小于1℃，见于肺炎链球菌肺炎、伤寒和斑疹伤寒高热期；②弛张热（>39℃），24小时波动范围>2℃，常见于败血症、风湿热、化脓性肺结核、化脓性炎症等；③间歇热，骤升骤降，见于疟疾、急性肾盂肾炎等；④回归热，骤升骤降，各持续几天，见于回归热、霍奇金病等；⑤波状热，渐升渐降，见于布鲁菌病等；⑥不规则热，见于结核病、风湿热、支气管肺炎、渗出性胸膜炎、感染性心内膜炎等。

二、胸痛

1.病因 ①胸壁疾病。②心血管疾病。③呼吸系统疾病。④其他：食管疾病、纵隔疾病、腹部疾病、过度通气综合征。

2.问诊要点及临床意义

（1）发病年龄。

（2）胸痛部位：心绞痛与急性心肌梗死的疼痛常位于胸骨后或心前区，疼痛常牵涉至左肩背、左臂内侧。带状疱疹引起的胸痛，表现为成簇的水疱沿一侧肋间神经分布伴剧痛。

（3）胸痛性质：心绞痛呈压榨样痛，可伴有窒息感。心肌梗死，疼痛更为剧烈并有恐惧、濒死感。带状疱疹程阵发性的灼痛或刺痛。

（4）胸痛持续时间：心绞痛发作时间短暂。心肌梗死疼痛持续时间长且不易缓解。

（5）胸痛诱因与缓解因素：心绞痛常因劳累、体力活动或精神紧张而诱发，含服硝酸甘油可迅速缓解。心肌梗死的胸痛含服硝酸甘油不能缓解。心肺神经症的胸痛在体力活动后反而减轻。胸膜炎、自发性气胸的胸痛则可因深呼吸与咳嗽而加剧。

三、腹痛

病因

（1）腹部疾病：①急性腹膜炎。②腹腔脏器炎症。③空腔脏器痉挛或梗阻。④脏器扭转或破裂。⑤腹膜粘连或脏器包膜牵张。⑥化学性刺激。⑦肿瘤压迫与浸润。⑧腹腔内血管疾病。

（2）胸腔疾病的牵涉痛：如肺炎、心绞痛、急性心肌梗死等，疼痛科牵涉腹部。

（3）全身性疾病：如尿毒症、糖尿病酮症酸中毒、铅中毒等。

（4）其他原因：如荨麻疹时首

肠黏膜水肿。

四、咳嗽与咳痰

1. 病因 ①呼吸道病。②胸膜疾病。③心血管病，如肺水肿。④中枢性因素。

2. 问诊要点及临床意义

（1）咳嗽出现的时间与节律：长期慢性咳嗽见于慢性支气管炎、支气管扩张、慢性肺脓肿。夜间咳嗽明显见于肺结核、左心衰竭。

（2）咳嗽的音色：犬吠样咳嗽多见于急性喉炎或气道异物。带有鸡鸣样吼声常见于百日咳。

（3）痰的性质与量：量多者常为支气管扩张、肺脓肿、空洞型肺结核。支气管扩张症和肺脓肿患者痰量多时，静置后可出现分层。

五、咯血

1. 病因 ①支气管疾病。②肺部疾病：肺结核（最常见）。③心血管病病。④其他，如血小板减少性紫癜、血友病。

2. 咳血与呕血的鉴别

	咯血	呕血
病史	肺结核、支气管扩张症、肺癌、心脏病等	消化性溃疡、肝硬化等
出血前症状	喉部瘙痒、胸闷、咳嗽等	上腹部不适、恶心、呕吐等
出血方式	咯出	呕出，可为喷射状
出血颜色	鲜红	棕黑色或暗红色，时有鲜红色
血内混有物	泡沫和（或）痰	食物残渣、胃液
黑便	无（若咽下血液时可有）	有，可在呕血停止后仍持续数日
酸碱反应	碱性	酸性

3. 咯血的问诊要点及临床意义

（1）咯血的量及其性状：①大

量咯血（＞500mL/d）常见于空洞型肺结核、支气管扩张症和肺脓肿。②中等量咯血（100～500mL/d）可见于二尖瓣狭窄。③其他原因所致的咯血多为小量咯血（100mL/d），或仅为痰中带血。④咳粉红色泡沫痰见于急性左心衰竭。⑤多次反复少量咯血，要警惕支气管肺癌。

（2）伴随症状及体征：①伴脓痰：可见于肺脓肿、空洞型肺结核并发感染、化脓性肺炎等。②伴进行性消瘦：多见于活动性肺结核与支气管肺癌。

六、呼吸困难

1. 病因

（1）呼吸系统疾病：①肺部疾病；②呼吸道疾病；③胸膜、胸壁疾病。

（2）循环系统疾病：各种原因所致的急慢性左心衰竭、心包填塞等。

（3）全身中毒：如一氧化碳中毒、尿毒症等。

（4）血液系统疾病：如重度贫血、高铁血红蛋白血症等。

（5）神经、精神及肌肉病变：①中枢神经系统疾病。②周围神经疾病。③精神疾患。④肌肉病变。

（6）腹部疾病：如弥漫性腹膜炎、麻痹性肠梗阻。

2. 临床表现

（1）肺源性呼吸困难：①吸气性呼吸困难：吸气时间长，多在大气管，见于喉头或气管的狭窄与阻塞，可见"三凹征"。②呼气性呼气困难：呼气时间长，多在小气管，见于支气管哮喘、慢性阻塞性肺疾病（COPD）、干、湿啰音。③混合性呼吸困难：吸气与呼气均感费力，呼吸浅而快，多见于重症肺炎、重症肺结核、大面积肺不张等。

（2）心源性呼吸困难：①劳力性呼吸困难。②夜间阵发性呼吸

263

困难，即"心源性哮喘"。③端坐呼吸。

（3）中毒性呼吸困难：①代谢性酸中毒：称库斯莫尔呼吸，亦称酸中毒大呼吸。②药物中毒：呼吸减慢，也可呈潮式呼吸。③急性感染：呼吸加快。④某些毒物：呼吸加快。

（4）中枢性呼吸困难：呼吸变慢而深，并常伴有呼吸节律的异常，如呼吸遏止（呼吸突然停止）、双吸气（抽泣样呼吸）等。

（5）精神或心理性呼吸困难：呼吸非常频速（可达 60～100 次/分）和深，并常因换气过度而发生呼吸性碱中毒。

3. 问诊要点及临床意义

（1）伴咳粉红色泡沫样痰：见于急性肺水肿。

（2）伴窒息感：可见于支气管哮喘、心源性哮喘、气管内异物及瘤症等。

（3）伴昏迷：见于脑出血、脑膜炎、休克型肺炎、尿毒症、糖尿病酮症酸中毒、肺性脑病、急性中毒等。

七、水肿

临床表现

（1）全身性水肿

①心源性水肿：主要是右心衰竭。水肿特点是首先出现于身体低垂部位（低垂部流体静水压较高）。水肿为对称性、凹陷性。此外通常有颈静脉怒张、肝肿大、静脉压升高，严重时还出现胸水、腹水等右心衰竭的表现。心源性水肿还可见于某些缩窄性心脏疾病。

②肾源性水肿：可见于各型肾炎和肾病。水肿特点是疾病早期晨间起床时有眼睑与颜面水肿，以后很快发展为全身水肿。常有尿常规改变、高血压及肾功能损害的表现。水肿发展较迅速。

③肝源性水肿：肝硬化是肝源性水肿最常见的原因，主要表现为腹水，也可首先出现踝部水肿，逐渐向上蔓延，而头、面部及上肢常无水肿。

④内分泌代谢疾病所致水肿

A. 甲状腺功能减退症：黏液性水肿。该水肿特点为非凹陷性，水肿不受体位影响。水肿部位皮肤增厚、粗糙、苍白、温度减低。

B. 甲状腺功能亢进症：部分患者可出现凹陷性水肿及局限性黏液性水肿。

C. 原发性醛固酮增多症：可出现下肢及面部轻度水肿。

D. 库欣综合征：出现面部及下肢轻度水肿。

E. 腺垂体功能减退症：多出现面部黏液性水肿，伴上肢水肿。

F. 糖尿病：部分患者在发生心肾并发症前即可出现水肿。

⑤营养不良性水肿：其特点是水肿发生前常有体重减轻表现。皮下脂肪减少所致组织松弛，组织压降低，加重水肿的潴留。水肿常从足部开始逐渐蔓延至全身。

⑥其他因素性水肿：药物所致水肿、妊娠性水肿、结缔组织疾病、变态反应性水肿、经前期紧张综合征、特发性水肿等。

（2）局部性水肿：①炎症性水肿。②淋巴回流障碍性水肿。③静脉回流障碍性水肿。④血管神经性水肿。

八、呕血与黑便

1. 病因

（1）消化系统疾病：①食管疾病。②胃及十二指肠疾病：消化性溃疡（最常见）。③肝、胆、胰的疾病。

（2）血液系统疾病。

（3）感染性疾病。

（4）结缔组织病。

（5）其他：尿毒症、慢性肺源性心脏病、呼吸衰竭等。

上消化道出血前四位的病因依次是消化性溃疡、食管-胃底静脉曲张破裂、急性胃黏膜病变及胃癌。

2. 问诊要点及临床意义

（1）确定是否是上消化道出血。

（2）估计出血量：①大便隐血试验阳性，出血量在5mL以上。②柏油样便，出血在60mL以上。③呕血：300mL。④400mL以上，可出现全身症状。⑤短时间出血量在800mL～1000mL，可出现周围循环衰竭的表现，应紧急处理。

（3）既往病史。

（4）伴随症状及体征：①伴慢性、周期性、节律性、季节性上腹痛，见于消化性溃疡。②伴蜘蛛痣、肝掌、黄疸、腹水、脾肿大，见于肝硬化门脉静脉高压。③伴皮肤黏膜出血，见于血液病及急性传染病。④伴右上腹痛、黄疸、寒战高热，见于急性梗阻性化脓性胆管炎。

九、黄疸

1. 概念　黄疸是高胆红素血症的表现，即血清总胆红素浓度升高致皮肤、黏膜、巩膜及其他组织和体液发生黄染的现象。显性黄疸，巩膜、皮肤、黏膜黄染，总胆红素>34.2μmol/L。隐性黄疸，总胆红素为17.1～34.2μmol/L。

2. 各型黄疸的病因、临床表现及实验室检查特点

（1）溶血性黄疸：①一般黄疸较轻，呈浅柠檬色。②血清总胆红素增高，以非结合胆红素为主，尿胆红素阴性；大便颜色变深。③具有溶血性贫血的表现。

（2）肝细胞性黄疸：①黄疸呈浅黄至深黄，甚至橙黄色，有乏力、食欲下降、恶心呕吐，甚至出血等肝功能受损的症状及肝脾肿大等体征。②血清结合及非结合胆红素均

增多。尿胆红素阳性。大便颜色通常改变不明显。③有转氨酶升高等肝功能受损的表现。

（3）胆汁淤积性黄疸：①黄疸深而色泽暗，甚至呈黄绿色或褐绿色。②胆酸盐反流入血，刺激皮肤可引起瘙痒，刺激迷走神经可引起心动过缓。③胆石症、胆管炎等引起的肝外梗阻，常有发热、腹痛、黄疸来去迅速。④胰头癌及壶腹周围癌，常缺乏特征性临床表现，但可有乏力、纳差、消瘦等；黄疸常进行性加重。⑤血清结合胆红素明显增多。尿胆原减少或消失，尿胆红素阳性。大便颜色变浅或呈白陶土色。

3. 问诊要点及临床意义

（1）伴右上腹绞痛：见于胆石症。

（2）伴乏力、恶心呕吐、食欲下降：多见于肝细胞性黄疸。

（3）伴皮肤瘙痒、心动过缓：多见于胆汁淤积性黄疸。

十、抽搐

病因

（1）颅脑疾病

①感染性疾病：如各种脑炎、脑膜炎、脑脓肿、脑寄生虫病等。

②非感染性疾病：如外伤、肿瘤、血管性疾病、癫痫。

（2）全身性疾病

①感染性疾病：全身的严重感染性疾病都可引起抽搐。

②非感染性疾病：如缺氧、中毒、代谢性疾病、心血管疾病、物理损伤、癔症性抽搐。

十一、意识障碍

临床表现

（1）嗜睡：持续睡眠，轻刺激唤醒，反应迟钝，刺激停止后徐徐入睡。

（2）昏睡：处于熟睡状态，不

易唤醒，强刺激唤醒后又很快入睡。

（3）昏迷：意识丧失，任何刺激都不能唤醒。①浅昏迷：对疼痛刺激有反应，深、浅反射可存在，生命体征平稳。②昏迷：意识全部丧失，对强刺激的反应减弱，角膜反射、瞳孔对光放射迟钝，眼球活动消失。③深昏迷：对任何刺激无反应，深、浅反射消失，生命体征可改变。

（4）意识模糊：有简单的精神活动，但定向力有障碍。

（5）谵妄：意识模糊，定向力障碍，伴错觉、幻觉、躁动不安、谵语。

第二单元　检体诊断

一、基本检查法

1. 常用触诊方法及其适用范围和注意事项

（1）浅部触诊：主要用于检查体表浅在病变。

（2）深部触诊：①深部滑行触诊：适用于腹腔深部包块和胃肠病变的检查。②双手触诊：适用于肝、脾、肾、子宫及腹腔肿物的检查。③深压触诊：用于探测腹部深在病变部位或确定腹腔压痛点。④冲击触诊（浮沉触诊法）：适用于大量腹水而肝、脾难以触及时。

2. 常见叩诊音

（1）清音：正常肺部的叩诊音。

（2）鼓音：常见于左下胸的胃泡区及腹部。病理情况下，见于肺空洞、气胸或气腹等。

（3）过清音：常见于肺气肿。

（4）浊音：常见于叩诊被肺覆盖的肝脏、心脏，或肺组织含气量减少所表现的叩诊音。

（5）实音：见于叩击心脏、肝脏，或大量胸腔积液或肺实变。

3. 嗅诊常见异常气味及其临床

意义

（1）呕吐物：①粪臭味：肠梗阻。②酒味：饮酒和醉酒等。③浓烈的酸味：幽门梗阻或狭窄等。

（2）呼气味：①蒜味：有机磷中毒。②氨味：尿毒症。③烂苹果味：糖尿病酮症酸中毒。④腥臭味：肝性脑病。

（3）痰液：①血腥味：大咯血的患者。②痰液恶臭：支气管扩张症或肺脓肿等。

（4）脓液：恶臭味应考虑气性坏疽的可能。

二、全身状态检查及临床意义

1. 生命体征检查内容及临床意义

（1）体温测量：①腋下温度：36～37 ℃。②口腔温度：36.3～37.2 ℃。③肛门温度：36.5～37.7℃，适用于小儿及神志不清的患者。

（2）脉搏检查

①脉率：生理状态下，正常成人在安静状态下，脉率为60～100次/分，婴幼儿130次/分。儿童较快，老年人较慢，女性较男性快。病理状态下，脉率增快，见于发热、疼痛、失血、甲状腺功能亢进症、心力衰竭、休克、心肺炎等；脉率减慢，见于颅内高压、病态窦房结综合征、二度以上窦房或房室传导阻滞，或服用强心苷、钙拮抗剂、β受体阻滞剂等药时。脉率少于心率，且心律失常时，如心房颤动、频发早搏，称为脉搏短绌。

②节律：呼吸性窦性心律不齐，属生理现象；脉搏绝对不齐；脱落脉。

③紧张度：脉搏的紧张度与动脉收缩压高低有关。

④强弱：脉搏的强弱取决于心搏量、脉压和周围血管阻力的大小。洪脉见于高热、贫血、甲状腺功能

亢进症、主动脉瓣关闭不全等。细脉或丝脉见于心力衰竭、休克、主动脉瓣狭窄等。

⑤动脉壁的弹性：若动脉硬化，则无论如何用力压迫动脉近心端，其远心端动脉仍能触及。动脉硬化严重时，动脉管壁不仅硬，且迂曲或呈结节状。

（3）血压测量

类别	收缩压 （mmHg）		舒张压 （mmHg）
正常血压	< 120	和	< 80
正常高值	120～139	和（或）	80～89
高血压	≥ 140	和（或）	≥ 90
1级高血压 （轻度）	140～159	和（或）	90～99
2级高血压 （中度）	160～179	和（或）	100～109
3级高血压	≥ 180	和（或）	≥ 110
单纯收缩期 高血压	≥ 140	和	< 90

2. 意识状态　检查意识状态，主要通过与患者交谈。对较为严重者，应同时做ức觉试验（如重压患者眶上缘）、瞳孔对光反射、角膜反射、腱反射等，以判断有无意识障碍及其程度。对昏迷患者，重点注意生命体征，尤其是呼吸的频率和节律，瞳孔大小，眼底有无视乳头水肿、出血，有无偏瘫、锥体束征、脑膜刺激征等。

3. 面容与表情

（1）甲状腺功能亢进面容：眼裂增大，眼球突出，目光闪烁，呈惊恐表情，兴奋不安，烦躁易怒。

（2）黏液性水肿面容：面色苍白，颜面浮肿，睑厚面宽，毛发稀疏——甲状腺功能减退症。

（3）二尖瓣面容：双颊暗红，口唇发绀——二尖瓣狭窄、仙心病。

（4）伤寒面容：无欲状态，表情淡漠，反应迟钝——伤寒、脑炎。

4. 体位及步态

（1）体位检查

①自动体位：见于正常人、轻病或疾病早期。

②被动体位：见于极度衰弱或意识丧失患者。

③强迫体位：强迫仰卧位——急性腹膜炎；强迫俯卧位——脊柱疾病；强迫侧卧位———侧胸膜炎、大量胸腔积液；强迫坐位——心、肺功能不全者；强迫蹲位——发绀型先天性心脏病；辗转体位——胆绞痛、肾绞痛、肠绞痛；角弓反张位——破伤风、小儿脑膜炎。

（2）步态检查

①蹒跚步态：见于佝偻病、大骨节病。

②醉酒步态：见于小脑病变、酒精中毒。

③共济失调步态：见于小脑或脊髓后索疾病，如脊髓痨。

④慌张步态：见于帕金森病。

⑤剪刀步态：见于脑瘫或截瘫患者。

⑥痉挛性偏瘫步态：见于急性脑血管疾病后遗症。

⑦间歇性跛行：见于闭塞性动脉硬化、高血压动脉硬化。

⑧跨阈步态：见于腓总神经麻痹出现的足下垂患者。

三、皮肤检查及临床意义

皮疹、皮下出血、蜘蛛痣、皮下结节检查

（1）皮疹：①斑疹：发红，形态不一，不隆起皮面——斑疹伤寒、丹毒、风湿性多形性红斑。②玫瑰疹：圆形，鲜红，压之褪色，松开复现——伤寒、副伤寒。③丘疹：隆起皮面——麻疹、湿疹、猩红热。④斑丘疹：丘疹周围合并皮肤发红的底盘——风疹、药疹、猩红热。⑤荨麻疹：隆起于皮肤的鲜红或苍白风团——各种异型蛋白

診基

性食物或药物过敏。

（2）皮下出血：①瘀点，皮下出血直径≤2mm。②紫癜，直径在3～5mm，见于造血系统疾病、重症感染。③瘀斑，直径＞5mm。

（3）蜘蛛痣：压迫痣中心，血管网褪色，松开复现——慢性肝炎、肝硬化。

（4）皮下结节：皮下圆形或椭圆形小节，无压痛，推之活动，多出现在关节附近或长骨隆起部位及肌腱上——风湿结节、痛风结节、Osler小结、结节性多动脉炎、囊虫幼结节等。

四、淋巴结检查

1. 浅表淋巴结检查方法

检查淋巴结的方法是视诊和触诊。视诊时不仅要注意局部征象（包括皮肤是否隆起，颜色有无变化，有无皮疹、瘢痕、瘘管等）也要注意全身状态。触诊是检查淋巴结的主要方法。检查者将食、中、环三指并拢，指腹平放于被检查部位的皮肤上进行滑动触诊。这里所说的滑动是指腹按压的皮肤与皮下组织之间的滑动。滑动的方式应取相互垂直的多个方向或转动式滑动，有助于区别淋巴结与肌肉和血管结节。

检查颈部淋巴结时可站在被检查者前面或背后，手指紧贴检查部位，由浅及深进行滑动触诊。嘱被检查者头稍低，或偏向检查侧，以使皮肤及肌肉松弛，有利于触诊。检查锁骨上淋巴结时，让被检查者取坐位或卧位，头部稍向前屈，用双手进行触诊，左手触诊右侧，右手触诊左侧，由浅部逐渐触摸至锁骨后深部。检查腋窝淋巴结时，被检查者前臂稍外展，检查者以右手检查左侧，以左手检查右侧，触诊时由浅及深至腋窝各部。检查滑车上淋巴结时，以左（右）手抚托被检查者左（右）前臂，以右（左）手向滑车上由浅及深边进行触摸。

2. 局部和全身浅表淋巴结肿大的临床意义

（1）局部淋巴结肿大：①非特异性淋巴结炎：表面光滑，触痛，无粘连，质软。②淋巴结结核：多见于颈后三角，多发性，质地较硬，与周围组织有粘连，不痛；晚期破溃易形成瘘管。③恶性肿瘤淋巴结：质地坚硬，无压痛，生长速度快。腹腔脏器癌肿转移——左锁骨下淋巴结肿大；胸腔脏器癌肿转移——右锁骨下淋巴结肿大。

（2）全身淋巴结肿大：①淋巴细胞性白血病。②淋巴瘤。③传染性单核细胞增多症。④系统性红斑狼疮。

五、头部检查

1. 头颅形状、大小检查

（1）小颅：见于婴幼儿囟门过早闭合。

（2）方颅：见于小儿佝偻病、先天性梅毒。

（3）巨颅：见于脑积水。

2. 眼部检查

（1）眼睑：①双上眼睑下垂：重症肌无力、先天性上睑下垂。②单侧上眼睑下垂：动眼神经麻痹。

（2）巩膜：多见于显性黄疸。

（3）角膜：角膜边缘出现黄色、棕褐色环（凯 - 费环），见于肝豆状核变性（Wilson病）。

（4）眼球：眼球突出：双眼球突出见于甲状腺功能亢进症；单眼球突出，见于局部炎症、眶内占位性病变。②眼球凹陷：双侧眼球凹陷见于重度脱水；单侧眼球凹陷见于 Horner 综合征和眶尖骨折。

（6）瞳孔：正常瞳孔直径2～5mm，双侧等大等圆。①缩小或扩大：双侧瞳孔缩小，见于虹膜炎、有机磷中毒、药物影响；双侧瞳孔扩大，见于濒死状态、药物影响。②大小不等：脑疝。③对光反射：瞳孔对光反射迟钝或消失，见于昏迷患者。④调节反射与集合反射：当动眼神经受损害时，调节和集合（辐辏）反射消失。

3.鼻部检查　鼻窦共四对，分别是额窦、筛窦、上颌窦和蝶窦，其炎症常相互蔓延。

4.口腔、腮腺检查

（1）口腔：①黏膜下出血或瘀斑：出血性疾病、维C缺乏。②第二磨牙颊黏膜见针头大小白色斑点：麻疹。③对称性充血肿胀，伴小出血点：猩红热、风疹。④慢性复发性口疮，无痛性溃疡：系统性红斑狼疮。⑤鹅口疮：白色念珠菌感染。

（2）舌：①草莓舌：长期发热、猩红热。②镜面舌：恶性贫血。③牛肉舌：糙皮病。

（3）咽部：①充血红肿：急性咽炎。②充血，表面粗糙，并有淋巴滤泡呈簇状增生：慢性咽炎。

（4）扁桃体红肿：扁桃体红肿增大，可伴有黄白色分泌物或苔片状易剥离假膜，见于扁桃体炎。②扁桃体肿大，Ⅰ度不超过咽腭弓，Ⅱ度超过咽腭弓，Ⅲ度超过咽后壁中线。③扁桃体充血红肿，伴不易剥离的假膜，见于白喉。

六、颈部检查

1.颈部血管检查

（1）颈静脉怒张：超过锁骨上缘至下颌角的下2/3以内。见于上腔静脉阻塞综合征、右心功能不全、缩窄性心包炎、心包积液。

（2）颈动脉搏动明显：见于主动脉瓣关闭不全、甲状腺功能亢进症、高血压、严重贫血。

2.甲状腺检查

（1）甲状腺肿大分度：①Ⅰ度：能触及，不能看出。②Ⅱ度：能看到，胸锁乳突肌以内。③Ⅲ度：超过胸锁乳突肌外缘。

（2）临床意义：见于甲状腺功能亢进症、慢性淋巴细胞性甲状腺

炎、单纯性甲状腺肿、甲状腺腺瘤、甲状腺癌。

3.气管检查　气管向健侧移位，见于大量胸腔积液、气胸、纵隔肿瘤。气管向患侧移位，见于肺不张、胸膜粘连。

七、胸壁及胸廓检查

1.胸部体表标志及分区

（1）骨骼标志

①胸骨角：两侧胸骨角分别与左、右第2肋软骨相连接，通常以此作为标记计数前胸壁上的肋骨和肋间隙。

②第7颈椎棘突：为背部颈、胸交界部的骨性标志，其下即为第1胸椎棘突。

③肩胛下角：肩胛下角平第7肋骨或第7肋间隙，或相当于第8胸椎水平。以此标志来计数背部肋骨和肋间隙。

（2）胸部分区：①腋窝。②胸骨上窝。③锁骨上窝。④锁骨下窝。⑤肩胛上区。⑥肩胛下区。⑦肩胛间区。⑧肩胛下区。

2.常见异常胸廓

（1）桶状胸：见于慢性阻塞性肺气肿。

（2）鸡胸：见于佝偻病。

（3）漏斗胸：见于佝偻病、胸骨下部长期受压者。

（4）扁平胸：见于慢性消耗性疾病，如肺结核。

（5）胸廓一侧或局限性变形：①胸廓一侧膨隆：见于大量胸腔积液、气胸、液气胸、胸内巨大肿物、心脏肥大、骨折等。②胸廓凹陷：见于肺不张、肺纤维化、广泛性胸膜增厚粘连、胸膜粘连后等。③脊柱畸形所引起的胸廓改变：见于胸椎疾患、长期姿势不正或发育畸形。

3.乳房检查

（1）视诊：注意两侧乳房大小、对称性、外表、乳头状态及有无

溢液。

（2）触诊：先健侧，再患侧。检查按外上、外下、内上、内下、中央的顺序进行，然后检查淋巴结引流部位（腋窝、锁骨上、下窝处淋巴结）。

乳癌可见肿块形状不规则，表面凹凸不平，边界不清，压痛不明显，可有"橘皮样"、乳头内陷及血性分泌物。

八、肺和胸膜检查

1. 视诊

（1）呼吸类型：①胸式呼吸：成年女性以胸式呼吸为主。②腹式呼吸：儿童及成年男性以腹式呼吸为主。

（2）呼吸频率：①12～20次/分钟（正常）。②超过20次/分钟（呼吸过速）：见于剧烈体力活动、发热、贫血、甲状腺功能亢进症等。③低于12次/分钟（呼吸过缓）：见于深睡、颅内高压、黏液性水肿、吗啡及巴比妥中毒等。

（3）呼吸深度：①呼吸幅度加深见于严重代谢性酸中毒时，患者可以出现节律匀齐，但呼吸深而大（吸气慢而深，呼气短促），并呼吸困难的呼吸，称为库斯莫尔呼吸（酸中毒大呼吸），见于尿毒症、糖尿病酮症酸中毒等。②呼吸浅快，可见于肺气肿、胸膜炎等。

（4）呼吸节律：①潮式呼吸：呼吸由浅慢逐渐变为深快，再由深快逐渐变为浅慢，直至呼吸停止片刻（5～30秒），再开始上述周期性呼吸，形成如潮水涨落的节律，常见于脑炎、脑膜炎、颅内压增高、脑干损伤等。②间停呼吸：表现为在有规律的深度相等的几次呼吸之后，突然停止呼吸，间一个短时间后又开始深度相同的呼吸，如此周而复始，常为临终前的危急征象。

2. 触诊

（1）触觉语颤：①语颤增强：见于肺实变、压迫性肺不张、较浅而大的肺空洞。②语颤减弱或消失：见于肺泡内含气量增多、支气管阻塞、胸壁距肺组织距离加大、体质衰弱。

（2）胸膜摩擦感：胸膜有炎症时出现，以腋中线第5～7肋间隙最易感觉到了。

3. 叩诊

（1）正常肺部叩诊音：背部从肩胛上区到第9～11肋下缘，除脊柱部位外，叩诊都呈清音。

（2）肺部定界叩诊
①肺下界：平静呼吸时，肺下界在锁骨中线第6肋间，腋中线第8肋间，肩胛线第10肋间。
②肺下界移动度：正常人肺下界移动度为6～8cm。移动度减小，见于阻塞性肺气肿、肺不张；当胸腔大量积液、积气或广泛胸膜增厚粘连时，肺下界移动度难以叩出。

（3）胸部病理性叩诊音
①浊音或实音：见于肺组织含气量减少的病变，如肺炎、肺结核；肺内不含气的病变，如肺肿瘤；胸膜腔疾变，如胸腔积液；胸壁疾病。
②鼓音：产生鼓音的原因是肺部有大的含气腔，见于气胸及直径大于3～4cm的浅表肺大疱、肺空洞，如空洞型肺结核。
③过清音：见于肺内含气量增加且肺泡弹性减退者，如肺气肿。

4. 听诊

（1）正常呼吸音
①支气管呼吸音：在喉部、胸骨上窝、背部第6颈椎至第2胸椎附近可听到。
②肺泡呼吸音：正常人在肺部任何区域可听到。
③支气管肺泡呼吸音：在胸骨角附近，肩胛间区第3、4胸椎水平

270

及右肺尖可以听到。

（2）病理性呼吸音

①病理性肺泡呼吸音：肺泡呼吸音减弱或消失，常见于呼吸运动障碍、呼吸道阻塞、肺顺应性降低、胸廓呼吸运动受限。

②病理性支气管呼吸音：见于肺组织实变、肺内大空洞、压迫性肺不张。

（3）啰音听诊

①干啰音：由于气流通过狭窄的支气管或有黏稠分泌物的管腔时产生。

a.听诊特点：吸气和呼气均可听到，但常在呼气时更加清楚。性质易变且部位变换不定。音调较高，每个音响持续时间较长。几种不同性质的干啰音可同时存在。发生于主支气管以上的干啰音，有时不用听诊器也可听到，称喘鸣。

b.临床意义：干啰音是支气管病变的表现。发生于双侧，常见于支气管哮喘、心源性哮喘等。局限性干啰音，常见于肿瘤、异物。局部而持久的干啰音，可见于肺癌早期或支气管内膜结核。

②湿啰音：因为气道、肺泡或空洞内有较稀薄的液体。

a.听诊特点：吸气和呼气都可听到，以吸气终末时多而清楚。常有数个水泡音成串或断续发生。部位较恒定，性质不易改变。大、中、小湿啰音可同时存在。咳嗽后湿啰音可增多、减少或消失。

b.临床意义：湿啰音是肺与支气管有病变的表现。分布于两肺底的湿啰音，多见于肺淤血、一侧或局限性的湿啰音，常见于肺癌。

（4）胸膜摩擦音听诊

①听诊特点：屏住呼吸时胸膜摩擦音消失，可借此与心包摩擦音区别。一般以吸气末或呼气开始时较为明显，最常听到的部位是胸廓

下侧沿腋中线处。

②临床意义：胸膜摩擦音是干性胸膜炎的重要体征。

（5）听觉语音检查。

5. 呼吸系统常见疾病的体征

（1）肺实变：①视诊：两侧胸廓对称，患侧呼吸动度可局限性减弱或消失。②触诊：气管居中，患侧语音震颤增强。③叩诊：患侧呈实音。④听诊：患侧肺泡呼吸音消失，可听到病理性支气管呼吸音，支气管语音增强。

（2）肺气肿：①视诊：胸廓呈桶状，两侧呼吸动度减弱。②触诊：气管居中，语音震颤减弱。③叩诊：两肺过清音，严重者心界叩不出，肺下界下降，肺下界移动度减低。④听诊：两肺泡呼吸音减弱，呼气延长，听觉语音减弱，心音较遥远。

（3）胸腔积液：①视诊：患侧胸廓饱满，呼吸动度减弱或消失。②触诊：气管移向对侧，患侧语音震颤减弱或消失。③叩诊：患侧叩诊浊音或实音。④听诊：患侧呼吸音减弱或消失，液面以上可听到病理性支气管呼吸音。

（4）气胸：①视诊：患侧胸廓饱满，肋间隙增宽，呼吸动度减弱或消失。②触诊：气管移向对侧，患侧语音震颤减弱或消失。③叩诊：患侧呈鼓音。左侧气胸时，心界叩不出；右侧气胸时，肝浊音界下移。④听诊：患侧呼吸音减弱或消失。

九、心脏、血管检查

1. 视诊

（1）心前区隆起：①某些先天性心脏病，如法洛四联症、肺动脉瓣狭窄等。②儿童时期患慢性风湿性心脏病伴右心室增大者。

（2）心尖搏动：①正常成人心

尖搏动：位于左侧第5肋间隙、锁骨中线内侧0.5～1cm处，搏动范围的直径2～2.5cm。②位置改变：左心室增大时，心尖搏动向左移位；右心室增大时，心尖搏动向左移动。③强度及范围改变：甲状腺功能亢进症、重症贫血、发热等疾病时心尖搏动增强；心包积液、左侧气胸或胸腔积液、肺气肿等心尖搏动减弱甚或消失；负性心尖搏动见于粘连性心包炎、显著右心室肥大。

2. 触诊

（1）心尖搏动异常：左心室肥大时，心尖搏动呈抬举性。

（2）心脏震颤（猫喘）：器质性心血管疾病的体征。震颤出现的时期、部位和临床意义：①收缩期：胸骨右缘第2肋间——主动脉瓣狭窄；胸骨左缘第2肋间——肺动脉瓣狭窄；胸骨左缘第3、4肋间——室间隔缺损。②舒张期：心尖部——二尖瓣狭窄。③连续性：胸骨左缘第2肋间及其附近——动脉导管未闭。

（3）心包摩擦感：是干性心包炎的体征。通常在胸骨左缘第4肋间最易触及，于收缩期明显，坐位稍前倾或深呼气末更易触及。

3. 叩诊

（1）正常心脏相对浊音界

右心界（cm）	肋间	左心界（cm）
2～3	Ⅱ	2～3
2～3	Ⅲ	3.5～4.5
3～4	Ⅳ	5～6
	Ⅴ	7～9

注：正常人左锁骨中线至前正中线的距离为8～10cm。

（2）临床意义：①左室增大：呈靴形。②二尖瓣狭窄：呈梨形。③左、右心室增大：普大心。④心包积液：呈烧瓶形。

4. 听诊

（1）心脏瓣膜听诊区

①二尖瓣区：位于左侧第5肋间隙，锁骨中线内侧。②主动脉瓣区：位于胸骨右缘第2肋间，主动脉瓣狭窄时收缩期杂音在此区最响。③主动脉瓣第二听诊区：位于胸骨左缘第3、4肋间，主动脉瓣关闭不全时舒张期杂音在此区最响。④肺动脉瓣区：在胸骨左缘第2肋间隙。⑤三尖瓣区：在胸骨体下端近剑突偏右或偏左处。

（2）心律和心音听诊

1）心律

①期前收缩（过早搏动）：常见于情绪激动、酗酒、饮浓茶，以及各种心脏病、心脏手术、心导管检查、低血钾等。如每隔一个正常心脏搏动后出现过早搏动，称为二联律；如每隔两个正常心脏搏动出现一个过早搏动，或每个正常心脏搏动后连续出现两个过早搏动，则称为三联律，较常见于洋地黄中毒及心肌病人。

②房颤：心律绝对不规则，第一心音（S_1）强弱不等，脉搏短绌（心率快于脉率）。常见于器质性二尖瓣病变、冠心病、高血压心脏病、甲状腺功能亢进症、洋地黄中毒等。

2）心音

①正常心音：S_1主要是二尖瓣、三尖瓣关闭振动产生的，提示心室收缩的开始。第二心音（S_2）主要是主动脉瓣、肺动脉瓣关闭振动产生的，提示心脏舒张期的开始。

②S_1与S_2的区别：S_1音强、调低、时限较长，最强部位在心尖部，与心尖搏动和动脉搏动同时出现，S_1与S_2之间的间隔（收缩期）较短。S_2音弱、调高、时限较短，最强部位在心底部，心尖搏动之后出现，S_2到下一心动周期S_1的间隔

（舒张期）较长。

③心音强度改变

a.S_1影响因素：心肌收缩力。增强——发热、甲状腺功能亢进症、二尖瓣狭窄；减弱——心肌炎、心肌病、心肌梗死、二尖瓣关闭不全等。

b.S_2影响因素：瓣膜压力。A_2增强——高血压病、主动脉粥样硬化等。A_2减弱——低血压、主动脉瓣狭窄和关闭不全。P_2增强——肺动脉高压、二尖瓣狭窄、肺心病等。P_2减弱——肺动脉瓣狭窄或关闭不全。

④心音性质改变：钟摆律或胎心律，见于心肌有严重病变时，如大面积急性心肌梗死、重症心肌炎等。

⑤额外心音

A.舒张早期奔马律：在心尖部容易听到，提示心脏有严重的器质性病变，见于各种原因的心力衰竭。

B.喀喇音：a.收缩早期喀喇音：心底部听诊最清楚。肺动脉瓣区的收缩早期喀喇音见于肺动脉高压、轻中度肺动脉瓣狭窄等；主动脉瓣收缩早期喀喇音见于高血压、主动脉瓣狭窄等。b.收缩中、晚期喀喇音：在心尖部及其稍内侧最清楚，多见于二尖瓣脱垂。

⑥开瓣音：见于二尖瓣狭窄而瓣膜弹性尚好时，是二尖瓣分离术适应证的重要参考条件。

（3）心脏杂音

①杂音的产生机制：血流加速；瓣膜口、大血管通道狭窄；瓣膜关闭不全；异常血流通道；心腔内漂浮物；大血管瘤样扩张。

②收缩期的杂音强度

1级：杂音很弱，所占时间很短，须仔细听诊才能听到。

2级：较易听到，杂音柔和。

3级：中等响亮的杂音。

4级：响亮的杂音，常伴有震颤。

5级：很响亮的杂音，震耳，但听诊器如离开胸壁则听不到，伴有震颤。

6级：极响亮，听诊器稍离胸壁时亦可听到，有强烈的震颤。

注：杂音强度的表示法，如4级杂音记为"4/6级收缩期杂音"。一般而言3/6级及以上的收缩期杂音多为器质性。

③心脏杂音的特性与听诊要点

病变	出现时期	最响部位	传导方向	性质
二尖瓣狭窄	舒张期	二尖瓣区	心尖区传导	隆隆样杂音
二尖瓣关闭不全	收缩期	二尖瓣区	向左心房（左腋下及左肩胛下角处）传导	吹风样、粗糙杂音
主动脉瓣狭窄	收缩期	主动脉瓣区	向颈部传导	喷射性、粗糙杂音
主动脉瓣关闭不全	舒张期	主动脉瓣第二听诊区	心尖部传导	叹息样、递减型

（4）心包摩擦音听诊：心包摩擦音可发生于风湿热、结核性及化脓性心包炎，亦可见于心肌梗死、严重尿毒症等。

5.血管检查及周围血管征 周围血管征包括头部随脉搏呈节律性点头运动、颈动脉搏动明显、毛细血管搏动征、水冲脉、枪击音与杜氏双重杂音。它们均由脉压增大所致，常见于主动脉瓣关闭不全、发热、贫血及甲状腺功能亢进症。

诊基

十、腹部检查

1. 视诊

（1）外形：①全腹膨隆见于腹腔积液、积气，腹腔巨大包块。②局部膨隆见于脏器肿大、腹内肿瘤、腹部炎性包块、腹壁肿瘤、疝等。③全腹凹陷见于消瘦、脱水、恶病质。

（2）腹壁静脉：①门脉高压时，腹壁曲张静脉血流方向以脐为中心向四周伸展，称为"海蛇头"或"水母头"。②上腔静脉阻塞时，上腹壁和胸壁静脉血流方向向下，③下腔静脉阻塞时，腹壁静脉血流方向向上。

（3）胃肠型和蠕动波：见于胃肠道梗阻。

2. 触诊

（1）腹壁紧张度：①全腹紧张度增加，见于急性弥漫性腹膜炎（板状腹）、结核性腹膜炎（面团感或揉面感）。②腹壁紧张度减低，见于慢性消耗性疾病或刚放出大量腹水者、身体瘦弱的老年人和经产妇；全腹紧张度消失见于脊髓损伤所致的腹肌瘫痪和重症肌无力等。

（2）压痛及反跳痛

1）腹壁紧张、压痛、反跳痛——腹膜刺激征，是急性腹膜炎的重要体征。

2）固定的压痛点：①阑尾点：又称麦氏点，位于右髂前上棘与脐连线中外1/3交界处。②胆囊点：位于右侧腹直肌外缘与肋弓交界处。

（3）液波震颤：见于腹腔内有大量游离液体（3000～4000mL以上）。

3. 腹内脏器触诊

（1）肝脏触诊：正常成人的肝脏一般触不到，但腹壁松弛的消瘦者于深吸气时可触及肝下缘，多在肋弓下1cm以内，剑突下如能触及肝左叶，多在3cm以内。2岁以下

小儿的肝脏相对较大，易触及。正常肝脏质地柔软，边缘较薄，表面光滑，无压痛和叩击痛。

（2）胆囊触诊：正常胆囊不能触及。胆囊肿大时，在右肋弓下腹直肌外缘处可触及。①急性胆囊炎时胆囊肿大，呈囊性感，压痛明显，常有墨菲征阳性。检查墨菲征时，医师将左手掌平放于患者右胸下部，先以左手指指腹用适度压力钩压右肋下部胆囊处（患者感到疼痛）为胆囊触痛征阳性），同时嘱患者缓慢深吸气，使发炎的胆囊碰到用力按压的拇指引起疼痛而使患者突然屏气，即墨菲征阳性。此检查法对于未明显肿大到肋弓以下的胆囊触诊更有意义。②胰头癌压迫胆总管导致胆囊显著肿大时无压痛，但有逐渐加深的黄疸，称库瓦西耶征阳性。

（3）脾脏触诊

1）脾肿大的分度：①轻度：脾脏在肋下不超过2cm。②中度：超过2cm但在脐水平以上。③高度：超过脐水平线或前正中线。

2）临床意义：轻度脾肿大见于慢性肝炎、伤寒、粟粒型肺结核、感染性心内膜炎、败血症等，一般质地较软；中度脾肿大见于肝硬化、慢性淋巴细胞白血病、淋巴瘤等，一般质地较硬；高度脾肿大（巨脾）见于慢性粒细胞白血病。

（4）正常腹部可触及的结构：除瘦弱者和多产妇可触到的肾下极、儿童可触及腹下缘外，正常腹部可触及腹主动脉、腰椎椎体与骶骨岬、横结肠、乙状结肠、盲肠等结构。

（5）腹部肿块触诊：需注意肿块的部位、大小、形态、质地、压痛、搏动、移动度、与邻近器官的关系等。

4. 叩诊

可了解腹腔某些脏器的大小、叩痛、充气情况、积液、包块等。叩诊方法有直接叩诊法与

间接叩诊法，但多用间接叩诊法。

（1）腹腔脏器叩诊：①肝叩诊：肝脏通常在右锁骨中线上，其上界在第5肋间，下界位于右季肋下缘。二者之间的距离为肝上下径为9～11cm。在右腋中线上，肝上界在第7肋间，下界相当于第10肋骨水平；在右背肋线上，肝上界为第10肋间，下界不易叩出。②脾叩诊：正常在左腋中线9～11肋间为脾浊音区，前缘不超过腋前线，宽度为4～7cm。

（2）移动性浊音叩诊：根据游离腹水随体位转换而发生浊音区的改变，用来检查有无腹水的存在。一般在腹水在1000mL以上才能叩出。

5. 听诊

（1）肠鸣音：①正常情况下，肠鸣音4～5次/分。②当肠鸣音达每分钟10次以上，且音调不特别高亢，称肠鸣音活跃，见于急性胃肠炎、服泻药后或腹部有大出血时。③如肠鸣音次数多且响亮、高亢，甚至呈叮当声或金属音，称肠鸣音亢进，见于机械性肠梗阻。④肠鸣音减弱，见于老年性便秘、腹膜炎、电解质紊乱（低血钾）及胃肠动力低下等。⑤肠鸣音消失，见于急性腹膜炎或麻痹性肠梗阻。

（2）振水音：在清晨空腹或餐后6～8小时以上仍有此音，提示胃内有液，见于胃扩张、幽门梗阻及胃液分泌过多等。

（3）血管杂音。

十一、肛门、直肠检查及临床意义

肛门、直肠指诊有剧烈触痛，见于肛裂与感染；触痛并有波动感，见于肛门、直肠周围脓肿；触及柔软光滑而有弹性物，见于直肠息肉；触及质地坚硬、表面凹凸不平的包块，应考虑直肠癌；指诊后指套带

有黏液、脓液或血液，说明存在炎症并有组织破坏。

十二、脊柱与四肢检查及临床意义

1. 脊柱检查

（1）弯曲度：①脊柱前凸：多发生于腰椎，常常是姿势代偿的结果。②脊柱后凸：多发生在胸段，见于佝偻病、脊柱结核（下段胸椎及腰段）、强直性脊柱炎（多见于成人，脊柱胸段呈弧形后凸），常伴有脊柱强直性固定，仰卧位时也不能伸直；脊柱退行性变（多见于老年人）。

（2）活动度：脊柱活动受限的常见原因：①肌肉、软组织炎症、损伤。②脊柱骨折或关节脱位。③骨质退行性变。④骨质破坏。⑤椎间盘突出。

（3）脊柱压痛与叩击痛：正常人脊柱无压痛及叩击痛，若某一部位有压痛与叩击痛，提示该部位的脊柱或肌肉可能有病变。

2. 四肢、关节检查

（1）匙状甲（反甲）：常见于缺铁性贫血，偶见于风湿热。

（2）杵状指（趾）：常见于支气管扩张、支气管肺癌、慢性肺脓肿、脓胸以及发绀型先天性心脏病、亚急性感染性心内膜炎等。

（3）指关节变形：以类风湿关节炎引起的梭形改变最常见。

（4）膝内翻、膝外翻：膝内翻为"O"形腿，膝外翻为"X"形腿。常见于佝偻病及大骨节病。

（5）膝关节变形：常见于风湿性关节炎活动期、结核性关节炎、关节积液等。

（6）足内翻、足外翻：多见于先天畸形、脊髓灰质炎后遗症等。

（7）肢端肥大：见于腺垂体功能亢进、生长激素分泌过多引起的肢端肥大症。

（8）下肢静脉曲张：多见于小腿，是下肢浅静脉血液回流受阻或静脉瓣功能不全所致。表现为下肢静脉如蚯蚓状怒张、弯曲，久立位更明显，严重时有小腿肿胀感，局部皮肤颜色暗紫红色或有色素沉着，甚至形成溃疡。常见于从事站立性工作者或栓塞性静脉炎患者。

十三、神经系统检查及临床意义

1. 脑神经检查　　面神经系第7对脑神经，主要支配面部表情肌并具有舌前2/3味觉功能。

（1）运动功能：面神经受损可分为周围性和中枢性损害两种：一侧面神经周围性（核性或核下性）损害时，患侧额纹减少、眼裂增大、鼻唇沟变浅，不能皱额、闭眼，微笑或露齿时口角歪向健侧，鼓腮及吹口哨时病变侧漏气。中枢性（核上的皮质脑干束或皮质运动区）损害时，由于上半部面肌受双侧皮质运动区的支配，皱额、闭眼无明显影响，只出现病灶对侧下半部面部表情肌的瘫痪。

（2）味觉检查：面神经损害者则舌面2/3味觉丧失。

2. 感觉功能检查、感觉障碍及其常见类型

（1）感觉功能检查

①浅感觉：指皮肤黏膜的触觉、痛觉和温度觉。

②深感觉：指肌腱、关节等运动器官的运动觉、位置觉和振动觉。

③复合感觉：指皮肤定位觉、实体辨别觉、两点辨别觉、体表图形觉。

（2）感觉障碍：疼痛、感觉减退或感觉缺失、感觉异常、感觉过敏、感觉分离、感觉倒错。

（3）感觉障碍的类型：末梢型、神经根型、脊髓型、内囊型（三偏）脑干型、皮质型。

3. 运动功能检查

（1）随意运动

1）肌力分级

0级：完全瘫痪，肌力完全丧失。

1级：仅见肌肉收缩，但无肢体运动。

2级：肢体可做水平移动，但不能抬离床面。

3级：肢体能抬离床面，但不能克服阻力。

4级：能做克服阻力的运动，但较正常偏弱。

5级：正常肌力。

2）临床意义

①中枢性瘫痪：范围较广，分为单瘫、偏瘫、截瘫，肌张力增强、无肌肉萎缩，腱反射增强或亢进，病理反射阳性，无肌束颤动。

定位：对侧单瘫——皮质型；偏瘫——内囊型；交叉性偏瘫——脑干型；截瘫——双下肢瘫痪，是脊髓横贯性损伤，见于脊髓外伤、炎症等。

②周围性瘫痪：范围较局限，以肌群为主，肌张力降低、明显肌萎缩，腱反射减弱或消失，病理反射阴性，可有肌束颤动。

③被动运动：是检查肌张力强弱的方法。

①肌张力降低或缺失：见于周围神经疾病、脊髓灰质炎和小脑病等。

②折刀样肌张力增强：见于锥体束损害。

③铅管样肌张力增强：见于锥体外系损害。

4. 生理及病理反射

（1）浅反射

①角膜反射：直接角膜反射存在，间接角膜反射消失——对侧面神经瘫痪；直接角膜反射消失，间接角膜反射存在——同侧面神经瘫痪；直接、间接角膜反射均消

失——一侧三叉神经病变。

②腹壁反射：上、中、下腹壁反射减弱或消失分别对应同侧胸髓 7～8、9～10、11～12 节病损；一侧上、中、下腹壁反射时消失——同侧锥体束病损；双侧腹壁反射消失——昏迷和急性腹膜炎患者。

③提睾反射：双侧提睾反射消失——腰髓 1～2 节病损；一侧提睾反射消失——锥体束损害。

（2）深反射：桡骨骨膜反射、肱二头肌反射、肱三头肌反射、膝反射、踝反射。

①深反射减弱或消失：见于相应脊髓节段或所属脊神经的病变。

②深反射亢进：锥体束病变，如急性脑血管病、急性脊髓炎休克期过后。

③病理反射：是指当锥体束损害时失去了对脑干和脊髓的抑制功能，又称锥体束征。检查内容包括：巴宾斯基征、奥本海姆征、戈登征、查多克征、霍夫曼征。

巴宾斯基征检查方法：被检查者仰卧位，下肢伸直。检查者以左手持其踝部，右手用钝尖物由后向前划足底外侧至小趾根部，再转向趾侧。正常表现为足趾向跖面屈曲，称为正常跖反射，即巴宾斯基征阴性。如表现为趾背屈，其余四趾呈扇形展开，则为巴宾斯基征阳性。

5. 脑膜刺激征及拉塞格征

（1）脑膜刺激征：①颈强直：表现为颈部屈曲时抵抗力增强，下颏不能贴近前胸，患者感颈后疼痛。②凯尔尼格征（克氏征）：伸膝受限，达不到135°，并伴有疼痛与屈肌痉挛，为阳性。③布鲁津斯基征：体位与凯氏征相同，在手托其枕部被动向前屈颈，如有双侧髋关节、膝关节反射性屈曲，为阳性。

（2）拉塞格征：直腿抬高试验

检查法：患者仰卧，双下肢平伸，检查者一手握患者踝部，一手置于大腿伸侧，分别做双侧直腿抬高动作，腰与大腿正常可达80°～90°。若抬高不足70°，并在屈后伸时的放射性疼痛，则为阳性。见于腰椎间盘突出症，也可见于单纯性坐骨神经痛。

第三单元　实验室诊断

一、血液的一般检查及临床意义

（一）血红蛋白测定和红细胞计数，红细胞形态变化

1. 参考值

（1）血红蛋白（Hb）：男性 120～160g/L；女性 110～150g/L。

（2）红细胞（RBC）：男性（4.0～5.5）×10^{12}/L；（3.5～5.0）×10^{12}/L。

2. 临床意义

（1）红细胞和血红蛋白减少：红细胞生成减少、红细胞破坏过多、红细胞丢失过多。

贫血分级：①轻度贫血：女性 Hb＜110g/L，男性 Hb＜120g/L。②中度贫血：Hb＜90g/L；③重度贫血：Hb＜60g/L；④极重度贫血：Hb＜30g/L。

（2）红细胞和血红蛋白增多：①相对性红细胞增多；②绝对性红细胞增多：原发性、继发性。

（3）红细胞形态异常

1）红细胞大小改变：①小细胞：见于小细胞低色素性贫血。②大红细胞：见于溶血性贫血、急性失血性贫血、巨幼细胞贫血。③巨红细胞：巨幼细胞贫血。④红细胞大小不均：增生性贫血。

2）红细胞形态改变：①球形红细胞：见于遗传性球形红细胞增多症，也可见于自身免疫性溶血性贫血。②椭圆形红细胞：主要见于

遗传性椭圆形红细胞增多症，巨幼细胞贫血时可见巨椭圆形红细胞。③靶形红细胞：常见于珠蛋白生成障碍性贫血、异常血红蛋白病，也可见于缺铁性贫血等。④口形红细胞：主要见于遗传性口形红细胞增多症，少量可见于 DIC 及乙醇中毒。⑤镰形红细胞：见于镰形细胞性贫血（血红蛋白 S 病）。⑥泪滴形红细胞：主要见于骨髓纤维化，为本病的特点之一，也可见于珠蛋白生成障碍性贫血、溶血性贫血等。

（二）白细胞计数和白细胞分类，中性粒细胞核象变化

包括中性粒细胞、嗜酸性粒细胞、嗜碱性粒细胞、淋巴细胞和单核细胞 5 种。

1. 参考值

（1）白细胞计数：成人（3.5～9.5）×10^9/L；儿童（5～12）×10^9/L；新生儿（15～20）×10^9/L。

（2）分类计数：中性杆状核 0.01～0.05；中性分叶核 0.40～0.70；嗜酸性粒细胞 0.004～0.08；嗜碱性粒细胞 0～0.01；淋巴细胞 0.20～0.50；单核细胞 0.03～0.10。

2. 临床意义

（1）中性粒细胞增多：①反应性增多：感染（化脓性感染最常见）、严重组织损伤、急性大出血、溶血、中毒、恶性肿瘤。②异常增生性增多：急、慢性粒细胞白血病、骨髓增殖性疾病。

（2）中性粒细胞减少：某些病毒感染、伤寒、疟疾、某些血液病、药物及理化作用、自身免疫性疾病、单核-吞噬细胞系统功能亢进。

（3）中性粒细胞的核象变化：反映粒细胞的成熟程度。①核左移：常见于各种病原体所致的感染、大出血、大面积烧伤、大手术、恶性肿瘤晚期等，特别是急性化脓性感染。此外还有再生性核左移、类白

278 血病反应、退行性核左移。②核右移：5 叶或更多分叶百分率超过 3% 者，称为核右移，常见于巨幼细胞贫血、恶性贫血。

（4）嗜酸性粒细胞增多：变态反应性疾病、皮肤病、寄生虫病。

（5）淋巴细胞增多：感染性疾病（病毒感染、某些杆菌感染）、某些血液病、急性传染病恢复期。

（三）网织红细胞计数

1. 参考值 成人 0.005～0.015（0.5%～1.5%）。

2. 临床意义 反映骨髓造血的功能状态，对贫血的鉴别诊断及指导治疗有重要意义。

（四）血小板计数

1. 参考值 （125～350）×10^9/L。

2. 临床意义

（1）血小板计数增多：反应性增多、原发性增多。

（2）血小板计数减少：生成障碍、破坏或消耗增多、分布异常。

（五）红细胞沉降率测定

1. 参考值 成年男性 0～15mm/h；成年女性 0～20mm/h。

2. 临床意义

（1）生理性增快：①妇女月经期。②妊娠期妇女。③60 岁以上老年人。

（2）病理性增快：①各种炎症：细菌性急性炎症、风湿热和结核病活动期。②组织损伤及坏死。③恶性肿瘤。④各种原因导致的高球蛋白血症或低白蛋白血症。⑤贫血和高胆固醇血症。⑥其他：动脉粥样硬化、糖尿病、黏液水肿等患者。

（六）C 反应蛋白（CRP）检测

1. 参考值 免疫扩散法：血清＜10mg/L。

2. 临床意义 ①鉴别细菌与病毒感染。②风湿热活动期和稳定期的鉴别。③鉴别功能性与器质性疾患。

二、血栓与止血检查

（一）出血时间测定

出血时间延长见于：①血小板显著减少。②血小板功能异常。③毛细血管壁异常。④凝血因子严重缺乏。

（二）凝血因子检测

1. 活化部分凝血酶原时间（APTT）测定 内源性凝血状况筛选试验。

2. 血浆凝血酶原时间（PT）测定 外源性凝血状况筛选试验。

3. 血浆纤维蛋白原（Fg）测定。

三、肝脏病实验室检查

（一）蛋白质代谢检查

血清蛋白测定

（1）参考值：A/G：1.5：1～2.5：1。

（2）临床意义

1）肝脏疾病：①急性或局限性肝损害：无明显异常。②慢性肝病：白蛋白减少，球蛋白增加，A/G比值减低。③A/G比值倒置，肝功能严重损害，如重度慢性肝炎、肝硬化。

2）肝外因素：①低蛋白血症：蛋白质摄入不足或消化吸收不良、蛋白质丢失过多、消耗增加（慢性消耗性疾病，如重症结核、甲状腺功能亢进症、恶性肿瘤）。②高蛋白血症：主要是因球蛋白增高引起，见于慢性肝病、M球蛋白血症（多发性骨髓瘤、淋巴瘤、原发性巨球蛋白血症）、自身免疫性疾病（系统性红斑狼疮、类风湿关节炎）、慢性炎症与慢性感染（结核病、疟疾）。

（二）胆红素代谢检查

1. 参考值 血清总胆红素（STB）3.4～17.1μmol/L；结合胆红素（CB）0～6.8μmol/L；非结合胆红素（UCB）1.7～10.2μmol/L。

2. 临床意义

（1）诊断黄疸及反映黄疸的程度：总胆红素17.1～34.2μmol/L为隐性黄疸；34.2～171μmol/L为轻度黄疸；171～342μmol/L为中度黄疸；超过342μmol/L为重度黄疸。

（2）鉴别黄疸的类型：溶血性黄疸、肝细胞性黄疸、阻塞性黄疸。

（三）血清酶及同工酶检查

1. 血清氨基转移酶测定 丙氨酸氨基转移酶（ALT）主要分布在肝脏，其次是骨骼肌、肾脏、心肌等组织中；天门冬氨酸氨基转移酶（AST）主要分布在心肌。在肝细胞中，ALT主要存在于非线粒体中，AST主要（约80%）存在于线粒体内。

（1）参考值：连续监测法（37 ℃）：ALT 5～40U/L，AST 8～40U/L。ALT/AST≤1。

（2）临床意义

1）肝脏疾病：①急性病毒性肝炎：ALT与AST升高显著，AST/ALT＜1。②慢性病毒性肝炎：ALT和AST正常或轻度升高（不超过正常上限的3倍），AST/ALT＜1。③重型肝炎：ALT与AST均升高，但AST升高更为显著。若病情进展，黄疸进行性加深，而酶活性升高不明显，称为"酶-胆分离"，提示肝组织坏死严重，预后不佳。④淤胆型肝炎：以胆红素升高为主，转氨酶活性轻度升高。⑤肝炎肝硬化：静止性肝硬化血清转氨酶活性多正常；活动性肝硬化血清转氨酶活性升高，且AST/ALT＞1。⑥非病毒性肝病：转氨酶活性正常或轻度升高，且AST/ALT＜1。

2）急性心肌梗死：发病后6～8小时AST升高，18～24小时达高峰，4～5天可恢复正常。

2. 碱性磷酸酶（ALP） 增高见于胆道阻塞、肝脏疾病、骨骼疾病。此外还可用于黄疸的鉴别诊断：

诊基

①阻塞性黄疸：ALP和胆红素水平明显增高。②肝细胞性黄疸：ALP轻度增高。③肝局限性胆道阻塞：如原发性肝癌、转移性肝癌、肝脓肿等，ALP明显增高，血清胆红素大多正常。

3.γ-谷氨酰转移酶（γ-GT）增高见于：①肝癌和肝内阻塞：诱发肝细胞产生γ-GT增多，同时肝癌细胞也合成γ-GT可达正常上线的10倍以上。②肝脏疾病：急性肝炎γ-GT呈中度升高；γ-GT持续升高，提示病变活动或病情恶化。

4.乳酸脱氢酶（LDH）增高见于急性心肌梗死、肝胆疾病、其他疾病（恶性肿瘤、恶性贫血。

（四）甲、乙、丙型病毒性肝炎标志物检查

1.甲型肝炎病毒标志物检测　甲型肝炎病毒（HAV）属嗜肝RNA病毒，存在于被感染者的肝细胞、血浆、胆汁和粪便中，通过粪-口途径传播。机体感染HAV后可产生抗-HAV IgM、抗-HAV IgA、抗-HAV IgG3种抗体。抗-HAV IgM是HAV常规检查项目。

（1）参考值：①甲型肝炎病毒抗原检测：ELISA法、RIA法和RT-PCR法：HAVAg、HAV-RNA阴性。②甲型肝炎病毒抗体检测：ELISA法：抗-HAV IgM、抗-HAV IgA、抗-HAV IgG均阴性。

（2）临床意义：①HAVAg阳性：证实HAV在体内的存在，出现于感染后10～20天的粪便中，见于甲型肝炎。②HAV-RNA阳性：对甲型肝炎的诊断具有特异性，对早期诊断的意义更大。③抗-HAV IgM：说明机体正在感染HAV，感染1周后产生，是早期诊断甲肝的特异性指标。④抗-HAV IgA阳性：抗-HAV IgA为局部抗体，是机体感染HAV后由肠道黏膜细胞所分泌，出现在甲肝早期、急性期患者的粪便中。⑤抗-HAV IgG阳性：一般在感染HAV 3周后出现在血清中，且持久存在，是获得免疫力的标志，提示既往感染，可作为流行病学调查的指标。

2.乙型肝炎病毒标志物检测乙型肝炎病毒（HBV）属嗜肝DNA病毒。HBV主要通过血液途径传播，也可由性接触传播和母婴垂直传播。机体感染HBV后产生相应的免疫反应，形成三种不同的抗原抗体系统。

（1）参考值：ELISA法、RIA法：健康人检测结果均为阴性。

（2）临床意义：①HBsAg阳性：是感染HBV的标志。②抗-HBs阳性：感染后3～6个月后出现，是一种保护性抗体。③HBeAg阳性：是病毒复制的标志，传染性强。急性乙型病毒感染者，如果HBeAg持续阳性，则有转为慢性感染的趋势。④抗-HBe阳性：表示乙肝病毒复制减少，传染性降低，但并非保护性抗体。⑤HBcAg阳性：提示患者血清中有HBV存在，表示病毒复制活跃，传染性强。⑥抗-HBc阳性：是反映肝细胞受到HBV感染的可靠指标。

五、肾功能检查

（一）肾小球功能检测

1.肾小球滤过率（GFR）测定

（1）参考值：男性（125±15）mL/min，女性约低10%。

（2）临床意义：GFR降低见于各种原发性、继发性肾脏疾病；升高见于糖尿病早期、肢端肥大症和巨人症。GFR是反映肾功能最灵敏、最准确的指标。

2.内生肌酐清除率（Ccr）测定

（1）参考值：成人（体表面积以1.73m^{2}计算）80～120mL/min。

（2）临床意义：①判断肾

球损害的敏感指标。②评估肾功能损害的程度：肾功能不全代偿期，Ccr51～80mL/min；肾功能不全失代偿期（氮质血症期），Ccr20～50mL/min；肾衰竭期（尿毒症早期），Ccr10～19mL/min；终末期肾衰竭（尿毒症晚期），Ccr＜10mL/min；③指导临床用药。

3. 血清肌酐（Cr）测定

（1）参考值：全血Cr88～177μmol/L。血清或血浆Cr男性53～106μmol/L，女性44～97μmol/L。

（2）临床意义：①评估肾功能的损害程度：肾功能不全代偿期，Cr低于133μmol/L；肾功能不全失代偿期，Cr133～221μmol/L；肾衰竭期，Cr221～442μmol/L；肾衰竭终末期，Cr＞442μmol/L。②鉴别肾前性和肾实质性少尿：肾前性少尿，血Cr增高一般≤200μmol/L；肾实质性少尿，血Cr增高＞200μmol/L。

4. 血清尿素氮（BUN）测定

（1）参考值：成人32～7.1mmol/L。

（2）临床意义：①肾前性因素：肾血流量减少、蛋白质分解增加。②肾性因素：见于严重肾脏疾病引起的慢性肾衰竭。③肾后性因素：见于尿路结石、前列腺增生、泌尿系肿瘤等引起的尿路梗阻。④BUN/Cr的意义：同时测定血Cr和BUN的临床意义更大，正常时BUN/Cr为20：1。肾前性少尿BUN/Cr常＞10：1；器质性肾衰竭BUN/Cr≤10：1。

5. 血 β_2-微球蛋白（β_2-MG）测定

（1）参考值：正常人血中 β_2-MG 为1～2mg/L。

（2）临床意义：血 β_2-MG是判断肾小球滤过功能较灵敏的指标。

（二）肾小管功能检测

1. 尿 β_2-微球蛋白测定

（1）参考值：正常成人尿 β_2-MG＜0.3mg/L。

（2）临床意义：尿 β_2-MG是判断近端肾小管重吸收功能受损的敏感指标。

2. 昼夜尿比密试验（莫氏试验）

（1）参考值：成人尿量1000～2000mL/24h，夜尿量少于750mL，昼夜尿中至少1次尿比密超过1.018。

（2）临床意义：①多尿、尿比密低、夜尿增多，提示肾小管浓缩功能障碍。②尿比重固定在1.010～1.012（等张尿），说明肾小管重吸收功能很差。③尿量少而尿比密增加，见于急性肾小球肾炎。

（三）血尿酸（UA）测定

（1）参考值：男性149～416μmol/L，女性89～357μmol/L。

（2）临床意义：增高见于：①UA排泄障碍，如急慢性肾炎、肾结石、尿道阻塞、中毒性肾病等。②生成增加，慢性白血病、多发性骨髓瘤、真性红细胞增多症等多种血液病及恶性肿瘤等。③进食高嘌呤食物过多。④药物影响，长期饮用抗结核药物吡嗪酰胺。

六、常用生化检查

（一）糖代谢检查

1. 空腹血糖（FPG）测定

（1）参考值：成人空腹血浆葡萄糖（酶法）：3.9～6.1mmol/L。

（2）临床意义：①生理性变化：增高见于餐后1～2小时、高糖饮食、剧烈运动及情绪激动等，常为一过性；降低见于饥饿、妊娠、哺乳期及长期剧烈运动等。②病理性变化：增高见于各型糖尿病、内分泌疾病、应激性因素、肝脏和胰腺疾病等；降低见于胰岛素分泌过多对抗胰岛素的激素缺乏、肝糖原储存缺乏。

2. 口服葡萄糖耐量试验（OGTT）

（1）参考值：①FPG 3.9～6.1mmol/L。②服糖后0.5～1小时血糖达高峰，一般在7.8～9.0mmol/L，峰值＜11.1mmol/L。③服糖后2小时血糖（2h PG）＜7.8mmol/L。④服糖后3小时血糖恢复至空腹水平。⑤每次尿糖均为阴性。

（2）临床意义：①诊断糖尿病（DM）：FPG≥7.0mmol/L；OGTT 2h PG≥11.1mmol/L；随机血糖≥11.1mmol/L。②判断糖耐量异常（IGT）：FPG＜7.0mmol/L，2h PG 7.8～11.1mmol/L，且血糖到达高峰时间延长至1小时后，血糖恢复正常时间延长至2～3小时后，同时伴尿糖阳性者为糖耐量异常，其中1/3最终转为糖尿病。糖耐量异常常见于2型糖尿病、肢端肥大症、甲状腺功能亢进症等。③确定空腹血糖受损（IFG）：FPG 6.1～6.9mmol/L，2h PG＜7.8mmol/L。

3. 血清糖化血红蛋白（GHb）检测

（1）参考值：HbA1 5%～8%，HbA1c 4%～6%。

（2）临床意义：GHb水平取决于血糖水平、高血糖持续时间，其生成量与血糖浓度成正比，且反映的是近2～3个月的平均血糖水平。

（二）血脂测定

1. 血清总胆固醇（TC）测定

（1）参考值：合适水平＜5.18mmol/L；边缘水平5.18～6.19mmol/L；增高≥6.22mmol/L。

（2）临床意义：①TC增高是动脉粥样硬化的危险因素之一，常见于动脉粥样硬化所致的心、脑血管疾病、各种高脂蛋白血症、甲状腺功能减退症、糖尿病、肾病综合征、阻塞性黄疸、类脂性肾病，以

及长期高脂饮食、精神紧张、吸烟、饮酒等。②TC减低，见于严重肝脏疾病、甲状腺功能亢进症、严重贫血、营养不良和恶性肿瘤等。

2. 血清甘油三酯（TG）测定

（1）参考值：合适范围＜1.70mmol/L（150mg/dL）；边缘升高1.70～2.25mmol/L（150～199mg/dL）；升高≥2.26mmol/L（200mg/dL）。

（2）临床意义：①TG增高是动脉粥样硬化的危险因素之一，常见于动脉粥样硬化症、冠心病、原发性高脂血症、肥胖症、糖尿病、肾病综合征、甲状腺功能减退症、痛风、阻塞性黄疸和高脂饮食等。②TG减低见于甲状腺功能亢进症、肾上腺皮质功能减退症、严重肝脏疾病等。

3. 血清脂蛋白测定

（1）高密度脂蛋白（HDL）

1）参考值：合适范围≥1.04mmol/L；升高≥1.55mmol/L；降低＜1.04mmol/L。

2）临床意义：①HDL-C增高：HDL-C水平增高有利于外周组织清除胆固醇，防止动脉粥样硬化的发生。②HDL-C减低：常见于动脉粥样硬化症、心脑血管疾病、糖尿病、肾病综合征等。

（2）低密度脂蛋白（LDL）

1）参考值：合适范围＜3.37mmol/L；边缘升高3.37～4.12mmol/L；升高≥4.14mmol/L。

2）临床意义：①LDL-C增高：判断发生冠心病的危险性，LDL-C是动脉粥样硬化的危险因素之一，LDL-C水平增高与冠心病发病呈正相关；还可见于肥胖症、肾病综合征、甲状腺功能减退症、阻塞性黄疸等。②LDL-C减低：见于无β脂蛋白血症、甲状腺功能亢进症、肝硬化和低脂饮食等。

（三）电解质检查

1. 血清钾测定

（1）参考值：3.5～5.5mmol/L。

（2）临床意义：①高钾血症：血钾＞5.5mmol/L，见于排钾过多、血钾摄入增多、细胞内钾外移增加。②低钾血症：血钾＜3.5mmol/L，见于钾盐摄入不足、钾丢失过多、钾在体内分布异常。

2. 血清钠测定

（1）参考值：135～145mmol/L。

（2）临床意义：①高钠血症：血钠＞145mmol/L，见于补盐过多、尿钠排出减少、脑外伤或急性脑血管病等引起的应激性高钠血症、水丢失过多或摄入不足的相对高钠。②低钠血症：血钠＜135mmol/L，见于胃肠道失钠、钠排出过多、细胞外液稀释、消耗性低钠。

3. 血清钙测定

（1）参考值：血清总钙2.2～2.7mmol/L；离子钙1.10～1.34mmol/L。

（2）临床意义：①低钙血症：血钙＜2.2mmol/L，见于钙吸收减少、钙磷比例失调、成骨作用增强。②高钙血症：血钙＞2.7mmol/L，见于吸收及摄入增加、溶骨增强、排出减少。

七、酶学检查

（一）血、尿淀粉酶测定

1. 参考值 碘－淀粉比色法：血清800～1800U/L，尿液1000～12000U/L。

2. 临床意义 淀粉酶（AMS）活性增高见于以下几种情况：

（1）急性胰腺炎：发病后2～3小时血清AMS开始增高，12～24小时达峰值，2～5天后恢复正常。如达3500U/L应怀疑此病，超过5000U/L有诊断价值。尿AMS于发病后12～24小时开始增高，尿

中AMS活性可高于血清中的1倍以上，多数患者2～10天后恢复正常。

（2）其他胰腺疾病：如慢性胰腺炎急性发作、胰腺囊肿、胰腺癌早期、胰腺外伤等。

（3）非胰腺疾病：急性胆囊炎、流行性腮腺炎、胃肠穿孔、胆管梗阻等。

（二）心肌损伤常用酶检测

1. 血清肌酸激酶（CK）及其同工酶测定

CK活性增高见于以下几种情况：

（1）急性心肌梗死（AMI）：CK在发病后3～8小时开始增高，10～36小时达高峰，3～4天后恢复正常。AMI早期诊断的敏感指标之一。在AMI病程中，如CK再次升高，提示心肌再次梗死。

（2）心肌炎和肌肉疾病：病毒性心肌炎CK明显增高。各种肌肉疾病，如进行性肌营养不良、多发性肌炎、骨骼肌病损、重症肌无力时CK明显增高。

（三）心肌蛋白检测

1. 心肌肌钙蛋白T（cTnT）测定

（1）参考值：0.02～0.13μg/L；0.2μg/L为诊断临界值；＞0.5μg/L可诊断AMI。

（2）临床意义

①诊断AMI：cTnT是诊断AMI的确定性标志物。AMI发病后3～6小时开始增高，10～24小时达高峰，10～15天恢复正常。对诊断AMI的特异性优于CK-MB和LDH；对亚急性及非Q波性心肌梗死或CK-MB无法诊断的心肌梗死患者更有诊断价值。

②断微小心肌损伤：用于判断不稳定型心绞痛是否发生了微小心肌损伤。

③其他：对判断 AMI 后溶栓治疗是否出现再灌注，以及预测血液透析病人心血管事件的发生都有重要价值。

2. 心肌肌钙蛋白 I（cTnI）测定

（1）参考值：< 0.2μg/L；1.5μg/L 为诊断临界值。

（2）临床意义：①诊断 AMI。②用于判断是否有微小心肌损伤，如不稳定型心绞痛、急性心肌炎。

（四）脑钠肽

1. 参考值 BNP1.5 ～ 9.0pmol/L，判断值 > 22pmol/L（100ng/L）；NT-pro-BNP < 125pg/mL。

2. 临床意义

（1）心衰的诊断、监测和预后评估：BNP 升高对心衰具有极高的诊断价值。临床上，NT-pro-BNP > 2000pg/mL，可以确定心衰。治疗有效时，BNP 水平可明显下降。若 BNP 水平持续升高或不降，提示心衰未得到纠正或进一步加重。

（2）鉴别呼吸困难：通过测定 BNP 水平可以准确筛选出非心衰患者（如肺源性）引起的呼吸困难。BNP 在心源性呼吸困难升高，肺源性呼吸困难不升高。

（3）指导心力衰竭的治疗：BNP 对心室容量敏感，半衰期短，可以用于指导利尿剂及血管扩张剂的临床应用；还可以用于心脏手术患者的术前、术后心功能的评价，帮助临床选择最佳手术时机。

八、免疫学检查

（一）血清免疫球蛋白及补体测定

1. 血清免疫球蛋白测定 免疫球蛋白（Ig）是一组具有抗体活性的蛋白质，用有抗病毒、抗菌、抗菌素、抗寄生虫感染及其他免疫作用。血清中的 Ig 分为 5 类：IgG、

IgA、IgM、IgD 和 IgE。

临床意义：①增高：单克隆增高（5 种 Ig 中仅有某一种增高），见于原发性巨球蛋白血症、多发性骨髓瘤。多克隆增高（IgG、IgA、IgM 均增高），见于各种慢性炎症、慢性肝病、肝癌等自身免疫性疾病。②减低：见于各类先天性和获得性体液免疫缺陷。

2. 血清补体测定

（1）总补体溶血活性（CH₅₀）测定：①增高：见于各种急性炎症、组织损伤和某些恶性肿瘤。②减低：见于各种免疫复合物性疾病和补体大量丢失（如外伤、大失血等）。

（2）补体 C_3 测定：补体激活的各种途径均有 C_3 参与，因而可以反映补体的活化情况。

（二）感染免疫检测

1. 抗链球菌溶血素"O"（ASO）测定 ASO 升高常见于 A 群溶血性链球菌感染及感染后免疫反应所致的疾病，如感染性心内膜炎、扁桃腺炎、风湿热、链球菌感染后急性肾小球肾炎等。

2. 肥达反应 是检测血清中有无伤寒、副伤寒沙门菌抗体的一种凝集试验。

（三）肿瘤标志物检测

1. 血清甲胎蛋白（AFP）测定 是诊断肝细胞癌的重要指标。

2. 癌胚抗原（CEA）测定 ①用于消化器官癌症的诊断；②鉴别原发性和转移性肝癌。

（四）自身抗体检查

1. 类风湿因子（RF）测定 RF 主要见于类风湿关节炎患者（约80% 阳性），还可见于系统性红斑狼疮、硬皮病、干燥综合征等。

2. 抗核抗体（ANA） 未经治疗的系统性红斑狼疮 95% 以上 ANA 为阳性反应，但特异性差。

九、尿液检查

（一）一般性状检查

1. 尿量

（1）增多：24小时尿量超过2500mL。

（2）减少：尿量少于400mL/24h或17mL/h为少尿；尿量少于100mL/24h为无尿。

2. 尿液外观

（1）血尿：呈淡红色、洗肉水样，可混有血凝块，多见于泌尿系统炎症、结石、结核、肿瘤、外伤等。

（2）血红蛋白尿：浓茶色或酱油色，实验室检查尿液隐血试验为阳性而镜检无红细胞，多见于严重的血管内溶血（如蚕豆病、血型不合的输血反应、阵发性睡眠性血红蛋白尿等）。

（3）脓尿和菌尿：新鲜尿液呈白色混浊或云雾状，加热或加酸均不能使混浊消失，见于泌尿系统感染如膀胱炎、肾盂肾炎。

（4）乳糜尿：乳糜尿及乳糜血尿可见于丝虫病及肾周围淋巴管梗阻。

（5）胆红素尿：尿液深黄，振荡后出现黄色泡沫且不易消失，尿内含有结合胆红素，常见于阻塞性黄疸和肝细胞性黄疸。

3. 气味 排出的新鲜尿液即有氨味，若放置时间过长膀胱炎及尿潴留。糖尿病酮症酸中毒时尿呈烂苹果味。有机磷中毒时尿带蒜臭味。

4. 尿比密 正常人尿比密1.015～1.025；晨尿一般大于1.020；婴幼儿尿比密偏低。

（1）增高：见于急性肾小球肾炎、肾病综合征、糖尿病、血容量不足等。

（2）降低：见于大量饮水、慢

性肾小球肾炎、肾小管间质疾病、急性肾衰竭、慢性肾衰竭等。

（3）等张尿：见于肾实质严重损害的终末期，尿比密固定于1.010左右。

（二）化学检查

1. 尿蛋白 当尿液用常规定性方法检查蛋白呈阳性或定量检查持续超过150mg/24h，或尿蛋白/肌酐比率＞200mg/g，称蛋白尿。

（1）肾小球性蛋白尿（最常见）：分为选择性蛋白尿和非选择性蛋白尿。

（2）肾小管性蛋白尿。

（3）混合性蛋白尿：其特点为蛋白量以大中分子为主。

（4）溢出性蛋白尿：血浆中出现异常增多的低分子量蛋白质，超过肾小管重吸收能力，出现的蛋白尿。

（5）组织性蛋白尿：多为低分子量蛋白质，以T-H糖蛋白为主要成分，见于肾盂肾炎、尿路肿瘤等。

（6）假性蛋白尿。

2. 尿糖 血糖增高性糖尿是指血糖升高超过肾糖阈（8.89mmol/L），亦可同时伴有肾小管损伤而重吸收阈值降低。常见于糖尿病，也可见于库欣综合征、甲状腺功能亢进症、胰腺炎及嗜铬细胞瘤等。

3. 尿酮体 糖尿病酮症酸中毒时尿酮体常呈强阳性；妊娠剧吐、高热、过度节食等因脂肪分解增强也可出现酮体阳性；肝硬化、酒精性肝炎等因糖代谢障碍也可出现酮尿。

（三）显微镜检查

1. 细胞

（1）红细胞：①镜下血尿：若离心尿沉渣红细胞≥3/HP，尿外观无血色者。②肉眼血尿：尿内含血量较多，外观呈淡红色、红色甚或

诊
基

带有血凝块。

（2）白细胞和脓细胞：尿沉渣镜检白细胞或脓细胞＞5/HP，称镜下脓尿。多为泌尿系统感染，如肾盂肾炎、膀胱炎、尿道炎及肾结核等。

（3）上皮细胞：①扁平上皮细胞：尿中大量出现或片状脱落且伴有脓细胞、脓细胞，见于尿道炎。②大圆上皮细胞：偶见于正常人尿内，大量出现见于膀胱炎。③尾形上皮细胞：见于肾盂肾炎、输尿管炎。④小圆上皮细胞（肾小管上皮细胞）：提示肾小管病变，常见于急性肾炎，成堆出现表示有肾小管坏死，也可见于肾移植术后急性排斥反应。

2. 管型

（1）透明管型：偶见于健康人；少量出现见于剧烈运动、高热等；明显增多提示肾实质病变，如肾病综合征、慢性肾炎等。

（2）细胞管型
①红细胞管型：见于急性肾炎、慢性肾炎急性发作、狼疮性肾炎、肾移植术后急性排斥反应等。
②白细胞管型：提示肾实质感染性疾病，见于肾盂肾炎、间质性肾炎。
③肾小管上皮细胞管型：提示肾小管病变，见于急性肾小管坏死、慢性肾炎晚期、肾病综合征等。

（3）颗粒管型
①粗颗粒管型：见于慢性肾炎、肾盂肾炎、药物毒性所致的肾小管损害。
②细颗粒管型：见于慢性肾炎、急性肾炎后期。
③蜡样管型：提示肾小管病变严重，预后不良。见于慢性肾炎晚期、慢性肾衰竭、肾淀粉样变性。

（4）脂肪管型：见于肾病综

合征、慢性肾炎急性发作、中毒性肾病。

（6）肾衰竭管型：常出现于慢性肾衰竭多尿期，提示预后不良；急性肾衰竭多尿早期也可出现。

3. 菌落计数

（1）细菌定量培养：清洁中段尿定量细菌培养≥10^5/mL为阳性，＜10^4/mL为污染，10^4～10^5/mL应结合临床判断。

（2）直接涂片镜检：无菌条件下每个油镜视野见到1个以上细菌为阳性。

4. 尿沉渣计数　尿沉渣检查是对尿液离心沉淀物中有形成分的分析，主要检查细胞、管型和结晶等。白细胞数增多见于泌尿系感染，如肾盂肾炎及急性膀胱炎；红细胞数增多见于急慢性肾炎。

十、粪便检查

（一）一般形状检查

1. 量　正常成人每日排便1次，100～300g。胃肠、胰腺病变或功能紊乱时，粪便次数及粪量可增多或减少。

2. 颜色及性状　正常成人的粪便为黄褐色圆柱状软便，婴儿粪便呈金黄色。

（1）水样便或糊状便：见于各种感染性和非感染性腹泻，如急性胃肠炎、甲状腺功能亢进症等。

（2）柏油样便：见于各种原因引起的上消化道出血。

（3）黏液脓性及黏液脓血便：提示下消化道病变，如痢疾、溃疡性结肠炎、结肠或直肠癌等。

（4）鲜血便：见于下消化道出血。

（5）米泔水样便：见于霍乱。

（6）白陶土样便：见于各种原因引起的阻塞性黄疸，也可见于服钡餐后、服硅酸铝后。

（7）细条样或扁平带状便：多见于直肠癌。

（8）冻状便：见于肠易激综合征，也可见于慢性痢疾。

（二）显微镜检查

1. 细胞

（1）红细胞：见于下消化道出血、痢疾、溃疡性结肠炎、结肠或直肠癌、痔疮、直肠息肉等。

（2）白细胞：正常粪便中不见或偶见，大量出现见于细菌性痢疾、溃疡性结肠炎。

（3）巨噬细胞：见于细菌性痢疾、溃疡性结肠炎。

2. 寄生虫　肠道有寄生虫时可在粪便中找到相应的病原体，如虫体或虫卵、原虫滋养体及其包囊。

（三）化学检查

隐血试验　正常为阴性。阳性见于消化性溃疡活动期、胃癌、钩虫病、消化道炎症、出血性疾病等。消化道癌症呈持续阳性，消化性溃疡呈间断阳性。

十一、浆膜腔穿刺液检查

（一）浆膜腔积液分类及常见原因

浆膜腔积液分类	性质	常见原因
漏出液	非炎性积液	①血浆胶体渗透压降低；②毛细血管内压升高；③淋巴管阻塞
渗出液	炎性积液	①感染性：如胸膜炎、腹膜炎、心包炎等；②化学刺激：如血液、胆汁、胃液、胰液等化学性刺激；③恶性肿瘤；④风湿性疾病和外伤等

（二）渗出液与漏出液的鉴别要点

1. 漏出液　①非炎症所致。

②淡黄、浆液性。③透明或微混。④比重＜1.018。⑤不自凝。⑥黏蛋白定性：阴性。⑦蛋白质定量：25g/L以下。⑧葡萄糖定量：与血糖相近。⑨细胞计数常＜100×10⁶/L。⑩以淋巴细胞为主。⑪细菌检查阴性。⑫乳酸脱氢酶＜200U。

2. 渗出液　①炎症、肿瘤或物理、化学性刺激。②外观不定，可为黄色、脓性、血性、乳糜性。③多混浊。④比重＞1.018。⑤能自凝。⑥黏蛋白定性：阳性。⑦蛋白质定量：30g/L以上。⑧常低于血糖水平。⑨细胞计数常＞500×10⁶/L。⑩不同病因，分别以中性粒细胞或淋巴细胞为主。⑪可找到致病菌。⑫乳酸脱氢酶＞200U。

十二、脑脊液检查

（一）脑脊液检查的适应证、禁忌证

1. 适应证

（1）有脑膜刺激症状需明确诊断者。

（2）疑有颅内出血。

（3）疑有中枢神经系统恶性肿瘤。

（4）有剧烈头痛、昏迷、抽搐及瘫痪等表现而原因未明者。

（5）中枢神经系统手术前的常规检查。

2. 禁忌证

（1）颅内压明显增高或伴显著视乳头水肿者。

（2）有脑疝先兆者。

（3）处于休克、衰竭或濒危状态者。

（4）局部皮肤有炎症者。

（5）颅后窝有占位性病变者。

（二）常见中枢神经系统疾病的脑脊液特点

	压力（mmH₂O）	外观	细胞数（×10⁶/L）及分类	蛋白质定性	蛋白质定量（g/L）	葡萄糖（mmol/L）	氯化物（mmol/L）	细菌
正常	侧卧位 80～180	无色透明	0～8，多为淋巴细胞	（−）	0.15～0.45	2.5～4.5	120～130	无
化脓性脑膜炎	↑↑↑	混浊脓性，可有凝块	显著增加，以中性粒细胞为主	（+++）以上	↑↑↑	↓↓↓	↓	有致病菌
结核性脑膜炎	↑↑	微浊，毛玻璃样，静置后有薄膜形成	增加，以淋巴细胞为主	（++）	↑↑	↓↓	↓↓↓	抗酸染色可找到结核杆菌
病毒性脑膜炎	↑	清晰或微浊	增加，以淋巴细胞为主	（+）	↑	正常	正常	无
蛛网膜下腔出血	↑↑	血性为主	增加，以红细胞为主	（+）～（++）	↑	正常	正常	无
脑脓肿（未破裂）	↑↑	无色或黄色微浊	稍增加，以淋巴细胞为主	（+）	↑	正常	正常	有或无
脑肿瘤	↑↑	黄色或无色	正常或稍增加，以淋巴细胞为主	（±）～（+）	↑	正常	正常	无

第四单元　心电图诊断

一、心电图基本知识

（一）常用心电图导联

1.肢体导联

（1）标准导联：①Ⅰ导联：正极接在上肢，负极接在右上肢。②Ⅱ导联：正极接在下肢，负极接右上肢。③Ⅲ导联：正极接在下肢，负极接左上肢。

（2）加压肢体导联

①加压右上肢导联（aVR）：探查电极置于右上肢并与正极相连，左上、下肢连接构成无关电极并与负极相连。

②加压左上肢导联（aVL）：探查电极置于左上肢并与正极相连，右上肢与左下肢连接构成无关电极

并与负极相连。

③加压左下肢导联（aVF）：探查电极置于左下肢并与正极相连，左、右上肢连接构成无关电极并与负极相连。

标准肢体导联Ⅰ、Ⅱ、Ⅲ和加压肢体导联aVR、aVL、aVF，统称为肢体导联。

2.胸导联　①V₁导联：胸骨右缘第4肋间。②V₂导联：胸骨左缘第4肋间。③V₃导联：V₂与V₄连线的中点。④V₄导联：左锁骨中线与第5肋间相交处。⑤V₅导联：左腋前线V₄水平处。⑥V₆导联：左腋中线V₄水平处。

（二）心电图各波段的意义

一般每个心动周期包括四个波（P波、QRS波群、T波、U波）、三个段（PR段、ST段、TP段）、两个间期（PR间期、QT间期）和一个J

右上肢与左下肢连接构成无关电极

点（QRS 波群与 ST 段的交点）。

P 波：反映左、右心房去极过程中的电位和时间变化。

PR 段：是房室交界区产生的微弱电位变化。

PR 间期：反映激动通过整个传导系统所需要的时间，也反映自心房去极化开始至心室去极开始的时间。

QRS 波群：左、右心室去极化过程。

ST 段：左、右心室早期缓慢复极化。

T 波：左、右心室晚期快速复极化。

QT 间期：反映左、右心室去极化与复极化全过程的时间。

U 波：心室肌的后继电位，或与心室中浦肯野纤维的复极有关。

二、心电图测量，正常心电图及临床意义

（一）心电图测量

1. 心率计算　测量 PP 或 RR 距，以秒（s）为单位，被 60 除即可求出心率。若有心律不齐者，则需连续测量 5 ～ 10 个 RR 或 PP 间距，求其均值，然后算出心率。即：心率（次/分）=60/RR（或 PP）间距平均值（秒）。

2. 心电图各波段测量

（1）各波振幅（电压）的测量：测量向上的波应自等电位线（基线）的上缘垂直量到波的顶点，测量向下的波应自等电位线的下缘垂直量到波的底端。若为双向 P 波，上下振幅的绝对值之和为其电压数值。

（2）各波时间的测量：选择波形比较清晰的导联，从波的起始部的内缘量到终末部的内缘。若为双向 P 波，应测量该波两个方向总的时间。P 波及 QRS 波群时间，应选择十二个导联中最宽的 P 波及 QRS 波进行测量。

（3）测量 R 峰时间：从 QRS 波群的起点量到 R 波顶点与等电位线的垂直线之间的距离。如 R 波有 R′ 波或切迹，则以最后的 R′ 波或第二峰的顶点为准。一般只测 V1 和 V5 导联。R 峰时间代表心室肌除极时激动自电极下局部心内膜面到达心外膜面所需的时间。

（4）测量间期：①PR 间期：选择有明显 P 波和 R 波的导联（一般多选 II 导联），自 P 波起点量至 QRS 波群的起点。②QT 间期：选择 T 波较清晰、QT 间期最长的导联，通常在 V2、V3 导联测量；但如果 V2、V3 导联比其他导联长 0.04 秒以上，可能测量有误，应结合此导联测定 QT 间期值。若心律不规则时，取 3 ～ 4 个 QT 间期的平均值。

（5）ST 段偏移的测量：测量 ST 段抬高的程度，应自等电位线上缘垂直量至 ST 段上缘；测量 ST 段压低的程度，应自等电位线的下缘垂直量至 ST 段的下缘。测量时应选择基线较平直的导联，一般应与 TP 段相比较；如因心动过速等原因 TP 段不明显时，可与 PR 段相比较。斜行向上的 ST 段，以 J 点作为判断 ST 移位的依据；斜行向下的 ST 段，则应在 J 点后 0.06 ～ 0.08 秒处进行测量。

（6）12 导联同步心电图记录的测量：各波时间和间期的测量有如下规定：①测量 P 波和 QRS 波群时间，应从 12 导联同步心电图中最早的 P 波起点测量至最晚的 P 波终点，以及从最早的 QRS 波群起点测量至最晚的 QRS 波群终点。②测量 PR 间期，应从 12 导联同步心电图中最早的 P 波起点测量至最早的 QRS 波群起点。③测量 QT 间期，应从 12 导联同步心电图中最早的 QRS 波群起点测量至最晚的 T 波终点。其余同上。

（二）心电图各波段正常范围及其变化的临床意义

1.P 波

（1）形态：多数导联呈钝圆形，双峰间距＜0.04 秒。

（2）方向：aVR 导联倒置，Ⅰ、Ⅱ、aVF 和 $V_4 \sim V_6$ 导联直立。

（3）时限 ≤0.11 秒。

（4）振幅 肢体导联＜0.25mV，胸导联＜0.20mV。

2.PR 段与 PR 间期

PR 间期为 0.12 ～0.20 秒。

3.QRS 群

时限为 0.06 ～0.10 秒，儿童为 0.04 ～0.08 秒。

4.J 点

大多在等电位线上，但常随 ST 段偏移而发生移位。反映心室肌早期快速复极化（1 期）的电位变化。

5.ST 段

任何导联 ST 段压低＜0.05mV。抬高除 $V_1 \sim V_3$ 导联＜0.3mV 外，其余导联均＜0.1mV。

6.T 波

正常情况下，T 波的方向大多与 QRS 波群主波的方向一致。aVR 导联 T 波倒置，Ⅰ、Ⅱ、$V_4 \sim V_6$ 导联 T 波直立。在以 R 波为主的导联中，T 波不应低于同导联 R 波的 1/10。

三、常见异常心电图及临床意义

（一）心房、心室肥大

1.左房肥大　①P 波时限延长，＞0.11 秒。②P 波常呈双峰，两峰距≥0.04 秒，以 V_1 导联上最为显著。多见于二尖瓣狭窄，故又称"二尖瓣型 P 波"。

2.右房肥大　①P 波尖而高耸。②在心电图中的Ⅱ、Ⅲ、aVF 导联表现最为突出。多见于肺源性心脏病，故又称"肺型 P 波"。

3.左室肥大　①QRS 波群电压增高：R_{V5}＞2.5mV，R_{V5}＋S_{V1}＞4.0mV（男）/3.5mV（女）。②心电轴左偏。③QRS 波群时间 0.10 ～0.11 秒。④ST-T 改变：以 R 波为主的导联中，T 波低平、双向或倒置。

4.右室肥大　①QRS 波群形态改变：$V_1R/S＞1$，V_1 或 V_3R 的 QRS 波群呈 RS、rSR′、R 或 qR 型。②$R_{V1}＋S_{V5}＞1.2mV$，aVR 导联的 R/Q 或 R/S＞1，R_{aVR}＞0.5mV。③心电轴右偏，重症可＞+110°。④V_1 或 V_3R 等右胸导联 ST-T 下移＞0.05mV，T 波低平、双向或倒置。⑤V_1 导联 R 峰时间＞0.03 秒。

（二）心肌梗死及心肌缺血

1.心肌缺血

（1）稳定型心绞痛：面对缺血区的导联上出现 ST 段水平型或下垂型下移≥0.1mV，T 波低平、双向或倒置，时间一般小于 15 分钟。

（2）变异型心绞痛：常于休息或安静时发病，心电图可见 ST 段抬高，常伴有 T 波高耸，对应导联 ST 段下移。

（3）慢性冠状动脉供血不足：在 R 波占优势的导联中，ST 段呈水平型或下垂型压低≥0.05mV，T 波低平、双向或倒置。

2.心肌梗死

（1）缺血型 T 波改变：缺血发生于心内膜面，T 波高而直立；若发生于心外膜面，出现对称性 T 波倒置。

（2）损伤型 ST 段改变：面向损伤心肌的导联出现 ST 段明显抬高，可形成单相曲线。

（3）坏死型 Q 波出现：面向坏死区的导联异常 Q 波（宽度≥0.04 秒，深度≥1/4R）或者呈 QS 波。

（4）心肌梗死的定位诊断：$V_1 \sim V_3$ 出现梗死图形——前间壁心梗；$V_3 \sim V_5$ 出现梗死图形——前壁心梗；$V_1 \sim V_6$ 出现梗死图形——广泛前壁心梗；Ⅱ、Ⅲ、aVF 出现梗死图形——下壁心梗；Ⅰ、aVL 出现梗死图形——高侧壁心梗。

（三）心律失常

1. 期前收缩

（1）室性期前收缩：①提前出现的、宽大畸形的 QRS 波群，时限通常≥0.12 秒，其前无相关 P 或 P'波。②T 波方向与 QRS 波群的主波方向相反。③有完全性代偿间歇。

（2）房性期前收缩：①提前出现的异位 P'波，其形态与窦性 P 波不同。②房性期前收缩可呈现三种房室传导方式：正常下传、房性期前收缩未下传、伴心室内差异传导。③代偿间歇多不完全。

2. 异位性心动过速

（1）室上性心动过速：①心动过速发作时 QRS 波频率大多数为150～250 次/分。②节律一般绝对规则。③QRS 波群形态基本正常。④ST-T 可无变化，或呈继发性 ST 段下移和 T 波倒置。

（2）室性心动过速：①相当于一系列连续的室性期前收缩（连续 3 次或 3 次以上），频率多在100～250 次/分，RR 大致相等，节律可略有不齐。②QRS 波群畸形、增宽，时间≥0.12 秒，T 波方向与 QRS 主波方向相反。③有时可见房室分离。④偶可发生心室夺获或室性融合波。

3. 颤动

（1）心房颤动：①P 波消失，代之以一系列大小不等、间距不均、形态各异的心房颤动波（f 波），其频率为 350～600 次/分，通常在V₁ 导联最清楚。②心室律完全不规则。③QRS 波群形态一般正常。

（2）心室颤动：QRS-T 波群完全消失，代之以形状不一、大小不等、频率极不规则的低小波，频率为250～500 次/分。

4. 房室传导阻滞

（1）一度房室传导阻滞：①窦性 P 波规则出现，每个窦性 P 波后都有 QRS 波群。②PR 间期延长。

（2）二度房室传导阻滞：①二度Ⅰ型房室传导阻滞，又称莫氏Ⅰ型或文氏型传导阻滞：PR 间期逐渐延长，直到 QRS 波群脱落，如此周而复始。②二度Ⅱ型房室传导阻滞：PR 间期固定，QRS 波群规律脱漏，房室传导比例常为 3∶2、4∶3 等。

（3）三度房室传导阻滞：①房室分离：P 波与 QRS 波群各自独立，互不相关，呈现完全性房室分离。②逸搏心律。

第五单元 影像诊断

一、超声诊断

（一）二尖瓣、主动脉瓣病变声像图及心功能评价

1. 二尖瓣狭窄的异常声像图

（1）二维超声心动图：①二尖瓣增厚，回声增强，以瓣尖为主，有时可见赘生物形成的强光团。②二尖瓣活动僵硬，运动幅度减小。③二尖瓣口面积减小。④腱索增粗缩短，乳头肌肥大。⑤左心房明显增大，肺动脉高压时则右心室增大，肺动脉增宽。

（2）M 型超声心电图：①二尖瓣曲线增粗，回声增强。②二尖瓣前叶曲线双峰消失，呈城墙样改变，EF 斜率减低。③二尖瓣前、后叶呈同向运动，后叶曲线套入前叶。④右心房增大。

2. 扩张性心肌病的异常声像图

（1）二维超声心动图：①全心扩大呈球形，以左心为主。②各瓣膜形态正常，开放幅度变小，二尖瓣口与左心室形成"小瓣口大心腔"的特征性表现。

（2）M 型超声心动图：二尖瓣曲线呈现矮菱形的"钻石样"改变。

（3）频谱多普勒超声：各瓣膜口血流峰值速度减低，可见反流

信号。

（二）胆囊结石、泌尿系结石的异常声像图

1.胆囊结石的异常声像图

①胆囊内见一个或数个强光团、光斑，其后方伴声影或彗星尾。②强光团或光斑可随体位改变而依重力方向移动。

2.泌尿系结石的异常声像图

结石部位有强回声光团或光斑，后伴声影或彗星尾征。

（三）脂肪肝、肝硬化的异常声像图

1.脂肪肝的异常声像图

（1）弥漫性脂肪肝的声像图：①整个肝均匀性增大，表面圆钝，边缘角增大。②肝内回声增多增密，前半部而密，呈一片云雾状改变。

（2）局限性脂肪肝的声像图：表现为脂肪浸润区部位的高回声区与正常肝组织的相对低回声区，两者分界较清，呈花瓣状或不规则的片状。

2.肝硬化的异常声像图

①肝体积缩小，逐步向右上移行。②肝包膜回声增厚，呈锯齿样改变；肝内光点增粗增强，分布紊乱。③脾肿大。④胆囊壁增厚毛糙，有腹水时可呈双边，可见腹水的无回声暗区。⑤门静脉内径增宽>1.3cm，门静脉血流信号减弱，血流速度常在15～25cm/s以下；可见脐静脉重新开放。⑦癌变时在肝硬化基础上出现肝癌声像图特征，以弥漫型为多见。

二、放射诊断

（一）X线的特性及成像原理

1.X线的特性

①穿透性：是X线成像的基础。②荧光效应：是进行透视检查的基础。③感光效应：是X线摄影的基础。④电离效应：

是放射防护学和放射治疗学的基础。

2.X线的成像原理

一是基于X线的穿透性、荧光和感光效应；二是基于人体组织之间有密度和厚度的差别。

（二）X线检查方法

1.普通检查

包括透视和X线摄影。

2.造影检查

常用的造影剂有：①高密度造影剂：常用的为钡剂和碘剂。②低密度造影剂：如空气、一氧化碳、氧等。

（三）CT、磁共振成像（MRI）的临床应用

1.CT的临床应用

CT对头颅病变、脊椎与脊髓、纵隔、肺部、肝、胆、胰、肾与肾上腺及盆部器官的疾病诊断都有良好的运用价值。双源CT下的冠脉造影，可以帮助判断冠状动脉有无狭窄及狭窄程度，指导临床治疗。CT对中枢神经系统疾病的诊断价值更高，对颅内肿瘤、脓肿与肉芽肿、寄生虫病、外伤性血肿与脑损伤、脑梗死与脑出血、椎管内肿瘤等疾病诊断效果很好，结果可靠。对脊椎病变及椎间盘脱出也有良好的诊断价值。

2.MRI诊断的临床应用

与CT相比，MRI检查具有无X线辐射、无痛苦、无骨性伪影的特点，非常适用于多次随访检查。MRI有高度软组织分辨能力，是颅脑、体内脏器、脊髓、骨与关节软骨、肌肉、滑膜、韧带等部位病变的首选检查方法。

（四）呼吸系统常见病的影像学表现

1.慢性支气管炎

典型慢支表现为两肺纹理增多、增粗、紊乱，纹理伸展至肺野外带。

2.支气管扩张症

确诊主要靠胸部CT检查，尤其是高分辨力CT

（HRCT）。柱状扩张时可见"轨道征"或"戒指征"；囊状扩张时可见葡萄串样改变；扩张的支气管腔内充满黏液栓时，可见"指状征"。

3. 大叶性肺炎 CT在充血期即可见病变呈磨玻璃样阴影，边缘模糊。实变期可见呈肺段性或大叶性分布的密实阴影，支气管充气征较X线检查更为清楚。

4. 支气管肺炎（小叶性肺炎） 常见于两中下肺野的中、内带，X线表现为沿肺纹理分布的、散在密度不均的小斑片状阴影，边界模糊。

5. 间质性肺炎 病变常同时累及两肺，以中、下肺最为显著。X线表现为两肺门及两中、下纹理增粗模糊，可呈网状，并伴有小点状影，肺门影轻度增大，轮廓模糊，密度增高。

6. 肺脓肿 急性肺脓肿在致密的实变区中可见含有液面的空洞，内壁不规整。慢性肺脓肿可见空洞壁变薄，周围有较多紊乱的纤维条索状阴影。多房性空洞则显示为多个大小不等的透亮区。CT较平片能更早、更清楚地显示肺脓肿，更有利于早期诊断和指导治疗。

7. 肺结核

（1）原发性肺结核：①原发复合征：由原发性肺病灶、淋巴管炎及淋巴结炎三者组成的哑铃状双极现象。②胸内淋巴结结核：表现为肺门和（或）纵隔淋巴结大而突向肺野。

（2）血型播散型肺结核：①急性粟粒型肺结核：X线可见两肺大小、密度、分布都均匀一致的粟粒状阴影，正常肺纹理显示不清。②亚急性与慢性血型播散型肺结核：X线可见以两中、中肺野为主的大小不一、密度不同、分布不均的多种性质（渗出、增殖、钙化、纤维化、空洞等）病灶。

（3）继发性肺结核：病变多在

尖和锁骨下区开始，X线可见渗出、增殖、播散、纤维和空洞等多种性质的病灶同时存在。

（4）结核性胸膜炎：多见于儿童与青少年，可单独存在，或与肺结核同时出现。少量积液时X线可见患侧肋膈角变钝；大量积液时X线可见患侧均匀的密度增高阴影，阴影上方呈年高外内低状，积液随体位变化而改变。后期可引起胸膜肥厚、粘连、钙化。

8. 肺肿瘤 肺肿瘤分原发性与转移性两类。

（1）原发性支气管肺癌：①中心型：引起管腔狭窄时可出现阻塞性肺气肿、阻塞性肺炎、阻塞性肺不张三种肺癌的间接征象。肿瘤同时向腔外生长或（和）伴肺门淋巴结转移时形成肺门肿块影。肺门肿块影是肺癌的直接征象。发生于右上叶的肺癌，肺门肿块与右肺上叶不张连在一起可形成横行"S"状下缘。②周围型：X线表现为密度增高，轮廓模糊的结节状或球形病灶，逐渐发展可形成分叶状肿块。发生于肺尖的癌称为肺沟癌。同时发现肺门或纵隔淋巴结大更有助于肺癌的诊断。增强CT能更早发现肺门、纵隔淋巴结转移。③细支气管肺泡癌（弥漫性肺癌）：CT可见两肺不规则分布的1cm以下结节，边缘模糊，常伴有肺门、纵隔淋巴结转移；融合后的大片实变影中靠近肺门处可见支气管充气征，实变区密度较低呈毛玻璃样，是其重要特征。

（2）转移性肺肿瘤：X线可见在两肺中、下肺野外带，密度均匀、大小不一、轮廓清楚的棉絮样低密度影。血供丰富的肺癌发生血行转移时，可见两中、下肺野轮廓光滑、密度均匀的粟粒影。淋巴转移至肺的肿瘤，则主要表现为肺门和（或）纵隔淋巴结大。CT发现肺

诊基

部转移较平片敏感；HRCT对淋巴转移的诊断具有优势，可见肺门及纵隔淋巴结肿大、支气管血管增粗、小叶间隔增厚及沿两者分布的细小节影。

9.胸膜病变

（1）胸腔积液：①游离性胸腔积液：当积液达250mL左右时，站立X线检查可见外侧肋膈角变钝；中等量积液时，患侧胸中、下部呈均匀性致密影，其上缘形成自外上斜向内下的凹面弧形，同侧膈和心缘下部被积液遮蔽；大量积液时，除肺尖外，患侧全胸呈均匀的致密增高影，与纵隔连成一片，患侧肋间隙增宽，膈肌下降，气管纵隔移向健侧。②包裹性胸腔积液：X线表现为圆形或半圆形密度均匀影，边缘清晰。包裹性积液局限在叶间裂时称为叶间积液。

（2）气胸及液气胸：气胸时X线显示胸腔顶部和外侧高度透亮，其中无肺纹理，透亮带内侧可见被压缩的肺边缘。液气胸时，立位检查可见上方为透亮的气体影，下方为密度增高的液体影，并随体位改变而流动。

（3）胸膜肥厚、粘连、钙化：胸膜轻度增厚时，X线表现为肋膈角变钝或消失，其上表现为密度增高或条状阴影，还可见膈上幕状粘连，膈运动受限。广泛胸膜增厚则呈大片不均匀性密度增高影，患侧肋间隙变窄或胸廓塌陷，纵隔向患侧移位，膈肌升高，严重时可见部脊柱向健侧凸起。胸膜钙化的X线表现为斑块、条状或片状高密度钙化影，切线位观察时，可见其包在肺的外围。

（五）循环系统常见病的影像学表现

1.风湿性心脏病

（1）单纯二尖瓣狭窄：X线表现为左心房及右心室增大，左心耳部凸出，肺动脉段突出，主动脉结及左心室变小，心脏呈梨形。

（2）二尖瓣关闭不全：X线表现是左心房和左心室明显增大。

（3）主动脉瓣狭窄：X线可见左心室增大，或伴右心房增大，升主动脉中段局限性扩张，主动脉瓣区可见钙化。

（4）主动脉瓣闭不全：左心室明显增大，主动脉、主动脉弓普遍扩张，心脏呈靴形。

2.高血压性心脏病

X线表现为左心室扩大，主动脉增宽、延长、迂曲，心脏呈靴形。

3.慢性肺源性心脏病

X线表现为右下肺动脉增宽≥15nm，右心室增大等。

4.心包积液

300mL以下者，X线难以发现；中等量积液时，后前位可见心脏形态呈烧瓶形，上腔静脉增宽，心缘搏动减弱或消失等。

（六）消化系统疾病影像学检查及常见疾病的影像学表现

1.消化系统疾病影像学检查

（1）普通X线检查：包括透视和腹部平片，常用于急腹症的诊断。

（2）造影：①食道吞钡，观察食道黏膜、轮廓、蠕动和食道扩张度及通畅性。②上消化道钡餐（气钡双重造影）检查食道、胃、十二指肠和上段空肠。③小肠系钡剂造影。④结肠钡剂灌肠造影。

（3）肝、胆、胰的影像检查方法

1）肝脏检查：①CT平扫。②CT增强扫描：增加正常肝组织与病灶之间的密度差，显示平扫不能发现的或可疑的病处，帮助鉴别病灶的性质。③MRI检查。

2）胆道系统检查：①X线平片检查：可观察有无不透X线的结石、胆囊壁钙化或异常的气体影。②造影检查：如口服胆囊造影、静脉胆道造影及内镜逆行性胰胆管造影（ERCP）。③CT 检查。④MRI 检查。

3）胰腺检查：①X线平片可了解胰腺有无钙化、结石。ERCP 对诊断慢性胰腺炎、胰头癌和壶腹癌有一定的帮助。②CT 检查可显示胰腺的大小、形态、密度和结构，区分病变属囊性或实性，是胰腺疾病最重要的影像学检查方法。③MRI 检查。

2. 消化系统常见病的影像学表现

（1）食管静脉曲张：X线钡剂造影可见：食管中、下段的黏膜皱襞明显增宽、迂曲，呈蚯蚓状或串珠状充盈缺损，管壁边缘呈锯齿状。

（2）食管癌：X线剂造影可见：①黏膜皱襞改变：由于肿瘤破坏黏膜层，使正常皱襞消失、中断、破坏，形成表面杂乱的不规则影像。②管腔狭窄。③腔内充盈缺损。④不规则的龛影，早期较浅小，较大者表现为长径与食管长轴一致的长形龛影。⑤受累食管呈局限性僵硬。

（3）消化性溃疡

1）胃溃疡：上消化道钡剂造影检查的直接征象是龛影，多见于小弯；龛影口周围有一圈黏膜水肿造成的透明带，这种黏膜水肿带是良性溃疡的特征性表现。

2）十二指肠溃疡：绝大部分发生在球部，溃疡易造成球部变形；球部龛影或球部变形是十二指肠溃疡的直接征象。间接征象有：①激惹征。②幽门痉挛，开放延迟。③胃分泌增多和胃张力及蠕动方面的改变。④球部固定压痛。

（4）胃癌：上消化道钡剂造影检查可见：①胃内形态不规则的充盈缺损，多见于蕈伞型癌。②胃腔狭窄，胃壁僵硬，多见于浸润型癌。③形状不规则，位于胃轮廓之内的龛影，多见于溃疡型癌。④黏膜皱襞破坏、消失或中断。⑤肿瘤区蠕动消失。CT 或 MRI 检查可直接观察肿瘤侵犯胃壁、周围浸润及远处转移情况，其影像表现直接反映了胃癌的大体形态，但检查时需用清水或对比剂将胃充分扩张。

（5）溃疡性结肠炎：肠气钡双重对比造影检查可见病变肠管结肠袋变浅、消失，黏膜皱襞多紊乱，粗细不一，其中可见溃疡龛影。

（6）结肠癌：结肠气钡双重对比造影可见：①肠腔内肿块，形态不规则，黏膜皱襞消失。病变处肠壁强硬，结肠袋消失。②较大的龛影，形状不规则，边缘不整齐，周围有不同程度的充盈缺损和狭窄，肠壁僵硬，结肠袋消失。③肠管狭窄，肠壁僵硬。

（7）胃肠道穿孔：最多见于胃或十二指肠穿孔，立位X线透视或腹部平片可见两侧膈下有弧形或半月形透亮气体影。

（8）肠梗阻：X线表现为：梗阻上段肠管扩张，积气、积液，立位或侧位水平位摄片可见肠管扩张，呈阶梯状气液平，梗阻以下的肠管闭合，无气体或仅有少量气体。CT（尤其是螺旋 CT）适用于一些危重患者、不能配合检查者及肥胖者，有助于发现腹腔包裹性或游离性气体、液体及肠坏死，帮助判断梗阻部位及病因。

（七）泌尿系统常见病的影像学表现

1. 泌尿系结石

（1）肾结石：阳性结石X线平片可见圆形、卵圆形或桑葚状致密影，密度高而均匀或浓淡不等，或呈分层状。阴性结石平片不能显影，造影可见肾盂内圆形或卵圆形密度减低影或充盈缺损，还可引起肾盂、肾盏积水扩张等。CT 检查表现基本同平片。

（2）输尿管结石：阳性结石平

片或CT可见输尿管走行区域内米粒大小的高密度影；CT可见结石上方输尿管、肾盂积水扩张；静脉肾盂造影可见造影剂中止在结石处，其上方尿路扩张。

（3）膀胱结石：多为阳性，X线平片可见耻骨联合上方圆形或卵圆形致密影，边缘光滑或毛糙，密度均匀或不均匀，可呈层状，大小不一。结石可随体位所改变位置，但总是在膀胱最低处。阴性结石排泄性尿路造影可见充盈缺损影。CT可见膀胱内致密影。MRI检查呈非常低的信号。

2.肾癌　较大肾癌X线平片可见肾轮廓局限性外突；尿路造影可见肾盏伸长、狭窄、受压变形，或肾盏封闭、扩张。CT可见肾实质内肿块，密度不定，可略高于周围肾实质，也可低于或接近于周围肾实质，肿块较大时可突向肾外，少数块内可有钙化影；增强扫描早期肿块有明显、不均一的强化，之后表现为相对低密度。

（八）骨与关节常见病的影像学表现

1.长骨骨折　X线检查是诊断骨折最常用、最基本的方法。根据骨折程度把骨折分为完全性骨折和不完全性骨折。根据骨折线的形状和走行，将骨折分为横行、斜行和螺旋形。CT适用于解剖结构比较复杂部位骨折的诊断、诊断骨折碎片的数目等较普通X线有优势。MRI可清晰显示骨折周围软组织的损伤情况及骨断端出血、水肿等。

2.脊柱骨折　主要发生在胸椎下段和腰椎上段，以单个椎体损伤多见。多因受到纵轴性暴力冲击而发生椎体压缩性骨折。X线可见骨折椎体压缩呈楔形，前缘骨皮质断裂。CT对脊椎骨折的定位、骨折类型、骨折片移位程度以及椎管有无

变形、狭窄等的诊断优于普通平片。MRI对脊椎骨折及有无椎间盘突出、韧带撕裂等有较高的诊断价值。

3.椎间盘突出　青壮年多发，下段腰椎最容易发生。

（1）X线平片：①椎间隙变窄或前窄后宽。②椎体后缘唇样肥大增生、骨桥形成或游离骨块。③脊柱生理曲度变直或侧弯。

（2）CT检查：直接征象为：椎间盘后缘变形，局限性突出，其内可有钙化。间接征象是：①硬膜外脂肪层受压、变形甚至消失，两侧硬膜外间隙不对称。②硬膜囊受压变形和移位。③一侧神经根鞘受压。

（3）MRI检查：在矢状面可见突出的椎间盘向后方或侧后方伸出；横断面上突出的椎间盘局限突出于椎体后缘；可见硬膜外脂肪层受压、变形甚至消失和神经根鞘受压图像。

4.急性化脓性骨髓炎

（1）X线检查：①发病后2周内，可见肌间隙模糊或消失，皮下组织与肌间分界模糊等。②发病2周后可见骨质破坏。

（2）CT表现：能较清楚地显示软组织感染、骨膜下脓肿及骨破坏和死骨，尤其有助于发现平片不能显示的小的破坏区和死骨。

（3）MRI表现：对显示骨髓腔内改变和软组织感染优于平片和CT。

5.慢性化脓性骨髓炎

（1）X线表现：X线表现可见明显的病变，即在骨破坏周围有骨质增生硬化现象；骨膜的新生骨增厚，并同骨皮质融合，呈分层状，外缘呈花边状；骨干增粗，轮廓不整，骨密度增高，甚至骨髓腔发生闭塞；可见骨质破坏和死骨。

（2）CT表现：与X线表现相似，并容易发现X线不能显示的

死骨。

（九）常见中枢神经系统疾病的影像学表现

1. 脑血管病

（1）脑出血

CT 表现：①急性期血肿呈圆形、椭圆形或不规则形均匀密度增高影，边界清楚；周围有环形密度减低影（水肿带）；局部脑室受压移位；血液进入脑室或蛛网膜下腔时，可见脑室或蛛网膜下腔内有积血影。②吸收期（发病后 3～7 天）可见血肿缩小、密度降低，小的血肿可以完全吸收，血肿周围变模糊，水肿带增宽。③发病 2 个月后进入囊变期，较大的血肿吸收后常留下大小不等的囊腔，同时伴有不同程度的脑萎缩。

（2）蛛网膜下腔出血：CT 表现为脑沟、脑池、脑裂内密度增高影，脑沟、脑裂、脑池增大，少数严重病例周围脑组织受压移位。出血一般 7 天左右吸收，此时 CT 检查无异常发现，但 MRI 仍可见高信号出血灶痕迹。

（3）脑梗死

1）CT 表现：①缺血性梗死：发病 12～24 小时之内，CT 无异常所见；少数病例在血管闭塞 6 小时即可显示大范围低密度区，其部位、范围与闭塞血管供血区一致，皮质与髓质同时受累，多呈三角形或扇形，边界不清，密度不均，在等密度区内散在较高密度的斑点影代表梗死区内脑质的相对无损害区；2～3 周后，病变处密度越来越低，最后变为等密度而不可见；1～2 个月后可见边界清楚的低密度囊腔。②出血性脑梗死：在密度减低的脑梗死灶内，见到不规则斑点状或片状高密度出血灶影；由于占位，脑室轻度受压，中线轻度移位；2～3 周后，病变处密度逐渐变低。③腔隙性脑梗死：发病 12～24 小时之内，CT 无异常所见；典型者可见小片状密度减低影，边缘模糊，无占位效应。

2）MRI 检查：MRI 对脑梗死灶发现早、敏感性高，发病后 1 小时即可见局部脑回肿胀，脑沟变浅。

2. 脑肿瘤

CT、MRI 是主要的诊断手段。

3. 颅脑外伤

（1）脑挫裂伤：CT 可见低密度脑水肿区内散在斑点状高密度出血灶，伴有占位效应。有的表现为广泛性脑水肿或脑内血肿。

（2）颅内出血：包括硬膜外、硬膜下、脑内、脑室和蛛网膜下腔出血等。CT 可见相应部位的高密度影。

诊 基

内科学

第一单元　呼吸系统疾病

一、慢性阻塞性肺疾病

1. 概述　慢性阻塞性肺疾病（COPD）是一种持续存在的以气流受限为特征的肺部疾病。气流受限不完全可逆，呈进行性发展，主要累及肺部，也可引起肺外各器官的损害。

2. 病因与发病机制　①吸烟。②职业粉尘和化学物质。③环境污染。④感染因素。⑤蛋白酶-抗蛋白酶失衡。⑥氧化应激。

3. 临床表现

（1）症状：①慢性咳嗽。②咳痰（一般为白色黏液或浆液泡沫状痰）。③气短及呼吸困难（典型症状）。④喘息和胸闷。

（2）体征：早期可无异常；随疾病发展出现桶状胸，呼吸变浅，频率增快，语颤减弱，叩诊呈过清音，心浊音界缩小，肺下界和肝浊音界下降，呼吸音减弱，呼气延长，部分患者可闻及湿啰音和（或）干啰音。

4. 实验室检查及其他检查

（1）肺功能检查：判断气流受限的主要客观指标，对 COPD 诊断、严重度评估、疾病进展、预后及治疗反应等有重要意义。

（2）胸部 X 线检查：主要作为确定肺部并发症及排除其他肺部疾病之用。

（3）胸部 CT：不作常规检查，高分辨 CT 对疑难病例的鉴别诊断有一定意义。

（4）动脉血气分析：可确定是否发生呼吸衰竭及其类型。

5. 诊断　根据吸烟等高危因素史、症状、体征及肺功能等综合分析确定。不完全可逆的气流受限是 COPD 诊断的必备条件。吸入支气管扩张剂后第一秒用力呼气量/用力肺活量（FEV_1/FVC）< 70%，可诊断。

6. 病情评估

（1）严重程度评估

Ⅰ级（轻度）：FEV_1/FVC < 70%，$FEV_1\%$ ≥ 80% 预计值，有或无慢性咳嗽、咳痰症状。

Ⅱ级（中度）：FEV_1/FVC < 70%，80% > $FEV_1\%$ ≥ 50%，有或无慢性咳嗽、咳痰症状。

Ⅲ级（重度）：FEV_1/FVC < 70%，50% > $FEV_1\%$ ≥ 30%，有或无慢性咳嗽、咳痰症状。

Ⅳ级（极重度）：FEV_1/FVC < 70%，$FEV_1\%$ < 30%；或 $FEV_1\%$ < 50%，伴呼吸衰竭或心衰。

（2）分期评估：①急性加重期：短期内咳嗽、咳痰、气短和（或）喘息加重，痰量增多，呈脓性或黏液脓性，可伴发热等。②稳定期：咳嗽、咳痰、气短等症状稳定或较轻。

7. 治疗

（1）稳定期：①戒烟，脱离污染环境。②扩张支气管：β_2 受体激动剂（主要有沙丁胺醇和特布他林气雾剂）；抗胆碱能药（主要有异丙溴铵气雾剂）；茶碱类药物。③祛痰：氨溴索等。④糖皮质激素：长期规律吸入糖皮质激素较适用于 FEV_1 < 50% 预计值并且有临床症

状及反复加重的COPD患者。⑤长期家庭氧疗：应在Ⅳ级即极重度COPD患者应用。

（2）急性加重期：①控制感染：细菌感染是导致COPD急性加重的最重要原因。②扩张支气管。③控制性氧疗。④糖皮质激素的使用。⑤祛痰。

二、慢性肺源性心脏病

1. 概述
慢性肺源性心脏病是指肺、胸廓疾病或肺血管病变所引起的肺循环阻力增加、肺动脉高压，进而引起右心室肥厚、扩大，甚至发生右心衰竭的心脏病。

2. 病因与发病机制
（1）病因：①慢性支气管、肺疾病：以慢性阻塞性肺疾病最常见。②严重的胸廓畸形。③肺血管疾病。④神经肌肉疾病。
（2）发病机制：①肺动脉高压形成。②右心功能改变。

3. 临床表现
（1）肺、心功能代偿期
1）肺部原发疾病表现：①长期慢性咳嗽、咳痰或喘息病史，逐渐出现乏力、呼吸困难，活动后心悸、气促加重。②肺气肿体征。③由于肺和支气管病变，肺部听诊常有干、湿啰音。
2）肺动脉高压与右心室肥大体征：①肺动脉瓣区第二心音亢进。②三尖瓣区出现收缩期杂音或剑突下的心脏收缩期搏动，多提示有右心室肥厚、扩大。③颈静脉充盈，肝下缘可以在肋下触及，类似右心功能不全的体征，但此时静脉压无明显升高，肝脏无淤血、前后径不增大，且无压痛，肝颈静脉反流征阴性。
（2）肺、心功能失代偿期
1）呼吸衰竭：主要表现为缺氧和二氧化碳潴留的症状。
2）心力衰竭：以右心衰竭为主。

4. 实验室检查及其他检查
①胸部X线检查。②心电图检查。③超声心动图和肺动脉压力测定。④动脉血气分析。⑤血液检查。

5. 诊断与鉴别诊断
（1）诊断：结合病史、体征及实验室检查，综合判断。在慢性肺、胸疾患的基础上，一旦发现有肺动脉高压、右心室肥大的体征或右心病变的征象，同时排除其他引起右心病变的心脏病，即可诊断本病。
（2）鉴别诊断：本病应与冠状动脉粥样硬化性心脏病、风湿性心脏病、原发性扩张型心肌病相鉴别。

6. 病情评估
（1）分期：①急性加重期。②缓解期。
（2）预后：慢性肺心病常反复急性加重，随着肺功能的损害病情逐渐加重，多数预后不良，病死率在10%～15%。

7. 治疗
（1）急性加重期：①控制感染。②改善呼吸功能，抢救呼吸衰竭。③纠正心力衰竭：适当选用利尿剂（短疗程，小剂量，间歇联合使用排钾和保钾利尿剂）、强心剂、血管扩张剂的应用。④控制心律失常。⑤应用糖皮质激素。⑥抗凝。⑦处理并发症。
（2）缓解期：①呼吸锻炼。②增强机体免疫力。③长期家庭氧疗。

三、支气管哮喘

1. 概念、病因与发病机制
（1）概念：支气管哮喘简称哮喘，是一种由肥大细胞、嗜酸性粒细胞、淋巴细胞等多种炎症细胞介导的气道慢性炎症。本病常存在气道高反应（AHR）和广泛的可逆性气流阻塞。临床以反复发作的喘息、呼气性呼吸困难、胸闷或咳嗽为特征，常在夜间和（或）清晨发作。

（2）病因与发病机制：①变态反应。②气道炎症：最重要的哮喘发病机制，是导致哮喘患者气道高反应性和气道弥漫性可逆性阻塞的病理基础。③神经-受体失衡。

2. 临床表现

（1）症状：①呼吸困难。②胸闷。③咳嗽。

（2）体征：①哮鸣音（最具特征）。②肺过度充气。③其他体征："三凹征"，严重者可有奇脉、胸腹矛盾运动，甚至导致呼吸衰竭。

3. 实验室检查及其他检查

（1）血常规检查。

（2）痰液检查。

（3）肺功能检查：哮喘发作期，呼吸功能受到明显影响，有关指标均显著下降。其中以第一秒用力呼气容积（FEV_1）占其估计值的百分率（$FEV_1\%$）最为可靠，必要时可进行支气管激发试验或支气管舒张试验。

（4）免疫学和过敏原检测。

（5）胸部X线检查。

（6）动脉血气分析。

4. 诊断与鉴别诊断

（1）诊断：①反复发作喘息、气急、胸闷或咳嗽，多与接触变应原、冷空气、物理、化学性刺激、病毒性感染、运动等有关。②发作时双肺可闻及散在或弥漫性以呼气为主的哮鸣音，呼气相延长。③上述症状可经治疗缓解或自行缓解。④除外其他疾病所引起的喘息、气急、胸闷和咳嗽。⑤临床表现不典型者应存在支气管激发试验阳性、支气管舒张试验阳性、昼夜PEF变异率≥20%，三项中至少一项阳性。

符合1～4条或4、5条，即可诊断。

（2）鉴别诊断：本病应与心源性哮喘、COPD、支气管肺癌、肺嗜酸性粒细胞浸润症相鉴别。

5. 病情评估

（1）严重度分级：轻度、中度、重度、危重。

（2）分期：①急性发作期。②慢性持续期。

6. 治疗

（1）脱离变应原环境。

（2）药物治疗：①β_2受体激动剂。②茶碱（黄嘌呤）类药物。③抗胆碱药物。④糖皮质激素。⑤白三烯调节剂。⑥其他药物：钙通道阻滞剂、肥大细胞膜稳定剂、血栓烷素A_2（TXA_2）等。

（3）危重哮喘的处理：①氧疗与辅助通气。②解痉平喘：β_2受体激动剂、氨茶碱、抗胆碱药物。③纠正水、电解质及酸碱平衡紊乱。④控制感染：应用糖皮质激素（大剂量、短疗程）。

（4）非急性发作期治疗：加强锻炼、脱敏疗法等。

四、肺炎

1. 概述

（1）概念：肺炎是指包括终末气道、肺泡腔和肺间质等在内的肺实质的急性炎症。可由多种原因（如细菌、病毒、真菌、寄生虫、放射线、化学及过敏因素等）引起。

（2）分类

1）按照解剖分类：①大叶性（肺泡性）肺炎。②小叶性（支气管性）肺炎。③间质性肺炎。

2）按照病因分类：①细菌性肺炎。②非典型病原体肺炎。③病毒性肺炎。④肺真菌病。⑤其他病原所致的肺炎。⑥理化因素所致的肺炎。

3）按照患病环境分类：①社区获得性肺炎。②医院内获得性肺炎。

2. 肺炎链球菌肺炎

（1）病因与发病机制：肺炎链球菌进入下呼吸道，在肺泡内繁殖而发病。肺炎链球菌不产生毒素，其荚膜是主要致病物质。

（2）临床表现：短暂的上呼吸道症状，其后寒战、高热、胸痛、咳嗽、咳脓痰或"铁锈色痰"、呼吸困难和胸实变体征。发病常发生于寒冬或早春，常见于青壮年。本病自然病程 1～2 周。

（3）实验室检查及其他检查：①血常规检查。②病原学检查：痰涂片、痰培养。③胸部 X 线检查。

（4）诊断与鉴别诊断

1）诊断：根据典型症状与体征，结合胸部 X 线检查，可作出初步诊断。确诊有赖于病原菌检测。

2）鉴别诊断

①干酪性肺炎：常有低热乏力，痰中容易找到结核杆菌，可形成空洞和肺内传播，抗结核治疗有效。

②金黄色葡萄球菌肺炎：多发于年老体弱者或儿童，咳粉红色乳样或脓性痰，肺部 X 线检查常为多发性病灶。

③肺炎克雷伯杆菌肺炎：多发于年老体弱者，咳棕色胶冻样痰；X 线表现为肺叶实变，中有蜂窝状透亮区，叶间隙下坠。

④其他革兰阴性杆菌肺炎：多发于年老体弱、慢性心肺疾病或免疫缺陷患者，常为院内获得性感染。

⑤病毒、支原体引起的肺炎：病情较轻，白细胞常无明显增加，痰液病原体分体和血清免疫学试验有助于判断。

⑥急性肺脓肿：早期临床表现与肺炎链球菌肺炎相似，但随病程进展，咳出大量脓臭痰为其特征性表现。X 线检查可见脓腔及液平面。

（5）治疗：①一般治疗。②对症治疗。③抗菌药物治疗。④感染性休克的处理：补充血容量，纠正水、电解质和酸碱平衡紊乱，糖皮质激素的应用，血管活性药物的应用，积极抗炎，防治心肾功能不全。

五、原发性支气管肺癌

1. 病因

①吸烟。②空气污染。③职业致癌因子。④电离辐射。⑤其他因素：包括遗传因素、免疫状况、内分泌因素、饮食营养因素、社会心理因素、肺结核、病毒感染、慢性支气管炎等。

2. 病理与分类

（1）按解剖学部位分类：①中央型肺癌（段支气管以上位于肺门附近，约占 3/4）。②周围型肺癌。

（2）按组织病理学分类

1）非小细胞肺癌（NSCLC）：①鳞癌（最常见，占原发性肺癌的 40%～50%；多见于老年男性；多有吸烟史；生长缓慢，转移晚）。②腺癌（女性多见，与吸烟关系不大，与肺组织关系癌关系密切；富含血管，故局部浸润和血行转移较鳞癌早，易转移至肝、脑和骨，易累及胸膜）。③大细胞癌。④其他（有腺鳞癌、类癌、肉瘤样癌等）。

2）小细胞肺癌（SCLC）：恶性程度最高，患者年龄较轻，多有吸烟史。生长快，侵袭力强，远处转移早。确诊时多有血管受侵或转移。对放疗和化疗比较敏感。

3. 临床表现

（1）原发肿瘤引起的表现：①咳嗽咳痰。②咯血。③喘鸣。④全身表现：体重下降、发热。

（2）肺外胸内扩散引起的表现：①胸痛。②呼吸困难。③吞咽困难。④声音嘶哑。⑤上腔静脉综合征。⑥Horner 综合征。

（3）远处转移引起的表现：肺癌转移至脑、肝、骨骼、肾上腺、皮肤等可出现相应的表现。锁骨上淋巴结是肺癌常见的转移部位。

（4）肺外表现：又称为副癌综合征，表现有：①杵状指（趾）和肥大性骨关节病，以长骨远端多见。②高钙血症。③分泌促性腺激素，引起男性乳房发育。④分泌促肾上腺皮质激素样物质，引起Cushing综合征。⑤分泌抗利尿激素，引起稀释性低钠血症。⑥神经肌肉综合征。⑦类癌综合征。

4. 实验室检查及其他检查

（1）胸部影像学检查：X线检查（常规）、CT、MRI等。

（2）痰液脱落细胞检查。

（3）支气管镜检查：是确诊肺癌的重要检查方法。

（4）肿瘤标志物检测：癌胚抗原（CEA）、神经元特异性烯醇化酶（NSE）、细胞角蛋白19片段（CYFRA21-1）及胃泌素释放肽前体（ProGRP）联合检测，对诊断肺癌及进行病情监测有一定的临床价值。

（5）肺组织针吻活检。

5. 诊断与鉴别诊断

（1）诊断：肺癌的早期诊断极为重要。影像学、细胞学和病理学检查是诊断肺癌的必要手段。

对40岁以上长期大量吸烟者，有下列情况时应注意排查肺癌的可能：①刺激性咳嗽持续2～3周，治疗无效。②原有慢性呼吸道疾病，咳嗽性质改变者。③持续痰中带血而无其他可解释者。④反复发作的同一部位的肺炎，特别是肺段性肺炎。⑤原因不明的肺脓肿，无中毒症状，无大量脓痰，抗感染治疗效果不显著者。⑥原因不明的四肢关节疼痛及杵状指（趾）。⑦X线检查有局限性肺气肿或、叶性肺不张，孤立性圆形病灶和单侧性肺门阴影增大者。⑧原有肺结核病灶已稳定，而形态或性质发生改变者。⑨无中毒症状的胸腔积液，尤其是血性、进行性增加者。

（2）鉴别诊断：本病应与肺结核、肺炎链球菌肺炎、肺脓肿、结核性胸膜炎等相鉴别。

6. 治疗原则

治疗方案主要根据肿瘤的病理学类型决定。通常

SCLC发现时已转移，难以通过外科手术根治，主要依赖化疗或放、化疗综合治疗。NSCLC中央型多见，或可为局限性，外科手术或放疗效果好，但对化疗及放疗的反应较SCLC差。

六、慢性呼吸衰竭

1. 概述

（1）呼吸衰竭：在海平面正常大气压、静息状态、自由呼吸空气的条件下，动脉血氧分压（PaO_2）低于60mmHg，伴或不伴有动脉二氧化碳分压（$PaCO_2$）高于50mmHg。

（2）呼吸衰竭根据病理生理和动脉血气分析结果，分为I型呼吸衰竭和II型呼吸衰竭：①I型：换气功能障碍（缺氧，不伴有二氧化碳潴留）。②II型：通气功能障碍（缺氧，伴二氧化碳潴留）。

2. 病因与发病机制

（1）病因：①支气管、肺疾病。②肺血管疾病。③胸廓与胸膜病变。④神经及肌肉疾病。

（2）发病机制：①肺泡通气不足。②通气／血流比例（V/Q）失调。③弥散障碍。④机体氧耗量增加。

3. 临床表现

①呼吸困难。②发绀。③精神神经症状。④血液循环系统表现。⑤消化系统和泌尿系统表现。

4. 实验室检查及其他检查

（1）动脉血气分析：对诊断呼吸衰竭和酸碱失衡的严重程度及指导治疗具有重要意义。

（2）肺功能检测。

（3）胸部影像学检查：用于进一步明确原发病，了解肺部感染情况，随访治疗效果等。

（4）纤维支气管镜检查。

5. 诊断与鉴别诊断

慢性呼吸衰竭的诊断以基础原发病为前提，

结合缺氧及二氧化碳潴留的临床表现、动脉血气分析结果等，综合作出诊断。本病应注意与急性呼吸衰竭进行鉴别。

6. 病情评估 ①明确呼吸衰竭的病变部位。②明确呼吸衰竭的类型。②判断严重程度及预后。

7. 治疗

（1）保持呼吸道通畅：①清除呼吸道分泌物。②解除支气管痉挛。③建立人工气道。

（2）氧疗原则：慢性呼吸衰竭应采用控制性氧疗，吸氧浓度控制在25%～33%。

（3）增加通气量，减少二氧化碳潴留：①应用呼吸兴奋剂。②合理应用机械通气。

（4）抗感染。

（5）纠正酸碱平衡失调和电解质紊乱。

（6）应用糖皮质激素。

（7）防治消化道出血。

（8）防止水肿。

（9）其他：患者精神症状明显时，可予小量地西泮肌内注射，或水合氯醛保留灌肠，禁用对呼吸中枢有抑制作用的吗啡、哌替啶、巴比妥类、氯丙嗪或异丙嗪等药物。

第二单元　循环系统疾病

一、急性心力衰竭

1. 临床表现

（1）症状：突发严重呼吸困难，呼吸频率为30～40次/分；强迫端坐位，面color灰白，发绀，大汗，烦躁；频繁咳嗽、咳粉红色泡沫样痰；极重者可因脑缺氧而致神志模糊至昏迷。

（2）体征：早期可因交感神经激活，血压一过性升高。随着病情的持续，血管反应减弱，血压下降。听诊两肺满布湿啰音和哮鸣音，心

率增快，心尖区第一心音减弱，可有舒张早期奔马律，肺动脉瓣区第二心音亢进。

2. 诊断与鉴别诊断

（1）诊断：根据病史、典型症状与体征，一般不难作出诊断。

（2）鉴别诊断：心源性哮喘应与支气管哮喘相鉴别；发生心源性休克时应与其他原因所致的休克鉴别。

3. 病情评估

急性心力衰竭（AHF）的严重程度分级可采用 Killip 分级。

Ⅰ级：无 AHF。

Ⅱ级：有 AHF，肺部中下肺野可闻及湿啰音，有舒张期奔马律，胸片可见肺淤血。

Ⅲ级：严重 AHF，严重肺水肿，双肺满肺湿啰音。

Ⅳ级：伴有心源性休克。

4. 治疗　①保持正确体位。②吸氧。③镇静。④快速利尿。⑤扩张血管。⑥应用正性肌力药增强心肌收缩力：如洋地黄类药物、多巴酚丁胺。⑦机械辅助治疗。⑧治疗原发病。

二、慢性心力衰竭

1. 病因与发病机制

（1）基本病因：①原发性心肌损害：缺血性心肌损害、心肌炎和心肌病、心肌代谢障碍性疾病。②心脏负荷异常：压力负荷（后负荷）过重、容量负荷（前负荷）过重。

（2）诱发因素：①感染：呼吸道感染是最常见、最重要的诱因。②心律失常。③血容量增加。④过度劳累或情绪激动。⑤药物治疗不当。⑥原有心脏病病加重或并发其他疾病。

2. 病理生理

（1）心脏代偿机制：① Frank-Starling 机制。②心肌肥厚。③神

经 - 体液的代偿机制。

（2）体液因子的改变：①心钠肽（ANP）和脑钠肽（BNP）升高。②精氨酸加压素（AVP）升高。③内皮素（ET）升高。

（3）心肌损害和心室重塑。

3. 临床表现

（1）左心衰竭：以肺淤血及心排血量降低的表现为主。

1）症状：①呼吸困难：劳力性呼吸困难（左心衰竭最早出现的症状）、端坐呼吸、夜间阵发性呼吸困难（又称心源性哮喘）。②咳嗽、咳痰、咯血。③乏力、疲倦、头昏、心慌。④肾功能损伤。

2）体征：①肺部体征：因肺毛细血管压增高，液体渗到肺泡致两肺底湿啰音，与体位变化有关。心源性哮喘时两肺可满布粗大湿啰音，并常伴有哮鸣音。②心脏体征：除原有心脏病体征外，慢性左心衰竭一般有心脏扩大、心率加快、肺动脉瓣区第二心音亢进、心尖区可闻及舒张期奔马律和（或）收缩期杂音、交替脉等。

（2）右心衰竭：以体循环淤血的表现为主。

1）症状：内脏淤血：①胃肠道及肝脏淤血引起腹胀、食欲不振、恶心、呕吐等。右心衰竭最常见的症状。②严重肝淤血可引起黄疸，且因肝功能异常加重消化道症状。③长期肾淤血可引起肾功能减退，表现为夜尿增多、少尿和蛋白尿。④亦有呼吸困难的表现。

2）体征：①心脏体征：除原有心脏病体征外，右心衰竭时若右心室显著扩大，形成功能性三尖瓣关闭不全，可有收缩期杂音。②颈静脉怒张和（或）肝 - 颈静脉回流征阳性。③肝肿大，有压痛。④下垂部位凹陷性水肿。⑤胸水和（或）

304

腹水。⑥发绀。

（3）全心衰竭：左、右心力衰竭均存在，有肺淤血、心排血量降低和体循环淤血的相关症状和体征。右心衰竭时，因右心排血量减少，呼吸困难等肺淤血表现有不同程度的减轻。

4. 实验室检查及其他检查

①利钠肽及肌钙原检测。②胸部 X 线检查。③超声心动图检查。④放射性核素检查。⑤血流动力学测定。

5. 诊断与鉴别诊断

（1）诊断：有明确的器质性心脏病病史，结合症状、体征、实验室及其他检查可作出诊断。左心衰竭以呼吸困难为诊断的重要依据；右心衰竭以颈静脉怒张、肝肿大、下垂性水肿为诊断的重要依据。

（2）鉴别诊断：本病应与支气管哮喘、水肿和腹水相鉴别。

6. 病情评估 NYHA 心功能分级

Ⅰ级：体力活动不受限制，日常活动时表现无不适，心功能处于代偿期。

Ⅱ级：体力活动轻度受限，日常活动时表现出疲乏、心悸、呼吸困难或心绞痛发作等，心功能处于失代偿期。

Ⅲ级：体力活动受限情况明显，低于日常活动量即出现上述症状。

Ⅳ级：不能从事任何活动，症状显著加重，心功能处于失代偿期。

7. 治疗

（1）一般治疗：①基本病因的治疗。②日常管理：避免精神刺激，避免精神刺激，长期卧床者适量活动；控制钠盐摄入，减轻水肿。

（2）收缩性心力衰竭的药物治疗：①利尿剂（最常用）：氢氯噻嗪、呋塞米。②血管紧张素转化酶抑制剂（ACEI）：卡托普利、培噢普利。③血管紧张素Ⅱ受体拮抗剂（ARB）：氯沙坦、缬沙坦。④醛固酮拮抗剂（螺内酯，小剂量）。⑤β受体阻滞剂（减少复发和降低死亡率，特别是猝死的发生）。⑥洋地黄类。⑦环磷酸腺苷（cAMP）依赖性正性肌力药。

（3）舒张性心力衰竭的治疗：①药物治疗：应用利尿剂、β受体阻滞剂、钙通道阻滞剂、ACEI等。②维持窦性心律。③对肺淤血症状较明显者，可适量应用静脉扩张剂或利尿剂。④在无收缩功能障碍的情况下，禁用正性肌力药物。

（4）难治性心力衰竭的治疗：①积极治疗原发病。②调整心衰用药，联合应用强效利尿剂、血管扩张药及正性肌力药等。③对高度顽固性水肿也可行血液滤过或超滤。④扩张型心肌病伴有QRS增宽超过0.12秒的心力衰竭患者，可实施心脏再同步化治疗。⑤对不可逆的心力衰竭患者可考虑心脏移植。

三、心律失常

分类 按照其发生原理，心律失常可分为冲动形成异常和冲动传导异常两大类。

（1）冲动形成异常：①窦房性心律失常。②异位心律：被动性异位心律（逸搏、逸搏心律）、主动性异位心律（期前收缩、阵发性心动过速、心房扑动、心房颤动、心室扑动、心室颤动）。

（2）冲动传导异常：①生理性干扰及房室分离。②病理性：窦房传导阻滞、房内传导阻滞、房室传导阻滞、室内传导阻滞（左、右束支及左束支分支传导阻滞）。③房室间传导途径异常：预激综合征。

临床中结合上述分类，按照心律失常发生时心率的快慢，又可将其分为快速性心律失常与缓慢性心律失常两大类。

四、快速性心律失常

1. 期前收缩 期前收缩也称早搏、期外收缩或额外收缩，是指起源于窦房结以外的异位起搏点提前发出的激动，是临床上最常见的心律失常。

（1）病因：①生理情况。②器质性心脏病。③药物过量或中毒。④电、化学及机械刺激。⑤电解质紊乱。

（2）临床表现：①症状：期前收缩可无症状，亦可有心悸，表现为短暂心搏停止的漏搏感。②体征：听诊时发现心律不齐，有提前出现的心脏搏动，其后有较长的停搏间歇。

（3）心电图诊断

1）房性期前收缩：①提前出现的P′波与窦性P波形态各异；P′R间期≥0.12秒。②提前出现的QRS波群形态通常正常，有时亦可出现宽大畸形的QRS波群，称为室内差异性传导。有时P′波发生过早，P′波后无QRS波，称房早未下传。③代偿间歇常不完全。

2）房室交界区性期前收缩：①提前出现的QRS-T波群，形态与窦性相同，部分可伴室内差异性传导而呈宽大畸形。②逆行P波，可出现在QRS波群之前、之后，也可埋藏在QRS波群之中。③完全性代偿间歇。

3）室性期前收缩：①提前发生的宽大畸形的QRS波群，时限通常≥0.12秒，T波方向多与QRS波群的主波方向相反。②提前出现的QRS波群前无P波或无相关的P波。③完全性代偿间歇。

（4）治疗与预防

1）房性期前收缩

①无器质性心脏病者：一般无须治疗，症状显著者可使用β受体阻滞剂等。

②伴有器质性心脏病者：应针对原发病治疗。

③可诱发室上性心动过速或心房颤动者：可选用β受体阻滞剂、普罗帕酮、胺碘酮或维拉帕米等。

④房室交界区性期前收缩：主要进行病因治疗和去除诱因，一般无须应用抗心律失常药物。

2）室性期前收缩

①无器质性心脏病者：避免诱因；若无效应药物治疗，包括镇静剂、抗心律失常药物等，β受体阻滞剂为首选。

②器质性心脏病者：应加强病因治疗及去除诱因，纠正酸碱平衡及离子紊乱，注意补钾、补镁等；对复杂室性期前收缩者可酌情选用β受体阻滞剂或胺碘酮药物；对有严重器质性心脏病的患者，如急性心肌梗死应早期应用β受体阻滞剂，减少致命性心律失常的发生，不主张预防性应用利多卡因。

2．阵发性心动过速　由于发作时异位节律点起源不同，可分为房性心动过速、交界区性心动过速及室性心动过速。房性和交界区性心动过速常因P′波不易辨认，因而统称为室上性心动过速。

（1）折返性心动过速（阵发性室上性心动过速最常见的类型）

1）病因：患者通常无器质性心脏病的客观证据。

2）临床表现：心动过速发作具有突然发作、突然终止的特点，症状包括心悸、胸闷、焦虑，可表现为心力衰竭、休克、心绞痛、眩晕甚至晕厥。心动过速可反复发作，持续心动过速的患者可通过兴奋迷走神经的方法终止心动过速，包括Valsalva动作（深吸气后屏息，再用力做呼吸动作）、咳嗽、平躺后平静呼吸、刺激咽喉催吐等。心肺听诊，心音强度恒定，可发现规则快速的心率。

3）心电图诊断：①心率150～250次/分，节律规则。②QRS波群形态与时限均正常，也可增宽、畸形。③P波为逆行性（Ⅱ、Ⅲ、aVF导联倒置），常埋藏于QRS波群内或位于其终末部分。P波与QRS波群保持固定关系。④起始突然，通常由一个房性期前收缩触发，其下传的PR间期显著延长，随之引起心动过速发作。⑤心电生理检查时，心动过速可被期前收缩诱发和终止。

4）治疗：根据患者有无器质性心脏病、既往的发作情况、治疗经过等做出相应处理。发作频繁且药物治疗效果不佳或不能耐受药物不良反应的患者，进行射频导管消融能达到根治的目的，是治疗的首选。

（2）室性心动过速

1）病因：①器质性心脏病：为室速的主要病因，最常见的为冠心病，特别是心肌梗死或心力衰竭。②药物。③酸碱平衡失调、电解质紊乱。④如先天性或获得性长QT间期综合征，麻醉、心脏手术和心导管操作等。

2）临床表现：①症状：非持续性室速（发作时间小于30秒，能自行终止），通常无症状。持续性室速（发作时间大于30秒，需药物或电复律始能终止），常有心悸、胸闷、低血压、少尿、晕厥、气促、心绞痛等症状。严重者易引起休克、Adams-Stokes综合征、急性心力衰竭，甚至猝死。②体征：听诊心律轻度不规则，可有第一、第二心音分裂，收缩压可随心搏变化。

3）心电图检查：①连续出现的3个或3个以上畸形、增宽的QRS波群，QRS间期一般≥0.12秒，伴有继发性ST-T改变，心室率100～250次/分。②大多数患者室速发作时的心室率快于心房率，心房和心室分离。P波与QRS波群无

306　心率。

关或埋藏在增宽畸形的 QRS 波群及 ST 段上而不易辨认。③心室夺获。④室性融合波。⑤室速常由室性期前收缩诱发。

4）治疗：①治疗原则：立即终止发作，去除诱发因素，积极治疗原发病，预防复发。②终止发作：药物治疗、电学治疗。③预防复发：除针对病因治疗外，还包括药物治疗、射频导管消融及外科手术治疗等。

3. 心房颤动

（1）病因：房颤常发生于器质性心脏病患者，多见于高血压心脏病、冠心病、风湿性心脏病二尖瓣狭窄、心肌病，以及甲状腺功能亢进症、缩窄性心包炎、慢性肺源性心脏病、预激综合征和老龄也可引起房颤。正常人可见，在情绪激动、外科手术、运动或过量饮酒时发生。

（2）临床表现：房颤症状的轻重受心室率快慢的影响。房颤并发血栓栓塞的危险性甚大，尤以脑栓塞危害最大，可危及生命并严重影响患者的生存质量。典型的房颤体征为心律绝对不规则、第一心音强弱不等、脉搏短绌。

一旦房颤患者的心室律变得规则，应考虑以下情况：①恢复窦性心律。②转变为房性心动过速。③转变为房扑（固定的房室传导比率）。④发生房室交界区心动过速或室性心动过速。如心室律变为慢而规则（30～60 次/分），提示出现完全性房室传导阻滞。心电图检查有助于确立诊断。

房颤患者并发房室交界区与室性心动过速或完全性房室传导阻滞，最常见是洋地黄中毒。

（3）心电图诊断：①P波消失，代之以小而不规则的房颤波（350～600 次/分）。②心室率极不规则。③QRS 波群形态正常。

（4）治疗

1）治疗目标：寻找与纠正诱因和病因；终止房颤，恢复窦律；控制心室率；预防房颤复发；预防血栓栓塞并发症。

2）基本原则：在对病因、诱因治疗的基础上，控制心室率和（或）复律治疗，以及必要时给予抗凝治疗。

3）非药物治疗：电复律、射频消融治疗（RFCA）。

4）药物治疗：①药物复律：胺碘酮、普罗帕酮或氟卡尼。②控制心室率：β 受体阻滞剂、非二氢吡啶类钙通道阻滞剂、胺碘酮、洋地黄类药物。③预防栓塞事件：抗凝治疗。

5）不同类型房颤的处理。

五、心脏骤停与心肺复苏

1. 病因

（1）心脏性猝死。

（2）非心源性心脏骤停：①严重的呼吸功能受抑制。②严重水、电解质和代谢紊乱。③药物中毒或过敏反应。④手术、治疗操作或麻醉意外。⑤心脏以外器官的严重疾患。⑥其他：严重的睡眠不足、酗酒、情绪激动、过度劳累及电击或雷击。

2. 临床表现　心脏骤停的临床过程分为4个时期：前驱期、终末事件期、心脏骤停期和生物学死亡期。

（1）前驱期：可能出现一些非特异性症状。

（2）终末事件期：为心脏骤停前的急性心血管改变时期，通常不超过1小时。典型表现为严重胸痛、急性呼吸困难、突然的心悸或眩晕。

（3）心脏骤停期：突然出现意识丧失或伴短暂抽搐（心脏骤停后15秒）；断续出现叹息样的无效呼吸动作，随后停止呼吸（心脏骤停20～30秒内）；皮肤苍白或明显发绀；昏迷多发生于心脏骤停30秒后；瞳孔散大；可出现二便失禁。

（4）生物学死亡期。

3. 病情评估 脑复苏的结局根据格拉斯哥－匹兹堡脑功能表现计分（CPC）分为5级：①脑功能完好。②中度脑功能残障。③严重脑功能残障。④昏迷及植物状态。⑤脑死亡。其中脑功能完好和中度脑功能残障被认定为良好的神经学结局。

4. 心肺复苏

（1）基础生命支持：①心跳呼吸停止的判断（10秒内完成）：判断患者有无反应；判断有无呼吸；判断有无心跳（徒手判断的方法是触摸颈总动脉搏动）。②开放气道：仰头抬颏法、托颌法。③人工呼吸：人工通气的频率为10次／分。④胸外按压：胸外按压与人工呼吸应密切配合。无论单人或双人CPR按压和通气比例均为30：2，即按压30次后2次人工呼吸。对于正在进行持续心肺复苏且有高级气道的患者，通气速率应为每6秒一次呼吸（即每分钟10次呼吸）。

终止心肺复苏的指征：①被抢救者自主呼吸及心搏已经恢复。②复苏操作已达30分钟以上而患者仍呈深度昏迷，且自主呼吸、心跳一直未能恢复。③心电图一直呈一直线。

有效心脏复苏指征：①患者皮肤色泽改善。②瞳孔回缩。③出现自主呼吸。④意识恢复。

（2）高级生命支持：在基础生命支持的基础上，应用辅助设备进行电除颤，开放气道，保障通气；建立复苏用药途径并应用药物治疗等。

（3）自搏后的处理：指自主循环恢复后采取的进一步治疗措施，应在ICU进行。

六、原发性高血压

1. 病因与发病机制

（1）病因

1）遗传因素：本病的发病具有较明显的家族聚集性。

2）高血压的危险因素：①高钠低钾饮食。②超重和肥胖。③吸烟、饮酒。④社会心理因素。⑤睡眠呼吸暂停。⑥其他危险因素：包括年龄、缺乏体力活动、口服避孕药物等。

（2）发病机制：①交感神经系统活性亢进。②肾素－血管紧张素－醛固酮系统（RAAS）激活。③血管内皮细胞功能紊乱。④胰岛素抵抗。⑤体液因素。

2. 临床表现 头痛、头晕、心悸、后颈部疼痛、后枕部或颞部搏动感，还有的表现为神经症状，如失眠、健忘等。病程后期心、脑、肾等靶器官受损，有并发症时可出现相应的症状。

3. 并发症

（1）心脏：左心室肥大。

（2）脑：脑血管并发症是我国原发性高血压最常见的并发症。早期可有短暂性脑缺血发作。

长期血压增高可并发脑腔隙性脑梗死、动脉硬化性脑梗死、脑出血等。

（3）肾：肾脏受累时可有蛋白尿，早期出现夜尿增多等肾小管功能异常的表现，晚期多并发慢性肾衰竭。

（4）眼：眼底血管被累及可出现视力进行性减退。

（5）其他：长期严重高血压可引起主动脉夹层并破裂。

4. 实验室检查及其他检查 24小时动态血压监测、超声心动图、颈动脉超声、血糖、葡萄糖耐量试验及血浆胰岛素测定、尿白蛋白定量、眼底检查、胸部X线检查、脉搏波传导速度及踝臂血压指数等。

5. 诊断与鉴别诊断

（1）诊断标准：静息坐位肱动脉舒张血压值，非同日测量3次血压均高于正常（收缩压≥140mmHg和/或舒张压≥90mmHg），可诊断为高血压。

（2）鉴别诊断：本病应与肾实质性疾病、肾血管性疾病、嗜铬细胞瘤、原发性醛固酮增多症相鉴别。

6. 病情评估

（1）诊断性评估：对已经明确诊断的高血压患者，诊断性评估包括是否有影响预后的心血管危险因素、是否存在靶器官损害、是否合并其他临床疾患。

1）心血管危险因素

①用于危险性分层的危险因素：收缩压和舒张压水平（1～3级）；男性大于55岁，女性大于65岁，吸烟，总胆固醇大于5.72mmol/L，糖尿病，早发心血管疾病家族史（发病年龄男小于55岁，女小于65岁）。

②影响预后的其他危险因素：高密度脂蛋白胆固醇降低，低密度脂蛋白胆固醇升高；糖尿病伴微白蛋白尿；葡萄糖耐量减低；肥胖；以静息为主的生活方式；血浆纤维蛋白原增高。

2）靶器官损害：左心室肥厚（心电图或超声心动图）、颈动脉超声IMT≥0.9mm或动脉粥样斑块、颈-股动脉脉搏波速度≥12m/s、踝/臂血压指数＜0.9、eGFR降低或血清肌酐轻度升高、微量白蛋白尿。

3）伴有的临床疾病：脑血管疾病（脑出血、缺血性脑卒中、短暂性脑缺血发作）、心脏疾病、肾脏疾病、外周血管疾病、视网膜病变、糖尿病。

（2）危险分层：高血压患者的诊断和治疗不能只根据血压水平，必须对患者进行心血管风险的评估

与分层。高血压明确诊断后，危险分层越高的患者越应积极有效地进行干预。

其他危险因素和病史	1级高血压	2级高血压	3级高血压
无	低危	中危	高危
1～2个其他危险因素	中危	中危	很高危
≥3个其他危险因素或靶器官损害	高危	高危	很高危
临床并发症或合并糖尿病	很高危	很高危	很高危

7. 治疗

（1）治疗目标：①一般高血压患者，应将血压（收缩压/舒张压）降至140/90mmHg以下。②65岁及以上的老年人，收缩压应控制在150mmHg以下。③伴有肾脏疾病、糖尿病或病情稳定的冠心病的高血压患者，血压降至130/80mmHg以下。④脑卒中后的高血压应控制在140/90mmHg以下。⑤处于急性期的冠心病或脑卒中患者应按照相关指南进行血压管理。⑥舒张压低于60mmHg的冠心病患者，应在密切监测血压的情况下逐渐实现降压达标。

（2）非药物治疗：①控制体重。②减少钠盐摄入，补充钾盐。③戒酒或限制饮酒。④戒烟。⑤增加体力活动。⑥减轻精神压力，保持心理平衡。

（3）药物治疗

1）药物治疗原则：小剂量、优先选择长效制剂、联合用药、个体化。

2）临床常用降压药物

①利尿剂：有噻嗪类、袢利尿剂和保钾利尿剂三类。噻嗪类使用最多，常用的有氢氯噻嗪，适用于轻、中度高血压。

②β受体拮抗剂：普萘洛尔、美托洛尔等。

③钙通道阻滞剂（CCB）：分二

氢吡啶类（硝苯地平）和非二氢吡啶类（维拉帕米和地尔硫䓬）。

④血管紧张素转化酶抑制剂（ACEI）：卡托普利、培哚普利等。其不良反应主要是刺激性干咳和血管性水肿。高钾血症、妊娠妇女和双侧肾动脉狭窄患者禁用。

⑤血管紧张素Ⅱ受体拮抗剂（ARB）：治疗对象和禁忌证与ACEI相同。

⑥其他：如α_1受体阻滞剂、肾素抑制剂等非一线用药。

七、冠状动脉粥样硬化性心脏病

1. 概述 冠状动脉粥样硬化性心脏病是指冠状动脉粥样硬化使管腔狭窄或阻塞，或（和）因冠状动脉功能性改变（痉挛）导致心肌缺血缺氧或坏死而引起的心脏病。

2. 临床分型 本病分为急性冠脉综合征（ACS）和慢性心肌缺血综合征（CHD）两大类。ACS是一组综合病征，包括不稳定型心绞痛、非ST段抬高性心肌梗死和ST段抬高性心肌梗死、冠心病猝死。CHD则包括稳定型心绞痛、无症状性心肌缺血（隐匿型冠心病）、冠状动脉正常的心绞痛（如X综合征）、缺血性心肌病（缺血性心力衰竭）等。

八、心绞痛

1. 发病机制 当心脏负荷突然增加，需血量增多，超过了冠状动脉供血的代偿能力；或需血量不增多，但冠脉痉挛，减少了供血量；或上述因素同时存在，都可引起心肌急剧、暂时缺血缺氧而发生心绞痛。

2. 临床表现及分型

（1）稳定型心绞痛

1）症状：阵发性胸痛或心前区不适是典型的心绞痛特点。

①疼痛部位：胸骨体中段或上段，可波及心前区；可放射至左肩、左臂内侧，甚至可达左手无名指和小指；也可向上放射至颈、咽部和下颌部。

②疼痛性质：常为压迫感、发闷、紧缩感；也可为烧灼感，偶可伴有濒死感。

③持续时间：多在3～5分钟，一般不超过15分钟。

④缓解方式：休息或含服硝酸甘油后几分钟内缓解。

⑤诱发因素：激动、劳累、饱餐、寒冷、吸烟。

2）体征：发作时可有心率增快，暂时血压升高，有时出现第四或第三心音奔马律，有时心尖部暂时性收缩期杂音，出现交替脉。

（2）不稳定型心绞痛

1）症状：程度更重要，持续时间更长，可长达30分钟。下列线索有助于不稳定型心绞痛的诊断：①诱发心绞痛的体力活动突然或持久地降低。②心绞痛发生频率、严重程度和持续时间增加，出现静息或夜间性心绞痛。③胸痛放射至新的部位。④发作时伴有新的伴随症状，如出汗、恶心、呕吐、心悸或呼吸困难。⑤常规休息或舌下含服硝酸甘油的方法只能暂时缓解或不完全缓解症状。

2）体征：疼痛发作期间发生急性充血性心力衰竭和低血压，提示预后较差。

3. 实验室检查及其他检查

（1）心电图：稳定型心绞痛发作时心电图ST段压低，在0.1mV以上，缺血缓解后恢复，有时出现T波倒置。不稳定型心绞痛发作缓解时ST段偏移（≥1mm的抬高或降低），或T波倒置。至少部分мышечных心绞痛的动态改变有意义的导联ST段呈弓背向上抬高，发作后数分钟内恢复。

（2）冠状动脉造影：目前仍然

是诊断冠心病最准确的方法。一般认为，管腔狭窄大于70%可确诊，50%～70%狭窄也有一定意义。

4.诊断与鉴别诊断

（1）诊断：根据典型的发作特点和体征，结合实验室检查及冠心病危险因素、心电图或24h动态心电图，可作出诊断。冠状动脉造影为确诊"金标准"。

（2）鉴别诊断：本病应与肋间神经痛、心脏神经官能症、急性心肌梗死、不典型神经痛、胆系和上消化道病变相鉴别。

5.病情评估

心绞痛严重程度分级，根据加拿大心血管病学会（CCS）分级，分为4级。

Ⅰ级：轻体力活动（如步行、登楼等）不受限，但强力、快速或持续用力时发生心绞痛。

Ⅱ级：轻体力活动轻度受限，快步、饭后、精神应激、寒冷或刮风或醒后数小时内发生心绞痛，或平地步行200m以上或登楼一层受限。

Ⅲ级：轻体力活动明显受限，如平地步行200m或登楼一层即发生心绞痛。

Ⅳ级：轻微活动或休息时即可引起心绞痛。

6.治疗

（1）稳定型心绞痛的治疗：

1）发作时的治疗：①发作时立刻休息。②药物治疗：可含服作用较快的硝酸酯制剂：硝酸甘油、硝酸异山梨酯。

2）缓解期的治疗：①调整生活方式，避免各种诱因。②药物治疗：抗血小板药物、β受体阻滞剂、ACEI或ARB、他汀类药物、硝酸酯类药等。③介入治疗。④外科治疗：主要是施行主动脉-冠状动脉旁路移植手术。

（2）不稳定型心绞痛的治疗：此类患者由于病情的不确定性，多须严密监控或住院治疗。

九、急性心肌梗死

1.发病机制

冠状动脉粥样硬化、粥样斑块破裂或糜烂基础上血小板聚集，并发血栓形成，粥样斑块内或其下发生出血、冠状动脉持久痉挛收缩、微血管栓塞，致使冠状动脉一支或多支血管严重狭窄、闭塞，进而导致急性或亚急性心肌供氧减少和缺血加重，即可发生心肌梗死。

2.临床表现

（1）先兆表现：发病前有乏力、胸部不适，活动时心悸、气急、烦躁、心绞痛等，其中最常见的是原有的稳定型心绞痛变为不稳定型；或既往无心绞痛，突然出现心绞痛，且发作频繁，性质剧烈，持续较久，硝酸甘油疗效差，诱发因素不明等。同时，心电图示ST段一过性明显抬高（变异型心绞痛）或压低，T波倒置或增高（"假性正常化"），应警惕近期内发生心肌梗死的可能。

（2）症状：①疼痛：突然发生剧烈而持久的胸骨后或心前区压榨性疼痛，休息和含服硝酸甘油不能缓解，常伴有烦躁不安、出汗、恐惧或濒死感。少数患者无疼痛，一开始即表现为休克或急性心力衰竭。部分患者疼痛位于上腹部，可能误诊为胃穿孔、急性胰腺炎等急腹症；少数患者表现为颈部、下颌、咽部及牙齿疼痛，易误诊。②心律失常。③胃肠道症状：表现为恶心、呕吐、腹胀等，下壁心肌梗死常见。④心力衰竭：呼吸困难、咳嗽、发绀、烦躁等。⑤低血压、休克。⑥全身症状：如表现的不适、发热。

（3）体征：①心脏体征：心脏浊音界可轻至中度增大；心率多增快，少数也可减慢；心尖区第一心音减弱；可出现第四心音及第三心音奔马律；10%～20%的患者第

2～3天出现心包摩擦音。②血压：早期可增高，以后几乎均降低。

3. 实验室检查及其他检查

（1）心电图

1）ST段抬高性AMI：①宽而深的Q波（病理性Q波）或QS波，反映心肌坏死。②ST段抬高呈弓背向上型，反映心肌损伤。③T波倒置，往往宽而深，对称形，反映心肌缺血。在背向心肌梗死区的导联则出现相反的改变，即R波增高、ST段压低和T波直立并增高。

2）非ST段抬高性AMI：无病理性Q波，有普遍性ST段压低≥0.1mV，但aVR导联（有时还有V₁导联）ST段抬高或有对称性T波倒置；也存在仅有T波倒置改变的心肌梗死。

（2）实验室检查：①血液一般检查：中性粒细胞增多，嗜酸性粒细胞减少或消失；血沉增快；CRP增高。②血心肌坏死标志物：肌酸激酶同工酶（CK-MB）及肌钙蛋白（T或I）升高是诊断急性心肌梗死的重要指标。

4. 诊断与鉴别诊断

（1）诊断：根据典型的临床表现、典型的心电图改变及血清肌钙蛋白和心肌酶的改变，一般可确诊。

（2）鉴别诊断：本病应与心绞痛、主动脉夹层分离、急性肺动脉栓塞、急腹症、急性心包炎相鉴别。

5. 病情评估　killip分级（见前）

6. 治疗

（1）监护和一般治疗：①休息与护理。②吸氧与监护。③建立静脉通道。

（2）解除疼痛：哌替啶50～100mg肌内注射或哌替5～10mg皮下注射；硝酸甘油0.5mg或硝酸异山梨酯5～10mg舌下服用或静脉滴注。

（3）再灌注治疗：起病3～6小时（不超过12小时）进行直接冠状动脉介入治疗（PCI）或溶栓治疗。

（4）药物治疗：①持续胸痛患者若无低血压可静脉滴注硝酸甘油。②所有无禁忌证的患者均应口服阿司匹林；置入药物支架患者应服用氯吡格雷1年，未置入支架患者可服用1个月。③对无禁忌证的患者应给予β受体阻滞剂。④对无低血压的患者应给与肾素-血管紧张素转化酶抑制剂（ACEI），对ACEI不能耐受者可应用血管紧张素Ⅱ受体拮抗剂（ARB）。⑤所有患者均应给予他汀类药物。⑥血化液疗法。

（5）抗心律失常。

（6）急性心肌梗死合并心源性休克和泵衰竭的治疗：心源性休克可用多巴胺、多巴酚丁胺静脉滴注，如血压仍低，可在严密观察下加用小量硝普钠。

（7）并发症的处理。

（8）非ST段抬高型心肌梗死的处理。

十、心脏瓣膜病

1. 二尖瓣狭窄

（1）病因：主要病因是风湿热。

（2）临床表现

1）症状：①呼吸困难：最常见的早期症状。②咯血：可为首发症状。③咳嗽咳痰。④声音嘶哑、吞咽困难等。

2）体征：①视诊：重度二尖瓣狭窄常见"二尖瓣面容"，双颧绀红。②触诊：明显右心室肥厚者心尖搏动弥散、左移，胸骨左缘第3～4肋间有心室收缩期抬举性搏动，心尖区可触及舒张期震颤。③叩诊：心浊音界向左扩大、梨形。④听诊：心尖区舒张中、晚期低调的隆隆样杂音，呈递增型，较局限，在侧卧位明显，用力呼气或体力活动后更清楚。心尖部第一心音亢进和开瓣音，提示瓣膜尚有弹性，活动度好；如瓣叶钙化僵硬，则第一心音减弱，开瓣音消失。

（3）诊断与鉴别诊断：如有二尖瓣区隆隆样舒张中、晚期杂音及左心房扩大的证据，即可诊断二尖瓣狭窄，超声心动图检查可确诊。但应与其他引起心尖部舒张期杂音的疾病相鉴别。

（4）并发症：①心房颤动（最常见）。②血栓栓塞。③急性肺水肿。④充血性心力衰竭。⑤呼吸道感染。⑥感染性心内膜炎。

（5）治疗

1）一般治疗。

2）介入和手术治疗：介入方式为经皮球囊二尖瓣成形术（PBMV）。手术方式包括闭式二尖瓣分离术、直视二尖瓣分离术、瓣膜修补术或人工瓣膜替换术，是治疗本病的有效方法。

3）并发症的处理：①大量咯血：应取坐位，同时使用镇静剂及静脉使用利尿剂，以降低肺静脉压。②急性肺水肿。③心房颤动。④预防栓塞。⑤右心衰竭。

2. 主动脉瓣关闭不全

（1）病因：①主动脉瓣膜结构改变。②升主动脉壁扩张。

（2）临床表现

1）症状：可多年无症状，甚至可耐受运动。最早的主诉常为心悸、心前区不适、头部强烈搏动感等（与心搏量增多有关）。常有体位性头昏，晕厥罕见。

2）体征：①视诊：颜面较苍白，颈动脉搏动明显，心尖搏动向左下移位且范围较广，可见点头运动及毛细血管搏动。②触诊：心尖搏动向左下移位并呈抬举性，有水冲脉。③叩诊：心浊音界向左下扩大，心腰明显，呈靴形。④听诊：心尖部第一心音减弱；主动脉瓣第二心音减弱或消失；主动脉瓣第二听诊区可闻及叹气样递减型舒张

期杂音，可向心尖部传导，前倾位和深吸气更易听到；重度关闭不全，尚可在心尖区闻及舒张中期柔和低调的隆隆样杂音（Austin-Flint 杂音），系反流血液冲击二尖瓣前叶所致。⑤周围血管征：点（点头征）、水（水冲脉）、枪（动脉枪击音）、双（杜氏双重杂音）、毛（毛细血管搏动征）。

（3）诊断与鉴别诊断

1）诊断：根据主动脉瓣第二听诊区有舒张期递减型吹风样杂音，左室增大及周围血管征等，可诊断主动脉瓣关闭不全，超声心动图检查可确诊。如有风湿热病史，或同时有二尖瓣损害，除外其他原因所致的主动脉瓣关闭不全，可诊断为风心病主动脉瓣关闭不全。

2）鉴别诊断：本病应与动脉粥样硬化性主动脉瓣关闭不全、肺动脉瓣关闭不全、梅毒性主动脉瓣关闭不全相鉴别。

（4）治疗

1）慢性病变：①一般治疗：适当限制体力劳动，预防感染。②应用血管扩张剂：应选用主要扩张小动脉的药物，如钙拮抗剂、血管紧张素转化酶抑制剂及 α 受体阻滞剂等。③对症治疗：左心衰竭者给予利尿剂和 ACEI，必要时加用洋地黄制剂；心律失常者应按心律失常的处理原则进行治疗。

2）急性病变：尽早做人工瓣膜置换术。感染性心内膜炎引起者，应先积极抗感染治疗。

第三单元 消化系统疾病

一、慢性胃炎

1. 病因与发病机制 ①幽门螺杆菌（Hp）感染（最主要病因）。②自身免疫机制和遗传因素。③其他因素。

2. 病理 病理学特征包括炎症、萎缩和肠化生。胃上皮或化生的肠上皮异型增生是胃癌的癌前病变。

3. 临床表现

（1）症状：有消化不良的表现，进刺激性食物引起症状或使症状加重。胃黏膜有糜烂者可有上消化道出血，长期少量出血可引起缺血性贫血，以黑便或大便隐血阳性为主。③恶性贫血者常有全身虚弱、疲软，可出现明显的厌食、体重减轻、贫血，一般消化道症状较少。

（2）体征：多不明显，有时可有上腹轻压痛。

4. 实验室检查及其他检查 ①胃镜及活组织病理学检查。②幽门螺杆菌检测：阳性。③自身抗体：慢性萎缩性胃炎患者血清自身抗胃壁细胞抗体（PCA）常呈阳性。④血清胃泌素、胃蛋白酶原（PG1、PG2）。

5. 诊断与鉴别诊断 确诊主要依赖于胃镜检查和活组织病理学检查。Hp 检测有助于病因诊断。怀疑自身免疫性胃炎者应检测血清胃泌素和相关的自身抗体等。

6. 治疗

（1）饮食疗法：少食多餐，软食为主。

（2）药物疗法：①根除 Hp。②抑酸或抗酸治疗：选用抗酸剂、H_2 受体阻滞剂、质子泵抑制剂。③针对十二指肠-胃反流，应用胃黏膜保护药、促胃动力药等。④增强胃黏膜防御力。⑤促动力剂。⑥中药。⑦其他：抗抑郁剂、镇静剂，适用于睡眠差、有明显精神因素者。维生素 B_{12}，适用于慢性萎缩性胃炎伴有恶性贫血者。

（3）异型增生的治疗：对肯定的重度异型增生者建议采用内镜下胃黏膜切除术或手术治疗。

二、消化性溃疡

1. 病因与发病机制 ①幽门螺杆菌感染。②非甾体类抗炎药（NSAIDs）：具有胃肠道毒性，轻者引起恶心和消化不良症状，重者导致胃肠道出血和穿孔。③胃酸和胃蛋白酶分泌增多。④其他与消化性溃疡（PU）发病有关的因素：如吸烟、遗传、急性应激、胃及十二指肠运动异常。

2. 临床表现

（1）症状：①上腹部疼痛：特点为慢性、周期性、节律性。性质可为钝痛、烧灼痛、胀痛或饥饿痛。十二指肠溃疡的疼痛常于空腹和凌晨发作，进食或服抑酸药缓解。胃溃疡的疼痛多于餐后1小时出现，至下次餐前缓解。②其他症状：常有反酸、嗳气、恶心、呕吐等消化道症状；可有失眠、多汗等全身症状。

（2）体征：溃疡发作期时上腹部可有局限性压痛，但并无特异性；若并发梗阻、穿孔、出血时则出现重要体征。

3. 并发症 ①出血。②穿孔。③幽门梗阻。④癌变。

4. 实验室检查及其他检查

（1）胃镜检查和黏膜活检：是确诊的首选方法。

（2）X 线钡餐检查：由钡剂充填溃疡凹陷而显示的龛影，是诊断溃疡病的可靠依据。

（3）Hp 检测：侵入性检测可通过胃镜钳取胃黏膜活组织进行检测，主要包括快速尿素酶试验、组织学检查和 Hp 培养；非侵入性可进行 ^{13}C 或 ^{14}C 尿素呼气试验、粪便 Hp 抗原检测及血清学检查（定性检测血清抗 Hp IgG 抗体）。

（4）胃液分析和血清胃泌素测定：主要用于胃泌素瘤的诊断。

5. 诊断和鉴别诊断

（1）诊断：慢性、周期性、节律性的上腹疼痛，且疼痛可为进食或抗酸药缓解是诊断消化性溃疡的重要线索。X线钡餐检查发现龛影提示溃疡。胃镜检查是确诊依据。

（2）鉴别诊断：①慢性胃炎。②功能性消化不良。③慢性胆囊炎和胆石症。④胃癌：难于区分时可行胃镜、活检组织病理学检查，可确诊。胃癌的胃镜特点：溃疡一般较大，形状不规则；底部不平，苔污秽；溃疡边缘呈结节状隆起；周围皱襞中断；胃壁僵硬、蠕动减弱。

6. 治疗 消化性溃疡治疗原则：消除病因，控制症状，促进溃疡愈合，预防复发和防治并发症。

（1）一般治疗：生活、饮食规律，避免过度劳累和精神紧张，戒烟酒，慎用或停用NSAID药物。

（2）药物治疗：主要包括根除Hp、抑酸及保护胃黏膜。治疗DU的重点在于根除Hp与抑酸；GU的治疗侧重于保护胃黏膜。

1）抑制胃酸：①抗酸药：碳酸氢钠。②H_2受体拮抗剂：西咪替丁、雷尼替丁等。③质子泵抑制剂（PPI）：具有强有力的抑制胃酸分泌作用，如奥美拉唑、兰索拉唑、泮托拉唑。

2）加强胃黏膜保护：①铋剂。②硫糖铝。③前列腺素E。

3）根除幽门螺杆菌：根除Hp的治疗方案目前推荐四联疗法，即一种PPI和一种铋剂加上阿莫西林、克拉霉素、呋喃唑酮、甲硝唑（或替硝唑）或某些喹诺酮类（如左氧氟沙星）等抗素中的两种，疗程为10天，可根据情况延长至14天。

（3）并发症治疗：①急性穿孔：尽早行外科手术。②幽门梗阻：先积极内科治疗，措施包括：禁食和持续胃肠减压，以解除胃潴留。静脉输液，纠正水、电解质紊乱和

代谢性碱中毒。每晚用生理盐水洗胃并抽出胃内容物以减轻炎症及水肿。营养状况较差者，应及时给予全胃肠外营养。应用H_2受体拮抗剂或PPI抑制胃肠动力药物，应用多潘立酮、西沙必利等促胃动力药物，禁用抗胆碱能药物。经1～2周内科积极治疗无效者，应考虑手术治疗。

三、胃癌

1. 病因与发病机制 胃癌的病因与发病机制至今尚未完全明了，可能与下列因素有关：①幽门螺杆菌感染。②饮食因素。③环境因素。④遗传因素。⑤癌前状态：包括癌前状态（慢性萎缩性胃炎、腺瘤型息肉、胃溃疡、残胃炎）与癌前病变（上皮内瘤变、异型增生）。

2. 临床表现

（1）症状：上腹疼痛（最常见）、食欲减退、消瘦、恶心呕吐、呕血、黑便、腹胀、排便习惯改变、发热、癌肿转移的症状。

（2）体征：上腹部可有深压痛，部分患者体检时可扪及上腹部肿块和左锁骨上淋巴结肿大。胃癌晚期转移可有肝大、黄疸、腹水等体征。

3. 实验室检查及其他检查

①胃镜及活组织检查：最重要、最可靠的手段。②超声内镜检查。③X线钡餐检查。④粪便隐血试验。⑤血液检查：呈低色素性贫血，血沉增快，血清癌胚抗原（CEA）可呈阳性。

4. 诊断与鉴别诊断

（1）诊断：主要依靠内镜结合胃黏膜活检及X线钡餐检查。40岁以上，特别是男性，出现不明原因的上腹部不适、食欲不振、体重明显减轻者，应警惕。

（2）鉴别诊断：本病应与慢性萎缩性胃炎、良性胃溃疡、胃内其他恶性肿瘤相鉴别。

5. 治疗原则

（1）一般治疗：适当增加营养，纠正贫血，对症治疗，解除疼痛，同时注意并发症的治疗。

（2）手术治疗：是目前治疗胃癌的主要方法。

（3）内镜下治疗：极大地提高了患者的生活质量，已广泛应用于临床。

（4）化学治疗：中、晚期胃癌手术切除后必须给予化疗。化疗还用于晚期复发患者的姑息治疗。

四、溃疡性结肠炎

1. 概述　溃疡性结肠炎（UC）是一种病因尚不明确的大肠黏膜的慢性非特异性炎症和溃疡性病变。主要限于直肠与乙状结肠的黏膜与黏膜下层。临床表现为腹泻、黏液脓血便，病程迁延，轻重不等，常反复发作。

2. 病因与发病机制　①免疫因素。②遗传因素。③感染因素。④精神神经因素。

3. 临床表现

（1）消化系统表现：①腹泻和黏液脓血便（最主要的症状）。②腹痛。③其他症状：可有腹胀，严重病例有食欲不振、恶心、呕吐。④体征：轻型甚至中型患者大多无阳性体征。

（2）全身表现：活动期可有发热。病情持续活动或重度患者常伴有衰弱、消瘦、贫血、低蛋白血症、脱水、电解质紊乱等表现。尤易发生低钾血症。

（3）肠外表现：如关节炎、结节性红斑、虹膜炎、骶髂关节炎、强直性脊柱炎、坏疽性脓皮病、复发性口腔溃疡等，可表现可随肠炎控制而缓解或消失。

4. 实验室检查及其他检查

（1）血液检查：血红蛋白降低，为小细胞低色素性贫血。血沉增快

和C反应蛋白增高，是活动期的标志。白细胞计数及中性粒细胞可增高。

（2）粪便检查：包括常规及病原学检查，排除感染性结肠炎。

（3）结肠镜检查：是确诊本病的主要方法。

（4）X线检查：常用X线气钡双重对比造影，其主要征象：①黏膜粗乱和（或）颗粒样改变。②多发性浅溃疡见小龛影，亦可有炎症息肉而表现为多个小的圆形或卵圆形充盈缺损。③结肠袋消失，肠壁变硬，肠管缩短、变细，可呈铅管状。

5. 诊断与鉴别诊断

（1）诊断：慢性或反复发作性腹泻、黏液脓血便、腹痛，伴有不同程度的全身症状；多次粪检无病原体发现；结肠镜检查及X线钡剂灌肠显示结肠炎病变。完整诊断应包括临床类型、严重程度、病变范围、病情分期及并发症。

（2）鉴别诊断

①细菌性痢疾：关键在于病原学检查，最可靠的方法是细菌培养，结肠镜检查时取黏液脓性分泌物培养的阳性率较高，粪便检查可分离出痢疾杆菌，抗菌药物治疗有效。

②阿米巴痢疾：粪便检查可找到溶组织阿米巴滋养体或包囊。③血吸虫病：有疫水接触史，常有肝脾肿大，粪便检查可发现血吸虫卵。

④克罗恩病：腹泻，一般无肉眼血便，结肠镜及X线检查病变主要在回肠末段和邻近结肠，且呈连续性、非弥漫性分布。

⑤大肠癌：经直肠指检常可触及肿块，结肠镜及X线钡剂灌肠检查对鉴别诊断有价值，内镜检查取活检，有助于确诊。

⑥肠易激综合征：粪便有黏液但无脓血，显微镜检正常或仅见

少许白细胞，结肠镜检查无器质性病变证据。

6. 病情评估

（1）临床分型：初发型、慢性复发型、慢性持续型、急性暴发型。

（2）临床分期：活动期、缓解期。

（3）严重程度分级：活动期按严重程度分为轻、中、重度。重度，腹泻每日6次以上，有明显黏液脓血便。

8. 治疗
主要采用内科治疗。治疗的目的是控制急性发作，维持缓解，减少复发，防治并发症。

（1）一般治疗：强调休息，注意饮食和营养。

（2）药物治疗：①氨基水杨酸制剂：柳氮磺胺吡啶（SASP）、5-氨基水杨酸。②糖皮质激素：适用于重型或暴发型。③免疫抑制剂：上述两类药物治疗无效者可试用环孢素。

（3）手术治疗：①紧急手术指征：并发大出血、肠穿孔、重型患者特别是合并中毒性巨结肠经积极内科治疗无效且伴严重毒血症状者。②择期手术指征：并发癌变以及长期内科治疗无效者。

五、肝硬化

1. 概述
肝硬化是由各种病因长期损害肝脏所引起的，以肝组织弥漫性纤维化、假小叶和再生结节形成为特征的慢性肝病。临床主要表现为肝功能减退和门静脉高压，晚期可出现多种严重并发症。

2. 病因
①病毒性肝炎（我国肝硬化最常见病因）。②慢性酒精中毒（欧美国家肝硬化最常见病因）。③长期胆汁淤积。④肝脏循环障碍。⑤非酒精性脂肪性肝病。

3. 临床表现

（1）代偿期：常见的症状类似普通肝炎，无特异性表现。

（2）失代偿期

1）肝功能减退的临床表现：①全身症状：肝病面容（肝脏肤干枯、面色晦暗无光泽，伴色素沉着）、夜盲，浮肿，舌淡。②消化道症状：食欲不振、恶心、呕吐。③出血倾向和贫血。④内分泌紊乱：肝功能减退时对醛固酮和抗利尿激素的灭活作用减弱，引起这些激素在体内蓄积，表现为男性睾丸萎缩、性欲减退、毛发脱落、乳房发育，女性月经失调、闭经、不孕等，并可出现肝掌、蜘蛛痣。糖皮质激素分泌减少，可见皮肤色素沉着、面部黝黑。醛固酮、抗利尿激素增多，导致钠、水潴留，引起腹水。

2）门静脉高压症的表现：①脾肿大：多为轻、中度肿大。上消化道大出血时，脾可短暂缩小。②侧支循环建立和开放：食管、胃底部静脉曲张，腹壁和脐周静脉曲张，痔静脉曲张及腹膜后组织间隙静脉曲张。其中食管、胃部静脉曲张常因食物的摩擦、反流到食管的胃液侵蚀、门静脉压力显著增高等引起破裂大出血。

3）腹水：是肝硬化失代偿期最突出的体征之一。

4. 并发症

（1）上消化道出血：最常见。

（2）肝性脑病：最严重。

①发病机制：氨中毒学说等。

②常见诱因：上消化道出血，高蛋白饮食，感染，大量利尿或放腹水，水、电解质紊乱及酸碱平衡失调，饮酒，手术麻醉等。

③临床表现：前驱期轻度性格改变和行为失常，扑翼样震颤，脑电图多正常。昏迷前期以意识错乱、行为失常和睡眠障碍为主，有明显的神经体征，扑翼样震颤易查出，脑电图异常。昏睡期以昏睡和严重精神错乱为主，各种神经体征

持续或加重，扑翼样颤仍可引出，脑电图异常。昏迷期神志完全丧失，不能唤醒，无法引出扑翼样颤，脑电图明显异常。

（3）肝肾综合征：自发性少尿、无尿、氮质血症、稀释性低钠血症和低尿钠。

（4）感染：自发性腹膜炎、肺炎、胆道感染等。

（5）原发性肝癌。

（6）其他：如电解质和酸碱平衡紊乱、肝肺综合征、门静脉血栓形成、肝硬化性胃病等。

5. 实验室检查及其他检查

（1）实验室检查：①血液检查：肝功能代偿期的血常规多在正常范围。失代偿期可出现轻重不等的贫血。②粪便检查：消化道出血时可见黑便或大便隐血阳性。③肝功能检查：白蛋白降低，球蛋白升高。④血清免疫学检查：肝硬化活动时，甲胎蛋白（AFP）升高。

（2）影像学检查：①食管钡餐X线检查。②B超检查。③CT、MRI。

（3）特殊检查：①腹水检查：多呈漏出液。②肝穿刺活组织检查：若见假小叶形成即可确诊。③腹腔镜检查：可准确诊断肝硬化，且可取活组织检查进行肝硬化病理分型。④门静脉测压：评价降门脉压力药物疗效的金标准。

6. 诊断与鉴别诊断

（1）诊断：①病史：患者往往有病毒性肝炎、中毒性肝炎、酗酒、血吸虫病、胆道疾病、药物性肝病等病史，以病毒性肝炎最多见。②临床表现：代偿期和失代偿期表现。③辅助检查。

（2）鉴别诊断

①肝硬化肝脏肿大的鉴别：少数肝硬化肝脏肿大，表面不平，应与原发性肝癌鉴别；后者病情进行性加重，病程短，AFP多呈阳性，B超等影像学检查可鉴别。

②慢性肝炎：早期肝硬化与慢性肝炎的临床表现相同，后者多有血清酶学改变，肝脏质地中等，表面光滑，超声检查有辅助鉴别诊断意义。

③失代偿期肝硬化腹水的鉴别诊断：结核性及腹膜癌肿包括腹膜种植转移的腹水，多为渗出性或血性，进行腹水常规或癌细胞检查容易鉴别。

④肝静脉和／或下腔静脉阻塞综合征的腹水：其肝水平以下的曲张静脉血流向上，恰与肝硬化患者相反。此外，血管超声或血管造影有助于鉴别。

⑤肝硬化脾脏肿大的鉴别：根据各自疾病的临床特点，结合血象、病毒标志物、肝脾影像学、骨髓穿刺或活检等相应检查可作出上述疾病的诊断。

7. 治疗

肝硬化的治疗原则为对病因治疗、一般支持治疗、抗纤维化治疗，以及对各种并发症的积极治疗。

（1）一般治疗：注意休息，合理饮食。

（2）药物治疗：应用保护肝细胞药物、抗肝纤维化药物、抗病毒药物。

（3）腹水的治疗：限制水、钠摄入量，利尿，提高血浆胶体渗透压，放腹水。

（4）并发症治疗：如并发肝性脑病，应去除诱因，减少肠道氨的生成和吸收（饮食、灌肠或导泻、调整肠道内环境），应用降低血氨的药物，纠正氨基酸代谢紊乱。

（5）肝移植：对于各种不可逆的终末期肝病，肝移植是一种公认的有效的治疗方法。

六、原发性肝癌

1. 概述

原发性肝癌是指发生

于肝细胞或肝内胆管细胞的恶性肿瘤。临床表现为肝区疼痛、进行性肝肿大、食欲减退、消瘦、黄疸等。

2. 病因 ①病毒性肝炎。②黄曲霉素污染。③肝硬化。④家族史及遗传因素。⑤其他：酒精中毒、铁代谢障碍等。

3. 临床表现 原发性肝癌的症状取决于病期、发展速度与并发症的有无。早期可无明显症状与体征，中晚期患者可出现：①肝区疼痛。②进行性肝肿大：为中晚期的主要体征。③黄疸。④肝硬化征象。⑤恶性肿瘤的全身表现。⑥伴癌综合征。

4. 实验室检查及其他检查
（1）肝癌标志物检测：①甲胎蛋白（AFP）检测：目前诊断肝癌最特异的标志物。②其他肝癌标志物。
（2）影像学检查：①B超检查：肝癌筛查的首选方法，能检出肝内直径 > 1cm 的占位性病变。②增强CT、MRI：能更客观及更敏感地显示肝癌。③肝动脉造影：是目前用于小肝癌定位诊断的最佳方法。④肝组织活检及细胞学检查。

5. 诊断与鉴别诊断
（1）诊断：满足下列三项中的任一项，即可诊断肝癌。
　①具有两种典型的肝癌影像学（增强CT、MRI或选择性肝动脉造影）表现，病灶 > 2cm。
　②一项典型的肝癌影像学表现，病灶 > 2cm，AFP > 400ng/mL。
　③肝组织活检阳性。
（2）鉴别诊断：本病应与肝硬化结节、继发性肝癌、活动性病毒性肝炎、肝脓肿、肝脏良性肿瘤性疾病相鉴别。

6. 治疗 肝癌治疗力争达到三点目标：①根治。②延长生存期。③减轻痛苦，提高生存质量。
（1）手术治疗：手术切除是原

发性肝癌的主要和首选治疗方法。
（2）肝动脉栓塞化疗（TACE）：肝癌非手术疗法中的首选方法。
（3）射频消融治疗。
（4）放射治疗。
（5）全身化疗。
（6）肝移植。

七、急性胰腺炎

1. 概述 急性胰腺炎（AP）是指多种病因引起的胰酶激活，继以胰腺局部炎症反应为主要特征，病情较重者可发生全身炎症反应综合征（SIRS）并可伴有器官功能障碍的疾病。

2. 病因和发病机制 ①胆道疾病：为最常见的病因。②大量饮酒和暴饮暴食。③胰管梗阻。④手术与创伤。⑤感染。⑥其他：高钙血症、药物（糖皮质激素、噻嗪类利尿剂、硫唑嘌呤、磺胺类等）因素。

3. 临床表现
（1）症状：①腹痛：为本病主要和首发症状。常于饱餐、饮酒或脂肪餐后突然发生，腹痛剧烈，呈绞痛、钻痛或刀割样，为持续性疼痛伴阵发性加剧，可向腰背部呈束带状放射，弯腰抱膝位疼痛可稍减轻。腹痛多位于中上腹或左上腹，并发腹膜炎时可扩散至全腹痛。②恶心、呕吐。③发热。④休克。⑤其他：多有轻重不等的脱水。低钙血症可引起手足抽搐，为预后不良的征兆。
（2）体征：①轻症急性胰腺炎：腹部体征较轻，与腹痛程度常不相称。多数有上腹部压痛，无腹肌紧张和反跳痛，肠鸣音可减少。②重症急性胰腺炎：腹肌强直，全腹明显压痛、反跳痛，肠鸣音减弱或消失；脐周皮肤出现青紫，称为Cullen征；两侧腰部皮肤呈暗灰蓝色，称为Grey-Turner征。

4. 实验室检查及其他检查

（1）血液一般检查：白细胞计数增多，中性粒细胞核左移。

（2）血清淀粉酶测定。

（3）血清脂肪酶测定。

（4）血生化检查：①暂时性血糖升高。②暂时性血钙降低。③血清 AST、LDH、胆红素可升高。④血尿素氮、肌酐常有不同程度的升高。⑤可出现高甘油三酯血症。⑥C 反应蛋白在急性胰腺炎发病 72 小时后超过 150mg/L，提示胰腺组织坏死。

（5）腹部超声检查：可作为常规初筛检查，以初步判断胰腺组织形态学变化。

（6）腹部 CT 检查：诊断 AP 的标准影像学方法。

（7）腹部 X 线平片检查：对排除其他急腹症如内脏穿孔等有重要意义，还可发现麻痹性肠梗阻征象。增强 CT 是诊断胰腺坏死的最佳方法，疑有胰腺坏死合并感染者，可行 CT 引导下穿刺。

5. 诊断与鉴别诊断

（1）诊断：AP 的诊断依据包括临床特征、血清胰酶浓度及 CT 检查。临床上符合以下 3 项特征中的 2 项即可诊断：①与 AP 相符合的腹痛。②血清淀粉酶和（或）脂肪酶浓度至少高于正常上限值 3 倍。③腹部影像学检查符合 AP 影像学改变。

（2）鉴别诊断：本病应与消化性溃疡急性穿孔、胆石症和急性胆囊炎、急性肠梗阻、急性心肌梗死相鉴别。

6. 病情评估

（1）尽早判断重症急性胰腺炎（SAP）。

（2）病程分期：早期（急性期）、中期（进展期）、后期（感染期）。

7. 治疗与预防

（1）内科治疗：①一般治疗。

严密监测生命体征；积极补充血容量，维持水、电解质和酸碱平衡；疼痛剧烈者给予哌替啶；SAP 应加强全身营养支持，通常早期采用全胃肠外营养（TPN），待病情趋向缓解时，尽早实施空肠插管给予肠内营养（EN），以预防肠源性感染和肠道衰竭。②减少胰腺分泌：禁食，抑制胃酸分泌，应用生长抑素。③抑制胰酶活性。④防治感染。

（2）外科治疗：不主张早期手术。理想的手术时机是发病 4 周以后。胰腺及胰周坏死合并感染是外科治疗的指征。

第四单元　泌尿系统疾病

一、慢性肾小球肾炎

1. 病因
慢性肾小球肾炎病因不明。A 族溶血性链球菌感染后可引起急性链球菌感染后肾炎，但大多数慢性肾炎并非由此形成。

2. 临床表现

（1）基本临床表现：①蛋白尿。②血尿。③高血压。④水肿。⑤肾功能异常。

（2）早期表现：乏力、疲倦、腰部疼痛、纳差等。

（3）急性发作表现：大量蛋白尿和血尿，管型增多，水肿、高血压和肾功能损害加重。

3. 实验室检查及其他检查
①尿液检查：可见轻重不等的蛋白尿，多为非选择性蛋白尿。镜下尿见于绝大多数患者，尿畸形红细胞超过 80%，尿红细胞平均细胞积（MCV）小于 75fL 时，可见颗粒管型。②肾功能检查：尿素氮、肌酐、尿酸。③肾穿刺检查。④肾脏超声检查。

4. 诊断与鉴别诊断

（1）诊断：凡存在临床表现如血尿、蛋白尿、水肿和高血压均应警惕慢性肾炎的可能。但确诊前需排除继发性肾小球疾病，如系统性红斑狼疮、糖尿病、高血压肾病的可能。诊断疑难时，应做肾穿刺病理检查。

（2）鉴别诊断：本病应与继发性肾小球病变、原发性高血压肾损害、慢性肾盂肾炎、其他原发性肾小球疾病相鉴别。

5. 病情评估　慢性肾炎呈进行性进展，最终发展至终末期肾衰竭，进展的速度主要取决于肾炎的病理类型。

6. 治疗

（1）饮食治疗：低蛋白、低盐、低磷饮食。

（2）控制高血压，减少蛋白尿：首选 ACEI、ARB。降压治疗一般需联合用药，血压控制不达标时可配合应用钙拮抗剂、β 受体阻滞剂和利尿剂等。

（3）抗血小板聚集。

（4）糖皮质激素和细胞毒药物：不作常规应用。

（5）避免加重肾脏损害的因素：积极防治各种感染，禁用或慎用肾毒性药物，积极纠正高脂血症、高血糖、高尿酸血症。可选用人工虫草制剂和黄葵胶囊。

二、尿路感染

1. 概述　尿路感染（UTI）简称尿感，是各种病原微生物侵袭泌尿系统所致的感染性炎性病症，可分为上尿路感染（主要是肾盂肾炎）和下尿路感染（主要是膀胱炎）。

2. 病因与发病机制　任何细菌入侵尿路均可引起尿感，最常见的是革兰阴性杆菌，其中大肠埃希菌占 80% ～ 90%。

（1）感染途径：①上行感染（最多见）。②血行感染：金黄色葡萄球菌败血症患者常见血源性感染。

③直接感染。④淋巴道感染。

（2）易感因素：①尿路梗阻（诱发尿感并易于上行的最主要原因）。②膀胱输尿管反流、其他尿路畸形和结构异常。③器械使用。④代谢因素。

（3）细菌的致病力。

3. 临床表现

（1）膀胱炎和尿道炎：有排尿不适感，常伴有尿频、尿急、尿痛、夜尿、下腹坠胀及排尿困难，可有尿液混浊。

（2）急性肾盂肾炎：①泌尿系统症状：膀胱刺激征，腰痛，脊肋角及输尿管点压痛，肾区叩痛。②全身症状：寒战，头痛，恶心，呕吐，白细胞计数升高，血沉增快，体温多超过 38℃。

（3）慢性肾盂肾炎：病程隐袭，少数可间歇发生症状性肾盂肾炎，但更为常见的是间歇性无症状细菌尿和间歇性尿急、尿频等下尿路感染症状，可有间歇性低热。疾病后期，肾小管功能损害，出现多尿、夜尿增多、电解质紊乱、肾小管性酸中毒等。最终可致肾小球功能受损而导致肾衰竭。

4. 实验室检查及其他检查

（1）血常规。

（2）尿常规：尿沉渣镜检白细胞 ≥ 5/HP，对尿感诊断意义较大。有白细胞管型，多提示肾盂肾炎。

（3）尿细菌学检查：尿标本可取清洁中段尿，必要时导尿或膀胱穿刺取材。

（4）亚硝酸还原试验。

（5）影像学检查：尿路X线（腹部平片和静脉肾盂造影）及B超检查。

5. 诊断与鉴别诊断

（1）诊断

1）急性膀胱炎：常以尿路刺激征为突出表现，一般少有发热、腰痛、尿白细胞增多，尿细菌培养阳性等即可确诊。

2）急性肾盂肾炎：常有全身（发热、寒战，甚至毒血症状）、腰部（肾区腰痛，输尿管点和/或肋脊点压痛，肾区叩痛）症状和体征。

3）慢性肾盂肾炎：①反复发作的尿感病史。②影像学肾外形凹凸不平且双肾大小不等，或静脉肾盂造影见肾盂肾盏变形、缩窄。③合并持续性肾小管功能损害即可确诊。

（2）鉴别诊断

①全身性感染疾病：注意尿感的局部症状，并做尿沉渣和细菌学检查，以资鉴别。

②急性尿道综合征：尿路刺激症状明显，但多次检查无真性细菌尿。

③肾结核：膀胱刺激征更为明显，尿培养结核杆菌培养可呈阳性，抗结核治疗有效。

6.病情评估 根据临床症状的有无，尿感可分为有症状尿感和无症状菌尿。根据感染发生的部位可分为上尿路感染和下尿路感染，前者为肾盂肾炎，后者主要为膀胱炎。肾盂肾炎又可分为急性肾盂肾炎和慢性肾盂肾炎。根据有无尿路功能或解剖学异常等，尿感还可以分为复杂性尿感和非复杂性尿感。尿感是初发还是再发，可分为初发尿感（首次发作）和再发性尿感（6个月内发作≥2次或1年内≥3次），后者又分为复发和重新感染。

7.治疗 尿路感染的治疗原则是：积极彻底进行抗菌治疗，消除诱发因素，防止复发。

（1）一般治疗：有发热等感染症状时应卧床休息。鼓励患者多饮水，勤排尿。

（2）抗菌药物及选用原则：合理使用抗菌药物，降低不良反应，提高治疗效果，应遵循以下原则：①选用对致病菌敏感的药物。②选择尿和肾内浓度高的抗菌药。③联

合使用抗生素。

（3）各种临床型尿路感染的治疗

1）急性膀胱炎：①单剂疗法：一次服药较大剂量的抗菌药物，如复方新诺明7片。②3天疗法：选用氟喹诺酮类、半合成青霉素、头孢类及磺胺类等抗菌药物中的一种，连用3天治愈率达90%，可显著降低复发率。

2）急性肾盂肾炎：尿标本采集后立即进行治疗，一般首选对革兰阴性杆菌有效的抗生素，但应兼顾对革兰阳性菌的作用。病情较轻者可口服有效抗菌药2周；严重者一般采用肌内或静脉给予抗生素。

3）慢性肾盂肾炎：常为复杂性尿感，治疗的关键是去除易感因素。急性发作时，治疗同急性肾盂肾炎。

4）小儿尿感：注意纠正尿路功能异常或器质性梗阻。

5）男性尿感：若有手术指征，应尽快手术纠正。

三、慢性肾衰竭

1.概述 慢性肾衰竭（CRF）简称慢性肾衰，是各种慢性肾脏疾病，因肾单位受损而出现的缓慢进行性肾功能减退退出主要表现为肾小球滤过率（GFR）下降，代谢产物潴留，水、电解质和酸碱平衡失调，各系统损害的综合征。CRF的终末期称为终末期肾病（ESRD），又称尿毒症。

2.病因与发病机制 我国慢性肾衰的病因以原发性慢性肾小球肾炎多见，其中最常见的是IgA肾病。在继发性肾脏病中以糖尿病肾病、狼疮性肾炎、高血压性肾硬化等最为常见。

3.临床表现

（1）早期：无任何症状或仅有乏力、腰痛。

（2）内环境紊乱：①代谢性酸

中毒。②水钠代谢紊乱：水钠滞留。③高钾血症。④钙、磷代谢紊乱：高钙低磷、激发甲状旁腺功能亢进症、肾性骨病。⑤镁代谢紊乱。

（3）各系统表现：①心血管系统：最常见的死亡原因。②消化系统：最常见和最早期的表现，主要有为消化道炎症和溃疡、上消化道出血。③神经系统：中枢神经系统表现为抽搐、意识模糊；周围神经系统表现为肢体麻木、疼痛。④血液系统：肾性贫血。⑤呼吸系统：过度换气、呼吸困难。⑥肾性骨病、皮肤瘙痒。

4. 实验室检查及其他检查

（1）血常规：红细胞、血红蛋白下降，正细胞正色素性贫血。

（2）尿常规：尿量减少，晚期可无尿。尿沉渣检查显示红细胞、白细胞、上皮细胞和颗粒管型，蜡样管型。

（3）肾功能检查：肌酐清除率（Ccr）下降，血肌酐升高。

5. 诊断
①肾脏损伤（肾脏结构和功能异常）超过3个月，伴或不伴 GFR 下降，临床表现为肾脏病理检查异常或肾脏损伤（血、尿成分或影像学异常）。②Ccr ≤ 60mL/（min·1.73m^2），超过3个月，有或没有肾损伤证据。

6. 病情评估
CRF 的分期：

（1）肾功能不全代偿期：Ccr50～80mL/（min·1.73m^2），Scr133～177μmol/L，临床表现为当肾单位受损未超过正常的50%，肾功能可代偿而不出现代谢产物潴留，无临床症状。

（2）肾功能不全失代偿期：Ccr20～50mL/（min·1.73m^2），Scr186～442μmol/L，临床表现为肾单位受损，剩余肾功能低于正常的50%，临床出现乏力、轻度贫血、食欲减退等全身症状。

（3）肾功能衰竭期：Ccr10～

20mL/（min·1.73m^2），Scr442～707μmol/L，临床表现为出现贫血、代谢性酸中毒、钙磷代谢紊乱等，电、解质紊乱尚不明显。

（4）肾功能衰竭终末期：Ccr＜10mL/（min·1.73m^2），Scr ≥ 707μmol/L，临床表现为酸中毒症状明显，全身各系统症状严重。

7. 治疗
（1）延缓 CRF 进程：①控制高血压：120～130/75～80mmHg；②严格控制血糖：空腹5～7.2mmol/L，睡前6.1～8.3mmol/L。③控制蛋白质：＜0.5g/24h。④营养疗法：饮食应低蛋白、低磷、适当的钙。⑤应用 ACEI 和 ARB。

（2）CRF 的非透析治疗：①纠正水、电解质失衡和酸中毒。②控制高血压。③纠正贫血。④治疗肾性钙、高血磷与肾性骨病。⑤防止感染。⑥治疗高脂血症。⑦应用吸附剂治疗。

（3）肾脏替代疗法
1）透析：腹膜透析、血液透析。目前认为，GFR＜5mL/（min·1.73m^2）即可开始透析治疗。进行透析治疗的指征：①血肌酐 ≥ 707.2μmol/L。②尿素氮 ≥ 28.6mmol/L。③高钾血症。④代谢性酸中毒。⑤尿毒症症状。⑥水潴留（浮肿、血压升高、高容量性心力衰竭）。⑦并发贫血、心包炎、高血压、消化道出血、肾性骨病、尿毒症脑病等。

2）肾移植。

第五单元 血液系统疾病

一、缺铁性贫血

1. 病因与发病机制　①慢性失血：最常见原因。②铁需求量增加而摄入量不足。③铁吸收障碍。

2. 临床表现

（1）贫血的表现：皮肤苍白，观察指甲、皮肤皱纹处、口唇黏膜和眼结膜等较为可靠。

（2）组织缺铁和含铁酶活性降低的表现：①黏膜的改变：口角炎、舌炎、舌乳头萎缩。②皮肤和指甲的改变：皮肤干燥，指甲扁平甚至反甲。③对身体和智力发育的影响：儿童生长发育迟缓，体重低于同龄儿童。④行为异常：注意力不集中、异食癖等。⑤乏力。

（3）原发病的表现：如月经过多、便血、黑便、腹泻等表现。

3. 实验室检查及其他检查

（1）血象：表现为小细胞低色素性贫血。

（2）骨髓象：骨髓增生活跃，幼红细胞增生，中幼红细胞及晚幼红细胞比例增高。

（3）铁代谢测定：血清铁浓度降低，总铁结合力升高，转铁蛋白饱和度降低，血清铁蛋白水平降低。

（4）缺铁性红细胞生成检查：红细胞游离原卟啉（FEP）缺铁时增高，FEP ≥ 4.5μg/g Hb 有诊断意义。

4. 诊断与鉴别诊断

（1）诊断：缺铁性贫血的诊断包括缺铁的诊断和缺铁病因的诊断。诊断依据：有明确的缺铁病因和临床表现；小细胞低色素性贫血；血清铁等铁代谢测定及 FEP 测定异常；骨髓铁染色阴性。

（2）鉴别诊断：本病应与珠蛋白生成障碍性贫血、慢性病贫血、铁粒幼细胞贫血。

5. 治疗

（1）病因治疗：在治疗前尽可能明确病因，针对病因治疗。单纯铁剂治疗有可能使血象好转，如忽视病因诊断及治疗，可造成病情延误。

（2）补充铁剂：①口服补充铁剂（首选），如硫酸亚铁、琥珀酸亚铁。②注射铁剂。

二、再生障碍性贫血

1. 病因与发病机制

（1）病因：先天性再生障碍性贫血（简称再障）与遗传因素有关，最常见的是范可尼贫血；大多数获得性再障原因不明，为原发性再障；另一部分可找到明确的病因，称之为继发性再障，病因包括：①化学因素。②电离辐射。③生物因素：主要是病毒感染。④其他因素：自身免疫功能紊乱和妊娠（妊娠期再障）。

（2）发病机制：①造血干细胞受损。②造血微循环缺陷。③免疫功能异常。

2. 临床表现　再障主要临床表现为进行性贫血、出血及感染，按照症状的严重程度分为重型再障与非重型再障。

（1）重型再障（SAA）：①起病急、症状重，病情进展迅速。②常以感染发热和出血为首发及主要表现。③早期贫血不明显，但进行性加重。④白细胞水平较低，粒细胞缺乏，患者常并发严重感染，呼吸系统感染最多见。⑤出血部位广泛，可见皮肤、牙龈、鼻腔、泌尿生殖系统、消化道和颅内出血。

（2）非重型再障（NSAA）：①起病和进展缓慢。②贫血为首发表现。③出血发生率不高，以皮肤和牙龈出血，内脏出血可能性极小。感染轻。④少数慢性（轻型）再障变成急性（重型）再障，称为重型再障Ⅱ型。

3. 实验室检查及其他检查

（1）血象：全血细胞减少，网织红细胞百分比及绝对值减低，中性粒细胞和血小板数目下降。

（2）骨髓检查：骨髓涂片肉眼观察可见骨髓小粒极少，脂肪滴显著增多。骨髓象表现为骨髓增生度明显或极度减低，有核细胞减少，幼红细胞、粒系细胞及巨核细胞均明显减少或缺如。淋巴细胞、浆细胞、组织细胞等非造血细胞相对增多。骨髓活检可见到骨髓脂肪化和有效造血面积减少，多小于30%。

4.诊断与鉴别诊断

（1）诊断：①全血细胞减少，网织红细胞绝对值减低。②一般无脾肿大。③骨髓至少有一部位增生减低或重度减低（如增生活跃，须有巨核细胞明显减少），骨髓小粒非造血细胞增多。④能除外引起全血细胞减少的疾病，如骨髓增生异常综合征（MDS）、阵发性睡眠性血红蛋白尿症（PNH）、免疫性全血细胞减少症等。⑤一般的抗贫血药物治疗无效。

（2）鉴别诊断：本病应与阵发性睡眠性血红蛋白尿症（PNH）、骨髓增生异常综合征（MDS）、低增生性白血病、急性造血功能停滞、骨髓纤维化、骨髓转移癌、恶性组织细胞病、巨幼细胞贫血、系统性红斑狼疮、脾功能亢进等相鉴别。

再障的分型诊断标准：根据严重度可分为重型再障和非重型再障。重型再障发病急、病情重、进展快，骨髓增生重度减低，血象符合以下3条中的2条：①网织红细胞＜0.01，绝对值＜15×10⁹/L。②中性粒细胞绝对值≤0.5×10⁹/L。③血小板≤20×10⁹/L。重型再障如果中性粒细胞绝对值小于0.2×10⁹/L，称为极重型再障。非重型再障是指未达到上述标准者。

5.治疗

（1）免疫抑制剂：抗胸腺细胞球蛋白（ATG）、抗淋巴细胞球蛋白（ALG）、环孢素。

（2）骨髓移植。

（3）刺激骨髓造血：雄激素为治疗非重型再障的首选药物。

（4）支持疗法及其他治疗。

三、白血病

白血病是一组造血干细胞的恶性克隆性疾病。由于造血前体细胞在某些分化阶段发生恶性突变，导致细胞增殖失控、分化障碍、凋亡受阻而形成恶性克隆性快速增殖，造成正常血细胞减少，出现肝、脾、淋巴结肿大等表现。

四、急性白血病

1.病因

①病毒和免疫功能异常。②电离辐射。③长期接触有害化学物质。④遗传和先天因素。

2.临床表现

（1）骨髓中白血病细胞大量增殖，正常造血受抑制。表现为：①贫血。②发热。③出血：以皮肤瘀点瘀斑、鼻衄、牙龈出血、月经增多多见，严重者可致颅内出血。

（2）白血病细胞浸润器官和组织引起的表现：①肝、脾和淋巴结肿大：以急性淋巴细胞白血病多见，常为轻至中度肿大。②胸骨压痛和骨关节疼痛：③牙龈增生和皮肤损害。④三大屏障破坏：即血眼屏障、血脑屏障和血生殖（睾丸/卵巢）屏障被破坏，引起眼球突出、脑膜白血病、睾丸肿大或卵巢浸润。

3.实验室检查及其他检查

（1）血象：白细胞计数多数增高，部分患者白细胞计数正常或减少。可有不同程度的贫血，多为正细胞正色素性贫血。半数患者初诊时有血小板减少。

（2）骨髓象：为确诊白血病的主要依据。

（3）细胞化学染色：有助于急性白血病细胞的分类鉴别。

（4）免疫学检查：确定其系列来源，了解被测白血病细胞所属系列及其分化程度。

（5）细胞遗传学检查和分子生物学检查：有助于白血病的诊断分

型及治疗监测。

4. 诊断与鉴别诊断

（1）诊断：临床表现有发热、出血、贫血等症状，体检见肝、脾、淋巴结肿大及胸骨压痛等，血象示贫血、血小板减少，骨髓细胞形态学及细胞化学染色显示某一系列原始或幼稚细胞超过标准（FAB诊断标准为≥30%）即可诊断。诊断后应进一步分型。

（2）鉴别诊断：本病应与再生障碍性贫血、免疫性血小板减少症、类白血病反应巨幼细胞贫血、传染性单核细胞增多症、骨髓增生异常综合征（MDS）相鉴别。

5. 治疗 急性白血病的治疗措施包括化学治疗、支持治疗、造血干细胞移植。

（1）化学治疗：急性白血病的化疗可以分为诱导缓解化疗和缓解后治疗。诱导缓解化疗的目的是尽量迅速杀灭白血病细胞，使骨髓恢复正常造血功能，达到完全缓解的标准。

①急性早幼粒细胞白血病（APL，M3）：诱导缓解治疗首选维A酸。

②急性髓细胞白血病（AML）：诱导缓解治疗常用DA（3+7）、IA、HA方案，总完全缓解率为65%～80%。

③急性淋巴细胞白血病：基本诱导缓解方案是VDLP方案，维持治疗以6-巯基嘌呤、甲氨蝶呤为基本药物。

④高白细胞白血病：白细胞≥100×10⁹/L时造成白细胞淤滞，化疗时可引发高尿酸血症，诱发急性肾衰竭；并发DIC机会增高，病情凶险，死亡率高。故化疗前可先给予羟基脲口服，或应用血细胞分离机去白细胞，白细胞降至50×10⁹/L以下再行诱导化疗，同时服用别嘌醇、碳酸氢钠以促尿酸

排泄。

⑤髓外白血病：以中枢神经系统白血病（CNL）的防治最重要。由于绝大多数化疗药物不能透过血脑屏障，可采用颅脑照射，定期多次应用甲氨蝶呤加地塞米松或阿糖胞苷鞘内注射。

（2）支持治疗：①防治感染。②防治出血。③纠正严重贫血。

（3）造血干细胞移植。

五、慢性髓细胞白血病

1. 概述 慢性髓细胞白血病（CML），是一种起源于造血干细胞的恶性骨髓增殖性疾病。Ph染色体是其细胞遗传学特征。临床表现为外周血中性粒细胞增多，伴有幼稚细胞出现，嗜碱性粒细胞和血小板升高，脾脏肿大等特点。

2. 临床表现 早期可无任何症状，有一些患者常因其他原因就医或体检时意外发现。临床可有低热、出汗及消瘦等代谢亢进表现。脾肿大是本病的主要体征，晚期几乎都有脾肿大，甚至为巨脾，可有脾栓塞、脾出血及脾周围炎。约半数患者有肝肿大。部分患者有胸骨中下段压痛。发热、贫血及出血均不多见。CML慢性期一般持续1～4年，进入加速期及急变期后病情明显加重，可出现发热、贫血、出血表现。

3. 实验室检查

（1）血象：白细胞计数明显增多，达100×10⁹/L以上，部分患者高达500×10⁹/L。白细胞分类可见到各发育阶段的粒系细胞，以中幼粒细胞以下各阶段细胞为主。嗜酸性及嗜碱性粒细胞增高，嗜碱性粒细胞增高常为CML的诊断和分期。在CML慢性期，血小板常增多；进入加速期后，血小板可急剧升高或减少，并可出现贫血。

（2）骨髓象：骨髓增生极度活

跃，以粒系为主。其中主要为中、晚幼粒细胞及杆状核细胞，原粒细胞不超过10%。嗜酸性和嗜碱性粒也增多。半数患者出现骨髓纤维化。中性粒细胞碱性磷酸酶（NAP）降低或缺如，完全缓解时可恢复正常。

（3）细胞遗传学检查：95%患者可以检测到Ph染色体。

4.诊断与鉴别诊断

（1）诊断：一般病例根据脾肿大及典型血象与骨髓象、Ph染色体和BCR-ABL融合基因检测不难作出诊断。

（2）鉴别诊断：本病应与其他原因引起的脾肿大、类白血病反应、骨髓纤维化相鉴别。

5.治疗

（1）慢性期：①酪氨酸激酶抑制剂：CML慢性期治疗首选药物，如尼洛替尼。②造血干细胞移植。③干扰素（IFN-α）④羟基脲。

（2）急变期：可以用急性白血病的化疗药物及方案，但疗效差，缓解率低；造血干细胞移植的成功率也较低。

六、原发免疫性血小板减少症

1.病因 ①感染。②免疫因素。③其他因素：慢性原发免疫性血小板减少症（ITP）多见于育龄期妇女。现已发现雌激素具有抑制血小板生成、促进血小板破坏的作用。

2.临床表现

（1）急性型

①起病：常见于冬春季，发病前1～3周有上呼吸道感染史，如寒战和发热。

②出血：常较严重，有皮肤黏膜和内脏出血。皮肤出血常见于四肢，以下肢为主；黏膜出血多见于鼻腔和口腔；严重者可见内脏出血，如消化道、泌尿道、生殖道、视网膜和颅内出血。

（2）慢性型

①起病：多见于成年女性，起病缓慢隐袭。病程多达半年以上，常反复发作。

②出血：相对较轻，有长期反复的皮肤黏膜出血和女性月经增多。皮肤出血常见以下肢为主；黏膜出血多见于鼻腔和齿龈；内脏出血少见。

③其他：可有贫血，少数患者脾脏轻度肿大。

如果ITP合并出现自身免疫性溶血，称为Evans综合征。

3.实验室检查

（1）血象：发作期血小板计数减少，血小板形态可见异常，如血小板体积增大、颗粒减少、染色过深。

（2）出凝血检查：出血时间延长，毛细血管脆性试验常为阳性，血块退缩不良，凝血时间正常，血小板寿命明显缩短，纤维蛋白原、D-二聚体检查正常。

（3）骨髓象：骨髓巨核细胞数增多或正常，急性型ITP幼稚型巨核细胞比例增加，慢性型ITP颗粒型巨核细胞比例增加，但两型均显现血小板形成型巨核细胞减少。

（4）免疫学检测：80%以上ITP患者可检出血小板相关抗体（PAIgG、PAIgM、GPⅡb/Ⅲa抗体）及相关补体（PAC$_3$）。

（5）促血小板生成素（TPO）：ITP患者TPO水平一般正常，升高多见于血小板生成减少的再障、MDS。

4.诊断与鉴别诊断

（1）诊断：ITP的诊断应符合以下条件：①至少2次检查血小板计数减少，血小板形态无异常。②脾脏一般不增大。③骨髓检查：巨核细胞数增多或正常，有成熟障碍。④须排除其他继发性血小板减少症。

（2）鉴别诊断：本病应与过敏性紫癜、继发性血小板减少性紫癜、骨髓增生异常综合征—难治性血小板减少（MDS-RT）相鉴别。

5. 治疗

（1）治疗原则：①血小板数 $\geq 30 \times 10^9/L$，无明显出血且不从事高出血风险工作及活动（如手术）者，可临床观察，不予治疗。②如果患者有活动性出血，无论血小板水平高低，均应积极治疗，首选一线治疗措施。③若血小板数 $\leq 10 \times 10^9/L$，患者有严重出血或有严重出血风险，或患者需要急诊手术、有创操作时，应予紧急治疗措施，迅速提高血小板至 $50 \times 10^9/L$ 以上或所需水平。④经一线治疗 4～6 周，血小板数仍 $\leq 30 \times 10^9/L$，有出血症状，可选择二线治疗措施，并重复骨髓穿刺等检查。如确诊 ITP，也可选择脾脏切除治疗。

（2）新诊断 ITP 的一线治疗：①首选糖皮质激素。②大剂量丙种球蛋白。

（3）成人 ITP 的二线治疗：①促血小板生成药物。②利妥昔单抗。③脾脏切除。

（4）紧急治疗：重症 ITP、并发严重出血或需要手术要求迅速提高血小板水平者，可选择静脉注射大剂量丙种球蛋白或（和）甲泼尼龙（1000mg/d，连用 3 天），可加用促血小板生成药物。

七、骨髓增生异常综合征

1. 概述　骨髓增生异常综合征（MDS）是一组起源于造血干细胞，以病态造血及高风险向急性髓系白血病（AML）转化为特征的异质性髓系肿瘤性疾病。

2. 病因　原发性 MDS 的确切病因尚不明确，继发性 MDS 见于烷化剂、拓扑异构酶抑制剂、放射线、有机毒物等的密切接触者。

3. 临床表现　几乎所有的 MDS 患者都有贫血症状，如乏力、疲倦。60%MDS 患者有中性粒细胞减少，由于同时存在中性粒细胞功能低下，使得 MDS 患者容易发生感染，约有 20%MDS 患者死于感染。40%～60%MDS 患者有血小板减少，随着疾病进展可出现进行性血小板减少。

4. 实验室检查

（1）血象和骨髓象：持续一系或多系血细胞减少：血红蛋白 $< 100g/L$，中性粒细胞 $< 1.8 \times 10^9/L$，血小板 $< 100 \times 10^9/L$。骨髓增生度多在活跃以上，少部分呈增生减低。

（2）细胞遗传学检查：40%～70% 的 MDS 患者有克隆性染色体核型异常，多为缺失性改变。

（3）病理检查：可了解骨髓内细胞增生程度、巨核细胞数量、骨髓纤维化程度等重要信息。

（4）免疫学检查：有助于鉴别低危的 MDS 与非克隆性血细胞减少症。

（5）分子生物学检查：有助于 MDS 的诊断及对预后的评估。

5. 诊断与鉴别诊断　根据患者血细胞减少和相应的症状及病态造血、细胞遗传学异常、病理学改变，MDS 的诊断不难确立。虽然病态造血是 MDS 的特征，但有病态造血不等于就是 MDS。MDS 的诊断尚无"金标准"，是一个除外性诊断，常需与下列疾病鉴别：

（1）慢性再生障碍性贫血（CAA）：MDS 的网织红细胞可正常或升高，外周血可见到有核红细胞，骨髓病态造血明显，早期巨核细胞不低或增加，染色体异常，而 CAA 一般无上述异常。

（2）阵发性睡眠性血红蛋白尿症（PNH）：PNH 也可出现全血细

胞减少和病态造血，但 PNH 检测可发现外周血细胞表面锚链蛋白缺失，Ham's 试验阳性及血管内溶血的改变。

（3）巨幼细胞贫血：MDS 患者细胞病态造血可见巨幼样变，易与巨幼细胞贫血混淆，但后者是由于叶酸、维生素 B_{12} 缺乏所致，补充后可纠正贫血。而 MDS 患者的叶酸、维生素 B_{12}，水平不低，用叶酸、维生素 B_{12} 治疗无效。

（4）慢性髓系白血病（CML）：CML 的 Ph 染色体、BCR-ABL 融合基因检测为阳性，而 MDS 分类中慢性粒 - 单核细胞性白血病则为阴性。

6. 治疗 对于低危 MDS 的治疗主要是改善造血功能、提高生活质量，采用支持治疗、促造血、去甲基化药物和生物反应调节剂等治疗。而中高危 MDS 的治疗主要是改善自然病程，采用去甲基化药物、化疗和造血干细胞移植。

第六单元 内分泌与代谢疾病

一、甲状腺功能亢进症

1. 概述 甲状腺功能亢进症，是指由于甲状腺腺体本身合成或分泌甲状腺激素（TH）过多，引起甲状腺毒症的一组临床综合征。弥漫性毒性甲状腺肿（Graves 病，GD）为最常见病因，其次为多结节性毒性甲状腺肿和甲状腺自主高功能腺瘤。

甲状腺毒症是指血循环中甲状腺激素过多，引起神经、循环、消化等系统兴奋性增高和代谢亢进为主要表现的临床综合征。

2. 病因与发病机制 Graves 病为器官特异性自身免疫病。其发病与遗传因素、自身免疫及环境因素有关。

3. 临床表现 女性多见，

20～40 岁最多见，缓慢起病，少数急性起病。典型表现为甲状腺毒症、甲状腺肿和眼征三组，可单独或先后出现，程度不一。

（1）甲状腺毒症表现

1）高代谢综合征：患者表现为怕热多汗、皮肤潮湿、低热、多食善饥、体重锐减和疲乏无力。

2）精神神经系统：表现为神经过敏、多言好动、烦躁易怒、失眠不安、思想不集中、记忆力减退，甚至有幻想、躁狂症或精神分裂症，舌、手指和眼睑震颤，腱反射亢进。偶尔表现为寡言抑郁、淡漠。

3）心血管系统：心悸、气短、胸闷等。体征为：①窦性心动过速，休息和睡眠时心率仍快。②第一心音亢进，心尖区常有 2/6 级以下收缩期杂音。③收缩压升高，舒张压降低，脉压增大，可见周围血管征。④心脏肥大和心力衰竭。⑤心律失常，以心房颤动、房性早搏等房性心律失常多见，偶见房室传导阻滞。

4）消化系统：食欲亢进、腹泻。重症可有肝肿大、肝功能异常，偶有黄疸。少数患者食欲减退。

5）肌肉骨骼系统：表现为肌无力和肌肉萎缩。主要是甲状腺毒症性周期性瘫痪，多见于青年男性，发病诱因有剧烈运动、高碳水化合物饮食、注射胰岛素等，病变主要累及下肢，发作时血钾降低，病程呈自限性。部分患者发生甲状腺功能亢进症性肌病，呈进行性肌无力和肌肉萎缩，多见于近心端的肩胛和骨盆带肌群。

6）生殖系统：女性月经减少或闭经；男性阳痿，偶有乳腺增生。

7）血液系统：外周血白细胞计数和粒细胞数可降低，淋巴细胞增多，可有低色素性贫血，可伴血小板减少性紫癜。

8）皮肤及指端：小部分患者有典型的对称性黏液性水肿，局部皮肤增厚变粗，可伴继发感染和色素沉着。

（2）甲状腺肿大：大多数患者有甲状腺肿大。甲状腺呈弥漫性、对称性肿大，质软，久病较硬或呈橡皮感，无压痛，随吞咽而上下移动，可触及震颤，闻及血管杂音。少数不对称或无甲状腺肿大。

（3）眼征：有25%～50%患者伴有眼征，部分可为单侧。按照病变程度可分为单纯性（良性、非浸润性）和浸润性（恶性）突眼两类。

1）单纯性突眼：①轻度突眼。②Stellwag征：瞬目减少，睑裂增宽，炯炯发亮。③von Graefe征：双眼向下看时，由于上眼睑不能随眼球下落，显现白色巩膜。④Joffroy征：向上看时前额皮肤不能皱起。⑤Mobius征：两眼看近物时，眼球聚合不良。

2）浸润性突眼：自身免疫炎症引起眶内软组织肿胀、增生和眼肌明显病变所致。多见于成年男性，常有明显症状，如眼内异物感、眼部肿痛、畏光、流泪、复视及视力减退等。眼征较单纯性更明显，突眼度超过正常值上限4mm，左右眼可不等（相差超过3mm）。严重者眼睑肿胀肥厚，闭合不全，结膜充血水肿，角膜溃疡或全眼球炎，甚至失明。

（4）特殊表现

1）甲亢危象：是甲状腺毒症急性加重的一个综合征，多见于较重甲状腺功能亢进症治疗不充分的患者，死亡率在20%以上。临床表现有高热（≥39℃）、心率快（≥140次/分）、烦躁不安、大汗淋漓、厌食、恶心、呕吐、腹泻，严重者有心衰、休克及昏迷等。白细胞计数及中性粒细胞增高。血T_3、T_4升高，TSH显著降低，病情轻重与TH值可不平行。

2）甲状腺毒症性心脏病：心动过速，心脏排出量增加，心房颤动，心力衰竭。

3）淡漠性甲亢：神志淡漠，嗜睡，反应迟钝，心动过缓，明显消瘦，以慢性肌病、甲状腺功能亢进症性心脏病表现为主。老年人不明原因的突然消瘦、新发生心房颤动时应考虑本病。易发生甲状腺毒症危象。

4）亚临床型甲亢：其特点是血T_3、T_4正常，TSH降低，伴或不伴有轻微的甲状腺功能亢进症状。

5）妊娠期甲亢。

6）胫前黏液性水肿。

4. 实验室检查及其他检查

（1）血清甲状腺激素测定：血清游离三碘甲腺原氨酸（FT_3）和血清游离甲状腺素（FT_4）是不与蛋白结合具生理活性的甲状腺素，且不受血中TBG浓度和结合力的影响。甲状腺功能亢进症时升高，是诊断临床甲状腺功能亢进症的首选指标。

（2）TSH测定：TSH是反映甲状腺功能最敏感的指标。在原发性甲状腺功能亢进症时TSH降低，继发性甲状腺功能亢进症时TSH升高。

（3）甲状腺自身抗体测定。

（4）甲状腺摄^{131}I率：甲状腺功能亢进症时^{131}I摄取率表现为总摄取量增加，高峰前移。其主要用于甲状腺毒症病因的鉴别。

5. 诊断与鉴别诊断

（1）诊断

1）甲亢的诊断：①高代谢症候群和体征。②甲状腺肿大或甲状腺结节。③血清TT_3、FT_3、TT_4、FT_4增高，TSH减低。具备以上3项，诊断即可成立。

2）GD的诊断：①甲亢诊断成立。②甲状腺弥漫性肿大。③血清TSH浓度降低，甲状腺激素浓度增高。④眼球突出和其他浸润性眼征。⑤胫前黏液性水肿。⑥甲状腺球蛋白抗体（TgAb）或甲状腺刺激抗体（TSAb）阳性。

①～③项为诊断必备条件，少数病例可以无甲状腺肿大。④～⑥项为诊断的辅助条件，是GD甲状腺功能亢进症诊断的重要依据。

（2）鉴别诊断

亚急性甲状腺炎：有甲状腺肿大及发热表现，早期血中 T_3、T_4 增高，需要与甲状腺功能亢进症鉴别。但发病与病毒感染有关，短期内甲状腺肿大，触之坚硬而疼痛。白细胞正常或增高，血沉增高，TgAb、甲状腺过氧化物酶抗体（TPOAb）正常或轻度升高。

6. 治疗　　主要针对甲状腺功能亢进症包括抗甲状腺药物、^{131}I 放射治疗、手术治疗 3 种疗法。

（1）一般治疗：适当休息，减少碘摄入量。

（2）甲状腺功能亢进症的治疗

1）抗甲状腺药物（ATD）治疗：有硫脲类和咪唑类两类药物。硫脲类有丙硫氧嘧啶（PTU）；咪唑类有甲巯咪唑（MMI）和卡比马唑（CMZ）。临床首选 MMI，严重病例、甲状腺危象、妊娠早期首发甲状腺功能亢进症时优先选用 PTU。适应证：①病情轻、中度患者。②甲状腺轻、中度肿大。③年龄 < 20 岁。④孕妇、高龄或由于其他严重疾病不适宜手术者。⑤手术前和 ^{131}I 治疗前的准备。⑥手术后复发且不适宜 ^{131}I 治疗者。为提高远期缓解率，应连续用药 1 年半以上。

2）放射性 ^{131}I 治疗

适应证：①成人 GD 伴甲状腺肿大 II 度以上。②ATD 治疗失败或过敏。③甲状腺肿大伴甲状腺功能亢进性心脏病或甲状腺功能亢进伴有其他病因的心脏病。④甲状腺功能亢进症合并白细胞和（或）血小板减少或全血细胞减少。⑤老年甲状腺功能亢进症。⑦甲状腺功能亢进症合并糖尿病。⑧多结节性毒性甲状腺肿。⑨自主功能性甲状腺结节合并甲状腺功能亢进症。

禁忌证：妊娠和哺乳期妇女、甲状腺功能减退症为主要并发症折。

3）手术治疗

适应证：①中、重度甲状腺功能亢进症，长期服药无效或效果不佳。②停药后复发，甲状腺较大。③对周围脏器有压迫，或胸骨后甲状腺肿。④结节性甲状腺肿伴甲状腺功能亢进者。⑤疑似与甲状腺癌并存者。⑥儿童甲状腺功能亢进症用甲状腺药物治疗效果差者。⑦妊娠期甲状腺功能亢进药物控制不住者可在妊娠中期（第 13 ～ 24 周）进行手术治疗。

禁忌证：①伴严重 Graves 眼病。②合并较重心、肝、肾疾病，不能耐受手术。③妊娠初 3 个月和 6 个月以后。

4）其他药物治疗：复方碘溶液、β 受体阻滞剂。

（3）甲状腺危象的治疗：①抑制甲状腺激素的合成。②抑制甲状腺激素的释放。③应用肾上腺糖皮质激素，抑制组织 T_4 向 T_3 转化。④应用 β 受体阻滞剂。⑤对症处理。

二、糖尿病

1. 概述

（1）概念：糖尿病是一类与遗传、自身免疫及环境因素有关的以慢性高血糖为特征的糖、蛋白质和脂代谢紊乱综合征。

（2）分类：根据病因和发病机制的不同，糖尿病分为 1 型糖尿病、2 型糖尿病、其他特殊类型糖尿病和妊娠期糖尿病四种类型，其中 2 型糖尿病占糖尿病的绝大多数。

2. 病因与发病机制　　尚未完全阐明。

（1）1型糖尿病：①多基因遗传因素。②环境因素：病毒感染、化学毒性物质、饮食因素。③自身免疫机制。

（2）2型糖尿病：两个基本环节，即胰岛素抵抗和β细胞胰岛素分泌缺陷。

3. 临床表现 糖尿病的临床表现通常被描述为"三多一少"，即多尿、多饮、多食和体重明显减轻。

1型糖尿病患者起病年龄多<30岁，出现症状较快，体形消瘦，明显体重减轻，临床症状为中度或重度，常有酮症酸中毒，空腹C肽水平低，有自身免疫标志性抗体，常无家族糖尿病史，常有其他自身免疫病。治疗必须用胰岛素。

2型糖尿病患者起病年龄常>40岁，出现症状时间缓慢，常为数月至数年，多肥胖，临床症状轻或缺如，少见酮症酸中毒，空腹C肽水平正常或高或低，没有自身免疫反应标志性抗体，有家族糖尿病史，没有其他自身免疫病。治疗原则为基础治疗、口服降糖药，必要时用胰岛素。

4. 并发症

（1）急性并发症：①糖尿病酮症酸中毒。②糖尿病高渗性综合征。③乳酸性酸中毒。

（2）慢性并发症：①糖尿病视网膜病变。②糖尿病肾病。③糖尿病性心脏病变。④糖尿病性脑血管病变。⑤糖尿病神经病变。⑥糖尿病足。⑦其他：白内障、青光眼、视网膜黄斑病、虹膜睫状体病变、皮肤病变。牙周病为糖尿病最常见的口腔并发症。

（3）感染：①化脓性细菌感染。②肺结核。③真菌感染。

5. 实验室检查及其他检查

（1）血糖测定。

（2）口服葡萄糖耐量试验（OGTT）：在血糖高于正常范围

而又达不到糖尿病诊断标准时，需进行OGTT。试验前应禁食10～16小时，将75g葡萄糖溶于250～300mL水中，5分钟内饮完。抽静脉血测定空腹及服糖后0.5小时、1小时、2小时、3小时的血糖，其中糖后2小时的血糖测定是必需的。儿童口服葡萄糖以1.75g/kg体重计算，总不超过75g。对于已确诊的糖尿病患者，若需观察其胰岛素释放试验，应将葡萄糖相当于75g葡萄糖的100g馒头代替，分别测定其空腹及餐后1小时、2小时、3小时的血糖。糖代谢状态分类：①正常血糖（静脉血浆血糖）：空腹血糖（FPG）<6.1mmol/L，糖负荷后2小时血糖<7.8mmol/L。②空腹血糖受损（IFG）：空腹血糖6.1～7.0mmol/L，糖负荷后2小时血糖<7.8mmol/L。③糖耐量减低（IGT）：空腹血糖<7mmol/L，糖负荷后2小时血糖7.8～11.1mmol/L。④糖尿病静脉血浆血糖：空腹血糖≥7mmol/L，糖负荷后2小时血糖≥11.1mmol/L。

（3）糖化血红蛋白A1（GHbA1c）测定：可反映8～12周（2～3个月）的血糖控制情况。

（4）糖化血浆白蛋白测定：咳反映近2～3周内血糖总的水平。

（5）血浆C肽及胰岛素测定：C肽不受外源性胰岛素的影响，能较准确反映胰岛β细胞的功能。

（6）自身免疫反应的标志性抗体。

（7）尿糖测定：正常人24小时尿糖定量少于0.5g，尿糖定性试验为阴性。

其他检查：糖尿病患者应进行血脂及心、肝、肾等有关检查。

6. 诊断与鉴别诊断

（1）诊断标准：有糖尿病症状，随机血糖≥11.1mmol/L（200mg/dL），或FPG≥7.0mmol/

L（126mg/dL），或OGTT中2hPG≥11.1mmol/L（200mg/dL）可诊断为糖尿病。

（5）鉴别诊断：肾脏病变肾阈降低导致的肾性糖尿，肝脏疾病所致的糖耐量异常及糖尿，服用药物如肾上腺皮质激素、生长激素、儿茶酚胺类、噻嗪类利尿剂等导致的血糖升高及糖尿，服用大量维生素C所致的假性糖尿，应激因素如急性感染、心脑血管意外、手术、剧烈运动等导致的高血糖，均可找到明确的病因，进行空腹血糖检查和OGTT可鉴别。

7.病情评估（危险因素）

糖尿病的高危人群是指年龄超过18岁，存在一个及以上高危因素的个体。高危因素包括：①年龄≥40岁。②有糖尿病前期病史。③BMI≥24kg/m²或中心性肥胖［腰围男性≥90cm，女性≥85cm］。④缺乏体力活动。⑤一级亲属中有T2DM患者。⑥有巨大胎儿生产史或妊娠糖尿病史。⑦有高血压或正在降压治疗。⑧有血脂异常或正在进行调脂治疗。⑨有动脉粥样硬化性心脑血管病史。⑩有一过性类固醇糖尿病史。⑪多囊卵巢综合征病史。⑫长期使用抗精神病或抗抑郁药治疗。

8.治疗

（1）糖尿病教育。

（2）医学营养治疗：①计算总热量。②糖尿病食谱制订及合理分配。

（3）运动治疗。

（4）病情监测：定期监测血糖，每3～6个月定期复查糖化血红蛋白，了解血糖总体控制情况，并调整治疗方案。每年1～2次全面复查，了解血脂及心、肾、神经和眼底情况，尽早发现有关并发症，给予相应治疗。

（5）口服降糖药物治疗：①促

胰岛素分泌剂（磺脲类、格列奈类）。②双胍类：2型糖尿病患者的一线治疗用药。③噻唑烷二酮类（TZDs，格列酮类）：为胰岛素增敏剂，能明显减轻胰岛素抵抗。④α-葡萄糖苷酶抑制剂（AGI）：抑制α-葡萄糖苷酶，延迟碳水化合物吸收，降低餐后高血糖。为T2DM第一线药物，尤其适用于空腹血糖正常而餐后血糖明显升高者，可单独用药或与其他降糖药物合用。

（6）胰岛素治疗

1）适应证：①1型糖尿病。②2型糖尿病经饮食、运动和口服降糖药治疗未获得良好控制者。③糖尿病酮症酸中毒、高渗性昏迷和乳酸性酸中毒伴高血糖时。④各种严重的糖尿病急性或慢性并发症。⑤手术、妊娠和分娩。⑥2型糖尿病β细胞功能明显减退者。⑦某些特殊类型糖尿病。目前主张2型糖尿病患者早期使用胰岛素，以保护β细胞功能。

2）使用原则：应在综合治疗基础上进行。根据血糖水平、β细胞功能缺陷程度、胰岛素抵抗程度、饮食和运动状况等，决定胰岛素剂量。一般从小剂量开始，用量、用法必须个体化，直至稳步调整到靶量。

3）不良反应：低血糖反应最常见，其他有过敏反应、局部反应（注射局部红肿、皮下脂肪萎缩或增生）、胰岛素水肿、视力模糊等。

三、血脂异常

1.概述 血脂异常是指血浆中脂质代谢与转运异常，表现为高胆固醇血症和（或）高甘油三酯血症，以及低高密度脂蛋白血症等一系列血脂紊乱。

2.分类 ①高胆固醇（TC）血症。②高甘油三酯（TG）血症。③混合性高脂血症（TC与TG升高）。④低高密度脂蛋白血症（血清

HDL-C 水平减低）。

3. 诊断

（1）病史与体格检查：详细询问饮食习惯，有无引起继发性高脂血症的因素（疾病与药物）和家族史，尤其是早发冠心病史等。体检有无黄色瘤、幼年角膜环等体征。

（2）血脂检查对象：①已有冠心病、脑血管病或周围动脉粥样硬化者。②有高血压、糖尿病、肥胖、吸烟者。③有冠心病或动脉粥样硬化病家族史者，尤其是直系亲属中有早发病或早病死者。④有黄色瘤或黄疣者。⑤有家族性高脂血症者。⑥40 岁以上男性或绝经后女性。

（3）实验室检查：主要测定血清中血脂（TC 和 TG）及脂蛋白（HDL-C 和 LDL-C）水平。

4. 病情评估 血脂异常的危害除了与血脂水平有关外，更重要的是取决于患者共存的 ASCVD 危险因素。如患者男性，年龄超过 40岁，有吸烟史，有早发冠心病家族史及 2 型糖尿病病史者，则血脂异常对心脑血管的危险显著增加。因此，《中国成人血脂异常防治指南》中将 LDL-C 的控制目标与 ASCVD 的危险分层密切结合在一起，指导临床有效控制血脂异常。

不同 ASCVD 危险人群 LDL-C/非 HDL-C
治疗达标标准 [mmol/L（mg/dL）]

患者危险等级	LDL-C	非 HDL-C
低危	< 3.4（130）	< 4.1（160）
中危	< 3.4（130）	< 4.1（160）
高危	< 2.6（100）	< 3.4（130）
极高危	< 1.8（70）	< 2.6（70）

5. 治疗与预防

（1）治疗性生活方式改变是控制血脂异常的基本和首要措施。

（2）药物治疗：以 TC、LDL-C 增高为主者首选他汀类；LDL-C 已达标，TG 增高者首选贝特类、烟酸、ω-3 脂肪酸；伴糖尿病或代谢综合征的高甘油三酯血症患者，可单用

贝特类或联合他汀类治疗，此时贝特类首选非诺贝特。

四、高尿酸血症与痛风

1. 概述 痛风（gout）是与嘌呤代谢障碍和（或）尿酸排泄减少所致的血尿酸增高直接相关的一组异质性疾病，属于代谢性风湿病范畴。

2. 临床表现

（1）急性发作期：表现为急性关节炎，多是痛风的首发症状。

（2）间歇发作期：急性关节炎缓解后一般无明显后遗症，有时仅有患部皮肤色素沉着、脱屑、刺痒等，很长时间可能处于无症状阶段。

（3）慢性痛风石病变期：痛风石常与慢性痛风性关节炎并存。痛风石为本期的特征性表现。

（4）痛风性肾病：是指尿酸盐结晶沉积于肾组织而引起的间质性肾炎，表现为轻度腰酸痛、蛋白尿、血尿，进而发生高血压、肾功能不全等。

（5）尿酸性尿路结石。

3. 实验室检查及其他检查

（1）血尿酸测定（酶法）：男性 ≥ 420μmol/L，女性 ≥ 360μmol/L，为高尿酸血症。但血尿酸波动性大，受进水、利尿及药物的影响，故须反复监测。

（2）尿尿酸测定：本病患者半数以上尿尿酸正常，故诊断意义不大。

（3）X 线检查：急性关节炎可见受累关节周围非特异性软组织肿胀。

4. 诊断与鉴别诊断

（1）诊断

①高尿酸血症：血尿酸男性 ≥ 420μmol/L 或女性 ≥ 360μmol/L，而无痛风症状及体征者。

②痛风：中年以上男性或绝经后女性，突发跖趾、踝、膝等单关

节红肿疼痛，查血尿酸增高，即考虑痛风可能。如有慢性关节炎及痛风石、尿酸性尿路结石及肾功能不全，诊断较易，并可通过有关辅助检查确诊。如在滑囊液和痛风石的穿刺和活检中找到尿酸盐结晶即可确诊。

（2）鉴别诊断：本病应与继发性痛风或高尿酸血症、类风湿关节炎、风湿性关节炎、创伤性关节炎及化脓性关节炎、非尿酸性尿路结石相鉴别。

5. 治疗与预防 ①饮食治疗。②急性发作期治疗应卧床休息并以药物控制，如秋水仙碱、非甾体抗炎药（NSAID）、促肾上腺皮质激素（ACTH）或糖皮质激素。③间歇发作期和慢性期的治疗包括：尿酸排泄促进药、尿酸合成抑制剂、碱性药物。④无症状高尿酸血症的治疗。⑤继发性痛风的治疗。⑥急性肾衰竭的治疗。

第七单元　结缔组织病

类风湿关节炎

1. 病因与发病机制　类风湿关节炎（RA）为一种抗原驱动、T淋巴细胞介导及遗传相关的自身免疫病。感染和自身免疫反应是类风湿关节炎的中心环节，而遗传、神经内分泌和环境因素增加了患者的易感性。免疫紊乱被认为是RA的主要发病机制。

2. 临床表现

（1）关节表现：①晨僵。②疼痛：小关节对称性、持续性疼痛。③关节肿胀。④关节畸形。⑤关节功能障碍。

（2）关节外表现：①类风湿结节：是本病较特异的皮肤表现，出现在15%～30%患者，多在关节的隆突部位及皮肤的受压部位。②类

风湿血管炎。③肺脏受累。④心脏受累。⑤神经系统表现。⑥其他：可伴有贫血，以及口干、眼干等干燥综合征的表现。

3. 实验室检查及其他检查

（1）血象：有轻度至中度贫血。活动期血小板可增高，白细胞计数及分类大多正常。

（2）血沉（ESR）和C反应蛋白（CRP）：活动期ESR增快，CRP升高，经治疗缓解后下降。

（3）类风湿因子（RF）：其滴度一般与本病的活动性和严重性呈比例，但非RA的特异性抗体。

（4）抗角蛋白抗体谱：抗角蛋白抗体（AKA）、抗核周因子（APF）和抗环瓜氨酸肽抗体（CCP）等自身抗体，对RF的诊断有较高的诊断特异性。

（5）关节影像学检查：①X线摄片：首选双手指及腕关节摄片检查。②CT和MRI。

（6）关节滑液检查。

（7）关节镜及针刺活检。

4. 诊断与鉴别诊断

（1）诊断：典型病例按照美国风湿病学会1987年修订的分类标准，共7项：①晨僵持续至少1小时（≥6周）。②3个或3个以上关节肿（≥6周）。③腕关节或掌指关节或近端指间关节肿（≥6周）。④对称性关节肿（≥6周）。⑤类风湿结节。⑥手和腕关节的X线片有关关节骨质疏松和关节间隙狭窄。⑦类风湿因子阳性（该滴度在正常的阳性率≤5%）。

上述7项中，符合4项即可诊断为RA。

（2）鉴别诊断

①骨关节炎：发病年龄多在50岁以上。主要累及膝、髋等负重关节和手指远端指间关节。关节活动后疼痛加重，经休息后明显减轻。血沉轻度增快，RF阴性。X线显

示关节边缘呈唇样骨质增生或骨疣形成。

②痛风性关节炎：患者多为中年男性。关节炎的好发部位为第一跖趾关节。高尿酸血症。关节附近或皮下可见痛风结节。血清自身抗体阴性。

5. 治疗

（1）一般治疗：休息、活动关节制动。缓解期进行适当的关节功能锻炼、物理疗法等。急性期、发热以及内脏受累的患者应卧床休息。

（2）药物治疗：①非甾体抗炎药（NSAID）。②改善病情的抗风湿药（DMARD）及免疫抑制剂：这类药物一般起效缓慢，对疼痛的缓解作用较差，但能延缓或阻止关节的侵蚀及破坏，如甲氨蝶呤（MTX）、柳氮磺吡啶（SSZ）、来氟米特（LEF）等。③糖皮质激素。④植物药制剂。⑤生物制剂。

（3）外科手术治疗。

第八单元　神经系统疾病

一、短暂性脑缺血发作

1. 概述　短暂性脑缺血发作（TIA）是指脑或视网膜局灶性缺血所致的不伴急性脑梗死证据的短暂性神经功能障碍。

2. 病因与发病机制　①血流动力学改变。②微栓塞。

3. 临床表现　①常突然起病，出现局灶性神经功能缺损的症状和体征。持续时间短暂，一般10～15分钟，在1小时内缓解，最长不超过24小时。患者恢复完全，一般不遗留神经功能缺损。患者多有反复发作史，每次发作症状基本相似。总体来说，临床表现取决于受累血管。

（1）颈内动脉系统 TIA：最常

见症状为病变对侧发作性轻偏瘫、单肢瘫或面瘫，优势半球病变可出现失语。颈内动脉主干病变的特征性症状表现为同侧单眼一过性黑矇，对侧偏瘫（眼动脉交叉瘫）；同侧 Horner 征，对侧偏瘫（Horner 征交叉瘫）。还可能出现的症状有病变对侧偏身或单肢感觉障碍、同向性偏盲等。

（2）椎-基底动脉系统 TIA：最常见症状为眩晕、平衡障碍，伴或不伴有耳鸣。特征性症状有：①跌倒发作。②短暂性全面性遗忘。③双眼视力障碍发作。还可能出现的症状有复视、吞咽困难和构音不良、交叉性运动障碍或感觉障碍等。

4. 实验室检查及其他检查

（1）头部 CT 及 MRI 检查：正常或无责任病灶。数字减影血管造影（DSA）、CTA（CT 血管造影）、MRA（磁共振血管造影）、TCD 检查可见血管狭窄、动脉粥样硬化斑块。频繁发作的 TIA 患者 TCD 监测可发现微栓子信号。颈动脉超声可显示颈动脉和椎-基底动脉颅外段动脉硬化斑块或狭窄。

（2）监测血压、血糖、血脂、凝血功能和同型半胱氨酸等项目。心电图、心脏彩色超声检查，对查找危险因素、判断预后及预防卒中也有十分重要的意义。

5. 诊断与鉴别诊断

（1）诊断：TIA 患者就诊时临床症状大多已经消失，故诊断主要依靠病史。中老年人突然出现局限性神经功能缺失症状，如偏盲、局限性瘫痪、局限性感觉障碍、失语、共济失调、构音障碍等，符合颈内动脉系统与椎-基底动脉系统及其分支缺血的表现，并在短时间内症状完全缓解（多不超过1小时），应高度怀疑为 TIA。头颅 CT 和 MRI 正常或未显示责任病灶，在排除其他疾病后，可诊断为 TIA。

（2）鉴别诊断：本病应与癫痫单纯部分性发作、梅尼埃病、Adams-Stokes 综合征、偏头痛相鉴别。

6. 病情评估

（1）风险分层：TIA 早期卒中风险分层目前应用 ABCD² 评分量表。年龄（A）≥ 60 岁（1 分）；血压（B）≥ 140/90mmHg（1 分）；临床表现（C）单侧肢体无力（2 分），不伴肢体无力的言语障碍（1 分），症状持续时间（D）≥ 60 分钟（2 分），10～59 分钟（1 分）；糖尿病（D）有（1 分）。

ABCD² 评分判定 0～3 分为低危人群，4～5 分为中危人群，6～7 分为高危人群。7 天内进展为脑卒中的风险分别为 4.6%、18.8% 及更高。

（2）预后：TIA 早期发生卒中的风险很高。TIA 患者 7 天内的卒中风险为 4%～10%，90 天内卒中风险为 10%～20%。其中 ABCD² 评分大于 3 分的高危患者 90 天复发风险高达 14% 以上。未经治疗或治疗无效的病例，部分发展为脑梗死，部分继续发作，部分可自行缓解。

7. 治疗

（1）药物治疗：①抗血小板治疗：为急性非心源性 TIA 的首选治疗，常用药物阿司匹林、氯吡格雷。②抗凝治疗：心源性 TIA 可选用抗凝治疗，如华法林、肝素、达比加群、利伐沙班。③扩容治疗。④溶栓治疗。⑤降纤药物治疗。⑥中药治疗。

（2）控制危险因素。

（3）手术和介入治疗。

二、脑梗死

1. 概述

脑梗死（CI）又称缺血性卒中，是指由于脑局部血液供应障碍，导致该血管供血区脑组织缺血、缺氧性坏死或脑软化。

脑梗死的分型目前广泛采用

TOAST 病因分型，主要包括：①大动脉粥样硬化型。②心源性栓塞型。③小动脉闭塞型。④其他病因型。⑤不明原因型。动脉粥样硬化性脑梗死是脑梗死中最常见的类型。

2. 病因与发病机制

（1）动脉粥样硬化性脑梗死：最常见的病因是动脉粥样硬化。

（2）心源性脑栓塞：心源性栓子的来源，包括心房颤动、风湿性心脏病、心肌梗死、心内膜炎、心脏手术等。上述疾病导致心房与心室内血栓、赘生物脱落，或瓣膜系统栓子从右心分流到左心，随动脉血流进入颅内，导致脑血管栓塞而发病。

（3）腔隙性脑梗死：目前认为，本病主要病因为高血压导致脑部小动脉及微小动脉壁脂质透明变性及纤维素性坏死；或部分患者有糖尿病病史，发生小血管病变，最终导致管腔闭塞形成微小梗死灶，经吞噬细胞清除后，产生腔隙病变。

3. 临床表现

（1）一般表现：多见于 50～60 岁老年人，常有高血压、糖尿病、冠心病、血脂异常等病史，部分患者病前有一次或多次短暂性缺血发作史。常于安静时或睡眠中发病，出现神经功能缺损的症状体征，1～2 天内症状逐渐达到高峰。临床表现取决于梗死的部位和大小。除脑干梗死和大面积梗死外，多数患者意识清楚，颅内压增高不明显。

（2）脑的局限性神经症状

1）颈内动脉系统（前循环）脑梗死：①颈内动脉闭塞：如侧支循环良好，临床上可不出现症状。症状性闭塞以偏瘫、偏身感觉障碍、同向偏盲即"三偏征"为多见，主侧半球病变尚有不同程度的失语、失用和失认。还可出现特征性的眼动脉交叉性瘫痪、Horner 征交叉瘫。如颅外段动脉严重狭窄时，颈部可听到异常血管杂音。②大脑中动脉闭塞：最为常见。主干闭塞时有三偏征，主侧半球病变时尚有失语。③大脑前动脉闭塞。

2）椎 - 基底动脉系统（后循环）脑梗死：①小脑后下动脉闭塞，又称瓦伦贝格综合征。②小脑前下动脉闭塞。③大脑后动脉闭塞。④基底动脉闭塞。

4.实验室检查及其他检查

（1）常规检查：血常规、血沉、血糖、血脂、凝血系列、肾功能、电解质及心电图等应列为常规检查项目。

（2）CT检查：通常在起病24小时后逐渐可见与闭塞血管一致的低密度灶，并能显示周围水肿的程度，有无合并出血等。急诊CT平扫早期有时不能显示病灶，但可准确识别绝大多数的颅内出血、鉴别非血管性病变（如脑肿瘤），是疑似脑卒中患者首选的影像学检查方法。

（3）头颅MRI：可清晰显示早期梗死、小脑及脑干梗死等，梗死数小时即可出现 T_1 低信号、T_2 高信号病灶；弥散加权成像（DWI）在发病2小时（甚至数分钟）内即可显示缺血病灶的大小、部位，对早期发现小梗死灶较标准MRI更敏感，为早期治疗提供重要信息。

（4）腰穿检查：仅在无条件行CT检查时进行，脑脊液一般无色透明，压力、细胞数和蛋白多正常。

（5）血管病变检查：常用检查包括颈部血管超声、经颅多普勒（TCD）、磁共振血管造影（MRA）、CT血管造影（CTA）和数字减影血管造影（DSA）等。

5.诊断与鉴别诊断
中老年人既往有高血压、糖尿病、心脏病等病史；急性起病，出现局灶性神经功能缺损（一侧面部或肢体无力或麻木、语言障碍等），少数为全面神

经功能缺损；症状或体征持续时间不限（当影像学显示有责任缺血性病灶时），或持续24小时以上（当缺乏影像学责任病灶时）；脑CT或MRI检查有助于确诊。应注意与脑出血、颅内占位性病变相鉴别。

6.治疗

（1）一般治疗：①保持呼吸道通畅。②调整血压。③控制血糖。④降颅压治疗。⑤防治感染。⑥防治消化道出血。⑦营养支持。⑧预防深静脉血栓。

（2）特殊治疗：①溶栓治疗是目前最重要的恢复血流措施。②抗血小板治疗。③抗凝治疗。④降纤治疗。⑤脑保护治疗。⑥其他药物治疗。⑦外科治疗。⑧康复治疗。

三、脑出血

1.概述
脑出血（ICH）是指非外伤性脑血管自发性破裂所致的脑实质内出血，占全部脑卒中的10%～30%。高血压是脑出血最常见的病因。

2.病因与发病机制

（1）病因：高血压合并小动脉硬化是脑出血的主要因素。

（2）发病机制：长期高血压可导致脑内小动脉或深动脉支动脉壁纤维素样坏死或脂质透明变性，小动脉瘤或微夹层动脉瘤形成，当血压骤然升高时，血液自血管壁渗出或动脉瘤直接破裂，血液进入脑组织形成血肿。

3.临床表现
与出血的部位及出血量有关。

（1）基底节区出血：①壳核出血：最常见，是豆纹动脉尤其是其外侧支破裂引起。典型表现可见"三偏征"，即病灶对侧偏瘫、偏身感觉障碍和同向偏盲。②丘脑出血。③尾状核头出血。

（2）脑桥出血：一侧小量出血，可表现为交叉性瘫痪（如病侧周围性

面瘫，对侧肢体中枢性瘫痪）、双眼向上累及两侧脑桥，迅速出现昏迷、针尖样瞳孔、去大脑强直、高热、呼吸障碍，死亡率高。

（3）**小脑出血**：由小脑齿状核动脉破裂引起。常表现为突发眩晕、头痛、频繁呕吐、走路不稳、后枕部疼痛。体征可见共济失调、眼球震颤、颈项强直而无瘫痪；重症因血肿压迫脑干，迅速出现昏迷，常因枕骨大孔疝死亡。

（4）**脑叶出血**：脑叶出血也称为皮质下白质出血。表现为头痛、呕吐、脑膜刺激征和出血脑叶定位症状。抽搐较其他部位出血常见，昏迷较少见。出血以顶叶最常见，其次为颞叶、枕叶、额叶，也可有多发脑叶出血。

（5）**脑室出血**：一般分为原发性和继发性，原发性脑室出血为脑室内脉络丛破裂出血，较为少见。继发性脑室出血是指脑内出血后，穿破脑实质流入脑室。临床表现为呕吐、多汗、皮肤发绀或苍白。发病后1～2小时便陷入深昏迷、高热、四肢瘫或呈强直性抽搐、血压不稳、呼吸不规律等。

4. 实验室检查及其他检查

（1）**CT检查**：为确诊的首选检查。急性期血肿呈边界清楚的肾形、类圆形或不规则形均匀高密度影，并可显示出血部位、血肿大小和形状、脑室有无移位或受压和积血，以及出血周围脑组织水肿等。

（2）**MRI检查**：慢性期（≥3周）T_1WI呈低信号，T_2WI呈高信号，周边可见含铁血黄素沉积所致低信号环，此期MRI探测血肿较CT敏感。

5. 诊断与鉴别诊断

（1）**诊断**：50岁以上中老年患者，有长期高血压病史，在情绪激动或体力活动时突然发病，出现头痛、呕吐、意识障碍等症状，发病后血压明显增高，有偏瘫、失语等局灶性神经功能缺损的症状和体征，应高度怀疑脑出血，头颅CT扫描见脑内高密度影可确诊。

（2）**鉴别诊断**：与其他类型脑血管病鉴别如动脉粥样硬化性脑梗死、心源性脑梗死、蛛网膜下腔出血。

6. 治疗

（1）一般治疗。
（2）降低颅内压。
（3）控制血压。
（4）**止血治疗**：对于凝血功能正常的患者，一般不建议常规使用止血药。合并严重凝血功能障碍，如口服抗凝药物（华法林）相关脑出血，可静脉应用维生素K对抗；普通肝素相关脑出血，可用鱼精蛋白治疗；溶栓药物相关脑出血，可选择输注凝血因子和血小板治疗。

（5）**防治并发症**：①防治感染。②应激性溃疡：H_2受体阻滞剂或质子泵抑制剂，并可用氢氧化铝凝胶。③抗利尿激素分泌异常综合征（稀释性低钠血症）：缓慢纠正低钠。④痫性发作：安定或苯妥英钠。⑤中枢性高热：物理降温，然后给予多巴胺能受体激动剂（溴隐亭）。⑥下肢深静脉血栓形成：勤翻身，抬高瘫痪肢体，给予肝素。

第九单元　常见急危重症

一、休克

1. 概述　休克是机体有效循环血容量减少，组织灌注不足，细胞代谢紊乱和受损的病理生理过程，由多种病因引起。

2. 病因与分类　通常将休克分为低血容量性（包括失血性及创伤性）、感染性、心源性、神经源性和过敏性休克五类。低血容量性和感染性休克在外科最常见。

3. 临床表现

（1）休克代偿期：患者发生休克后尚处于代偿阶段，表现为神志清醒、精神紧张、面色苍白、四肢发凉、出冷汗、口渴、心跳加快、脉搏细速、脉压缩小、皮下静脉瘪陷，血压稍升高或正常，随后轻度或急剧下降。

（2）休克失代偿期：神情淡漠，反应迟钝，甚至可出现意识模糊或昏迷，出冷汗，口唇肢端发绀，脉搏细速，血压进行性下降。严重时全身皮肤、黏膜明显发绀，四肢厥冷，脉搏极为细弱，血压测不出，尿少甚至无尿。若皮肤、黏膜出现瘀斑或消化道出血，提示病情已发展至弥散性血管内凝血（DIC）阶段。

4. 诊断　关键是早期发现并准确分期：①凡遇到严重损伤、大量出血、重度感染，以及过敏患者和心脏病病史者，应想到并发休克的可能。②临床观察中，对于有出汗、兴奋、心率加快、脉压小或尿少等症状者，应疑有休克。③若患者出现神情淡漠、反应迟钝、皮肤苍白、呼吸浅快、收缩压降至 90mmHg 以下及尿少或无尿者则标志患者已进入休克失代偿期。

5. 治疗

（1）紧急治疗：包括积极处理引起休克的原发伤病，如创伤制动、大出血止血、保证呼吸道通畅等。采取头和躯干抬高 20°～30°、下肢抬高 15°～20° 体位，以增加回心血量，早建立静脉通路，并用药维持血压。早期予以鼻管或面罩吸氧，注意保温。在对重症或创伤患者的处理中，应掌握以下原则：①保证呼吸道通畅。②及时控制活动性出血。③手术控制出血的同时予血制品及一定量的晶体液扩容。

（2）补充血容量：是纠正休克引起的组织低灌注和缺氧的关键。

（3）积极处理原发病。

（4）纠正酸碱平衡失调：在休克早期，又可能因过度换气引起低碳酸血症、呼吸性碱中毒。目前对酸碱平衡的处理多主张宁隔毋碱。根本措施是改善组织灌注，并适时给予碱性药物。

（5）血管活性药物的应用：①血管收缩剂：有多巴胺、去甲肾上腺素和间羟胺等。②血管扩张剂：分 α 受体阻滞剂和抗胆碱能药两类。前者包括酚妥拉明、酚苄明等，后者包括阿托品、山莨菪碱。③强心药：包括兴奋 α 和 β 肾上腺素能受体兼有强心功能的药物，如多巴胺和多巴酚丁胺等。

（6）治疗 DIC 改善微循环：对诊断明确的 DIC，可用肝素抗凝。

（7）皮质类固醇和其他药物的应用。

二、急性上消化道出血

1. 概述　上消化道出血是指屈氏韧带以上的消化器官，包括食管、胃、十二指肠、胰腺、胆道，以及胃、空肠吻合术后的上段空肠等部位的病变引起的出血。

2. 病因　临床常见四大病因：①消化性溃疡（占50%以上）。②食管-胃底曲张静脉破裂。③急性糜烂出血性胃炎。④胃癌。

3. 临床表现

（1）呕血与黑便：最直接的证据。

（2）失血性周围循环衰竭：头晕、乏力、心悸，常伴冷汗、四肢厥冷、血压下降等失血性休克表现。少数患者在出血后有一过性晕厥或意识障碍（系暂时性或一过性脑缺血所致）。

（3）发热：低热，可持续3～5天。

（4）贫血和血象变化。

（5）氮质血症：肠原性尿素氮增高。

4.诊断 根据呕血、黑便和失血性周围循环衰竭的临床表现；呕吐物或黑便隐血试验呈强阳性；血红蛋白浓度、红细胞计数及红细胞比容下降的实验室证据，可作出上消化道大出血的诊断。

（1）出血量的判断：日出血量达5mL以上，粪便隐血试验即可呈阳性。50～70mL以上，粪便可呈黑色，较粘稠，如柏油状。若胃内积聚的血量达250～300mL时，可引起呕血。

（2）上消化道出血的病因诊断：①实验室检查：红细胞、白细胞及血小板都减少。②X线钡餐检查：钡餐检查在出血停止、病情稍稳定后进行。③胃镜检查：是确定上消化道出血病因的首选检查。可在出血后的24～48小时内行紧急胃镜检查，以明确病变的性质、种类和十二指肠有无出血性病变，其阳性率可达95%左右。④选择性血管造影：不能明确出血的病因时采用。

5.治疗

一般急救措施：患者应卧位休息，保持呼吸道通畅，避免呕出物反流引起窒息，必要时吸氧，活动性出血期应禁食。严密监测患者生命体征，如心率、血压、呼吸、尿量及神志变化。观察呕血与黑便情况。定期复查红细胞计数、血红蛋白浓度、血尿素氮等。必要时行中心静脉压测定。对老年患者根据情况进行心电监护。

（2）积极补充血容量。

（3）止血措施：①食管-胃底曲张静脉破裂大出血：药物止血（血管升压素、生长抑素及其类似物）、内镜治疗（首先硬化栓塞疗法）、气囊管压迫食管胃静脉结扎术、三腔二囊管压迫法、外科手术或经颈静脉肝内门体静脉内支架分流术（TIPSS）。②非曲张静脉上消化道大出血：除食管-胃底曲张静脉破裂

出血之外的其他病因引起的上消化道大出血，以消化性溃疡所致出血最为常见。

三、急性中毒

1.概述 具有毒性作用的物质在短时间内超量进入人体，造成组织器官功能紊乱和器质性损害，甚至危及生命的全身性或局限性疾病，称为急性中毒。

2.急性有机磷杀虫药中毒

（1）病因与中毒机制

①病因：生产中毒、使用中毒、生活中毒。

②发病机制：有机磷杀虫药抑制多种酶的活性，对人畜的毒性主要是抑制胆碱酯酶。

（2）临床表现

1）胆碱能危象：①毒蕈碱样症状：平滑肌痉挛和腺体分泌。②烟碱样症状：肌张力增强，肌纤维震颤，肌束颤动。③中枢神经系统症状：头晕、头痛、疲乏、嗜睡、烦躁不安、共济失调、谵妄、抽搐和昏迷，可因中枢性呼吸衰竭而死亡。

2）迟发性脑病。

3）中间综合征。

（3）诊断：根据确切的有机磷杀虫药接触史，典型的中毒症状、体征，以及患者皮肤、衣物、呕吐物有特殊的大蒜样臭味等，不难诊断。如血胆碱酯酶活力降低及毒物鉴定阳性可明确诊断。

（4）治疗

①迅速清除毒物：①迅速使患者脱离现场，除去被污染的衣物，用清水或肥皂水清洗被污染的皮肤、毛发和指甲。②口服中毒者应用清水、1∶5000的高锰酸钾液（对硫磷中毒者禁用）或2%碳酸氢钠（敌百虫中毒者禁用）反复彻底洗胃，直到洗出液无有机磷农药的特殊臭味为止，然后用甘露醇或硫酸钠导泻。③眼部污染者，可用生理盐水

或2%碳酸氢钠彻底冲洗。④血液净化治疗在治疗重症有机磷杀虫药中毒时具有显著的疗效。

（2）应用解毒剂：①抗胆碱能药物：阿托品和莨菪碱类。②胆碱酯酶复能剂：碘解磷定（解磷定）、氯磷定、双复磷。

3. 急性酒精中毒

（1）病因与中毒机制

1）病因：一次性大量饮用含酒精的酒类饮品是中毒的主要原因。

2）中毒机制：①中枢神经系统抑制作用。②代谢异常。③耐受性、依赖性和戒断综合征。

（2）临床表现：①急性中毒：兴奋期、共济失调期、昏迷期。②戒断综合征：单纯性戒断反应、酒精性幻觉反应、戒断性惊厥反应、震颤谵妄反应。

（3）诊断：饮酒史结合临床表现，如急性酒精中毒的中枢神经抑制症状，呼气酒味，戒断综合征的精神症状和癫痫发作，慢性酒精中毒的营养不良和中毒性脑病等表现，血清或呼出气中乙醇浓度测定可以作出诊断。本病需与引起意识障碍的其他疾病相鉴别，如镇静催眠药中毒、一氧化碳中毒、脑血管意外、糖尿病酮症酸中毒、颅脑外伤等。

（4）治疗

①急性中毒：昏迷患者应注意是否同时服用其他药物。重点维护重要器官的功能。强迫利尿对急性酒精中毒无效。严重急性中毒时可用血液透析促使体内乙醇排出。低血糖是急性酒精中毒最严重的并发症之一，应密切监测血糖水平。

②戒断综合征：患者应安静休息，保证睡眠，加强营养，给予维生素 B_1、维生素 B_6。有低血糖时静脉注射葡萄糖。重症患者宜选用短效镇静药控制症状，而不致嗜睡和共济失调。

传染病学

第一单元　传染病学总论

一、感染与免疫

1.感染的概念　感染是病原体对人体的一种寄生过程，是某些微生物和寄生虫感染人体后与人体形成了相互适应、互不损害的共生状态。

2.感染过程的表现　①病原体被清除。②病原携带状态。③隐性感染。④潜伏性感染。⑤显性感染。

3.感染过程中病原体的作用

（1）侵袭力：病原体侵入机体并在体内生长、繁殖的能力称为侵袭力。

（2）毒力：病原体释放毒素和毒力因子的能力称为毒力。

（3）数量：对同一种病原体来说，致病力与病原体的数量成正比。

（4）变异性：环境、药物和遗传等因素可导致病原体发生变异。

4.感染过程中免疫应答的作用

（1）非特异性免疫：①天然屏障：外部屏障，如皮肤和黏膜；内部屏障，如血脑屏障和胎盘屏障。②吞噬作用。③体液因子。

（2）特异性免疫：①细胞免疫。②体液免疫。

5.感染病的发病机制

（1）传染病的发生与发展：①入侵部位。②机体内定植。③排出途径。

（2）组织损伤的发生机制：①直接侵犯。②毒素作用。③免疫机制。

二、传染病的流行过程

1.流行过程的基本条件

（1）传染源：患者、隐性感染者、病原携带者、受感染动物。

（2）传播途径：呼吸道传播、消化道传播、接触传播、虫媒传播、血液和体液传播、母婴传播、土壤传播、医源性感染。

（3）易感人群。

2.影响流行过程的因素

（1）自然因素：地理、气象、生态环境等对传染病的发生与发展有重要的影响。

（2）社会因素：社会制度、经济与生活条件、文化水平等，对传染病的流行过程有决定性作用。

三、传染病的特征

1.基本特征　①病原体。②传染性。③流行病学特征：流行性、季节性、地方性、外来性。④感染后免疫。

2.临床特征

（1）病程发展的阶段性

①潜伏期：是指从病原体侵入人体起，至开始出现症状为止的时期。

②前驱期：是从起病至症状明显期开始为止的时期。

③症状明显期：在此期间，传染病所特有的症状和体征通常获得充分表达。

④恢复期：机体免疫力增长到一定程度，体内病理生理过程基本终止，患者的症状及体征基本消失。

⑤复发与再燃：有些传染病患者进入恢复期后，已稳定退热一段

时间，由于潜伏于组织内的病原体再度繁殖至一定程度，使发热等初发症状再度出现，称为复发。有些患者在恢复期，体温未稳定下降至正常，又复度升高，此为再燃。

⑥后遗症 在恢复期结束后机体功能仍长期不能恢复正常。

（2）常见的症状与体征：①发热。②发疹。③毒血症状。④单核-吞噬细胞系统反应。

四、传染病的诊断

1.流行病学资料 ①传染病的地区分布：有些传染病局限在一定地区范围，如黑热病、血吸虫病；有些传染病可由一些特定的动物为传染源或传播媒介，在一定条件下才能传染给人或家畜。②传染病的时间分布：一些传染病的发生有明显的季节性和周期性，如流行性乙型脑炎好发于夏、秋季。③传染病的人群分布：许多传染病的发生与年龄、性别、职业有密切关系，如百日咳和猩红热多发于1～5岁儿童，林业工人易被蚊虫叮咬而感染虫媒传播传染病（如森林脑炎、莱姆病等）。

2.临床资料 ①病史及症状。②体格检查。

3.实验室检查与其他检查

（1）常规检查：包括血、尿、粪三大常规检查和生化检查。

（2）病原学检查：病原体的直接检出或分离培养出病原体常是传染病病原学诊断的"金指标"。

（3）分子生物学检测：是传染病病原学诊断发展的方向。

（4）血清学检查：免疫学检查大大增加了传染病患者病原体的检出率，起"补漏"的作用。

（5）其他检查：如内镜检查、影像学检查、组织病理学检查。

五、传染病的治疗

1.治疗原则 强调早期治疗、防治结合、综合治疗的原则。

（1）治疗、护理与隔离、消毒并重。

（2）一般治疗、对症治疗与特效治疗结合。

（3）中医中药积极参与。

2.治疗方法

（1）一般及支持治疗：包括隔离、护理及心理治疗。

（2）病原或特效治疗：包括抗菌疗法、化学制剂疗法、抗病毒药物疗法、血清疗法。

（3）对症治疗：包括降温、镇静、强心、改善微循环。

（4）康复疗法：包括理疗、高压氧疗、针灸治疗、康复锻炼等。

六、传染病的预防

1.管理传染源 传染病报告制度：甲类传染病——强制管理——发现后2小时内上报；乙类传染病——严格管理——发现后24小时内上报；丙类传染病——监测管理——发现后24小时内报告。对患者早发现、早诊断、早报告、早隔离、早治疗（做到"五早"）。

2.切断传播途径 重点是做好消毒与隔离工作。切断传播途径通常是起主导作用的预防措施。

3.保护易感人群 关键还是要通过预防接种提高人群的特异性免疫力。儿童计划免疫对传染病的预防起关键作用。潜伏期药物预防是一种有效的挽救措施。

第二单元 病毒感染

一、病毒性肝炎

1.病原学和流行病学

（1）甲型、戊型肝炎（RNA

病毒）

传播源：急性期患者和亚临床感染者。

传播途径：粪-口途径。

（2）乙型肝炎（DNA病毒）和丙型、丁型肝炎（RNA病毒）

传播源：急、慢性患者和无症状的HBsAg携带者。

传播途径：①输血及血制品。②母婴传播。③性传播。

2. 发病机制与病理

（1）发病机制

①甲型肝炎：免疫应答损伤。

②乙型肝炎：免疫应答损伤。

③戊型肝炎：免疫应答损伤。

④丙型肝炎：免疫应答损伤+直接损害。

⑤丁型肝炎：免疫应答损伤+直接损害。

（2）基本病理改变：①肝细胞变性和坏死。②炎症渗出反应。③肝细胞再生。④纤维组织增生。

3. 临床表现

（1）急性肝炎

①急性黄疸型肝炎（甲、戊型肝炎多见）：黄疸前期（消化道症状明显，传染性强）、黄疸期（发热好转，出现黄疸；尿黄、眼黄、皮肤黄染，巩膜首先出现黄染）、恢复期。

②急性无黄疸型肝炎（丙型肝炎多见）：临床表现为乏力、食欲减退，恶心呕吐，肝区胀痛，腹胀。

（2）慢性肝炎（病史超过半年）

①轻度：病程超过半年，肝功能轻度异常，或反复波动。

②中度：症状和体征介于轻度和重度之间。

③重度：明显或持续的肝炎症状（乏力、食欲不振、尿黄、便溏），肝病面容、蜘蛛痣、脾大，无门脉高压。

（3）重型肝炎、淤胆型肝炎、肝炎肝硬化

1）重型肝炎：①极度乏力，明显消化道症状。②明显出血倾向。③神经精神症状（烦躁谵妄）。④黄疸迅速加深。⑤肝缩小。⑥以急性黄疸型肝炎起病。

2）急性重型肝炎：重型肝炎症状+病程2周内+肝臭。

3）亚急性重型肝炎：重型肝炎症状+病程2～24周+因肝性脑病、肝肾综合征而死亡。

4）慢性重型肝炎：重型肝炎症状+在慢性肝病基础上出现。

5）淤胆型肝炎（起病类似急性黄疸型肝炎）：梗阻性黄疸为主要表现，如乏力、皮肤瘙痒、肝大、大便灰白；消化道症状较轻。

6）肝炎肝硬化：肝门静脉高压（腹腔积液、脾大和侧支循环的建立）。

4. 实验室检查与其他检查

（1）肝生化指标检测：①血清转氨酶（ALT/AST）↑。②碱性磷酸酶（ALP）↑。③转肽酶（γ-GT）↑。④胆碱酯酶↓。⑤蛋白质：白蛋白↓、球蛋白↑，A/G↓。⑥血清胆红素↑。⑦凝血酶原时间（PT）↑。⑧凝血酶原活动度（PTA）↓。⑨甲胎蛋白（AFP）↑。⑩血胆固醇（Ch）：肝病病情严重↓，淤胆型肝炎↑。⑪重型肝炎、肝性脑病患者血氨↑。⑫肝炎活动时胆汁酸↑。

（2）影像学检查：B超有助于鉴别梗阻性黄疸、脂肪肝及肝内占位性病变。CT、MRI及超声造影对肝内占位性病变的诊断价值优于B超。

（3）肝穿刺活组织学检查：肝活检对病毒性肝炎的诊断和分型十分重要，可依据一般的病理形态进行诊断及鉴别诊断，了解炎症活动度及纤维化分期，估计预后，随访其演变及评估疗效。

传染

（4）乙肝的病原学检查

HBV 血清标志物检测常见结果的临床意义

HBsAg	抗–HBs	HBeAg	抗–HBe	抗–HBc	HBV–DNA	临床意义
–	–	–	–	–	–	未感染过 HBV
–	–	–	–	+	–	既往感染未能测出抗–HBs
–	+	–	–	+	–	注射过乙肝疫苗，有免疫力，既往感染
+	–	+	–	+	+	急性 HBV 感染，慢性 HBsAg 携带者，有传染性
+	–	–	–	+	+	既往感染过 HBV，急性 HBV 感染恢复期，传染性低
+	–	+	–	+	+	"大三阳"，急性或慢性乙肝，HBV 复制，传染性强
+	–	–	+	+	+	"小三阳"，急性 HBV 感染趋向恢复，慢性 HBsAg 携带者，传染性低
–	–	–	+	+	–	急性 HBV 感染后恢复期，正在产生免疫性
–	+	–	+	+	–	急性 HBV 感染，恢复期
+	–	+	–	–	+	急性 HBV 感染早期，HBV 复制活跃
+	–	+	+	–	–	表面抗原、e抗原变异

5. 诊断 病毒性肝炎的临床表现复杂，应根据流行病学、临床表现、实验室检查及影像学检查结果，结合患者具体情况及动态变化进行综合分析，并根据特异性检查结果作出病原学诊断；对诊断不明确者应争取行肝穿刺活组织检查。

6. 治疗

（1）甲肝（多为急性）：自限性疾病，支持治疗为主。

（2）乙肝（多为慢性）：①一般治疗：适当休息、合理饮食、心理平衡。②抗病毒治疗：干扰素和核苷（酸）类似物。③免疫调节治疗。

（3）丙肝（急性或慢性）：①一般治疗。②抗病毒治疗：目前在临床上使用的抗丙肝病毒药物主要有三种：IFN-α、利巴韦林和直接抗病毒药物（DAA）。③慢性丙肝治疗：①一般药物治疗：非特异性护肝药、降酶药、退黄药。②抗肝纤维化治疗。

（5）重型肝炎（肝衰竭）：因病情发展快、病死率高（50% ～ 70%），应积极抢救。重型肝炎（肝衰竭）治疗原则：病情发展的不同时期（早、中、晚期）予以支持、对症、抗病毒等内科综合治疗，早期免疫控制，中、晚期预防并发症及免疫调节为主，辅以人工肝支持系统疗法，争取适当时期进行肝移植治疗。具体措施：①支持和对症治疗。②病因治疗。③其他治疗：糖皮质激素、促肝细胞生长治疗、微生态调节治疗。④并发症（脑水肿、肝性脑病、上消化道出血、继发感染、肝肾综合征等）的防治。⑤人工肝支持系统。⑥肝移植。

（6）淤胆型肝炎：早期治疗同急性黄疸型肝炎；黄疸持续不退时，可加用泼尼松 40 ～ 60mg/d 口服，或静脉滴注地塞米松 10 ～ 20mg/d，2 周后如血清胆红素显著下降，可逐步减量。

（7）肝炎肝硬化：参照慢性肝炎和重型肝炎的治疗，有脾功能亢进或门脉高压明显时可选用手术或介入治疗。

（8）慢性乙型和丙型肝炎病毒携带者：可照常工作，但应定期检查，随访观察，有条件者可行肝穿刺活检，以便进一步诊断和指导治疗。丙型肝炎病毒携带者应给予抗病毒治疗。

8.预防

（1）管理传染源。

（2）切断传播途径。

（3）保护易感人群：①甲型肝炎：HAVAb-IgG 阴性者可以接种甲肝疫苗。对近期有与甲型肝炎患者密切接触的易感者，可用人丙种球蛋白进行被动免疫预防注射。②乙型肝炎：接种乙型肝炎疫苗是目前预防和控制乙型肝炎流行的最关键措施。③戊型肝炎：我国已研制成功"重组戊型肝炎疫苗（大肠埃希菌）"。④其他：丁型肝炎可通过注射乙肝疫苗来预防。目前对丙型肝炎尚缺乏特异性免疫预防措施。

二、流行性感冒

1.病原学 流感病毒属正黏病毒科；100℃ 1 分钟或者 56℃ 30 分钟可灭活。

2.流行病学

（1）传染源：流感患者、隐形感染者。

（2）传播途径：呼吸道-空气飞沫传播。

（3）易感人群：普遍易感。

（4）流行特征：突然暴发，迅速蔓延，波及面广，有季节性，流行 3～4 周自然停止。甲流——暴发流行，乙流——局部暴发 / 散发。

3.发病机制与病理 病毒在呼吸道上皮细胞内复制，使其变性、坏死、溶解，产生炎症反应。

4.临床表现

（1）单纯型流感：骤起畏寒、发热、头痛、咽干、乏力等全身症状明显，呼吸道症状轻。

（2）肺炎型流感：发病后 24 小时内出现高热、烦躁、呼吸困难、咳血痰和明显发绀。

（3）并发症：①呼吸道并发症：细菌性气管炎、细菌性支气管炎、细菌性肺炎。②肺外并发症：Reye 综合征、中毒性休克、骨骼肌溶解、心肌炎。

5.实验室检查与其他检查 白细胞计数正常或降低（中性粒细胞显著减少，淋巴细胞相对增加）；病毒特异抗原及其核酸检查。

6.诊断 流行期间出现发热伴呼吸道症状等多可作出临床诊断；散发、轻型病例，或在流行初期的病例的诊断较困难；依据病原学或血清学检测结果可确诊。

7.治疗 ①原则：隔离、早期治疗、支持治疗、防治并发症，儿童忌用阿司匹林。②抗病毒药物治疗——奥司他韦。

8.预防

（1）控制传染源。

（2）切断传播途径。

（3）保护易感人群：①疫苗接种：是预防流感的基本措施。②药物预防：奥司他韦可用于甲型和乙型流感的预防。

三、人感染高致病性禽流感

1.病原学 H5 和 H7 亚型的部分毒株属高致病性，人感染后可致重症肺炎。其中 H5N1 引起的人禽流感病情最为严重，病死率高。

2.流行病学

（1）传染源：主要为病禽、携带病毒的家禽。

（2）传播途径：主要经呼吸道传播。

（3）易感人群：人类对禽流感

病毒普遍不易感，偶可感染人。

（4）流行特征：一年四季均可发生，但冬、春季节多易发流行。

3. 发病机制与病理

（1）发病机制：①禽流感病毒的致病性：H5N1具有高致病性。②致病性的分子生物学基础。③触发免疫"风暴"，使支气管和肺泡上皮的受炎细胞因子和趋化因子水平明显增高，可引起反应性嗜酸细胞综合征，导致各器官严重的病理损伤。

（2）病理：人禽流感病毒性肺炎的病理特征为肺泡和支气管黏膜严重损伤，肺实质出血和坏死，肺泡内有透明膜形成。

4. 临床表现
潜伏期一般为1～3天，通常在7天以内。急性起病，早期表现类似流感，主要为发热，体温大多持续在39°以上，热程1～7天，多为3～4天，可伴有眼结膜炎、流涕、鼻塞、咳嗽、咽痛、头痛和全身不适。部分患者可有恶心、腹痛、腹泻、稀水样便等消化道症状。重症患者病情发展迅速，可出现肺炎、急性呼吸窘迫综合征、肺出血、胸腔积液、全血细胞减少、多脏器功能衰竭、休克及Reye综合征。

5. 实验室检查与其他检查
多数患者外周血白细胞、淋巴细胞和血小板不同程度减少。重症患者胸部X线检查可显示单侧或双侧肺炎，严重者呈"白肺"，少数可伴有胸腔积液等。

6. 诊断
符合1项主要标准或≥3项次要标准可诊断为重症病例。

（1）主要标准：①需要气管插管行机械通气治疗。②脓毒性休克经积极液体复苏后仍需要血管活性药物治疗。

（2）次要标准：①呼吸困难，成人休息状态下呼吸频率≥30次/分。②氧合指数（OI）低于

250mmHg（1mmHg=0.133kPa）。③多肺叶浸润。④意识障碍和/或定向障碍。⑤收缩压＜90mmHg，需要积极的液体复苏。⑥血尿素氮≥7.14mmol/L。

7. 治疗

（1）隔离治疗。

（2）对症治疗：重症病例积极给予呼吸功能支持治疗，依据病情采取氧疗或机械通气治疗。

（3）抗病毒治疗：尽早应用抗流感病毒药物以达到最佳疗效。

四、艾滋病

1. 病原学
人免疫缺陷病毒（HIV）属于反转录病毒，为单链RNA病毒。

2. 流行病学

（1）传染源：艾滋病患者和无症状HIV感染者是本病的传染源。

（2）传播途径：①性接触传播：最主要的传播途径。②血源传播。③母婴传播。

（3）易感人群：人群普遍易感。男性同性恋者、性乱者、静脉注射吸毒者、血友病患者和多次输血者为高危人群。

3. 发病机制与病理
主要是HIV侵犯和破坏CD_4^+T淋巴细胞。艾滋病可累及全身多系统器官，病理变化复杂。淋巴结可出现反应性病变，如滤泡增生性淋巴结肿。胸腺可有萎缩、退行性或炎性病变。中枢神经系统有神经胶质细胞灶性坏死、血管周围炎及脱髓鞘等。

4. 临床表现

（1）急性HIV感染期

①时期：初次感染HIV的2～4周。

②临床表现：部分感染者出现HIV病毒血症和免疫系统急性损伤的症状；大部分患者症状轻微，通常持续1～3周后缓解。发热为最常见的临床表现，可伴有全身不

适、咽痛、盗汗、恶心、呕吐、腹泻、肌痛、关节痛、皮疹、淋巴结肿大和神经系统症状等。患者血液中可检测出 P24 抗原和 HIV RNA，CD_4^+ 淋巴细胞可出现一过性减少，CD_4^+T/CD_8^+T 比值倒置。部分患者可有轻度白细胞、血小板减少和肝功能异常，而 HIV 抗体需要感染后数周才能出现。

（2）无症状感染期

①时期：一般持续 6～8 年。

②临床表现：临床无明显症状，由于病毒在感染者体内不断复制，CD_4^+T 淋巴细胞计数逐渐下降。此期具有传染性。

（3）艾滋病期

① 时期：感染 HIV 的最终阶段。

② 临床表现：HIV 相关症状、各种机会性感染及肿瘤。患者 CD_4^+ 淋巴细胞计数多 < 200/μL，HIV 血浆病毒载量明显升高。

5. 实验室检查与其他检查

（1）免疫学检查：T 淋巴细胞绝对计数降低，功能下降，CD_4^+T 淋巴细胞减少，CD_4^+T/CD_8^+T ≤ 1.0。CD_4^+T 淋巴细胞计数是判断疾病进展、临床用药、疗效和预后的重要指标。

（2）病原学检查：①抗原检测：有利于早期诊断。②抗体检测：HIV-1/2 抗体检测是诊断 HIV 感染最常用的指标和"金标准"。

（3）核酸检测：核酸检测结果高于检测值下限，可诊断为 HIV 现症感染。

6. 诊断

（1）成人及 18 个月龄以上儿童，符合下列一项者即可诊断：①HIV 抗体筛查试验阳性和 HIV 补充试验阳性。②分离出 HIV。

（2）18 个月龄及以下儿童，符合下列一项者即可诊断：①HIV 感染母亲所生和 HIV 分离试验结果阳性。②HIV 感染母亲所生和两次 HIV 核酸检测均为阳性（第二次检测需在出生 4 周后进行）。

（3）各期诊断标准

1）急性期：患者近期有流行病学史，符合急性期临床表现，结合实验室检查 HIV 抗体由阴性转为阳性即可诊断，或仅实验室检查 HIV 抗体由阴性转为阳性也可诊断。

2）无症状期：有流行病学史，实验室检查 HIV 抗体阳性即可诊断，或仅实验室检查 HIV 抗体阳性即可诊断。

3）艾滋病期：有流行病学史，实验室检查 HIV 抗体阳性，符合下列任意一项即可诊断：①原因不明的不规则发热，体温高于 38℃ 1 个月以上。②慢性腹泻（> 3 次/日），持续一个月以上。③体重在 6 个月内下降 10% 以上。④反复发作的各种感染，如带状疱疹病毒感染、肺孢子菌肺炎等。⑤中枢神经系统占位性病变。⑥中青年人出现痴呆。⑦反复发作的败血症。⑧皮肤黏膜或内脏的卡波西肉瘤、淋巴瘤。

8. 预防 ①管理传染源。②切断传播途径。③保护易感人群。④预防职业暴露。

五、流行性出血热

1. 病原学 汉坦病毒，为负性单链 RNA 病毒，呈圆形或卵圆形。汉坦病毒的抵抗力较弱，不耐酸，不耐热，对脂溶剂及一般消毒方法均较敏感。

2. 流行病学

（1）传染源：鼠类为主要传染源，人不是主要传染源。

（2）传播途径：①呼吸道传播。②消化道传播。③接触传播。④胎盘传播。⑤虫媒传播。

（3）人群易感性：人群普遍易感，隐性感染率低。

（4）流行特征：有明显的地区

性和季节性。主要流行于亚欧大陆，我国为疫情最严重的国家。本病发病有一定的周期性。

3. 发病机制与病理

（1）发病机制：迄今仍未完全阐明。①病毒直接作用。②免疫损伤作用：Ⅰ、Ⅱ、Ⅲ、Ⅳ型变态反应及细胞免疫反应。③细胞因子和介质的作用：原发性休克、全身广泛性出血。

（2）病理：以小血管、肾脏最为明显，其次为心、肺、肝和脑。

①小血管：内皮细胞肿胀、变性，管腔不规则收缩、扩张，甚至坏死、崩解，或有微血栓形成。

②肾脏：肾脂肪囊出血、水肿，肾皮质苍白，肾髓质暗红色，肾小球充血，肾小管肿胀。

③心脏：病变以右心房为多见，心壁细胞变性、浸润及出血。

④肺：充血、出血、水肿和炎症变化，血管内亦可见微血栓。

4. 临床表现

（1）病理表现：急性起病，畏寒、发热，体温多为 39～40℃，以稽留热和弛张热多见。

①全身中毒症状：全身酸痛，"三痛"（头痛、腰痛和眼眶痛），烦躁、谵妄等神经中毒症状，食欲不振、腹泻、呃逆等胃肠道症状。

②毛细血管损害征：为充血、出血和渗出水肿征。表现为颜面、颈部、胸部皮肤潮红的"三红"征。

③肾损害：蛋白尿，镜检可发现管型等。

（2）低血压休克期：第4～6病日。随着低血压进行性加剧，出现面色苍白、四肢厥冷、口唇及肢端发绀、脉搏细弱、尿量减少等休克表现。

（3）少尿期：第5～8病日，持续时间2～5日。少尿或无尿，可引起尿毒症、酸中毒、水和电解质紊乱、高血容量综合征和肺水

肿等。

（4）多尿期：第9～14病日，持续时间7～14日。根据尿量和氮质血症的情况可分为以下三期：①移行期。②多尿早期。③多尿后期。

（5）恢复期：每日尿量恢复至2000mL以下，症状基本消失。

5. 实验室检查与其他检查

（1）血常规：早期白细胞计数多正常，第3病日后逐渐升高；初期中性粒细胞增多，重者呈类白血病反应，可见幼稚细胞，淋巴细胞增多，有异型淋巴细胞；低血压期，血红蛋白和红细胞升高，血小板减少；少尿期后开始逐渐恢复，可见异形血小板。

（2）尿常规：第2病日可出现蛋白尿。镜检可见红细胞和管型。尿沉渣中可发现巨大融合细胞，可检出汉坦病毒抗原。

（3）生化检查：①尿素氮和肌酐在低血压休克期开始升高，少尿期和移行期末达高峰。②血气分析在发热期以呼吸性碱中毒为主，休克期和少尿期以代谢性酸中毒为主。③血钠、氯、钙在各期多数降低，少尿期可见高钾血症。

（4）凝血功能检查：血小板减少。

（5）免疫学检查：在第1～3病日能检出特异性抗体 IgM；双份血清检测其抗体由阴性转为阳性或滴度升高4倍及以上有诊断价值。

（6）病毒核酸检测：用逆转录聚合酶链反应（RT-PCR）检测汉坦病毒 RNA，可早期诊断。

6. 诊断

（1）诊断

①流行病学资料：在发病季节，病前2个月内曾进入疫区，有与鼠类或其他宿主动物接触史。

②临床表现：包括发热、出血和肾损害三大主症，"三红""三

痛"，热退后症状加重。典型患者有发热期、低血压休克期、少尿期、多尿期和恢复期五期经过，可越期或叠期。

③实验室检查：血清特异性IgM抗体阳性，血或尿标本病毒抗原或病毒 RNA 阳性可确定诊断。

7. 治疗 "三早一近"，即早发现、早休息、早治疗和就近治疗。要把好"休克、出血及肾衰竭"三关。

（1）发热期：抗病毒，减轻外渗，改善中毒症状，预防 DIC。

（2）低血压休克期：补充血容量，纠正酸中毒，改善微循环。

（3）少尿期：稳定内环境，利尿，导泻，透析。

（4）多尿期：移行期和多尿早期的治疗同少尿期，多尿后期维持水和电解质平衡、防治继发感染。

（5）恢复期：补充营养，注意休息，逐渐恢复运动量，定期体检复查。

（6）并发症：①腔道出血：针对病因治疗。②ARDS：可用大剂量糖皮质激素。③心衰、肺水肿：控制或停止输液，应用强心剂，必要时可进行导泻及透析治疗。④脑水肿及脑出血：出现抽搐时应用地西泮或戊巴比妥钠静脉注射；颅内高压时应用甘露醇静脉注射。⑤自发性肾破裂：外科手术治疗。

8. 预防 ①疫情监测。②防鼠灭鼠。③做好食品卫生和个人卫生。④注射疫苗。

六、狂犬病

1. 病原学 狂犬病毒形似子弹，中心为单股负链 RNA，具有两种主要抗原：①病毒外膜上的糖蛋白抗原。②内层的核蛋白抗原。狂犬病毒易被紫外线、甲醛、碘酒、高锰酸钾、70% 乙醇、汞和季胺类化合物（如苯扎溴铵）等灭活；不耐热，

加热 100℃ 2 分钟可灭活；在冰冻、干燥条件下可保存数年。

2. 流行病学

（1）传染源：我国主要是病犬；发达国家野生动物如狐狸为重要传染源。

（2）传播途径：病兽咬伤、抓伤传播，器官移植，宰杀病兽。病毒不能侵入没有损伤的皮肤。

（3）易感人群：人群普遍易感。

①咬伤部位：咬伤头面、颈部者发病率较高，咬伤手臂者次之。

②创伤程度：伤口深而大者发病率高，头面深部伤者可达 80% 左右。

③局部处理情况：咬伤后迅速彻底清洗者发病率低。

④注射疫苗情况：及时、全程、足量注射狂犬疫苗者发病率低。

⑤其他：被咬伤者免疫功能低下或免疫缺陷者发病率高。

3. 发病机制与病理

（1）发病机制：①局部组织内繁殖期：病毒在伤口处繁殖。②侵入中枢神经期。③向各器官扩散期：尤以唾液腺、舌部味蕾等处病毒含量较多。

（2）病理：主要为急性弥漫性脑脊髓炎，脑实质可见充血、水肿和微小出血灶。其特异性病变是在镜下发现内基小体。

4. 临床表现 潜伏期一般为 1～3 个月，极少数短至 2 周以内或长至 1 年以上。

（1）前驱期：①发热、头痛、疲劳、厌食、周身不适，对声、光、风、痛等敏感，并有咽喉紧缩感。②伤口及其附近有麻、痒、痛或蚁走感较有诊断意义。本期持续 2～4 日。

（2）急性神经症状期：出现典型的狂犬病临床表现，分为狂躁型与麻痹型两种。

①狂躁型：发热，伴明显神

系统体征，如极度恐惧、恐水、怕风。恐水、怕风是本病的特征性症状，但并非每例都出现。本期持续1～3日。

（2）麻痹型：无典型的兴奋期和恐水表现，而以高热、头痛、呕吐、咬伤处疼痛开始，继而出现肢体软弱、腹胀、共济失调、肌肉瘫痪、大小便失禁等横断性脊髓炎或上升性脊髓麻痹表现。

（3）麻痹期：痉挛减少或停止，患者由安静进入昏迷状态，并出现弛缓性瘫痪，尤以肢体软瘫多见。最终因呼吸麻痹和循环衰竭而死亡。本期一般持续6～18小时。

本病进展迅速，整个自然病程一般不超过5日。死因常为咽肌痉挛而窒息或呼吸循环衰竭。

5. 实验室检查

（1）血、尿常规：外周血白细胞计数轻至中度升高，中性粒细胞占80%以上。

（2）脑脊液：压力正常或轻度升高，细胞以淋巴细胞为主，蛋白轻度升高，糖和氯化物正常。

（3）抗原检测：免疫荧光法检测抗原，阳性率可达98%。还可采用快速狂犬病酶联免疫吸附法检测抗原。

（4）病毒分离：取患者的唾液、脑脊液或死者脑组织混悬液接种动物，分离病毒，经中和试验鉴定可以确诊，但阳性率较低。

（5）内基小体检查：用死者脑组织印压涂片或做病理切片，镜检查找内基小体，阳性率为70%～80%。

（6）核酸测定：采用PCR法测定狂犬病毒RNA，以唾液标本检测阳性率较高。

（7）抗体检测：ELISA法检测血清中特异性抗体，病后2周该抗体几乎全部阳性。

6. 诊断与鉴别诊断

（1）诊断：①依据有被病兽咬伤、抓伤史及典型的临床表现，即可作出临床诊断。②在疾病早期、儿童及咬伤不明确者易误诊。③确诊有赖于病毒学检查或尸检发现脑组织中的内基小体。

（2）鉴别诊断：①与破伤风、病毒性脑炎、脊髓灰质炎等疾病相鉴别。流行病学资料和特殊症状是鉴别要点。②本病麻痹型还需与接种狂犬病疫苗后反应相鉴别，后者也可出现发热、肢麻、瘫痪的表现，但停止接种疫苗并应用肾上腺皮质激素后大多恢复。

7. 治疗

（1）隔离患者。

（2）对症治疗：监护患者生命体征，营养支持，维持水及电解质的平衡，做好对症处理。必要时采用气管切开、人工呼吸机等措施维持呼吸。

（3）抗病毒治疗。

8. 预防

（1）伤口处理：被咬伤后尽快用20%肥皂水或0.1%苯扎溴铵（新洁尔灭）彻底冲洗伤口至少半小时，力求去除狗涎，挤出污血。彻底冲洗后用5%碘酊或75%酒精反复涂擦伤口。伤口不宜缝合包扎，以便排血引流，伤及大血管需紧急止血者除外。

（2）预防接种

①疫苗接种：可用于暴露前预防或暴露后预防。

②免疫球蛋白注射：以人狂犬病免疫球蛋白最佳。抗狂犬病血清使用前应做皮试验。

七、流行性乙型脑炎

1. 病原学

乙型脑炎病毒呈球形，易被乙醚、消毒等灭活，不耐热，耐低温和干燥，用冰冻干燥法在4℃冰箱中可保存数年。

2. 流行病学

（1）传染源：猪是主要的传染源。蚊虫是乙脑病毒的储存宿主，被感染的候鸟、蝙蝠可携带病毒，是乙脑病毒的越动宿主。

（2）传播途径：主要是蚊虫叮咬，三带喙库蚊是主要的传播媒介。形成蚊→动物（人）→蚊循环。

（3）易感人群：人群普遍易感，感染后多不发病，婴儿可由母体获得保护性抗体。

（4）流行特征：东南亚和西太平洋地区是乙脑主要流行区。发病人群以10岁以下儿童为主，2～6岁儿童发病率最高。

3. 发病机制与病理

（1）发病机制：①乙脑病毒的直接侵袭作用，导致神经细胞坏死、胶质细胞增生和炎细胞浸润。②体液免疫产生的特异性IgM抗体与病毒抗原结合形成抗体复合物沉积于脑实质和血管壁，激活补体和细胞免疫，导致血管壁破坏，附壁血栓形成，引起脑组织供血障碍和坏死。

（2）病理：神经细胞形成镂空筛网状软化灶；淋巴细胞、单核细胞和浆细胞围绕变性坏死的神经元形成炎症灶，或围绕血管周围间隙形成血管套；小胶质细胞弥漫性增生形成小胶质细胞结节；脑组织水肿。

4. 临床表现

（1）临床分期

①初期：病程第1～3日。体温39～40℃，伴头痛、食欲不振、恶心、呕吐等，可有倦怠和嗜睡等非特异性症状。

②极期：病程第4～10日。在初期症状基础上，出现脑实质受损表现，如高热、意识障碍、惊厥或抽搐、呼吸衰竭、脑膜刺激征等。高热、抽搐和呼吸衰竭是乙脑极期的

严重表现，三者相互影响，其中呼吸衰竭常为死亡的主要原因。

③恢复期：病程第8～12日。体温逐渐下降，神经系统症状和体征逐渐好转，一般于2周左右完全恢复。

④后遗症期：发病半年后，5%～20%重症患者留有后遗症，主要表现为意识障碍、痴呆、失语、肢体瘫痪、扭转痉挛和精神失常等，经积极治疗后有不同程度的恢复。癫痫后遗症可持续终生。

（2）临床分型：流行期以轻型和普通型多见。

①轻型：体温38～39℃，神志清楚，无抽搐，脑膜刺激征不明显，病程5～7日。

②普通型：体温39～40℃，嗜睡或浅昏迷，偶有抽搐及病理反射阳性，脑膜刺激征较明显，病程7～14日，多在2周内恢复。

③重型：体温40℃以上，昏迷，反复或持续抽搐，浅反射消失，深反射先消后消失，病理征阳性，可有肢体瘫痪和呼吸衰竭，病程在2周以上。

④极重型（暴发型）：起病急骤，体温于1～2日内升至40℃以上，常抽搐不止，伴深度昏迷，迅速出现中枢性呼吸衰竭及脑疝等。多数患者在极期死亡，幸存者常留有严重后遗症。

5. 实验室检查与其他检查

（1）血象：白细胞计数增高，常为（10～20）×10⁹/L，中性粒细胞比例80%以上。部分患者血象始终正常。

（2）脑脊液检测：脑脊液压力增高，外观无色透明或微混浊，白细胞计数升高。

（3）血清学检测

①特异性IgM抗体测定：脑脊液中最早在病程第2日出现，2周达

高峰，可作为早期诊断指标。

②血凝抑制试验：血凝抑制抗体出现早，抗体水平维持1年以上，可用于临床诊断及流行病学调查。

③补体结合试验：特异性较高，多在4～7周出现阳性，急性期与恢复期双份血清抗体效价呈4倍或以上增长即可诊断，主要用于回顾性诊断或流行病学调查。

（4）病原学检测

①病毒分离：病程第1周内死亡患者的脑组织中可分离出病毒，但脑脊液和血中不易分离出病毒。

②病毒抗原或核酸检测：采用直接免疫荧光或聚合酶链反应（PCR）检测组织、血液或其他体液中的乙脑病毒抗原或RNA，可早期诊断。

6. 诊断

（1）流行病学资料：严格的季节性（夏秋季），10岁以下儿童多见。

（2）典型临床表现：起病急、高热、头痛、呕吐、意识障碍、抽搐、病理征阳性等。

（3）实验室检查：外周血白细胞及中性粒细胞增高，脑脊液检查符合无菌性脑膜炎改变，结合血清特异性IgM抗体或血凝抑制试验阳性即可作出诊断，检测到乙脑病毒抗原或RNA亦可确诊。

7. 治疗

（1）隔离及一般治疗。

（2）对症治疗：①降温：物理降温为主，药物降温为辅，同时降低室温至30℃以下，使肛温控制在38℃左右。②镇静止痉。③防治呼吸衰竭。

恢复期及后遗症期的治疗：①加强护理，防止出现压疮和继发感染。②进行功能训练。

第三单元　细菌感染

一、流行性脑脊髓膜炎

1. 病原学　脑膜炎奈瑟菌（又称脑膜炎球菌）属奈瑟菌属，革兰染色阴性，呈肾形双球菌，有荚膜，无芽孢，不活动。该菌对干燥、湿热、寒冷、阳光、紫外线及一般消毒剂均极敏感，在体外易自溶而死亡。

2. 流行病学

（1）传染源：带菌者和流脑患者是本病的传染源。

（2）传播途径：呼吸道传播。

（3）人群易感性：本病隐性感染率高，人群普遍易感，以5岁以下儿童尤其是6个月～2岁的婴幼儿发生率最高。

（4）流行特征：本病遍布全球，在温带地区可出现地方性流行，全年散发，但以冬、春季高发。

3. 发病机制与病理

（1）发病机制：细菌释放的内毒素是本病致病的重要因素。病原菌自鼻咽部侵入人体，内毒素引起全身的施瓦茨曼反应，激活补体，血清炎症介质明显增加，导致循环障碍和休克。脑膜炎球菌突破血脑屏障，进入脑脊液，释放内毒素等引起脑膜和脊髓膜化脓性炎症及颅内压升高，出现惊厥、昏迷等症状。严重脑水肿时脑疝形成，可迅速致死。

（2）病理：败血症期主要病变是血管内皮损害，血管壁炎症、坏死和血栓形成及血管周围出血。脑膜炎期主要病变部位在软脑膜及蛛网膜，表现为血管充血、出血、炎症和水肿。暴发型脑膜脑炎病变主要在脑实质，可见脑组织坏死、充血、出血及水肿。

354

4. 临床表现

（1）普通型

①前驱期（上呼吸道感染期）：低热、鼻塞、咽痛。持续 1～2 天。

②败血症期：突发寒战、高热，全身毒血症状，头痛及全身痛，精神萎靡，可见皮肤黏膜瘀点。持续 1～2 天。

③脑膜炎期：高热、毒血症，脑膜刺激征，重者表现出谵妄、抽搐及意识障碍。持续 2～5 天。

④恢复期：体温逐渐下降至正常，意识及精神状态改善，皮肤瘀点、瘀斑吸收或结痂愈合，神经系统检查均恢复复正常。持续 1～3 周。

（2）暴发型

①休克型：急骤起病，寒战高热，头痛，呕吐，短时间内出现遍及全身的瘀点、瘀斑，可迅速增多融合成片，随后出现面色苍白、唇指发绀、皮肤花斑、四肢厥冷、脉搏细速、呼吸急促。

②脑膜脑炎型：主要表现为脑膜及脑实质损伤，患者除高热、剧烈头痛、喷射样呕吐外，意识障碍加深，且迅速陷入昏迷，频繁惊厥，锥体束征阳性，血压可持续升高，视盘可见水肿，严重者可发生脑疝而致呼吸衰竭。

③混合型：可先后或同时出现休克型和脑膜脑炎型的症状，是本病最严重的类型，病死率很高。

④轻型：多见于流脑流行后期，病变轻微。临床表现为低热、轻微头痛及咽痛等上呼吸道症状，皮肤黏膜可见少量出血点。脑脊液多无明显变化，咽拭子培养病原菌常可呈阳性。

（4）慢性型：极少见。

5. 实验室检查

（1）血常规：白细胞计数明显增加，中性粒细胞升高，并发 DIC 者血小板减少。

（2）脑脊液检查：是诊断的重要方法。典型的脑膜炎期，脑脊液压力增高，外观呈混浊米汤样甚或脓样。

（3）细菌学检查

①涂片检查：是早期诊断的重要方法。皮肤瘀点处的组织液或离心沉淀后的脑脊液做涂片染色，阳性率为 60%～90%。

②细菌培养：取瘀斑组织液、血或脑脊液进行细菌培养，阳性可确诊。应在使用抗菌药物前采集标本。

（4）血清免疫学检查：常用对流免疫电泳法、乳胶凝集试验、反向间接血凝试验、ELISA 法等进行脑膜炎奈瑟菌抗原检测，主要用于早期诊断，阳性率在 90% 以上。

6. 诊断

（1）疑似病例：有流脑流行病学史。冬、春季节发病（2～4 月份为流行高峰），1 周内有流脑患者密切接触史，或当地有本病发生或流行；既往未接种过流脑菌苗；临床表现及脑脊液检查符合化脓性脑膜炎的表现。

（2）临床诊断病例：有流脑流行病学史，临床表现及脑脊液检查符合化脓性脑膜炎表现，伴有皮肤黏膜瘀点、瘀斑；或虽无化脓性脑膜炎表现，但在感染、中毒性休克表现的同时伴有迅速增多的皮肤黏膜瘀点、瘀斑。

（3）确诊病例：在临床诊断病例的基础上，细菌学或流脑特异性血清免疫学检查阳性。

7. 治疗

（1）普通型流脑的治疗

①一般及对症治疗：强调早期诊断，就地住院隔离治疗，密切监护。做好护理，预防并发症。保证液体量、热量及电解质供应。

②病原治疗：在 30 分钟内给予 355

抗菌治疗，常选用青霉素、头孢菌素、氯霉素等抗菌药物。

（2）暴发型流脑的治疗

①休克型：病原治疗（尽早），抗休克治疗，DIC的治疗（肝素），糖皮质激素的使用（毒血症），保护重要脏器功能。

②脑膜脑炎型：病原治疗，脑水肿治疗，防治呼吸衰竭。

③混合型：在积极抗感染治疗的同时，兼顾休克和脑水肿的治疗，针对具体病情，有所侧重。

（3）中医药治疗：初期卫气同病证多用银翘散合白虎汤加减；中期气营两燔证用清瘟败毒饮；热入营血证选用犀角地黄汤；神昏窍闭可用"三宝"清心开窍；后期气阴两虚证予青蒿鳖甲汤加减。

8. 预防

（1）控制传染源。

（2）切断传播途径。

（3）保护易感人群：①疫苗预防。②药物预防：可用磺胺甲噁唑进行药物预防。利福平、头孢曲松、氧氟沙星等也能起到良好的预防作用。

二、伤寒

1. 病原学

伤寒沙门菌属于沙门菌属D群，也称伤寒杆菌，革兰染色阴性，呈短杆状，有鞭毛，能活动，无芽孢和荚膜，耐低温，对光、热、干燥和消毒剂敏感。

2. 流行病学

（1）传染源：患者及带菌者。

（2）传播途径：消化道传播（水源污染）。

（3）易感人群：人群普遍易感。

（4）流行特征：世界各地均有本病发生，以热带及亚热带地区和发展中国家多见。全年均可发病，夏、秋季高发。发病人群以儿童和青壮年为主。

3. 发病机制与病理

（1）发病机制：未被胃酸杀灭的伤寒杆菌进入小肠后，入侵肠黏膜，部分进入小肠集合淋巴结和肠系膜淋巴结，经胸导管进入血流，引起短暂的菌血症，即第一次菌血症。此阶段患者无症状，相当于临床潜伏期。若免疫力低下，则细菌随血流进入肝、胆、脾、肾、骨髓及回肠末端的孤立淋巴结，继续在单核-吞噬细胞系统内大量繁殖，再次进入血流，形成第二次严重菌血症，并释放内毒素，患者即出现发热、全身不适、玫瑰疹和肝脾肿大等。在胆道系统内大量繁殖的细菌随胆汁排至肠道，部分排出体外，部分再次侵入原已致敏的肠壁淋巴组织，引起更严重的炎症反应，导致溃疡形成，甚至引起肠出血或肠穿孔等并发症。伤寒杆菌也可随血流播散至全身各脏器和组织，引起肾脓肿、胆囊炎、骨髓炎、脑膜炎、心包炎等。

（2）病理：主要是全身单核-吞噬细胞系统的增生反应，以回肠末端的集合淋巴结和孤立淋巴滤泡最显著。

4. 临床表现

（1）典型伤寒

1）初期：起病缓慢，体温呈阶梯形上升，3～7日内达到39～40℃，伴全身不适、食欲减退、头痛、乏力、腹部不适等症状。

2）极期：呈典型伤寒表现。①高热（稽留热型）。②神经系统症状：表情淡漠、呆滞、耳鸣或听力减退。③相对缓脉。④肝脾肿大。⑤消化道症状：便秘，少数可有腹泻。⑥玫瑰疹。

3）缓解期：体温开始下降，症状好转。

4）恢复期：体温正常，症状消失，食欲好转，常需1个月左右完全恢复健康，少数患者可转为带菌者。

（2）其他临床类型

①轻型：全身毒血症状轻，病程短，2周左右痊愈。易被误诊和漏诊。

②迁延型：发热呈弛张型或间歇热型，肝脾肿大较显著。多见于合并乙肝、胆道结石和慢性血吸虫病者。

③逍遥型：全身毒血症状轻，无明显异常体征，患者可照常生活、工作。

④暴发型（重型）：起病急，发展快，毒血症状严重，病情凶险。

（3）特殊伤寒

①小儿伤寒：年龄越小，症状越不典型。起病急，病情重。常有呕吐、腹痛、腹泻、不规则高热伴惊厥，肝脾大明显，相对缓脉和玫瑰疹较少见，白细胞和中性粒细胞计数常无明显减少。

②老年伤寒：症状多不典型，低热，虚弱明显。病程迁延，恢复慢，病死率高。

③复发：少数患者热退后1～3周再次出现发热、食欲减退等症状，血培养又可转为阳性。症状比初发轻，病程较短。由潜伏在巨噬细胞内的伤寒杆菌重新繁殖入血所致。

④再燃：部分患者在缓解期，体温已下降而未降至正常时又突然升高，持续5～7日热退，症状加剧，血培养常可再次阳性。再燃的机制与复发相似。

5. 实验室检查

（1）常规检查

①血常规：白细胞计数常为（3～5）×10⁹/L，中性粒细胞减少，嗜酸性粒细胞减少至消失，血小板计数可降低。

②尿常规：可见少量尿蛋白，偶见管型。

③粪常规：合并肠出血时隐血试验阳性或见肉眼血便。

（2）细菌学检查：是确诊的依据，应尽量早取早做。①血培养。②骨髓培养：尤适用于已用抗菌药物治疗而血培养阴性者。③粪便培养：对慢性带菌者价值高。④尿培养。

（3）血清学检查：①肥达反应。②其他：酶联免疫吸附试验、被动血凝试验、协同凝集反应等。

6. 诊断

1）流行病学特点：夏、秋季发病，当地有无伤寒疫情，有无与伤寒患者接触史，既往是否患过伤寒等。

2）特征性临床表现。

3）实验室检查：临床疑似伤寒的病例如有以下项目之一可确诊：①血、骨髓、尿、粪便或玫瑰疹刮取物中任何一种标本分离到伤寒杆菌。②血清特异性抗体阳性，肥达反应"O"抗体效价≥1：80，"H"抗体效价≥1：160；如恢复期效价增高4倍以上者则更具诊断意义。

7. 治疗　以抗菌治疗为主，注意对患者及带菌者隔离，防治并发症。

（1）一般治疗：①隔离与休息。②营养和饮食（高热量、高营养、易消化）。

（2）对症治疗

①高热：物理降温；慎用退热药，以防虚脱。

②便秘：用开塞露或生理盐水低压灌肠。禁用高压灌肠和泻剂。

③腹胀：应减少牛奶及糖类的食用。可用松节油腹部热敷和肛管排气；或黄连素0.3g口服，每日3次。禁用新斯的明类药物。

④严重毒血症：在足量有效抗菌药物治疗下可使用糖皮质激素；对兼有毒血症状和明显鼓肠和腹胀的

的患者，慎用糖皮质激素。

（3）病原治疗：许多抗菌药物对伤寒杆菌有效。目前推荐药物主要是第三代喹诺酮类或第三代头孢菌素类。

（4）带菌者的治疗：根据药敏结果选择抗菌药物，一般选择氧氟沙星或环丙沙星。

（5）并发症的治疗：①肠出血。②肠穿孔。③中毒性心肌炎。

三、细菌性痢疾

1.病原学

志贺菌属于肠杆菌科志贺菌属，革兰阴性杆菌，无芽孢，无荚膜，无鞭毛，多数有菌毛，为兼性厌氧菌。痢疾志贺菌的毒力最强，病情最重。抵抗力以宋内志贺菌最强，痢疾志贺菌最弱。内毒素是引起全身反应（如发热、毒血症及休克）的重要因素。痢疾志贺菌可产生外毒素，又称为志贺毒素，有肠毒性、细胞毒性和神经毒性，可导致相应的临床表现。

2.流行病学

（1）传染源：患者和带菌者。

（2）传播途径：主要是粪-口途径传播。

（3）易感人群：人群普遍易感，以学龄前儿童和青壮年多发。

（4）流行特征：本病全年均有发生，呈明显的夏、秋季发病高峰。

3.发病机制与病理

（1）发病机制：志贺菌经口进入肠道后，在结肠黏膜上皮细胞内生长，经基底膜进入固有层，并在其中繁殖、释放毒素，引起炎症反应和小血管循环障碍，导致肠黏膜炎症、坏死及溃疡。由黏液、细胞碎屑、中性粒细胞、渗出液和血液形成黏液脓血便。志贺菌裂解释放的内毒素入血后，引起发热和毒血症，并可释放各种血管活性物质，引起急性微循环衰竭，进而引起感染性

休克、DIC及重要脏器功能衰竭，临床表现为中毒性菌痢（休克型）。

（2）病理：主要发生于结肠，以乙状结肠和直肠为主，严重者可以波及整个结肠甚至回肠末端。慢性菌痢的病理变化为肠黏膜水肿和肠壁增厚，肠黏膜溃疡不断形成和修复，导致瘢痕和息肉形成，少数病例出现肠腔狭窄。

4.临床表现

（1）急性菌痢：起病急，畏寒、发热，可伴乏力、头痛、纳差等血症状，腹泻、腹痛，里急后重，黏液或脓血便，左下腹部压痛。急性中毒型以2～7岁儿童多见。

（2）慢性菌痢：①慢性迁延型。②急性发作型。③慢性隐匿型：此型在流行病学上具有重要意义。

5.实验室检查与其他检查

（1）血常规：白细胞计数可轻至中度增多。

（2）粪便常规：脓血便或黏液便。

（3）细菌培养：粪便培养出志贺菌时确诊的主要依据。

6.诊断 ①不洁饮食史。②临床表现为腹泻、黏液脓血便或稀水样便，伴里急后重。③粪便镜检白细胞或脓细胞≥15/HP。④除外其他原因引起的腹泻。⑤粪便培养志贺菌阳性。

7.治疗

①一般治疗：消化道隔离，卧床休息，注意饮食。

②抗菌治疗：抗生素如喹诺酮类（首选环丙沙星）、头孢曲松、阿奇霉素。

③对症治疗：口服补液，物理降温，使用糖皮质激素、颠茄片或阿托品类。

四、霍乱

1. 病原学

（1）生物学特性：霍乱弧菌为兼性厌氧菌，革兰染色阴性。肠毒素是导致剧烈腹泻的关键物质。

（2）分类：①O_1群霍乱弧菌：是霍乱的主要致病菌。②非O_1群霍乱弧菌。③不典型O_1群霍乱弧菌：无致病性。

2. 流行病学

（1）传染源：患者及带菌者。

（2）传播途径：患者和带菌者的粪便或呕吐物污染的食物或水源。

（3）易感人群：人群普遍易感，病后能获得一定免疫力。

3. 发病机制与病理

霍乱肠毒素是引起霍乱患者腹泻的主要物质。霍乱的主要病理变化为严重脱水。

4. 临床表现

（1）临床分期

①泻吐期：腹泻为本病的第一个症状；一般为喷射状呕吐。

②脱水期：脱水，肌肉痉挛，低血钾，尿毒症，酸中毒，循环衰竭。

③恢复（反应）期。

（2）临床分型

①轻型：无明显脱水表现，腹痛，腹泻。

②中型：粪便为水样或"米泔水"样。

③重型：腹泻剧烈，伴有休克表现。

5. 实验室检查与其他检查

（1）一般检查：①血常规：外周红、白细胞计数均升高。②尿常规：可有少量尿蛋白。③血生化检测：血尿素氮、肌酐升高，碳酸氢根离子下降。

（2）病原学检查：①粪便涂片染色-镜检可见革兰阴性弧菌，呈"鱼群"样排列。②悬滴检查的动力

试验、制动试验阳性。③增菌培养。④分离培养：确定菌型。⑤霍乱弧菌快速辅助检测：提高检出率。⑥PCR检测。

（3）血清学检测：抗菌抗体中的抗凝集素抗体在病后第5日出现，1～3周达高峰。若双份血清抗凝集素抗体滴度增长4倍以上，有诊断意义。

6. 诊断与鉴别诊断

（1）诊断：剧烈腹泻，水样便，呕吐，脱水，循环衰竭及肌肉痉挛；与霍乱患者或带菌者有密切接触史；霍乱弧菌试验阳性。

（2）鉴别诊断：本病应与细菌性食物中毒、急性细菌性痢疾、大肠埃希菌性肠炎、病毒性胃肠炎等相鉴别。

7. 治疗

严格隔离，及时补液（补充液体和电解质是治疗本病的关键），辅以抗菌及对症治疗。

五、结核病

1. 病原学

结核分枝杆菌（简称结核杆菌）对人致病的主要为人型，牛型少见。结核杆菌细长而弯，两端微钝，无芽孢，无鞭毛，不能活动，严格需氧。结核杆菌菌体含类脂质、蛋白质和多糖类。耐药性为结核杆菌重要的生物学特性，按其产生机制可分为选择性突变耐药、适应性耐药、质粒介导耐药及交叉耐药等类型；从细菌流行病学角度可分为原发性和继发性耐药。

2. 流行病学

（1）传染源：排菌的患者和动物（主要是牛）。排菌的开放性肺结核患者是主要传染源。

（2）传播途径：以空气传播为主。

（3）易感人群：人群普遍易感。婴幼儿、青春后期及老年人发病率较高。

（4）流行特征：耐多药肺结核危害日益凸显，结核杆菌/HIV双重感染患者人数持续增加，防治工作更待加强。

3.发病机制与病理

（1）发病机制：吸入肺泡的结核杆菌可被吞噬细胞吞噬和杀灭。当结核杆菌数量多或毒力强时，因其大量繁殖导致肺泡吞噬细胞溶解、破裂，释放出的结核杆菌可再感染其他吞噬细胞和局部组织。经各种细胞处理的结核杆菌特异性抗原传递给T淋巴细胞使之致敏，机体可产生两种形式的免疫反应，即细胞介导的免疫反应和演变为超敏反应，对结核病的发病、演变及转归起着决定性的作用。

（2）病理：有渗出、增生和变质三种基本病变。结核结节和干酪性坏死是特征性病变。

4.临床表现

（1）临床类型：结核病可分为五型：原发型肺结核（Ⅰ型）、血行播散型肺结核（Ⅱ型）、继发型肺结核（Ⅲ型）、结核性胸膜炎（Ⅳ型）、肺外结核（Ⅴ型）。

（2）症状与体征

①全身症状：发热为结核最常见的全身症状，常提示结核病的活动和进展。

②呼吸系统症状：咳嗽、咳痰、咯血和胸痛等。

③其他系统表现：淋巴结结核常出现无痛性淋巴结肿大，可坏死液化、破溃，形成瘘管等。结核性心包炎有心前区疼痛、呼吸困难、心界扩大、颈静脉怒张等表现。结核性脑膜炎多有头痛、呕吐、意识障碍等表现。结核性腹膜炎常有腹腔积液或腹膜粘连，表现为发热、腹痛、腹胀、腹壁揉面感等。肠结核以回盲部多见，表现为消瘦、腹泻与便秘交替、腹部肿块等。肾、

输尿管及膀胱结核有膀胱刺激征、血尿及脓尿等。肝、脾结核表现为发热、消瘦、贫血、肝脾肿大等。

5.实验室检查与其他检查

（1）一般检查：外周血细胞计数一般正常，可有血红蛋白降低。在急性进展期白细胞可增多，重症感染时可发生类白血病反应。血沉可增快，但无特异性。

（2）病原体检查：①涂片镜检。②病原菌分离：分离培养法检出率高于涂片镜检法，同时可鉴别非结核分枝杆菌，是诊断标准。③特异性核酸检测：核酸探针、PCR及DNA印迹杂交等可检测结核杆菌DNA。

（3）影像学检查：X线胸片可见斑点状、密度较高、边缘清楚的结节影，或云雾状、密度较淡、边界模糊的渗出灶，或环形透光的空洞。CT显示纵隔肺门淋巴结、肺隐蔽区结核灶与结节、空洞、钙化、支气管扩张等。

（4）内镜检查。

（5）活体组织检查。

6.诊断与鉴别诊断

（1）肺结核的诊断：肺结核的诊断须结合流行病学资料、临床表现与实验室、影像学辅助检查综合分析，主要的诊断依据为胸部X线、CT检查及痰液细菌涂片检查。

（2）肺外结核的诊断：肺外结核由于发病的部位不同，会出现不同的症状和体征，且结核分枝杆菌的检出率低，因此肺外结核的诊断应综合分析临床表现、治疗效果和辅助检查，必要时可通过各种途径的活检，经病理学证实确诊。

六、布鲁菌病

1.病原学

（1）布鲁氏菌属是一组球杆状的革兰阴性菌，没有鞭毛，不形成

芽孢或荚膜。布鲁氏菌的脂多糖在致病中起重要作用。该菌对常用的物理消毒方法和化学消毒剂敏感。但在自然环境中生存力较强，在乳及乳制品、皮毛中能长时间存活。

（2）分类：①牛种（流产布鲁菌）。②猪种。③羊种（马耳他布鲁菌）。④犬种。⑤绵羊附睾种。⑥沙林鼠种。

2. 流行病学

（1）传染源：目前已知有60多种家畜、家禽、野生动物是布鲁菌的宿主。与人类有关的传染源主要是羊、牛及猪，其次是犬、鹿、马、骆驼等。

（2）传播途径：皮肤及黏膜接触传染、消化道传染、呼吸道传染、苍蝇携带、蜱虫叮咬等。

（3）人群易感性：人群普遍易感。

3. 发病机制与病理

（1）发病机制：病菌自皮肤或黏膜侵入人体，随淋巴液到达淋巴结，细菌在胞内生长繁殖，形成局部原发病灶。细菌在吞噬细胞内大量繁殖导致吞噬细胞破裂，随之大量细菌进入淋巴液和血液循环形成菌血症。在血液里细菌又被血流中的单核细胞吞噬，并随血流带至全身，在肝、脾、淋巴结、骨髓等处的单核-吞噬细胞系统内繁殖，形成多发性病灶。在机体各因素的作用下，病原菌释放出内毒素及菌体其他成分，可造成临床上的菌血症、毒血症和败血症。内毒素在病理损伤、临床症状方面起着重要作用。机体免疫功能正常，细胞免疫及体液免疫清除病菌而获得痊愈。如果免疫系统功能不健全，或感染的菌量大、毒力强，则部分细菌被吞噬细胞吞噬带入各组织器官形成新感染灶。感染灶的细菌生长繁殖再次入血，导致疾病复发，如此反

复成为慢性感染。此外，变态反应可引起病理损伤。

（2）病理：本病的病理变化极为广泛，几乎所有单核细胞组织均可被侵犯，其中以单核-吞噬细胞系统最为常见。在急性期常有弥漫性细胞增生，慢性期则可出现由上皮细胞、巨噬细胞、浆细胞及淋巴细胞组成的肉芽肿。其他如心血管系统、运动系统、生殖系统、神经系统等均有轻重不等的病变。

4. 临床表现

（1）亚临床感染：常发生于高危人群，血清学检测30%以上有高水平的抗布鲁菌抗体，不能追溯明确的临床感染史。

（2）急性和亚急性感染：起病多缓，主要症状为发热、多汗、乏力、关节痛、睾丸肌痛等。

（3）慢性感染：可由急性期发展而来，也可无急性期病史而直接表现为慢性。本期表现更是多种多样，基本上可分两类：一类是全身性非特异性症状，类似神经官能症和慢性疲劳综合征；另一类是器质性损害，其中以骨骼-肌肉系统最为常见。

（4）局灶性感染：布鲁菌病可以局限在几乎所有的器官，最常局限在骨、关节、中枢神经系统，表现为相应临床症状和体征。

（5）复发：经抗菌治疗后约10%的患者出现复发。复发往往发生在初次治疗结束后3～6个月。复发往往与细菌的耐药性、细菌在细胞内的定位及不规范治疗有关。

5. 实验室检查与其他检查

（1）外周血象：白细胞计数正常或偏低；淋巴细胞相对或绝对增加，可出现少数异型淋巴细胞；血沉在急性期加快，慢性期则正常或偏高，持续增速提示有活动性。

（2）病原学检查：取血液、骨

髓、组织、脑脊液等做细菌培养，急性期培养阳性率高。

（3）免疫学检查：①平板凝集试验。②试管凝集试验（SAT）。③补体结合试验（CFT）。④抗人球蛋白试验（Coomb）。

（4）特殊检查：并发骨关节损害者可行 X 线检查。有心脏损害可做心电图。肝脏伤做肝功能检查。对于肿大的淋巴结必要时可做淋巴结活检。有脑膜或脑实质病变者可做脑脊液及脑电图检查。

6. 诊断 急性、亚急性感染可通过流行病学接触史、临床表现和实验室检查作出诊断：①流行病学接触史：有传染源密切接触史或疫区生活史。②具有该病临床症状和体征并排除其他疑似疾病。③实验室检查：病原分离、试管凝集试验等检查阳性。

凡具备①、②项和第③项中的任何一项检查阳性即可确诊为布鲁菌病。慢性感染者和局灶性感染者诊断有时相当困难，获得细菌培养结果是可靠。

7. 治疗

（1）急性和亚急性感染：对症治疗，一般治疗，病原治疗。

（2）慢性感染：治疗较为复杂，包括病原治疗、脱敏治疗及对症治疗。

第四单元　消毒与隔离

一、消毒

1. 消毒的概念 消毒是用物理、化学或生物的方法，消除或杀灭体外环境中病原微生物的一系列方法，借以切断病原微生物的传播途径，阻止和控制传染病的发生和播散。

2. 消毒的目的 ①防止病原体散播到社会中引起传染病的流行；②防止患者发生交叉感染，出现并发症；③保护医护人员免受感染。

3. 消毒的种类

（1）疫源地消毒：①随时消毒（预防交叉感染的重要措施之一）。②终末消毒。

（2）预防性消毒。

4. 消毒方法

（1）灭菌法：可杀灭一切微生物。

（2）高效消毒法：能杀灭一切细菌繁殖体，包括分枝杆菌、病毒、真菌、细菌芽孢在内。

（3）中效消毒法：能杀灭除细菌芽孢以外的微生物。

（4）低效消毒法：只能消灭细菌繁殖体、亲脂性病毒和部分真菌。

5. 消毒方法的监测 消毒效果是评价消毒方法合理性和可靠性最重要的指标。

（1）消毒效果检查方法：①物理监测法。②化学监测法。③生物监测法。④自然菌采样法：肠道传染病以大肠杆菌为指标，呼吸道传染病以溶血性链球菌为指标。⑤无菌检测法。

（2）消毒效果的监测：①医疗用品消毒效果的监测。②压力蒸汽灭菌效果的监测。③消毒液的监测。④紫外线消毒效果的监测。⑤餐具消毒效果的监测。⑥卫生洁具消毒效果监测。⑦洗衣房衣物、医用污染物消毒效果监测。

二、隔离

1. 隔离的概念 隔离是指把传染期内的患者或病原携带者置于不能传染给他人的条件之下，防止病原体向外扩散，便于管理、消毒和治疗。

2. 隔离的种类 ①严密隔离。②呼吸道隔离。③肠道隔离。④接触隔离。⑤血液 - 体液隔离。⑥虫媒隔离。⑦保护性隔离。

3. 隔离的期限 ①甲肝：发病起隔离21日。②乙肝：急性期应隔离到HBsAg转阴。③流行性感冒：退热后48小时解除隔离。④流行性脑脊髓膜炎：至症状消失后3日，但不少于发病后7日。⑤伤寒：体温正常后15日或症状消失后5、10日便培养2次阴性。⑥细菌性痢疾：症状消失后隔日1次便培养，连续2次阴性。⑦霍乱：症状消失后隔日1次便培养，连续3次阴性。

三、医院感染

1. 医院感染的概念 医院感染是指住院患者在医院内获得的感染，包括在住院期间发生的感染和在医院内获得但在出院后发生的感染，但不包括入院前已经开始或入院时已经存在的感染。

2. 医院感染的防护原则

（1）建立、健全医院感染管理体系，是加强医院感染管理的关键。

（2）建立医院的监测制度。

（3）预防控制措施：①建立和健全有关规章制度。②培训医生、护士和其他有关人员医院感染方面的知识。③合理应用抗菌药物。④制定针对常见的医院感染或有局部暴发可能的感染的控制措施。

医学伦理学

第一单元 医学伦理学与医学目的、医学模式

一、医学伦理学

1.伦理学 也称道德哲学，是研究社会道德现象、本质及其规律的学说。

（1）伦理学是以道德和规则为研究对象的。

（2）伦理学可分为规范伦理学、描述伦理学和元伦理学。

2.医学伦理学 医学伦理学是运用一般伦理学原理去研究医学领域中的道德现象和道德关系的科学，是医学与伦理学交叉的学科。

3.医学道德 狭义的医学道德是指医学职业道德。广义的医学道德包括医学职业道德、医学科学道德、卫生管理道德及患者道德。

（1）特点：①全人类性与阶级性的统一。②继承性与时代性的统一。③稳定性与变动性的统一。④理论性与实践性的统一。

（2）作用：①对医学人际关系的协调作用。②对医疗质量的保障作用。③对医学学科的促进作用。④对社会文明的推动作用。

4.医学伦理学的研究对象
①医学道德现象。②医学道德关系。

5.医学伦理学的研究内容
①医学道德的基本理论。②医学道德的规范体系。③医学道德的基本实践。

二、医学模式、医学目的

1.医学目的的内涵

（1）预防疾病，减少发病率，促进和维护健康。

（2）治疗疾病，解除由疾病引起的疼痛和疾苦。

（3）照料患者，维护患者尊严，延长寿命，追求安详死亡。

（4）提高生命质量，优化生存环境，增进身心健康。

2.医学模式的类型

（1）神灵主义医学模式。

（2）自然哲学医学模式。

（3）机械论医学模式。

（4）生物医学模式。

（5）生物-心理-社会医学模式。

第二单元 中国医学的道德传统

1.中国古代医学道德思想的发展过程

（1）《黄帝内经》中阐释了医者对病人应满怀同情与仁爱，尊重与珍爱病人的生命。

（2）《伤寒杂病论》自序中提出"上可疗君亲之疾，下可救贫贱之厄，中可保身长全"。

（3）晋代杨泉《医论》对从医者角度明确了医德规范。

（4）唐代孙思邈全面论述了医者的行为准则，是我国医学史上最全面、最系统的医学道德文献，是我国医学道德思想发展史上的一座里程碑。

（5）明代陈实功《外科正宗》中提出了十分具体的医学道德规范。

2.中国医学道德的优良传统

（1）以德为先，无德不可为医。

（2）仁者爱人，博施济众。

（3）重义轻利，义以为上。

（4）好学乐学，自强不息。

（5）尽职尽责，竭诚敬业。

3.中国近现代医学伦理学的发展

（1）鸦片战争以后，中医面临巨大冲击。

（2）1932年6月出版的《医业伦理学》是我国第一部较系统的医学伦理学专著，表明我国已由传统医德学进入到近现代医学伦理学阶段。

（3）中华人民共和国成立后，形成了"防病治病，救死扶伤，全心全意为人民群众服务"的医学伦理思想和医学伦理原则。

（4）"文革"使社会主义医人道主义精神受到严重破坏。

（5）20世纪80年代我国医学伦理学开始蓬勃发展。1988年有关安乐死和生殖技术的伦理、法律和社会问题学术研讨会的举办，标志着生命伦理学在中国大陆的兴起。

第三单元　医学伦理学的理论基础

一、生命论

1.生命神圣论　是认为人的生命具有最高道德价值，强调人的生命价值至高无上，神圣不可侵犯的伦理观。

2.生命质量论　是主张具备一定质量、符合一定标准的生命才是值得保存和保护的生命，认为应根据人的自然素质的优劣以及生命对自身、他人、社会的效用而采取不同对待的生命伦理观。

3.生命价值论　主张以生命的价值来衡量生命存在的意义，强调生命对社会、人类的价值，要求根据生命对自身、他人和社会的效用如何，采取不同的对待方式。

二、人道论

1.医学人道主义的含义　这是关于为人之道的根本观点，简而言之就是应当把人当作人来对待的基本观念。

2.医学人道主义的核心内容　尊重病人的生命；尊重病人的人格；平等对待病人；尊重病人的生命价值。其中尊重病人的生命是医学人道主义最基本的或最根本的思想；尊重病人平等的医疗保健权利是医学人道观的基本主张和重要目标。

三、美德论

1.美德论　美德是指一种比较稳定和持久地符合道德规范的个人秉性和气质，即人的道德品质。美德论又称为德行论或品德论，是关于道德品质的学说，主要研究做人应具有的品格、品德。

2.医德品质　医学道德修养的境界是指医务人员从一定的医德观念出发，在医德修养过程中所形成的医德修养水平和医德品质状况，是调整医务人员与病人、医务人员之间以及与社会之间关系的行为准则。

3.医德品质的内容　仁慈、诚挚、严谨、公正和奉献。

四、功利论

1.功利论的含义　功利论是一种以实际功利或效用作为行为原则和评价标准的伦理学说，是与义务论相对立的一种有重大影响的伦理学理论。

2.功利论的主要特征

（1）用"功利"来定义善的内涵。功利是指对有感受力的存在者而言的利益、好处、快乐、善或幸福。

（2）强调行为的结果，不重视行为的动机，即判断道德正确与否的标准是看这一行为是否带来了善的结果，并且要看这一后果是否实现了"善"总量的最大化，亦即"最大多数人的最大幸福"原则。

五、道义论

1. 道义论的含义 道义论又叫义务论，是关于责任、担当的理论。道义论具体研究道德准则或规范，即根据哪些标准来判断行为者的行为是否正当以及行为者的道德责任。

2. 医学道义论 医学道德义务是医学界的职业道德责任，指医务人员对患者、社会所负有的医学道德责任。医学道德义务的责任主体是整个医学界；基本的责任主体是医务人员；责任客体是服务对象；基本的服务对象是患者。医学道德义务强调医务人员要维护患者的生命与健康利益；对患者负责是其绝对义务。

（1）特点：①医学道德义务依靠非权力强制力量维系。②医学道德义务的履行不以获取权利为前提。③医学道德义务涉及的范围广泛。

（2）意义：①有利于医务人员明确自己对社会和患者所应承担的职业责任。②有利于医患关系的和谐构建。

第四单元　医学道德的规范体系

一、医学道德原则

1. 尊重

（1）含义：尊重原则是有关尊重自主决策能力的规范，也称尊重自主原则。尊重患者的自主权要求医务人员以及包括患者家属在内的其他人员尊重和遵从患者本人做出的医疗决定。

（2）内容：尊重患者的人格；尊重患者的自主决定权；尊重患者的隐私权。

（3）意义：①医患双方相互尊重，有利于相互理解，维护双方利益。②医务人员尊重患者的人格尊严，提供人性化服务。③医务人员尊重患者的自主决定，有利于医患合作，建立和谐的医患关系，提高治疗效果。④医务人员尊重患者的隐私保护权，可以减少医务人员可能要承担的民事和刑事责任。

2. 无伤

（1）含义：无伤原则是指在医学服务中，不使患者受到不应有的、可以避免的伤害，如因医务人员的疏忽大意及技术不熟练所造成的伤害。

（2）内容：①不滥用辅助检查。②不滥用药物。③不滥施手术。④选择最优化的方案。

（3）意义：强调培养医务人员为患者高度负责、保护患者健康和生命的理念和作风，正确对待诊治伤害现象，在医学实践中努力使患者避免不应有的伤害。

3. 公正

（1）含义：公正原则是公平分配福利、风险和成本的规范。公正，即公平或正义的意思。在医学界，公正原则是指医务人员公平、正直地对待每一位患者，患者享有公平医疗资源的伦理原则。

（2）内容：①公正分配卫生资源。②公正对待患者：医务人员应树立平等观，即平等、公平地对待患者，这是患者享有的不容侵犯的正当权益。医务人员对每一位患者的人格、权利、正当健康需求应给予同样的尊重和关心，特别是对老年病人、精神病人、残疾人、婴幼儿等弱势群体，应给予更多的真诚的医学关怀。③公正解决医患纠纷。④正确把握公正的相对性与绝对性的关系。

（3）意义：①有利于调节日趋

复杂的医患关系。②有利于解决人们日益增长的健康需求与有限的可供分配的医疗卫生资源之间的矛盾。

二、医学道德规范

1. 医学道德规范的含义

（1）医务人员在各种医学活动中应遵守的行为准则。

（2）医学道德基本原则的具体体现。

（3）医务人员道德行为和道德关系普遍规律的反映。

2. 医学道德规范的内容

（1）救死扶伤，忠于医业。

（2）钻研医术，精益求精。

（3）一视同仁，平等待患。

（4）慎言守密，礼貌待人。

（5）廉洁奉公，遵纪守法。

（6）互学互尊，团结协作。

三、医学道德范畴

1. 医学道德权利

（1）含义：医学道德权利是指在医学道德活动中，医学道德主体所享有的道义上允许使用的权利和应享受的利益。既包括医务人员的权利，又包括患者的权利。

（2）作用：①医务人员正当的职业道德权利受到尊重和维护，可保证医学职业的声誉和社会地位，也可以调动和提高广大医务人员履行职业道德义务的积极性和主动性，有利于医务人员在维护和促进大众健康中发挥更大的作用。②患者的道德权利受到尊重和维护，有利于患者道德义务的履行，可以促进患者配合诊疗的积极性，提高治疗效果，有利于医患关系的和谐。

2. 医学道德义务

（1）含义：医学道德义务是指在医学道德活动中，医学道德主体对他人和社会所应承担的责任。医务人员的医学道德义务是指医务人员依据医学道德的原则和规范的要

求，对患者、集体和社会所负的道德责任，以应有的行为履行自己的职责。

（2）作用：①可以增强医务人员的责任感，使之自觉、愉快地履行自己的职业义务，并逐渐变成自己的内心信念。②有利于在维护和提高人类健康水平方面做出贡献，不断使医患关系得以升华。③有利于医患关系的和谐。

3. 医学道德情感

（1）含义：医学道德情感是指医务人员对医学事业和服务对象所持的态度和内心体验，主要包括同情感、责任感和事业感。

（2）作用：医学道德情感对医务人员的医学道德行为起着调节作用。

①医学道德情感中的同情感，可以促使医务人员关怀、体贴患者，并对处于病痛危难之际的患者竭尽全力地进行抢救；也可以使患者产生良好的心理效应，有利于其早日康复。

②医学道德情感中的责任感可弥补同情感随时间推移逐渐淡化的不足，使医务人员的行为具有稳定性，真正履行对患者的道德责任。

③医学道德情感中的事业感能激励医务人员为医学事业的发展发愤图强，不计较个人得失，为患者的利益承担风险，为医学事业做出更大的贡献。

4. 医学道德良心

（1）含义：医学道德良心是指医务人员在履行义务的过程中，对自己行为应负道德责任的自觉认识和自我评价能力。①良心在行为前对动机的检查作用。②良心在行为中的监督作用。③良心在行为后的反思作用。

5. 医学道德审慎

（1）含义：医学道德审慎是指

医务人员在行为之前的周密思考及行为之中的小心谨慎。

（2）作用：①有利于医务人员养成良好的医护作风，提高责任感，从而避免因疏忽大意、敷衍塞责而酿成医疗差错事故。②促使医务人员钻研业务知识和医疗技术。③促进医务人员以高度负责的精神对待患者，以医学道德的原则、规范严格要求自己和加强自身道德修养，从而不断地提高自身的医学道德水平。

6. 医学道德保密

（1）含义：医学道德保密是指医务人员在医护活动中应当具有对医疗和护理保守秘密的职业道德品质。

（2）作用：①体现了患者对医务人员的无比信任。②体现了医务人员对患者人格和权利的尊重。③有利于建立良好的医患关系。④有利于医护工作的开展和医护质量的提高。⑤可以避免因泄密而给患者带来危害和发生医患纠纷。

7. 医学道德荣誉

（1）含义：医学道德荣誉是指医务人员履行了自己的职业义务后，获得他人、集体或社会的赞许、表扬和奖励。

（2）作用：①促使医务人员关心自己行为的社会后果，并严格要求自己。②作为一种精神力量，激励广大医务人员以医学荣誉、争取荣誉，从而形成一种积极向上的正气并推动广大医务人员不断进步。

8. 医学道德幸福

（1）含义：幸福是同人生目的、意义，以及现实生活和理想联系最密切的道德现象。

（2）作用：①促使医务人员自觉地履行医学道德义务。②促使医务人员树立正确的苦乐观。

第五单元　处理与患者关系的道德要求

一、医患关系的特点

1. 医患关系　医患关系是指以医方为主体的群体与以患者为中心的群体之间所建立起来的医疗卫生保健供求关系。它有狭义和广义之分。

（1）狭义：特指医生与患者之间的相互关系。

（2）广义：指以医生为中心的群体（医方）与以患者为中心的群体（患方）之间的医人际关系。

2. 医患关系的模式

（1）维奇模式：①纯技术模式（工程模式）。②权威模式（教士式）。③合作模式。④契约模式。

（2）布朗斯坦模式：①传统模式。②人道模式（人本模式）。

（3）萨斯、荷伦德模式：①主动 - 被动型。②指导 - 合作型。③共同参与型。

3. 影响医患关系的主要因素

（1）医务人员方面：医生的医疗、道德修养、服务态度和责任感等。

（2）患者方面：患者期望值过高，不当维权等。

（3）管理、社会方面：医院管理制度上的缺陷，国家对卫生事业的资金投入不足，社会上的不正之风仍然存在，卫生法规不够健全等。

二、与患者沟通的道德要求

医患冲突的防范

（1）建立良好制度。

（2）健全医疗服务组织体系。

（3）医学教育过程中加入人文关怀教育，加强全科医师培训。

（4）医患之间加强沟通。

（5）加强医德医风建设。

（6）加强医学常识宣传，媒体正确引导。

第六单元　处理医务人员之间关系的道德要求

一、正确处理医务人员之间关系的意义

1. 有利于提高医疗服务水平。
2. 有利于医务人员成才。

二、正确处理医务人员之间关系的道德原则

1. 互相尊重。
2. 互相支持。
3. 互相监督。
4. 互相学习。

第七单元　临床诊疗的道德要求

一、临床诊疗的道德原则

1. 临床诊疗的道德内涵　临床诊疗道德是医务人员在诊疗过程中应该遵循的道德准则，是医学伦理学原则、规范在临床医疗实践中的具体应用，是衡量医务人员医学道德水平的重要尺度。

2. 临床诊疗的道德原则　包括最优化原则、知情同意原则、保密原则、生命价值原则。

二、临床诊断的道德要求

1. 中医四诊的道德要求
（1）举止端庄，态度和蔼。
（2）语言得当，通俗易懂。
（3）耐心体贴，循循善诱。
（4）专心致志，慎言守密。
（5）安神定志，细致入微。

2. 体格检查的道德要求
（1）全面系统，严肃认真。
（2）尊重患者，爱护病体。

3. 辅助检查的道德要求
（1）综合考虑，合理选择。
（2）全面分析，科学判断。
（3）严谨求实，及时准确。

三、临床治疗的道德要求

1. 诊治急症患者的道德要求
（1）争分夺秒，当机立断。
（2）忘我无私，果敢坚定。
（3）团结协作，竭尽全力。

2. 药物治疗的道德要求
（1）对症下药，因人施治。
（2）合理配伍，适时调整。
（3）药以致用，药尽其用。
（4）忠于职守，从严管理。

3. 手术治疗的道德要求
（1）高度重视，充分准备。
（2）严肃认真，精益求精。
（3）齐心协力，密切配合。
（4）密切观察，加强监护。

4. 心理治疗的道德要求
（1）真诚相待，取信患者。
（2）全面了解，统筹治疗。
（3）明确诊断，灵活施治。
（4）注重修养，宽容忍让。

5. 康复治疗的道德要求
（1）高度同情，热情帮助。
（2）体谅宽容，精心治疗。
（3）搞好老年人的医疗保健工作。

6. 临终关怀的道德要求
（1）重视生命并承认死亡是一种正常过程。
（2）既不加速，也不延后死亡。
（3）提供解除临终痛苦和不适的办法。

四、新技术临床应用的道德要求

1. 实施人类辅助生殖技术的伦理原则
（1）有利于患者的原则。
（2）知情同意的原则。
（3）保护后代的原则。
（4）维护社会公益的原则。
（5）保密和互盲的原则。

（6）严防商业化的原则。

（7）伦理监督的原则。

2. 人体器官移植的伦理原则

（1）知情同意原则。

（2）尊重原则。

（3）效用原则。

（4）禁止商业化原则。

（5）保密原则。

（6）伦理审查原则。

3. 人类胚胎干细胞研究和应用的伦理原则

（1）尊重原则。

（2）知情同意原则。

（3）安全和有效原则。

（4）防止商品化原则。

4. 基因诊断和基因治疗的伦理原则

（1）尊重与平等原则。

（2）知情同意原则。

（3）保护隐私原则。

（4）以治疗为目的原则。

第八单元　医学研究的道德要求

一、医学科研工作的基本道德要求

1. 道德准则　实事求是，真诚协作。

2. 工作作风　严肃的治学态度，严格的工作作风，严密的科学手段。

二、人体试验的道德要求

1. 人体试验

（1）按应用价值分为临床人体试验和非临床人体试验。

（2）按控制情况分为实验室人体试验和自然人体试验。

（3）按意愿表达分为自愿人体试验和强迫人体试验。

（4）按性质分为正当人体试验和不正当人体试验。

2. 人体试验的道德原则

（1）维护受试者利益原则。

（2）医学目的原则。

（3）知情同意原则。

（4）科学性原则：①对照原则。②随机原则。③重复原则。④均衡原则。⑤盲法原则。

（5）公平合理原则：①受试者的纳入和排除必须是公平的。②受试者参与研究有权利得到公平的回报。

（6）伦理审查原则。

第九单元　医学道德的评价与良好医德的养成

一、医学道德评价

1. 医学道德评价的标准

（1）疗效标准。

（2）社会标准。

（3）科学标准。

2. 医学道德评价的方式

（1）医学道德评价方式的概念：对医学行为的道德评价，既可以是医学界的自我评价，又可以是服务对象乃至整个社会的非自我评价。医学道德评价方式有两种：自我评价和非自我评价。自我评价就是良心，非自我评价就是名誉。

（2）医学道德评价方式的种类：①良心。②名誉。

二、医学道德教育

1. 医学道德教育的意义

（1）有助于形成医务人员的内在品质，把医学道德原则和规范转化为内心信念。

（2）有助于培养医务人员的人文素养和道德情操，形成良好的医德医风。

（3）有助于培养高素质的医学人才，促进卫生健康事业发展。

2. 医学道德教育的方法

（1）提高医德认识。

（2）培养医德情感。

（3）锻炼医德意志。

（4）坚定医德信念。

（5）养成医德行为和习惯。

三、医学道德修养

1. 医学道德修养的意义　医学道德修养是指医务人员在医德方面勤奋学习和涵养锻炼的过程，以及经过长期的医学实践和自我锻炼，所达到的一种能力和思想品质。

2. 医学道德修养的途径

（1）医学道德修养需要结合实践。

（2）医学道德修养重在自觉慎独。

（3）医学道德修养必须持之以恒。

第十单元　医学伦理学文献

一、国外文献

1.《赫尔辛基宣言》（涉及人类受试者医学研究的伦理准则）（2000年修订）　①必须保护受试者准则。②必须符合医学目的的准则。③必须经受试者知情同意准则。④必须接受伦理审查准则。

2. 生命伦理学《吉汉宣言》（2000年）　坚决主张科技必须考虑公共利益。意识到生物学与医学的巨大进展，保证人权的迫切需要，滥用这个进展可能给人权带来的危险。

3.《国际性研究中的伦理与政策问题：发展中国家的临床试验》（2001年）　①对临床试验伦理行动的基本要求。②提供已确定的有效治疗作为对照。③公平对待和尊重参加者。④获得试验后利益。⑤在国际性临床试验中确保保护研究参加者。

4. 国际人类基因组组织（HUGO）伦理委员会关于人类基因组数据库的声明（2002年）　建议：①人类基因组数据库是全球的公共财产。②个人、家庭、社群、商业实体、机构和政府应促进这项公共财产。③应该鼓励数据的自由流动以及从使用数据库研究中所获利益的公平和公正的分配。④应尊重个人、家庭与社群的选择和隐私。⑤应保护个人、家庭与社群，防止歧视和侮辱。⑥研究人员、机构与商业实体有权为基因做出智力和财政贡献而获得公平回报。

5. 国际医学科学组织委员会《人体生物医学研究国际道德指南》（2002年8月修订）　本指南由21条指导原则组成，旨在规范各国人体生物医学研究政策，根据各地情况应用伦理标准，以及确立和完善伦理审查机制。

二、国内文献

1.《突发公共卫生事件应急条例》（2003年5月9日国务院375号令）　包括：①总则。②预防与应急准备。③报告与信息发布。④应急处理。⑤法律责任。⑥附则。

2. 中华人民共和国卫生部《人类辅助生殖技术和人类精子库伦理原则》（2003年）　包括：①有利于患者的原则。②知情同意原则。③保护后代的原则。④社会公益原则。⑤保密原则。⑥严防商业化的原则。⑦伦理监督的原则。

3. 中华人民共和国科技部、卫生部《人胚胎干细胞研究伦理指导原则》（2003年）　该文件明确了人胚胎干细胞的来源定义、获得方式、研究行为规范等，并再次申明中国禁止进行生殖性克隆人的任何研究，禁止买卖人类配子、受精卵、胚胎或胎儿组织。

4. 中华人民共和国国家中医药管理局《中医药临床研究伦理审查管理规范》（2010） 该文件对开展中医药临床研究的医疗机构、科研院所、高等院校的伦理委员会建设作出了规定，对在中药临床研究中受试者安全作出了具体要求。

5. 中华人民共和国卫生与计划生育委员会《涉及人的生物医学研究伦理审查办法》（2016） 该文件进一步明确了医疗卫生伦理委员会的职责和任务，补充了伦理审查的原则、规程、标准和跟踪审查的相关内容，进一步阐述了知情同意的基本内容和操作规程。

卫生法规

第一单元 卫生法概述

一、卫生法的概念和渊源

1. 卫生法的概念 卫生法是国家制定或认可的,并以国家强制力保障实施的,旨在保护人体健康的法律规范的总称。

2. 卫生法的渊源 主要有宪法、卫生法律、卫生行政法规、卫生部门规章、地方性卫生法规、卫生自治条例和单行条例、特别行政区有关卫生事务的法律规定、国际卫生条约等几种形式。

二、卫生法的基本原则和作用

1. 卫生法的基本原则 ①保护公民生命健康。②预防为主。③中西医协调发展。④动员全社会参与。⑤国家卫生监督。

2. 卫生法的作用 ①确保国家卫生政策的有效实施和卫生事业的发展。②实现卫生行政管理的有序化、科学化。

第二单元 卫生法律责任

一、卫生民事责任

1. 卫生民事责任的概念及其特征

(1)概念:卫生法中民事责任是指医疗机构和卫生工作人员,或从事与卫生事业有关的机构违反卫生法律规定,侵害公民的健康权利时,应向受害者承担损害赔偿责任。

(2)特征:①主要是财产责任。

②是一方当事人对另一方的责任。③是补偿当事人的损失。④在法律允许的条件下,民事责任可以由当事人协商解决。

2. 卫生民事责任的构成 ①损害的事实存在。②行为的违法性。③行为人有过错。④损害事实与行为人的过错有直接的因果关系。

3. 卫生民事责任的承担方式 《民法典》规定承担民事责任的方式有:停止损害;排除妨碍;消除危险;返还财产;恢复原状;修理、重做、更换;继续履行;赔偿损失;支付违约金;消除影响、恢复名誉;赔礼道歉。

卫生法所涉及的民事责任以"赔偿损失"为主要形式。

二、卫生行政责任

1. 卫生行政责任的概念及其种类 卫生行政责任是指卫生行政法律关系主体违反卫生行政法律规范,尚未构成犯罪所应承担的法律后果。其种类包括行政处罚和行政处分两种。

2. 卫生行政处罚的概念及其种类 卫生行政处罚是指卫生行政机关或者法律法规授权机构在职权范围内对违反卫生行政管理秩序而尚未构成犯罪的公民、法人和其他组织实施的一种卫生行政制裁。其种类主要有警告、罚款、没收非法财物、没收违法所得、责令停产停业、暂扣或吊销有关许可证等。

3. 卫生行政处分的概念及其种类 卫生行政处分是指有管辖权的国家机关或企事业单位的行政领导对所属一般违法失职人员给予的一

种行政制裁。其种类主要有警告、记过、记大过、降级、撤职、开除等形式。

三、卫生刑事责任

1.卫生刑事责任的概念 卫生刑事责任是指违反卫生法的行为侵害了《刑法》所保护的社会关系，构成犯罪所应承担的法律后果。

2.实现刑事责任的方式 实现刑事责任的方式是刑罚。

3.违反卫生法的刑事责任

（1）生产、销售假药、劣药罪。

（2）生产、销售不符合安全标准的食品罪。

（3）生产、销售不符合保障人体健康标准的医疗器械、医用卫生材料罪。

（4）非法行医罪。未取得医师执业资格的人非法行医。

（5）妨害传染病防治罪。违反《传染病防治法》的规定，引起甲类传染病传播或者有传播严重危险。

（6）非法采集、供应血液罪或者制作、供应血液制品罪。

（7）妨害国境卫生检疫罪。违反国境卫生检疫规定，引起检疫传染病传播或有传播严重危险。

（8）传染病菌种、毒种扩散罪。

（9）医疗事故罪。医务人员由于严重不负责任，造成就诊人死亡或严重损害就诊人身体健康。

另外，法律还规定了玩忽职守的犯罪、危害环境的犯罪等。

第三单元 《中华人民共和国执业医师法》

一、执业医师的概念及职责

1.执业医师的概念 执业医师是取得执业医师资格或执业助理医师资格，经注册后在医疗、预防、保健及计划生育技术服务等专业机构中执业的专业医务人员。

2.执业医师的职责 医师应当具备良好的职业道德和医疗执业水平，发扬人道主义精神，履行防病治病、救死扶伤、保护人民健康的神圣职责。

二、医师资格考试制度

1.执业医师资格考试的条件

（1）具有高等学校医学专业本科以上学历试用期满1年的。

（2）取得执业助理医师执业证书后，具有高等学校医学专科学历，工作满2年的。

（3）取得执业助理医师执业证书后，具有中等专业学校医学专业学历，工作满5年的。

（4）以师承方式学习传统医学满三年或者多年实践医术确有专长的，经县级以上人民政府卫生行政部门确定的传统医学专业组织或者医疗、预防、保健机构考核合格并推荐。

2.执业助理医师资格考试的条件 具有高等学校医学专科学历或具有中等专业学校医学专业学历，试用期满1年的。

三、医师执业注册制度

1.执业医师注册的条件及办理

（1）条件：取得医师资格的，可以向所在地县级以上人民政府卫生行政部门申请注册。

（2）办理：①受理申请的卫生行政部门应当自收到申请之日起30日内准予注册，并发给由国务院卫生行政部门统一印制的医师执业证书。②医疗、预防、保健机构可以为本机构中的医师集体办理注册手续。

2.不予注册的情形

（1）不具有完全民事行为能力的。

（2）因受刑事处罚，自刑罚执

行完毕之日起至申请注册之日止不满 2 年的。

（3）受吊销医师执业证书行政处罚，自处罚决定之日起至申请注册之日止不满 2 年的。

（4）健康状况不适应或不能胜任医疗、预防、保健业务工作的。

（5）重新申请注册，考核不合格的。

（6）卫生部门规定不宜从事医疗、预防、保健业务的其他情形的。

四、执业医师的权利、义务和执业规则

1. 执业医师的权利

（1）在注册的执业范围内，进行医学诊查、疾病调查、医学处置、出具相应的医学证明文件，选择合理的医疗、预防、保健方案。

（2）按照国务院卫生行政部门规定的标准，获得与本人执业活动相当的医疗设备基本条件。

（3）从事医学研究、学术交流，参加专业学术团体。

（4）参加专业培训，接受医学继续教育。

（5）在执业活动中，人格尊严、人身安全不受侵犯。

（6）获取工资报酬和津贴，享受国家规定的福利待遇。

（7）对所在机构的医疗、预防、保健工作和卫生行政部门的工作提出意见和建议，依法参与所在机构的民主管理。

2. 执业医师的义务

（1）遵守法律、法规，遵守技术操作规范。

（2）树立敬业精神，遵守职业道德，履行医师职责，尽职尽责为患者服务。

（3）关心、爱护、尊重患者，保护患者的隐私。

（4）努力钻研业务，更新知识，提高专业技术水平。

（5）宣传卫生保健知识，对患者进行健康教育。

3. 医师执业规则

（1）医师实施医疗、预防、保健措施，签署有关医学证明文件，必须亲自诊查、调查，并按照规定及时填写医学文书，不得隐匿、伪造或者销毁医学文书及有关资料。医师不得出具与自己执业范围无关或者与执业类别不相符的医学证明文件。

（2）对急危患者，医师应当采取紧急措施及时进行诊治，不得拒绝急救处置。

（3）医师应当使用经国家有关部门批准使用的药品、消毒药剂和医疗器械。除正当治疗外，不得使用麻醉药品、医疗用毒性药品、精神药品和放射性药品。

（4）医师应当如实向患者或者其家属介绍病情，但应注意避免对患者产生不利后果。医师进行实验性临床医疗，应当经医院批准并征得患者本人或者其家属同意。

（5）医师不得利用职务之便，索取、非法收受患者财物或者牟取其他不正当利益。

（6）遇有自然灾害、传染病流行、突发重大伤亡事故及其他严重威胁人民生命健康的紧急情况时，医师应当服从县级以上人民政府卫生行政部门的调遣。

（7）医师发生医疗事故或者发现传染病疫情时，应当依照有关规定及时向所在地机构或者卫生行政部门报告。医师发现患者涉嫌伤害事件或者非正常死亡时，应当按照有关规定向有关部门报告。

（8）执业助理医师应当在执业医师的指导下，在医疗、预防、保健机构中按照其执业类别执业。在乡、民族乡、镇的医疗、预防、保健机构中工作的执业助理医师，可以根据医疗诊治的情况和需要，独

立从事一般的执业活动。

五、《执业医师法》规定的法律责任

1. 民事责任 医师在医疗、预防、保健工作中造成事故的，依照法律或国家有关规定处理。未经批准擅自开办医疗机构行医或者非医师行医，给患者造成损害的，依法承担赔偿责任。

2. 行政责任

（1）以不正当手段取得医师执业证书的，予以吊销。

（2）《执业医师法》第三十七条规定，医师在执业活动中，有下列行为之一的，由县级以上人民政府卫生行政部门给予警告或责令暂停6个月以上1年以下执业活动；情节严重的，吊销执业证书：①违反制度或规范，造成医疗事故的。②不负责任延误抢救，造成严重后果的。③造成医疗责任事故的。④未经亲自诊查，签署诊断文件的。⑤伪造销毁医学资料的。⑥使用未取得批准的药品、器械的。⑦不按照规定使用麻醉药品、医疗用毒性药品、精神药品和放射性药品的。⑧未经同意，擅自进行实验性临床医疗的。⑨泄露患者隐私，造成严重后果的。⑩索取财物或谋取不正当利益的。⑪发生紧急情况时，不服从卫生行政部门调遣的。⑫发生医疗事故不按照规定报告的。

未经批准擅自开办医疗机构行医或非医师行医的，予以取缔，没收其违法所得及其药品、器械，处10万元以下的罚款；对医生吊销其执业证书。

（4）医疗、预防、保健机构对属于注销情形而未履行报告职责的，给予警告、行政处分。

（5）卫生行政部门工作人员弄虚作假、玩忽职守，尚不构成犯罪的，给予行政处分。

（6）阻碍医师依法执业，干扰医师正常工作、生活的，依照治安管理处罚的规定处罚。

3. 刑事责任 包括医疗事故罪、非法行医罪和非法进行节育手术罪。

第四单元 《中华人民共和国药品管理法》

一、概述

1.《药品管理法》的立法目的 加强药品监督管理，保证药品质量，保障公众用药安全，维护人民身体健康和用药的合法权益。

2. 药品的法定含义 药品是指用于预防、治疗、诊断人的疾病，有目的地调节人的生理机能并规定有适应证或者功能主治、用法和用量的物质。

3. 药品必须符合法定要求 ①药品生产、经营企业是合法的生产、经营企业。②生产药品须经国务院药品监督管理部门批准并发给药品批准文号。③药品必须符合国家药品标准。

二、禁止生产（包括配制）、销售假药与劣药

1. 禁止生产（包括配制）、销售假药 有下列情形之一的，为假药：

（1）药品所含成分与国家药品标准规定的成分不符的。

（2）以非药品冒充药品或者以他种药品冒充此种药品的。

（3）变质的药品。

（4）药品所标明的适应证或者功能主治超出规定的。

2. 禁止生产（包括配制）、销售劣药 有下列情形之一的，为劣药：

（1）药品成分的含量不符合国家药品标准。

（2）被污染的药品。

（3）未标明或者更改有效期的

药。

（4）未注明或者更改产品批号的药品。

（5）超过有效期的药品。

（6）擅自添加防腐剂、辅料的药品。

（7）其他不符合药品标准的药品。

三、特殊药品的管理

1. 特殊药品的分类　麻醉药品、精神药品、医疗用毒性药品、放射性药品。

2. 麻醉药品和精神药品管理的相关规定

（1）《麻醉药品和精神药品管理条例》的相关规定：①国家对麻醉药品药用原植物以及麻醉药品和精神药品实行管制。②麻醉药品和第一类精神药品不得零售；禁止使用现金进行麻醉药品和精神药品交易，但是个人合法购买麻醉药品和精神药品的除外。③第二类精神药品零售企业应当凭执业医师出具的处方，按规定剂量销售，并将处方保存2年备查；禁止超剂量或者无处方销售第二类精神药品；不得向未成年人销售第二类精神药品。

（2）《处方管理办法》的相关规定：①麻醉药品、第一类精神药品：注射剂，每张处方为1次常用量；控缓释制剂，每张处方不得超过7日常用量；其他剂型，每张处方不得超过3日常用量。②第二类精神药品：一般每张处方不得超过7日常用量。③为门（急）诊癌症疼痛患者和中、重度慢性疼痛患者开具的麻醉药品、第一类精神药品：注射剂，每张处方不得超过3日常用量；控缓释制剂，每张处方不得超过15日常用量；其他剂型，每张处方不得超过7日常用量。④对于需要特别加强管制的麻醉药品：盐酸二氢埃托啡为1次常用量，

仅限于二级以上医院内使用；盐酸哌替啶处方为1次常用量，仅限于医疗机构内使用。⑤普通处方、急诊处方、儿科处方保存期为1年；医疗用毒性药品、第二类精神药品处方保存期限为2年；麻醉药品和第一类精神药品处方保存期限为3年。

3. 医疗用毒性药品管理的相关规定　医疗单位供应和调配毒性药品，凭医师签名的正式处方。每次处方剂量不得超过2日极量。

四、《药品管理法》及相关法规、规章对医疗机构及其人员的有关规定

1. 医疗机构药品使用的管理规定

（1）医疗机构配制的制剂，批准后方可配制、进行质量检验，不得在市场上销售。

（2）医疗机构购进药品，必须建立并执行进货检查验收制度；必须有药品购进记录。

（3）医疗机构向患者提供的药品应当与诊疗范围相适应，个人设置的医疗机构不得配备常用药品和急救药品以外的其他药品。

2. 处方的管理规定　①全程监督管理。②处方应当遵循安全、有效、经济的原则。③处方书写要求：患者一般情况、临床诊断。④每张处方限于一名患者。⑤字迹清楚，不得涂改。⑥药品名称应当使用规范的中文名称书写。⑦患者年龄应当填写实足年龄。⑧中药饮片应当单独开具处方。⑨每张处方不得超过5种药品。⑩药品用法、用量应当按照规定使用，特殊情况注明原因并再次签名。⑪不得自行编制药品缩写名称或是使用药品代号。⑫注明临床诊断。⑬开具处方后的空白处应画一斜线以示处方完毕。⑭处方医师的签名式样和专用签章

不得任意改动。

3. 关于禁止药品购销中账外暗中给予、收受回扣或者其他利益的规定 禁止药品的生产企业、经营企业和医疗机构在药品购销中账外暗中给予、收受回扣或者其他利益。

五、《药品管理法》规定的法律责任

1. 民事责任 药品的生产企业、经营企业、医疗机构违反本法规定，给药品使用者造成损害的，依法承担赔偿责任。

2. 行政责任

（1）生产、销售假药的，没收违法生产、销售的药品和违法所得，责令停产停业整顿，吊销药品批准证明文件，并处违法生产、销售的药品货值金额十五倍以上三十倍以下的罚款；货值金额不足十万元的，按十万元计算。

（2）生产、销售劣药的，没收违法生产、销售的药品和违法所得，并处违法生产、销售的药品货值金额十倍以上二十倍以下的罚款。违法生产、批发的药品货值金额不足十万元的，按十万元计算。违法零售的药品货值金额不足一万元的，按一万元计算。

（3）药品使用单位使用假药、劣药的，按照销售假药、零售劣药的规定处罚。

（4）医疗机构违反本法规定，将其配制的制剂在市场上销售的，责令改正，没收违法销售的制剂和违法所得，并处违法销售制剂货值金额二倍以上五倍以下的罚款。

3. 刑事责任 生产、销售假药、劣药，构成犯罪的，依法追究刑事责任。

4. 有关单位或者个人在药品购销中违法给予、收受回扣应承担的法律责任 医疗机构的负责人、药品采购人员、医师、药师等有关人员收受药品上市许可持有人、药品生产企业、药品经营企业或者代理人给予的财物或者其他不正当利益的，由卫生健康主管部门或者本单位给予处分，没收违法所得；情节严重的，还应当吊销其执业证书。

第五单元 《中华人民共和国传染病防治法》

一、概述

1.《传染病防治法》的立法目的 预防、控制和消除传染病的发生与流行，保障人体健康，保障公共卫生。

2. 我国对传染病防治实行的方针 国家对传染病防治实行预防为主的方针，防治结合，分类管理，依靠科学，依靠群众。

3. 法定传染病的分类 《传染病防治法》根据传染病的传播方式、速度及对人类危害的程度不同，将其分为甲、乙、丙三类。

甲类传染病的病种包括鼠疫、霍乱，共2种，为强制管理传染病。

乙类传染病的病种有传染性非典型肺炎、艾滋病、病毒性肝炎、脊髓灰质炎、人感染高致病性禽流感、麻疹、流行性出血热、狂犬病、流行性乙型脑炎、登革热、炭疽、细菌性和阿米巴性痢疾、肺结核、伤寒和副伤寒、流行性脑脊髓膜炎、百日咳、白喉、新生儿破伤风、猩红热、布鲁菌病、淋病、梅毒、钩端螺旋体病、血吸虫病、疟疾、H7N9禽流感，共26种，为严格管理传染病。

丙类传染病的病种有流行性感冒、流行性腮腺炎、风疹、急性出血性结膜炎、麻风病、流行性和地方性斑疹伤寒、黑热病、包虫病、丝虫病、除流行性和地方性伤寒和副伤寒外的感染性腹泻病、手足口

病，共 11 种，为监测管理传染病。

对乙类传染病中传染性非典型肺炎、炭疽中的肺炭疽和新型冠状病毒肺炎，采取本法所称甲类传染病的预防、控制措施。

二、传染病预防与疫情报告

1. 国家建立传染病预防的相关制度 ①国家实行有计划的预防接种制度。②国家建立传染病监测制度。③国家建立传染病预警制度。④国家建立传染病菌种、毒种库。

2. 各级医疗机构和疾病预防控制机构在传染病预防控制中的职责

（1）各级医疗机构必须严格执行国务院卫生行政部门规定的管理制度、操作规范，防止传染病的医源性感染和医院感染。

（2）各级疾病预防控制机构在传染病预防控制中履行下列职责：①实施传染病预防控制规划、计划和方案。②收集、分析和报告传染病监测信息，预测趋势。③开展调查、现场处理及其效果评价。④开展传染病实验室检测、诊断、病原学鉴定。⑤实施免疫规划。⑥普及传染病防治知识。⑦指导、培训开展传染病监测工作。⑧提供技术咨询。

3. 传染病疫情报告 遵循疫情报告属地管理原则，按照国务院卫生行政部门规定的内容、程序、方式和时限报告。个人发现传染病患者或者疑似传染病患者时，应当及时向附近的疾病预防控制机构或者医疗机构报告。

4. 传染病疫情的通报和公布

（1）向本行政区域内的疾病预防控制机构和医疗机构通报传染病疫情以及监测、预警的相关信息。

（2）国家建立传染病疫情信息公布制度。国务院卫生行政部门定期公布全国传染病疫情信息。

三、传染病疫情控制措施及医疗救治

1. 医疗机构发现传染病时应采取的措施 隔离治疗，隔离期限根据医学检查结果确定。

2. 疾病预防控制机构发现或接到传染病疫情报告时应采取的措施 进行流行病学调查，提出划定疫点、疫区的建议，卫生处理被污染的场所，向卫生行政部门提出疫情控制方案。

3. 各级政府部门在传染病发生时应采取的紧急措施 按照预防、控制预案进行防治，切断传染病的传播途径；甲类、乙类传染病暴发、流行时，宣布本行政区域部分或者全部为疫区。

4. 医疗救治 设置传染病医院；对使用的医疗器械进行消毒；一次性医疗器具在使用后予以销毁；提供医疗救护、现场救援和接诊治疗，书写病历记录，并妥善保管；医疗机构应当实行传染病预检、分诊制度。

四、相关机构及其人员违反《传染病防治法》有关规定应承担的法律责任

1. 民事责任 ①尊重传染病患者隐私权。②不得歧视传染病患者。③违反《传染病防治法》规定，应承担民事责任。

2. 行政责任 医疗机构违反本法规定的下列情形之一的，依法追究其行政责任：①未依法履行传染病监测职责的。②未依法履行传染病疫情报告、通报职责的。③未主动收集传染病疫情信息，或者未及时进行分析核实的。④故意泄露传染病患者有关信息、资料的。⑤未对本单位内被病原体污染的场所、物品以及医疗废物实施消毒或者无害化处置的。⑥一次使用的医疗器具

未予销毁，再次使用的。⑦未按照规定保管医学记录资料的。

3. 刑事责任 引起甲类传染病传播者或者有传播危险的处 3 年以下有期徒刑或者拘役；后果特别严重的，处 3 年以上 7 年以下有期徒刑。

第六单元 《突发公共卫生事件应急条例》

一、概述

1. 突发公共卫生事件的概念 突发公共卫生事件（以下简称"突发事件"）是指突然发生，造成或者可能造成社会公众健康严重损害的重大传染病疫情、群体性不明原因疾病、重大食物和职业中毒，以及其他严重影响公众健康的事件。

2. 突发公共卫生事件应急工作的方针及原则

（1）方针：预防为主，常备不懈。

（2）原则：统一领导，分级负责，反应及时，措施果断，依靠科学，加强合作。

二、突发公共卫生事件的预防与应急准备

1. 突发公共卫生事件应急预案的制定与预案的主要内容 突发事件应急预案的内容主要包括突发事件应急处理指挥部的组成、相关部门的职责，突发事件的监测与预警，信息的收集、分析、报告、通报，现场控制，应急调度等。

2. 突发事件预防控制体系 国家建立统一的突发事件预防控制体系；县级以上人民政府建立和完善突发事件监测与预警系统；县级以上卫生行政部门指定机构负责开展突发事件的日常监测。

三、突发公共卫生事件的报告与

信息发布

1. 突发公共卫生事件应急报告制度与报告情形

（1）国家建立突发事件应急报告制度：国务院卫生行政主管部门制定突发事件应急报告规范，建立重大、紧急疫情信息报告系统。

（2）突发事件的报告情形和报告时限要求：突发事件监测机构、医疗卫生机构和有关单位发现有下列情形之一的，应当在 2 小时内向所在地县级人民政府卫生行政部门报告：①发生或者可能发生传染病暴发、流行的。②发生或者发现不明原因的群体性疾病的。③发生传染病菌种、毒种丢失的。④发生或者可能发生重大食物和职业中毒事件的。

2. 突发公共卫生事件的信息发布 国务院卫生行政主管部门负责向社会发布突发事件的信息。

四、突发公共卫生事件的应急处理

1. 应急预案的启动 突发事件发生后，卫生行政主管部门应对突发事件进行综合评估，由国务院卫生行政主管部门报国务院批准后实施。

2. 应急预案的实施 医疗卫生机构、监测机构和科学研究机构开展相关的科学研究工作。突发事件应急处理指挥部有权紧急调集人员、储备的物资、交通工具及相关设施、设备，必要时实行封锁。工作人员应按照规定，采取卫生防护措施，对传染病病人提供医疗救护和现场救援，防止交叉感染和污染，采取医学观察措施，依法报告。有关部门、医疗卫生机构应当对传染病病人做到早发现、早报告、早隔离、早治疗，切断传播途径，防止扩散。

五、《突发公共卫生事件应急条

例》规定的法律责任

1. 医疗机构违反《突发公共卫生事件应急条例》规定应追究的法律责任 医疗卫生机构未依照规定履行报告职责，隐瞒、缓报或者谎报的；未依照规定及时采取控制措施的；未依照规定履行突发事件监测职责的、拒绝接诊病者的、拒不服从突发事件应急处理指挥部调度的，由卫生行政主管部门给予警告。情节严重的吊销"医疗机构执业许可证"，对主要负责人给予降级或者撤职处分；造成严重危害后果的，依法追究刑事责任。

2. 在突发事件处理工作中有关单位和个人未履行职责应承担的法律责任 有关单位和个人未依照规定履行报告职责，隐瞒、谎报，阻碍公务，不配合调查者，对有关责任人员依法给予行政处分或者纪律处分。构成犯罪的，依法追究刑事责任。

3. 在突发事件发生期间扰乱公共秩序应追究的法律责任 在突发事件发生期间，散布谣言、扰乱社会秩序的，依法给予行政处罚。构成犯罪的，依法追究刑事责任。

第七单元 《医疗纠纷预防和处理条例》

一、概述

1. 医疗纠纷的概念 本条例所称医疗纠纷，是指医患双方因诊疗活动引发的争议。

2. 医疗纠纷的处理原则 处理医疗纠纷，应当遵循公平、公正、及时的原则，实事求是，依法处理。

3. 医疗纠纷的合作共治中的部门责任 县级以上人民政府应当加强对医疗纠纷预防和处理工作的领导、协调，将其纳入社会治安综合治理体系，建立部门分工协作机制，督促部门依法履行职责。

卫生主管部门负责指导、监督医疗机构做好医疗纠纷的预防和处理工作，引导医患双方依法解决医疗纠纷。司法行政部门负责指导医疗纠纷人民调解工作。公安机关依法维护医疗机构治安秩序，查处、打击侵害患者和医务人员，以及扰乱医疗秩序等违法犯罪行为。财政、民政、保险监督管理等部门和机构按照各自职责做好医疗纠纷预防和处理的有关工作。

二、医疗纠纷的预防

1. 预防医疗纠纷的原则 医疗机构及其医务人员在诊疗活动中应当以患者为中心，加强人文关怀，严格遵守医疗卫生法律、法规、规章和诊疗相关规范、常规，恪守职业道德。

医疗机构应当对其医务人员进行医疗卫生法律、法规、规章和诊疗相关规范、常规的培训，并加强职业道德教育。

2. 医疗机构的职责 医疗机构应当制定并实施医疗质量安全管理制度，设置医疗服务质量监控部门或者配备专(兼)职人员，加强对诊断、治疗、护理、药事、检查等工作的规范化管理，优化服务流程，提高服务水平。

医疗机构应当加强医疗风险管理，完善医疗风险的识别、评估和防控措施，定期检查措施落实情况，及时消除隐患。

医疗机构应当按照国务院卫生主管部门制定的医疗技术临床应用管理规定，开展与其技术能力相适应的医疗技术服务，保障临床技术安全，降低医疗风险；采用医疗新技术的，应当开展技术评估和伦理审查，确保安全有效、符合伦理。

医疗机构应当依照有关法律、

法规的规定，严格执行药品、医疗器械、消毒药剂、血液等的进货查验、保管等制度。禁止使用无合格证明件、过期等不合格的药品、医疗器械、消毒药剂、血液等。

3. 医务人员的责任　医务人员在诊疗活动中应当向患者说明病情和医疗措施。需要实施手术、或者开展临床试验等存在一定危险性、可能产生不良后果的特殊检查、特殊治疗的，医务人员应当及时向患者说明医疗风险、替代医疗方案等情况，并取得其书面同意；在患者处于昏迷等无法自主作出决定的状态或者病情不宜向患者说明等情形下，应当向患者的近亲属说明，并取得其书面同意。

紧急情况下不能取得患者或者其近亲属意见的，经医疗机构负责人或者授权的负责人批准，可以立即实施相应的医疗措施。

4. 患者的权利与义务　患者有权查阅、复制其门诊病历、住院志、体温单、医嘱单、化验单（检验报告）、医学影像检查资料、特殊检查同意书、手术同意书、手术及麻醉记录、病理资料、护理记录、医疗费用及国务院卫生主管部门规定的其他属于病历的全部资料。

患者要求复制病历资料的，医疗机构应当提供复制服务，并在复制的病历资料上加盖证明印记。复制病历资料时，应当有患者或者其近亲属在场。医疗机构应患者的要求为其复制病历资料，可以收取工本费，收费标准应当公开。

患者死亡的，其近亲属可以依照本条例的规定，查阅、复制病历资料。

患者应当遵守医疗秩序和医疗机构有关就诊、治疗、检查的规定，如实提供与病情有关的信息，配合医务人员开展诊疗活动。

三、医疗纠纷的处理

1. 医疗纠纷的处理途径　发生医疗纠纷，医患双方可以通过下列途径解决：①双方自愿协商。②申请人民调解。③申请行政调解。④向人民法院提起诉讼。⑤法律、法规规定的其他途径。

2. 医疗纠纷中患者的权利　发生医疗纠纷，医疗机构应当告知患者或者其近亲属下列事项：①解决医疗纠纷的合法途径。②有关病历资料、现场实物封存和启封的规定。③有关病历资料查阅、复制的规定。

患者死亡的，还应当告知其近亲属有关尸检的规定。

3. 病历资料、现场实物等的封存与处理　发生医疗纠纷需要封存、启封病历资料的，应当在医患双方在场的情况下进行。封存的病历资料可以是原件，也可以是复制件，由医疗机构保管。病历尚未完成需要封存的，对已完成病历先行封存；病历按照规定完成后，再对后续完成部分进行封存。医疗机构应当对封存的病历开列封存清单，由医患双方签字或者盖章，各执一份。

病历资料封存后医疗纠纷已经解决，或者患者在病历资料封存满3年未再提出解决医疗纠纷要求的，医疗机构可以自行启封。

疑似输液、输血、注射、用药等引起不良后果的，医患双方应当共同对现场实物进行封存、启封，封存的现场实物由医疗机构保管。需要检验的，应当由双方共同委托依法具有检验资格的检验机构进行检验；双方无法共同委托的，由医疗机构所在地县级人民政府卫生主管部门指定。

疑似输血引起不良后果，需要对血液进行封存保留的，医疗机构应当通知提供该血液的血站派员到场。

现场实物封存后医疗纠纷已经解决，或者患者在现场实物封存满3年未再提出解决医疗实物纠纷要求的，医疗机构可以自行启封。

4. 医疗纠纷的人民调解　申请医疗纠纷人民调解的，由医患双方共同向医疗纠纷人民调解委员会提出申请。一方申请调解的，医疗纠纷人民调解委员会在征得另一方同意后进行调解。

申请人可以书面或者口头的形式申请调解。书面申请的，申请书应当载明申请人的基本情况、申请调解的争议事项和理由等；口头申请的，医疗纠纷人民调解员应当场记录申请人的基本情况、申请调解的争议事项和理由等，并经申请人签字确认。

医疗纠纷人民调解委员会获悉医疗机构内发生重大医疗纠纷，可以主动开展工作，引导医患双方申请调解。

当事人已经向人民法院提起诉讼并且已被受理，或者已经申请卫生主管部门调解并且已被受理的，医疗纠纷人民调解委员会不予受理；已经受理的，终止调解。

设立医疗纠纷人民调解委员会，应当遵守《中华人民共和国人民调解法》的规定，并符合本地区实际需要。医疗纠纷人民调解委员会应当自设立之日起30个工作日内向所在地县级以上地方人民政府司法行政部门备案。

医疗纠纷人民调解委员会调解医疗纠纷时，可以根据需要咨询专家，并可以从本条例第三十五条规定的专家库中选取专家。

5. 医疗损害鉴定　医疗纠纷人民调解委员会调解医疗纠纷，需要进行医疗损害鉴定以明确责任的，由医患双方共同委托医学会或者司法鉴定机构进行鉴定，也可以经医患双方同意，由医疗纠纷人民调解

委员会委托鉴定。

医学会或者司法鉴定机构接受委托从事医疗损害鉴定，应当鉴定事项所涉专业的临床医学、法医学等专业人员进行鉴定；医学会或者司法鉴定机构没有相关专业人员的，应当从本条例规定的专家库中抽取相关专业专家进行鉴定。

医学会或者司法鉴定机构开展医疗损害鉴定，应当执行规定的标准和程序，尊重科学，恪守职业道德，对出具的医疗损害鉴定意见负责，不得出具虚假鉴定意见。医疗损害鉴定的具体管理办法由国务院卫生、司法行政部门共同制定。

鉴定费预先向医患双方收取，最终按照责任比例承担。

医疗损害鉴定专家库由设区的市级以上人民政府卫生、司法行政部门共同设立。专家库应当包含医学、法学、法医学等领域的专家。聘请专家进入专家库，不受行政区域的限制。

医学会、司法鉴定机构作出的医疗损害鉴定意见应当载明并详细论述下列内容：①是否存在医疗损害以及损害程度。②是否存在医疗过错。③医疗过错与医疗损害是否存在因果关系。④医疗过错在医疗损害中的责任程度。

6. 医疗纠纷的行政调解　医患双方申请医疗纠纷行政调解的，应当参照本例的规定向医疗纠纷发生地县级人民政府卫生主管部门提出申请。卫生主管部门应当自收到申请之日起5个工作日内作出是否受理的决定。当事人已经向人民法院提起诉讼并且已被受理，或者已经申请医疗纠纷人民调解委员会调解并且已被受理的，卫生主管部门不予受理；已经受理的，终止调解。

卫生主管部门应当自受理之日起30个工作日内完成调解。需要鉴定的，鉴定时间不计入调解期限。

超过调解期限未达成调解协议的，视为调解不成。

四、法律责任

1. 医疗机构的法律责任 医疗机构篡改、伪造、隐匿、毁灭病历资料的，对直接负责的主管人员和其他直接责任人员，由县级以上人民政府卫生主管部门给予或者责令给予降低岗位等级或者撤职的处分，对有关医务人员责令暂停6个月以上1年以下执业活动；造成严重后果的，对直接负责的主管人员和其他直接责任人员给予或者责令给予开除的处分，对有关医务人员由原发证部门吊销执业证书；构成犯罪的，依法追究刑事责任。

医疗机构将未通过技术评估和伦理审查的医疗新技术应用于临床的，由县级以上人民政府卫生主管部门没收违法所得，并处5万元以上10万元以下罚款，对直接负责的主管人员和其他直接责任人员给予或者责令给予降低岗位等级或者撤职的处分，对有关医务人员责令暂停6个月以上1年以下执业活动；情节严重的，对直接负责的主管人员和其他直接责任人员给予或者责令给予开除的处分，对有关医务人员由原发证部门吊销执业证书；构成犯罪的，依法追究刑事责任。

2. 医务人员的法律责任 医疗机构及其医务人员有下列情形之一的，由县级以上人民政府卫生主管部门责令改正，给予警告，并处1万元以上5万元以下罚款；情节严重的，对直接负责的主管人员和其他直接责任人员给予或者责令给予降低岗位等级或者撤职的处分，对有关医务人员可以责令暂停1个月以上6个月以下执业活动；构成犯罪的，依法追究刑事责任：①未按规定制定和实施医疗质量安全管理制度。②未按规定告知患者病情、

医疗措施、医疗风险、替代医疗方案等。③开展具有较高医疗风险的诊疗活动，未提前预备应对方案防范突发风险。④未按规定填写、保管病历资料，或者未按规定补记抢救病历。⑤拒绝为患者提供查阅、复制病历资料服务。⑥未建立投诉接待制度，或者统一投诉管理部门或者配备专（兼）职人员。⑦未按规定封存、保管、启封病历资料和现场实物。⑧未按规定向卫生主管部门报告重大医疗纠纷。⑨其他未履行本条例规定义务的情形。

3. 鉴定机构、尸检机构的法律责任 医学会、司法鉴定机构出具虚假医疗损害鉴定意见的，由县级以上人民政府卫生、司法行政部门依据职责没收违法所得，并处5万元以上10万元以下罚款，对该医学会、司法鉴定机构和有关鉴定人员责令暂停3个月以上1年以下医疗损害鉴定业务，对直接负责的主管人员和其他直接责任人员给予或者责令给予降低岗位等级或者撤职的处分；情节严重的，该医学会、司法鉴定机构和有关鉴定人员5年内不得从事医疗损害鉴定业务或者撤销登记，对直接负责的主管人员和其他直接责任人员给予或者责令给予开除的处分；构成犯罪的，依法追究刑事责任。

尸检机构出具虚假尸检报告的，由县级以上人民政府卫生、司法行政部门依据职责没收违法所得，并处5万元以上10万元以下罚款，对该尸检机构和有关尸检专业技术人员责令暂停3个月以上1年以下尸检业务，对直接负责的主管人员和其他直接责任人员给予或者责令给予降低岗位等级或者撤职的处分；情节严重的，撤销该尸检机构和有关尸检专业技术人员的尸检资格，对直接负责的主管人员和其他直接责任人员给予或者责令给予开除的

处分；构成犯罪的，依法追究刑事责任。

4. 医疗纠纷人民调解员的法律责任 医疗纠纷人民调解员有下列行为之一的，由医疗纠纷人民调解委员会给予批评教育、责令改正；情节严重的，依法予以解聘：①偏袒一方当事人。②侮辱当事人。③索取、收受财物或者牟取其他不正当利益。④泄露医患双方个人隐私等事项。

5. 卫生行政机关及人员的法律责任 县级以上人民政府卫生主管部门和其他有关部门及其工作人员在医疗纠纷预防和处理工作中，不履行职责或者滥用职权、玩忽职守、徇私舞弊的，由上级人民政府卫生等有关部门或者监察机关责令改正；依法对直接负责的主管人员和其他直接责任人员给予处分；构成犯罪的，依法追究刑事责任。

第八单元 《中华人民共和国中医药法》

一、概述

1.《中医药法》制定目的、适用范围

（1）制定目的：为了继承和弘扬中医药，保障和促进中医药事业发展，保护人民健康，制定本法。

（2）适用范围：本法所称中医药，是包括汉族和少数民族医药在内的我国各民族医药的统称，是反映中华民族对生命、健康和疾病的认识，具有悠久历史传统和独特理论及技术方法的医药学体系。

2. 发展中医药事业的原则、方针 中医药事业是我国医药卫生事业的重要组成部分。国家大力发展中医药事业，实行中西医并重的方针，建立符合中医药特点的管理制度，充分发挥中医药在我国医药卫

生事业中的作用。

发展中医药事业应当遵循中医药发展规律，坚持继承和创新相结合，保持和发挥中医药特色和优势，运用现代科学技术，促进中医药理论和实践的发展。

国家鼓励中医、西医相互学习，相互补充，协调发展，发挥各自优势，促进中西医结合。

二、中医药服务

1. 中医药服务体系和能力建设 县级以上人民政府应当将中医药机构建设纳入医疗机构设置规划，举办规模适宜的中医医疗机构，扶持有中医药特色和优势的医疗机构发展。合并、撤销政府举办的中医医疗机构或者改变其中医医疗性质，应当征求上一级人民政府中医药主管部门的意见。

政府举办的综合医院、妇幼保健机构和有条件的专科医院、社区卫生服务中心、乡镇卫生院，应当设置中医药科室。

县级以上人民政府应当采取措施，增强社区卫生服务站和村卫生室提供中医药服务的能力。

国家支持社会力量举办中医医疗机构。社会力量举办的中医医疗机构在准入、执业、基本医疗保险、科研教学、医务人员职称评定等方面享有与政府举办的中医医疗机构同等的权利。

2. 中医诊所、中医医师的准入管理制度 举办中医医疗机构应当按照国家有关医疗机构管理的规定办理审批手续，并遵守医疗机构管理的有关规定。

举办中医诊所的，将诊所的名称、地址、诊疗范围、人员配备情况等报所在地县级人民政府中医药主管部门备案后即可开展执业活动。中医诊所应当将本诊所的诊疗范围、中医医师的姓名及其执业范围在诊

所的明显位置公示，不得超出备案范围开展医疗活动。具体办法由国务院中医药主管部门拟订，报国务院卫生行政部门审核、发布的方式或者在医疗机构内从事中医医疗活动。国务院中医药主管部门应当根据中医药技术方法的安全风险拟订本款规定人员的分类考核办法，报国务院卫生行政部门审核、发布。

从事中医医疗活动的人员应当依照《中华人民共和国执业医师法》的规定，通过中医医师资格考试取得中医医师资格，并进行执业注册。中医医师资格考试的内容应当体现中医药特点。

以师承方式学习中医或者经多年实践，医术确有专长的人员，由至少两名中医医师推荐，经省、自治区、直辖市人民政府中医药主管部门组织实践技能和效果考核合格后，即可取得中医医师资格；按照考核内容进行执业注册后，即可在注册的执业范围内，以个人开业的方式或者在医疗机构内从事中医医疗活动。

3. 保持中医药服务的特色 开展中医药服务，应当以中医药理论为指导，运用中医药技术方法，并符合国务院中医药主管部门制定的中医药服务基本要求。

4. 中医药服务的政策支持、保障 县级以上人民政府应当发展中医药服务、保健服务，并按照国家有关规定将其纳入基本公共卫生服务项目统筹实施。县级以上人民政府应当发挥中医药在突发公共卫生事件应急工作中的作用，加强中医药应急物资、设备、设施、人才资源储备。医疗卫生机构应当在疾病预防与控制中积极运用中医药理论和技术方法。

5. 中医医疗广告管理 医疗机构发布中医医疗广告，应当经所在地省、自治区、直辖市人民政府中

医药主管部门审查批准；未经审查批准，不得发布。发布的中医医疗广告内容应当与经审查批准的内容相符合，并符合《中华人民共和国广告法》的有关规定。

6. 中医药服务的监督 县级以上人民政府中医药主管部门应当加强对中医药服务的监督检查，并将下列事项作为监督检查的重点：

（1）中医医疗机构、中医医师是否超出规定的范围开展医疗活动。

（2）开展中医药服务是否符合国务院中医药主管部门制定的中医药服务基本要求。

（3）中医医疗广告发布行为是否符合本法的规定。

中医药主管部门依法开展监督检查，有关单位和个人应当予以配合，不得拒绝或者阻挠。

三、中药保护与发展

1. 中药材质量管理制度

国家制定中药材种植养殖、采集、贮存和初加工的技术规范、标准，加强对中药材生产流通全过程的质量监督管理，保障中药材质量安全。

国家鼓励发展中药材规范化种植养殖，严格管理农药、肥料等农业投入品的使用，禁止在中药材种植过程中使用剧毒、高毒农药，支持中药材良种繁育，提高中药材质量。

国家建立道地中药材评价体系，支持道地中药材品种选育，扶持道地中药材生产基地建设，加强道地中药材生产基地生态环境保护，鼓励采取地理标志产品保护等措施保护道地中药材。

国务院药品监督管理部门应当组织并加强对中药材质量的监测，定期向社会公布监测结果。国务院有关部门应当协助做好中药材质量监测有关工作。

采集、贮存中药材，以及对中药材进行初加工，应当符合国家有关技术规范、标准和管理规定。

国家鼓励发展中药材现代流通体系，提高中药材包装、仓储等技术水平，建立中药材流通追溯体系。药品生产企业购进中药材应当建立进货查验记录制度。中药材经营者应当建立进货查验和购销记录制度，并标明中药材产地。

2. 中药饮片管理制度

国家保护中药饮片传统炮制技术和工艺，支持中药饮片炮制中药饮片，鼓励运用现代科学技术开展中药饮片炮制技术研究。

对市场上没有供应的中药饮片，医疗机构可以根据本医疗机构医师处方的需要，在本医疗机构内炮制、使用。医疗机构应当遵守中药饮片炮制的有关规定，对其炮制的中药饮片的质量负责，保证药品安全。医疗机构炮制中药饮片，应当向所在地设区的市级人民政府药品监督管理部门备案。

根据临床用药需要，医疗机构可以凭本医疗机构医师的处方对中药饮片进行再加工。

3. 促进中药制剂发展管理制度

国家鼓励和支持中药新药的研制和生产。国家保护传统中药加工技术和工艺，支持传统剂型中成药的生产，鼓励运用现代科学技术研究开发传统中成药。

生产符合国家规定条件的来源于古代经典名方的中药复方制剂，在申请药品批准文号时，可以仅提供非临床安全性研究资料。具体管理办法由国务院药品监督管理部门会同中医药主管部门制定。

国家鼓励医疗机构根据本医疗机构临床用药需要配制和使用中药制剂，支持应用传统工艺配制中药制剂，支持以中药制剂为基础研制中药新药。

医疗机构配制中药制剂，应当依照《中华人民共和国药品管理法》的规定取得医疗机构制剂许可证，或者委托取得药品生产许可证的药品生产企业、取得医疗机构制剂许可证的其他医疗机构配制中药制剂。委托配制中药制剂，应当向委托方所在地省、自治区、直辖市人民政府药品监督管理部门备案。

医疗机构对其配制的中药制剂的质量负责；委托配制中药制剂的，委托方和受托方对所配制的中药制剂的质量分别承担相应责任。

医疗机构配制的中药制剂品种，应当依法取得制剂批准文号。但是，仅应用传统工艺配制的中药制剂品种，向医疗机构所在地省、自治区、直辖市人民政府药品监督管理部门备案后即可配制，不需要取得制剂批准文号。

医疗机构应当加强对备案的中药制剂品种的不良反应监测，并按照国家有关规定定进行报告。药品监督管理部门应当加强对备案的中药制剂品种配制、使用的监督检查。

四、中医药人才培养与科学研究、中医药传承与文化传播

1. 完善学历教育

国家完善中医药学校教育体系，支持专门实施中医药教育的高等学校、中等职业学校和其他教育机构的发展。中医药学校教育的培养目标、修业年限、教学形式、教学内容、教学评价与学术水平评价标准等，应当体现中医药学科特色，符合中医药学科发展规律。

2. 增强人才培养的针对性

国家加强对中医医师和城乡基层中医药专业技术人员的培养和培训。国家发展中西医结合教育，培养高层次的中西医结合人才。

3. 鼓励中医药师承教育

国家发展中医药师承教育，支持有丰富

临床经验和技术专长的中医医师、中药专业技术人员在执业、业务活动中带徒授业，传授中医药理论和技术方法，培养中医药专业技术人员。

4. 鼓励中医药科学研究　国家鼓励科研机构、高等学校、医疗机构和药品生产企业等，运用现代科学技术和传统中医药研究方法，开展中医药科学研究，加强中西医结合研究，促进中医药理论和技术方法的继承和创新。

5. 中医药传承　对具有重要学术价值的中医药理论和技术方法，省级以上人民政府中医药主管部门应当组织遴选本行政区域内的中医药学术传承项目和传承人，并为传承活动提供必要的条件。传承人应当开展传承活动，培养后继人才，收集整理并妥善保存相关的学术资料。属于非物质文化遗产代表项目的，依照《中华人民共和国非物质文化遗产法》的有关规定开展传承活动。

国家建立中医药传统知识保护数据库、保护名录和保护制度。

6. 中医药文化传播　县级以上人民政府应当加强中医药文化宣传，普及中医药知识，鼓励组织和个人创作中医药文化和科普作品。

开展中医药文化宣传和知识普及活动，应当遵守国家有关规定。任何组织或者个人不得对中医药作虚假、夸大宣传，不得冒用中医药名义牟取不正当利益。

广播、电视、报刊、互联网等媒体开展中医药知识宣传，应当聘请中医药专业技术人员进行。

五、保障措施与法律责任

1. 中医药事业发展的政策支持与条件保障　县级以上人民政府应当为中医药事业发展提供政策支持和条件保障，将中医药事业发展经费纳入本级财政预算。

县级以上人民政府及其有关部门应当按照法定价格管理权限，合理确定中医医疗服务的收费项目和标准，体现中医医疗服务成本和专业技术价值。

县级以上地方人民政府有关部门应当按照国家规定，将符合条件的中医医疗机构纳入基本医疗保险定点医疗机构范围，将符合条件的中医诊疗项目、中药饮片、中成药和医疗机构中药制剂纳入基本医疗保险基金支付范围。

2. 中医药标准体系　国家加强中医药标准体系建设，根据中医药特点对需要统一的技术要求制定标准并及时修订。中医药国家标准、行业标准由国务院有关部门依据职责制定或者修订，并在其网站上公布，供公众免费查阅。

国家推动建立中医药国际标准体系。

3. 中医药行政部门的法律责任　县级以上人民政府中医药主管部门及其他有关部门未履行本法规定的职责的，由本级人民政府或者上级人民政府有关部门责令改正；情节严重的，对直接负责的主管人员和其他直接责任人员，依法给予处分。

4. 中医医疗机构的法律责任　违反本法规定，中医诊所超出备案范围开展医疗活动的，由所在地县级人民政府中医药主管部门责令改正，没收违法所得，并处1万元以上3万元以下罚款；情节严重的，责令停止执业活动。

中医诊所被责令停止执业活动的，其直接负责的主管人员自处罚决定作出之日起5年内不得在医疗机构内从事管理工作。医疗机构聘用上述不得从事管理工作的人员从事管理工作的，由原发证部门吊销执业许可证或者由原备案部门责令停止执业活动。

5. 中医医师（考核取得）的法律责任 违反本法规定，经考核取得医师资格的中医医师超出注册的执业范围从事医疗活动的，由县级以上人民政府中医药主管部门责令暂停6个月以上1年以下执业活动，并处1万元以上3万元以下罚款；情节严重的，吊销执业证书。

第九单元 《医疗机构从业人员行为规范》

1. 总则 为规范医疗机构从业人员行为，根据医疗卫生有关法律法规、规章制度，结合医疗机构实际，制定本规范。

（1）管理人员：指在医疗机构及其内设各部门、科室从事计划、组织、协调、控制、决策等管理工作的人员。

（2）医师：指依法取得执业医师资格或执业助理医师资格，经注册在医疗机构从事医疗、预防、保健及临床、科研、教学等工作的人员。

（3）护士：指经执业注册取得护士执业证书，依法在医疗机构从事护理工作的人员。

2. 医疗机构从业人员基本行为规范 以人为本，践行宗旨；遵纪守法，依法执业；尊重患者，关爱生命；优质服务，医患和谐；廉洁自律，恪守医德；严谨求实，精益求精；爱岗敬业，团结协作；乐于奉献，热心公益。

3. 管理人员行为规范 牢固树立科学的发展观和正确的业绩观，提高服务水平；努力提高管理能力；科学、民主决策，自觉接受监督；遵循公平、公正、公开原则；严格落实医疗机构各项内控制度；建立健全医疗风险管理机制；尊重人才，恪尽职守，严格自律，发挥表率作用。

4. 医师行为规范 遵循医学科学规律，规范行医，对患者实行人文关怀，认真执行医疗文书书写与管理制度，依法履行法定报告职责，努力防范和控制医疗责任差错事件，不违规临床应用新的医疗技术，充分保障患者本人或其家属的知情同意权。

5. 护士行为规范 不断更新知识，提高专业技术能力和综合素质，尊重关心爱护患者，体现人文关怀，严格落实各项规章制度，为患者提供安全优质的护理服务，工作严谨、慎独，对执业行为负责，严格执行医嘱，按照要求及时准确、完整规范书写病历。

6. 医技人员行为规范 认真履行职责，积极配合临床诊疗，实施人文关怀，尊重患者，保护患者隐私，爱护仪器设备，正确运用医学术语，指导和帮助患者配合检查，对接触传染性物质或放射性物质的相关人员进行告知并给予必要的防护，合理采集、使用、保护、处置标本。

7. 药学技术人员行为规范 严格执行药品管理法律法规，科学指导合理用药，保障用药安全、有效。

8. 其他人员行为规范 热爱本职工作，认真履行岗位职责，增强为临床服务的意识，保障医疗机构正常运营。刻苦学习，钻研技术，熟练掌握本职业务技能，认真执行各项具体工作制度和技术操作常规。严格执行财务、物资、采购等管理制度，认真做好设备和物资的计划、采购、保管、报废等工作，廉洁奉公，不谋私利。严格执行临床教学、科研有关管理规定，保证患者医疗安全和合法权益，指导实习与进修人员严格遵守服务范围，不越权越级行医。严格执行医疗废物处理规定，不随意丢弃、倾倒、堆放、使用、买卖医疗废物。严格执行信息安全和医疗数据保密制度，加强医院信息系统药品、高值耗材统计功能管理，不随意泄露、买卖医学信息。勤俭节约，爱护公物，落实安全生产管理措施，保持医疗机构环境卫生，为患者提供安全整洁、舒适便捷、秩序良好的就医环境。

9. 实施与监督　医疗机构行政领导班子负责本规范的贯彻实施。主要责任人要以身作则，模范遵守本规范，同时抓好本单位的贯彻实施。医疗机构相关职能部门协助行政领导班子抓好本规范的落实，纪检监察纠风部门负责对实施情况进行监督检查。各级卫生行政部门要加强对辖区内各级各类医疗机构及其从业人员贯彻执行本规范的监督检查。医疗卫生有关行业组织应结合自身职责，配合卫生行政部门做好本规范的贯彻实施，加强行业自律性管理。医疗机构及其从业人员实施和执行本规范的情况，应列入医疗机构校验管理和医务人员年度考核、医德考评和医师定期考核的重要内容，作为医疗机构等级评审、医务人员职称晋升、评先评优的重要依据。医疗机构从业人员违反本规范的，由所在单位视情节轻重，给予批评教育、通报批评、取消当年评优评职资格或低聘、缓聘、解职待聘、解聘。其中需要追究党纪、政纪责任的，由有关纪检监察部门按照党纪政纪案件的调查处理程序办理；需要给予行政处罚的，由有关卫生行政部门依法给予相应处罚；涉嫌犯罪的，移送司法机关依法处理。